名院名科精选病例丛书
北京儿童医院麻醉科

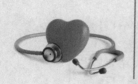

小儿手术麻醉
典型病例精选

主编　张建敏

编者（以姓氏笔画为序）

王　芳	王　萍	王小雪	毛珍慧
方　欣	田沐洋	吕　红	刘　超
刘国亮	李立晶	辛　忠	陈丽丽
郑　超	郑铁华	郝　唯	胡　璟
高　佳	高铮铮	滑　蕾	訾婷婷
蔡晶晶	霍良红		

U0393554

人民卫生出版社

图书在版编目（CIP）数据

小儿手术麻醉典型病例精选/张建敏主编 . —北京：
人民卫生出版社，2014
ISBN 978-7-117-19878-3

Ⅰ.①小… Ⅱ.①张… Ⅲ.①小儿疾病-外科手术-
麻醉学-病案 Ⅳ.①R726.14

中国版本图书馆 CIP 数据核字（2014）第 244684 号

人卫社官网	www.pmph.com	出版物查询，在线购书
人卫医学网	www.ipmph.com	医学考试辅导，医学数
		据库服务，医学教育资
		源，大众健康资讯

小儿手术麻醉典型病例精选

主　　编：张建敏
出版发行：人民卫生出版社（中继线 010-59780011）
地　　址：北京市朝阳区潘家园南里 19 号
邮　　编：100021
E - mail： pmph @ pmph.com
购书热线：010-59787592　010-59787584　010-65264830
印　　刷：三河市潮河印业有限公司
经　　销：新华书店
开　　本：850×1168　1/32　　**印张：**13.5
字　　数：363 千字
版　　次：2015 年 2 月第 1 版　2015 年 10 月第 1 版第 2 次印刷
标准书号：ISBN 978-7-117-19878-3/R·19879
定　　价：48.00 元

打击盗版举报电话：010-59787491　E-mail：WQ @ pmph.com
（凡属印装质量问题请与本社市场营销中心联系退换）

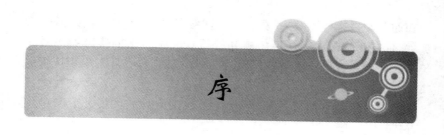

序

本书内容反映北京儿童医院麻醉工作发展的一个横断面。受一定的时间、地点、条件和背景的影响。了解它的发展过程与规律,才有更好的灵活参考价值。即使病情手术完全相同,也不能生搬硬套。因此我愿在书后介绍一些历史资料。北京儿童医院的麻醉工作从我开始,我有条件也有义务作此介绍。

解放前,我国都是外科医师自己轮流给麻醉。抗战胜利后,接受了一批美军剩余物资,内有简单麻醉机及气管插管,才感到我国麻醉工作的落后。1947年我被派往天津吴英恺教授创办的胸外科进修麻醉。一年后回北大医院负责开展气管插管与全身麻醉。抗美援朝时,部队也有缴获的麻醉器械,无人会用。于是我在前线开办了几期麻醉培训班。当时的讲义于1952年由人民军医出版社出版,1954年人民卫生出版社再版张金哲著《实用麻醉学》,为我国第一本麻醉学专著。

我个人所以敢于接受创建小儿外科任务,主要的技术条件就是我有麻醉学的基础。1950年开始在北大医院做小儿外科。当时西方对我国封锁,没有小儿麻醉器械。我只好自制小儿喉镜与简易麻醉机,拼凑各号气管插管,开展了小儿手术,但不能推广。新中国成立后,谢荣教授从美国学习麻醉回到北大,在他的协助下,开发了肌内注射硫苯妥钠基础麻醉,使患儿睡眠后能在局麻下做手术,不需特殊器械设备,于是使全国广泛开展了小儿外科手术。

改革开放以后,北京儿童医院培养第一名麻醉专职医师詹振刚到北医、协和、人民医院学习麻醉,从此使麻醉工作专科化。他

3

在谢荣教授指导下发展了小婴儿连续硬膜外麻醉、腰麻、骶管麻醉，代替了临时注射局麻。顺利施行长时间复杂的腹部及下肢手术。西方常规插管麻醉，在新生儿、早产婴儿术后常有难于拔管的困难。基础麻醉睡眠较浅，从而避免抑制呼吸。他曾多次在世界麻醉学会上报告而得到赞许，打出了浅中枢抑制的婴儿麻醉中国品牌。

现代麻醉学已经包括手术、复苏、监护、止痛以及利用麻醉技术治疗各种疾病的任务。麻醉科已经是"生命保障科"了。即使是在手术室内的任务，麻醉师也不是单纯配合手术，而是分工主管患儿生命。钻研并管理术中患儿随时的生理代谢变化。比"术者为总司令"时代，无疑是个巨大进步。北京儿童医院麻醉科在此进步的浪潮中，不断壮大。詹振刚去世后，经过几代的努力，发展到今天的规模。始终发扬了白手起家、自主创新精神，不迷信所谓"高精尖"设备的限制。从实际出发，不怕困难，保障了全院不断新增的手术科室发展，克服了一个个"手术禁区"。使北京儿童医院保持为技术先进、科室齐全的儿科中心。

中医是个有待发掘的宝库，世界都在研究。文革期间，针麻曾以政治运动形式风靡全国。小儿外科能否使用？1970 年，适逢我本人需行胃切除手术，我选择了针麻，亲身体会了 6 个小时的手术感受。肯定了局部止痛作用并指出它的不足。于是在基础麻醉下用于小儿。1974 年总结 1474 例针麻在阿根廷世界儿科大会上报告，并写出论文在中华医学杂志英文版发表。证实针麻能安全有效地完成手术，但非完美麻醉，不推荐为常规入选麻醉。然而它的止痛作用，不需复杂药物器械的基本上是徒手技术特点能否开发用场？现代麻醉保证了手术无痛。然而术前术后包括打针换药仍使患儿痛苦。能否寻求简单易行的方法，改变孩子怕医师的局面？全世界都在打中医的主意。我们是正牌的炎黄子孙，不能愧对祖先。

张金哲

2014 年 9 月 19 日

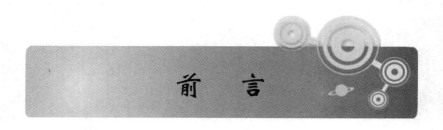

前　言

　　《小儿麻醉学》已有出版,常规系统讲述,无需再次重复。典型病例丛书,更切合临床实际。更能直接参考应用。出版社这个计划,我们非常赞成。

　　首都医科大学附属北京儿童医院是解放后第一座综合儿童医院。本院规模大,科室齐全,手术多,病种多,患儿多,一直为国内外学术交流中心,先进信息集中点。作为我国小儿外科麻醉的发源地,临床麻醉经验丰富,并有多项创新。本书内容均为近年的实际病例。编者都是来自麻醉科的一线工作人员,掌握第一手资料,经验实际可靠。除手术室工作外,我们也担任全院包括监护室的会诊抢救,病房止痛镇定和手术室外麻醉及镇静的工作。涉及的工作,足以涵盖麻醉学的各个方面。然而客观条件也常不尽人意,方法和病种也限于本院现时条件。病例选择与编排也缺乏经验,因此,本书内容难免使读者查阅不便,重点不突出。我们参加编写此书,只能竭尽全力。希望读者帮助提出意见,以求改进。

张建敏

2014 年 9 月 12 日

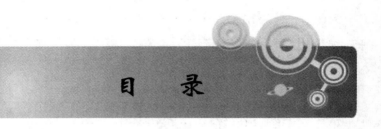

目 录

第一篇 儿科麻醉特点

第二篇 儿童麻醉病案选集

第一篇
儿科麻醉特点

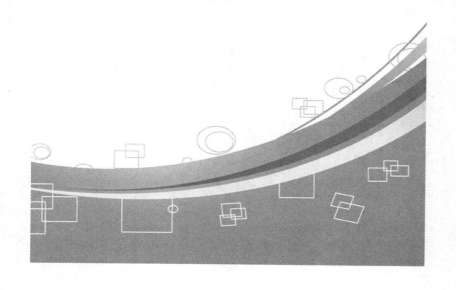

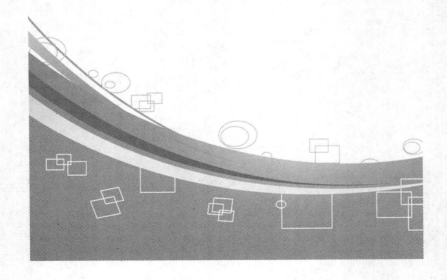

第一章　年龄跨度

根据小儿期的解剖、生理和心理特点,一般将小儿年龄分为7个期:

一、早产儿

早产儿指胎龄小于37周,体重不足2500g的新生儿。出生时体重低于2500g为低出生体重儿,体重低于1500g为极低出生体重儿。随着医学的不断发展,早产儿接受外科治疗的机会增多,存活率日趋增加。由于早产儿的各脏器发育尚未完善,各器官功能贮备小,对手术和麻醉的耐受性较差,容易发生麻醉意外和术后呼吸暂停。因此,要求从事小儿的麻醉医师必须充分掌握早产儿生理和病理特点,尽可能保障早产儿围术期的安全。

二、新生儿期

自胎儿娩出脐带结扎至28天之前,按年龄划分,此期实际包含在婴儿期内。随着外科和麻醉技术的进步,有许多新生儿手术得以顺利安全地进行。要引起重视的是,因新生儿特殊的解剖、生理、病理特点,其呼吸循环的管理和维持内环境稳定会有一定难度,因此新生儿麻醉风险大,围术期并发症的发生几率高。对新生儿疼痛认识的转变有一个过程,直到1987年Anand和Hickey的里程碑研究,证明了早产儿手术中预先使用芬太尼可以抑制浅麻醉状态下的生理应激反应,有关新生儿手术是否需要麻醉的争论终于结束。

3

三、婴儿期

自出生到 1 周岁之前为婴儿期。此期是生长发育极其迅速的阶段,各系统器官的生长发育虽然也在继续进行,但是不够成熟完善。因此氧储备和药物代谢方面仍然需要特别考虑。此期发病率和死亡率高,围术期要特别注意高危因素和并发症的发生。

四、幼儿期

自 1 岁至满 3 周岁之前为幼儿期。体格生长发育速度较前稍减慢,而智能发育迅速,同时活动范围渐广,接触社会事物渐多。此阶段消化系统功能仍不完善,营养的需求量仍然相对较高。此期小儿对危险的识别和自我保护能力都有限,因此意外伤害发生率非常高,应格外注意防护。

五、学龄前期

自 3 周岁至 6 ~ 7 岁。此时期体格发育进一步减慢但智能发育增快、理解力逐渐加强,好奇、好模仿,可用语言表达自己的思维和感情。此期重点是注重安全教育,防止意外发生。

六、学龄期

自 6 ~ 7 岁至青春期前,为小学学龄期。此期除生殖器官外各器官外形均已与成人接近,智能发育更加成熟。

七、青春期

女孩从 11 ~ 12 岁开始到 17 ~ 18 岁,男孩从 13 ~ 14 岁开始到 18 ~ 20 岁,为中学学龄期。此期开始与结束年龄可相差 2 ~ 4 岁。体格生长再次加速,出现第二个高峰。生殖系统发育加速并趋于成熟,至本期结束时各系统发育成熟,体格生长逐渐停止。

第二章 生理解剖、药理

第一节 生 理 解 剖

一、呼吸系统

婴儿头部及舌体相对较大,气管和颈部较短。鼻孔大小约与环状软骨处相等,婴儿鼻腔狭窄,易被分泌物或黏膜水肿所阻塞。由于婴儿主要经鼻腔呼吸,因此鼻腔阻塞可产生呼吸困难。婴儿喉头位置较高,位于第3~4颈椎平面(成人第5~6颈椎平面),且会厌软骨较大,呈U形,可妨碍声门显露,造成气管插管困难。婴儿喉头最狭窄部位是环状软骨处,该处呈圆形,可无明显漏气,故婴幼儿一般不需用带套囊的气管导管。但6岁以后儿童,喉头最狭窄部分在声门,而声门不呈圆形,应该用带套囊的导管。

新生儿和婴幼儿肋软骨成分多,胸壁顺应性高,而肋骨对肺的支持少,难以维持胸内负压。同时肺泡小数量少,降低了肺的顺应性。因此,每次呼吸均有功能性呼吸道闭合。新生儿和婴儿肋间肌中提供重复作功能力的Ⅰ型肌纤维少,当Ⅰ型肌纤维缺少时,任何因素所致的呼吸做功增加,均可引起呼吸肌早期疲劳,导致呼吸暂停、二氧化碳蓄积和呼吸衰竭。婴儿胸式呼吸不发达,胸廓的扩张主要靠膈肌,如果腹腔内容物增加,势必会影响膈肌活动影响呼吸。

新生儿肺泡面积约为成人的 1/3，但代谢率约为成人的两倍，故新生儿呼吸储备有限。新生儿主要通过增加呼吸频率（RR），而不是容量来满足高代谢的需要，故婴儿呼吸频率较快。功能余气量的降低有着重要的意义，它降低了缺氧阶段（比如插管时）的氧储量，使患儿容易发生如肺不张和低氧血症等呼吸危象。

二、循环系统

新生儿由于卵圆孔和动脉导管闭合，心室作功明显增加。与成人相比，新生儿的心肌收缩性肌群发育差，心室顺应性较低，每搏量较小，使新生儿和婴儿有心力衰竭倾向。心脏对容量负荷敏感，对后负荷增高的耐受性差，心排血量呈心率（HR）依赖性。由于每搏量增加较少，当心率变化时心输出量会发生显著改变。

正常新生儿收缩压 60～80mmHg，舒张压 40～50mmHg，HR120～140 次/分钟。随着年龄增长，血压（BP）逐渐升高，脉搏（P）亦渐下降，至 12 岁时与成人相近。

婴儿脉搏较快，6 个月以下婴儿麻醉期间如脉搏小于 100 次/分或较大的儿童 HR 小于 60 次/分时，应注意有无缺氧、迷走神经反射或低血容量，要立即判断是何种原因及时纠正心动过缓。血容量估计早产儿为 95ml/kg、新生儿为 85ml/kg、小儿为 70ml/kg，按公斤体重计比成人大，但因体重低，血容量绝对值很小，手术时稍有出血，血容量会明显降低。

三、体温调节

新生儿体温调节机制发育不健全，皮下脂肪菲薄，产热少，而体表面积相对较大，麻醉期间由于手术时间长、伤口暴露、低室温、输入冷的液体，使更多的热量容易散失到环境中，故体温容易下降。可造成麻醉苏醒延迟、心脏容易受到激惹、呼吸抑制、肺血管阻力增高及药物疗效改变,故新生儿麻醉时应采取保温措施。对于新生儿最理想的环境温度是 32 ~ 34℃,早产儿为 35.5℃,相对湿度为 50%。

6 个月以上小儿体温有升高倾向,诱因有术前发热、脱水、环境温度升高,应用胆碱能抑制药、手术单覆盖过多以及呼吸道阻塞等。体温高造成氧耗量大,容易发生缺氧,体温过高可诱发惊厥。麻醉期间应监测体温,并保持在正常范围。

四、神经系统

新生儿已有传导痛觉的神经末梢,外周神经与脊髓背角有交通支,中枢神经系统髓鞘已发育完全。新生儿能感知疼痛,对伤害性刺激有应激反应,故新生儿应和成人一样,手术时要采取完善的麻醉镇痛措施。

五、肝肾和胃肠系统

新生儿肝功能发育不全,药物的酶诱导作用不足。随年龄的增长代谢药物的能力迅速增加。新生儿对药物的结合能力差,导致新生儿黄疸;降解反应减少,清除半衰期延长。新生儿肾功能发育不全,对钠的吸收能力低,对葡萄糖、氨基酸、钾等的吸收也少,且不能保留钾,对液体过量或脱水耐受性低。2 岁时可以达到成人水平。

新生儿胃液 pH 呈碱性。吞咽与呼吸的协调能力 4 ~ 5 个月才发育完全,故新生儿胃食管反流的发生率高。

六、体液平衡和代谢

小儿细胞外液占体重比例大,容易发生脱水。婴儿脱水 5 天,细胞外液即空虚。成人发生此现象可以延长到 10 天。

小儿氧耗量高,麻醉期间应常规吸氧。小儿对禁食及液体限制耐受性差,故术前禁食时间应适当缩短,术中适当输注葡萄糖。

小儿基础代谢高,细胞外液比例大,效应器官的反应迟钝,常需较大剂量的药物,易出现用药过量及毒性反应,麻醉时应控制药量。

第二节　药　　理

药物的吸收、分布和消除受年龄因素影响,婴幼儿的药物吸收和分布快于年长儿,但清除能力较低。新生儿出生时血-脑脊液屏障尚未发育完全,故许多药物在脑内的浓度比成人高。肝脏是药物代谢的主要器官,药物的代谢速率取决于肝脏的大小和肝微粒体酶系统的代谢能力。新生儿血液及血浆酶的活力和血浆蛋白低,血浆酶活力随着年龄的增长而提高,并与血浆蛋白的增加一致,1 岁时达成人值。因此低龄儿使用药物如地西泮、巴比妥类、酰胺类局麻药和吗啡类药物,其代谢能力会降低,因此在临床用药中要注意防止低龄儿的药物过量和中毒反应。

大多数药物或其代谢产物最终都经肾脏排泄,新生儿肾小球滤过率低,影响药物的排泄。随着年龄增长,肾小球滤过率也增加,这与很多因素如心排血量增高、肾血管阻力改变、肾小球通透性改变等有关。

小儿吸入全麻诱导和苏醒迅速,这是由于吸入麻醉药的肺泡分压升降均快。其原因与下列因素有关:①小儿肺泡通气量与功能残气量的比值较大,新生儿为 5∶1,而成人为 1.5∶1;②小儿心排血量大部分分布到血管丰富的组织,包括脑、肾、内脏及内分泌腺等;③小儿血/气分配系数较成人低(新生儿低 18%);④小儿组织/血分配系数较成人低(新生儿低 50%)。

七氟烷是目前临床上常用的氟化卤代烷麻醉药,氟化降低了七氟烷在脂肪、血液中的溶解度,刺激性小,适合小儿麻醉诱导和维持。七氟烷在新生儿最低肺泡有效浓度(Minimum Alveolar Concentration, MAC)高于成人,此后随年龄增长 MAC 逐渐下降。地氟醚苏醒快,但有刺激性气味,不适合麻醉诱导,更适用于麻醉维持。

第三章　儿科麻醉设备

近年来,小儿麻醉与气道管理设备有很大的发展。就小儿麻醉而言,患儿的年龄跨度很大,手术范围也可能涉及机体的各个器官,麻醉期间要选用相应的设备,以适应不同患儿和不同手术的需要。熟悉掌握专用小儿麻醉设备的基本结构和性能,是保证小儿麻醉安全所必需的。

第一节　麻　醉　机

目前没有特殊的小儿专用麻醉机,任何标准的麻醉机都能用于大多数小儿的麻醉,但用于小儿麻醉时应注意以下问题:①监测吸入氧浓度,一旦呼吸回路中的吸入氧浓度低于设定值应及时报警。②提供多路气源,麻醉机能提供氧气、氧化亚氮和医用压缩空气,以保证麻醉期间患儿的吸入氧浓度可随时调节。如能用压缩空气来稀释吸入氧气浓度,避免吸入 100% 纯氧。③需备有小儿专用的呼吸回路(如 Mapleson 系统回路)能与小儿呼吸回路连接的接口,这是小儿麻醉的重要特点,不仅可给小儿麻醉带来很大的方便,还可避免由于回路问题或回路安装问题带来的危险。

第二节　麻醉呼吸回路

国外对小儿麻醉呼吸系统已经作了大量的研究,文献结论不尽一致,所以这成了个有争议的话题。常见的麻醉回路主要有无重复吸入呼吸回路、Mapleson 系统回路和循环回路。

一、无重复吸入呼吸回路

无重复吸入呼吸回路，由吸入和呼出两个活瓣以及呼吸管道、储气囊等部件组成。这种回路利用两个单向活瓣分离患儿的呼吸气体，吸入气体完全由回路提供，呼出气体依靠呼气活瓣排出。

二、Mapleson 系统回路

Mapleson 系统属于气体冲洗式回路。根据回路呼气活瓣、储气囊、螺纹管及新鲜气体的进入位置，该系统分为 A、B、C、D、E 和 F 六种回路。其中最实用价值的是 A、D 两种回路。主要优点是结构简单，呼吸阻力小，常用于小儿临床麻醉。

1. Mapleson A 回路　Mapleson A 回路的储气囊和新鲜气体入口位于回路的麻醉机端，呼气阀位于患儿端。适用于管理自主呼吸。新鲜气流量设置为分钟通气量的 70％ 时，就可以防止重复吸入，但是不能控制呼吸。

2. Mapleson D 回路　Mapleson D 回路的新鲜气体入口在回路的患儿端，储气囊和呼气阀位于回路的远端。适用于管理控制呼吸，由于具有明显的重复吸入，管理自主呼吸时容易造成二氧化碳蓄积。

三、循环回路

目前广泛应用的主要是成人循环回路系统。它的优点是：较易发现回路故障，允许呼出气重复呼吸，能保留热量，湿度及吸入全麻药的浓度相对较稳定；可使用低流量麻醉，节约麻醉药和氧气。与气管导管的阻力相比，定向活瓣及 CO_2 吸收罐的阻力很小。但是，由于患儿潮气量（V_T）太小，需要较长时间才能使肺泡麻醉药浓度达到所给予的浓度。另外，还必须注意定向活瓣的失灵。小儿麻醉时换用小儿螺纹管、呼吸囊，以减少阻力和无效腔，防止 CO_2 蓄积。

循环回路系统可以完全应用于新生儿及婴幼儿,但一般都需要辅助或控制呼吸。在小儿应用循环回路控制呼吸时,设定小儿控制呼吸 V_T,应在体重的基础上观察胸廓的起伏、检查吸入压峰值、测定呼气末 CO_2,作为通气是否足够的参考。

第三节　小儿麻醉面罩及通气道

一、麻醉面罩

理想的小儿面罩应具有可罩住鼻梁、面颊、下颏的气垫密封圈,密封圈内的空气可按需要调整,并应有不同规格可供选用。目前最常用的麻醉面罩有一个可调节的气垫,可依据小儿面部轮廓进行气垫的充气或放气。

二、通气道

在小儿麻醉中,可应用口咽和鼻咽通气道保持上呼吸道通畅,使氧气或麻醉气体能更容易进入肺部。

(一)口咽通气道

Guedel 型口咽通气道在儿科麻醉中应用最普遍,有各种大小可供选择,从边缘到尖端 50 ~ 80mm 长的口咽通气道适合绝大多数儿童,其中央或侧面有孔可供通气或吸痰。

(二)鼻咽通气道

鼻咽通气道合适的长度可以通过评估内耳道到鼻尖的距离来判断。太长会导致咳嗽或喉痉挛,如果太短,上呼吸道梗阻不能解除。

三、喉罩

不进行气管插管的情况下,喉罩通气道能保持呼吸道通畅,并可进行控制呼吸,是小儿麻醉有用的方法,但肠梗阻、俯卧位手术患儿禁用。喉罩刺激小,不引起呛咳,特别适用于自主呼吸下进行眼、耳鼻喉科短小手术。喉罩通气道插入和拔出时心血管系统反应小,在需要反复麻醉或要避免血压、眼压波动的患儿,应用喉罩通气道很有益,术后很少发生喉痛,不会发生喉水肿。有先天性小颌畸形、舌下坠、腭裂的皮-罗综合征(Pierre-Robin syndrome)患儿,气管插管困难,可用喉罩通气道维持麻醉。对需频繁施行麻醉的患儿(如烧伤换药、放射治疗),用喉罩通气道保持呼吸道通畅,可避免反复气管插管。小儿可参考表3-1来选择。

在预计困难气道的小儿气道管理中,可用喉罩建立呼吸道,然后使用纤维支气管镜引导下行气管导管插管。插管成功率为90% ~ 100%,而且并发症少。

表3-1　不同规格喉罩与体重及套囊容量的关系

喉罩尺寸	1	1.5	2	2.5	3	4
体重(kg)	<5	5 ~ 10	10 ~ 20	20 ~ 30	3 ~ 50	50 ~ 70
气囊充气量(ml)	2 ~ 5	3 ~ 8	5 ~ 10	10 ~ 15	15 ~ 20	30

第四节　气　管　导　管

气管插管可保证呼吸道通畅,减少呼吸道无效腔,便于呼吸管理及应用肌松药,优点较多。因此,小儿麻醉中以气管内麻醉最为常用,尤以危重患儿、婴儿、头颈、胸部手术以及腹部大手术、俯卧位、侧卧位手术全身麻醉时均应选用气管内麻醉。气管插管的并发症包括插管损伤、喉水肿、导管扭曲、导管阻塞、呼吸阻力增加、拔管喉痉挛等。小儿气管内麻醉后喉水肿少见。预防气管插管后喉水肿的措施有:①选用合适大小及优质的导管;②导管严格消毒;③麻醉期间避免导管与气管黏膜摩擦;④疑有喉水肿者,喉头局部用麻黄碱及地塞米松喷雾,同时静脉注射地塞米松。施行气管内麻醉期间需严密观察病情,注意预防上述并发症,但总的说来,气管插管优点远远超过其缺点,应尽量选用。

气管导管的大小通常是根据导管的内径(ID)来选用,小儿可使用下列公式选择合适的气管导管:年龄(岁)/4 + 4 = ID。气管导管经口插入的深度约为年龄年龄/2 + 12cm;经鼻插入长度为年龄(岁)/2 + 15cm。可粗略地以 ID × 3 来计算,如插入 4.0mm(ID)的气管导管,在齿或唇应为 12cm 的标记。

在选择带套囊或不带套囊的导管上一直存在争论。在 2005 年新版"心肺复苏和心血管急救国际指南"中修改为:在住院患儿中,带套囊的气管导管与无囊导管一样能安全地用于婴儿和儿童(新生儿除外)。同时在某些情况(如肺顺应性降低、高气道阻力或存在声门严重漏气)下更推荐使用带套囊的气管导管。需要注意的是应合理选择适当尺寸的气管导管并注意导管位置的准确,气囊压力应 <20cmH$_2$O。

为了适应特殊需要,有一些特殊气管导管。常见的异形气管导管可使导管外端偏离于手术区而不至于扭折。增强型气管导管可防止导管折曲或压扁,特别适用于头颈部手术,纵隔肿瘤、胃镜、经食管超声检查等。还有专用于小儿单肺通气的气管导管,在大的支气管肺叶手术,单肺通气可以减小患侧肺血流、分泌物对另一肺的污染,并改善通气功能。由于小儿喉头显露较成人困难,故应备有与气管导管相配的管芯。困难插管患儿需准备可视喉镜。

第五节　喉　　镜

不同种类喉镜片在长度、宽度及弯曲度方面不同。一般来讲,直镜片(如 Miller 型)主要用于婴儿,这种镜片可使舌根部完全推出视线,使喉头更容易显露。宽叶、大突缘的镜片(如 Flagg 型、Robertshaw 型及 Wis-Hipple 型),对解决小儿大舌问题有帮助。弯镜片(如 Macintosh)适合较大幼儿,其形态与上呼吸道相适应,避开了牙对喉头显露的影响。

近年来,随着视频喉镜在临床的逐渐运用,其显像清、刺激小、操作简单的优点日益显现。我院已成功应用视频喉镜于儿童困难气道的气管插管。另有新型气管插管设备 Airtraq,Airtraq 操作时对声门和咽喉部刺激轻,并且不需要口咽喉成一直线,适合新生儿及婴儿的气管插管。

第六节　监测设备

小儿必须用相应大小的血压袖带,袖带宽度约为上臂或大腿长度的 2/3。充气部分应放置于动脉上方,无创自动血压计可以较准确反映小儿收缩压,但对小儿舒张压测量不是很准确。脉搏 SpO_2 仪对防止早产儿吸入高浓度氧造成的氧中毒也是有帮助的,一般将其吸入氧气调节到脉搏 SpO_2 在 93% ~95%。

第七节　保温设备

主张手术室温度应在 24 ~25℃ 间、对于新生儿、早产儿,适宜的室温则为 27 ~29℃。循环水温毯仅适用于 10kg 以下的婴儿,因为小婴儿体表面积相对大,这种热交换才有效。而水温毯水温一般不宜超过 40℃,以尽量减少压力/热坏死的危险性。

现已有多种形式的血/液体加温器面世,其功能一般为加热温度可控、超温报警、能同时加热两类或更多种的液体,有加热效果均匀、恒定、不破坏血液有效成分、单位时间内加温液体量大及操作方便等优点。

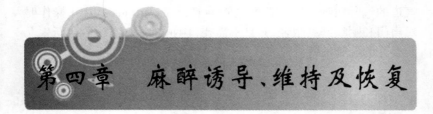

第四章　麻醉诱导、维持及恢复

全身麻醉是指利用各种全身麻醉药的作用使人体中枢神经系统受到不规则的下行性抑制,导致意识消失的麻醉状态。这种中枢神经系统的抑制必须是可逆的,而且是容易控制的。

按全身麻醉药进入人体内的不同途径,可以分为吸入麻醉和静脉麻醉,也有用肌内注射或直肠灌注达到全身麻醉状态或基础麻醉状态。临床麻醉中,较多情况是吸入麻醉与静脉麻醉联合应用,可称之为静吸复合麻醉。在进行全麻的过程中,通常又分为麻醉诱导期和麻醉维持期。前者是使患儿从清醒状态进入可以进行手术操作的麻醉状态的过程,诱导是全麻过程中一段风险较大的时间,可以出现某些并发症。后者为适当加用麻醉药维持和满足手术需要的过程。

第一节　小儿全身麻醉的诱导

麻醉的准备工作应在患儿进入手术室之前完成,检查麻醉机及通气管道是否通畅、麻醉药预先配制并标注药物浓度、准备齐全的气管导管和咽喉镜、查看监护仪运转是否正常并预调合适的报警上下限。小儿全身麻醉诱导方法有多种,根据给药途径可分为口服、面罩吸入、静脉注射、直肠内给药、鼻腔及舌下给药、肌内注射等。

一、口服和口腔黏膜给药诱导

口服给药途径诱导是儿童麻醉前用药较为理想的途径。最常选用的麻醉药是咪达唑仑、氯胺酮等，可单独或混合使用。有报道认为，咪达唑仑和氯胺酮的联合应用是最有效的术前用药方法，分离满意度在使用氯胺酮 6mg/kg 时为 60%，使用咪达唑仑 0.5mg/kg 为 81%，而二者联合用药（氯胺酮 4mg/kg 和咪达唑仑 0.4mg/kg）为 100%。而且，联合用药时不良反应的发生率较低。

右旋美托咪啶（dexmendetomidine hydrochloride，DEX）是一种新型的药物。患儿在术前 30~50 分钟口服 1μg/kg（推荐 3~4μg/kg），具有良好的镇静作用，无不良反应发生，患儿父母满意度高。

二、面罩下吸入诱导

吸入麻醉诱导具有起效快、无痛苦及易被接受等优点。小儿对于吸入麻醉药的吸收、分布较成人快。通过面罩吸入是小儿最常用的吸入麻醉诱导技术。麻醉诱导时常用七氟烷和氧气，氧化亚氮由于其麻醉性能较弱，不能单纯用于吸入诱导，临床上多用作挥发性吸入麻醉药的辅助用药。吸入诱导的实施经面罩吸入，最好选用透明的无效腔最小的面罩，便于诱导过程对患儿口唇颜色的观察。

（一）浓度递增吸入诱导方法

经典的吸入诱导方法是把含 70% 氧化亚氮、大流量氧通过患儿面部上方的面罩吹向患儿口鼻部，同时慢慢放下面罩到患儿脸上。在 1~2 分钟里，患儿表现出氧化亚氮的作用：眼球震颤、慢而规则的呼吸。开启七氟烷蒸发器，起始刻度为 0.5%，患儿每呼吸 2~3 次后增加吸入浓度 0.5%（如果希望加快速度可增加 1.5%），直至达到 6% 后维持。确认足够麻醉深度建立起来后，降低挥发罐的浓度至 3%~3.5% 七氟烷。这种逐步增加浓度的方法常不会引起咳嗽及喉痉挛，诱导过程平稳安全。

（二）深吸气高浓度吸入诱导方法

对于婴幼儿或焦虑紧张的患儿以及希望快速诱导的患儿，麻醉医师可以考虑选择深吸气高浓度吸入诱导法，此方法是目前小儿吸入麻醉诱导最常用的方法。先排空呼吸回路，用含高浓度

6%～8%七氟烷和60%～70%氧化亚氮的混合气体充满回路1～2分钟,新鲜气流量3～6L/min,使整个呼吸回路充满高浓度的麻醉药。将面罩扣于患儿面部,一般呼吸5～10次或1分钟内即可使患儿睫毛反射消失、安静入睡。如吸入诱导过程中,患儿出现躁动,给予适当制动,患儿很快也就进入麻醉状态。面罩通气时应重视对患儿的各种生命指标的监测,如呼吸音、呼吸运动、呼气末二氧化碳波形和呼吸囊的运动等,也包括心电图(ECG)、血压(BP)和血氧饱和度(SpO$_2$)的监测。达到预期的麻醉深度后,即应降低新鲜气流量至0.5～1.0L/min和吸入麻醉药浓度,防止发生麻醉过深而至心动过缓、低BP或呼吸抑制。麻醉诱导过程中患儿的生命体征一旦发生异常,应立即降低吸入麻醉药的浓度或完全关闭吸入麻醉药挥发罐,用高流量100% O$_2$冲洗呼吸回路,适当洗出体内及呼吸回路中的麻醉药,但应避免矫枉过正,即麻醉过浅。若出现氧饱和度下降,除呼吸抑制的因素外,还应考虑氧化亚氮浓度是否过高,应关闭氧化亚氮,用100% O$_2$通气直至氧饱和度恢复正常。诱导中常常会由于患儿吸入麻醉后出现舌后坠或轻度喉痉挛等呼吸道梗阻的表现,一般只需轻托下颌或置入口咽通气道即可缓解。若患儿症状加重,出现严重的屏气、呛咳或喉痉挛,可在加深麻醉或使用肌松药的同时行气管插管。我院在七氟烷吸入诱导对患儿循环、镇静深度的影响上进行了研究,研究指出七氟烷对患儿镇静程度和循环呈剂量相关性抑制,8%七氟烷吸入诱导对循环的抑制较大,诱导过程中并发症较多,对大脑皮质有暴发性抑制的倾向,虽诱导速度最快但不可取;4%七氟烷吸入诱导时间稍长,无法较好地抑制插管刺激,故新生儿全凭吸入七氟烷诱导以6%为宜。

三、静脉诱导

静脉诱导是小儿麻醉诱导的主要方法,尤其适用于已经开放静脉的患儿。选择静脉诱导时,要根据手术时间的长短、手术创伤的程度以及是否气管插管等因素选用药物及剂量,且应同时考虑镇静、镇痛和肌松的问题。如体表手术或者短小的门诊手术,不需要气管插管,用面罩或喉罩即可维持气道通畅,仅提供足够的镇静和镇痛而不需要肌松。反之,需要气管插管的全身麻醉静脉诱导时,往往需要借助肌松药顺利完成气管内插管,并可提供手术时的肌肉松弛、便于控制通气。应用肌松药时,可减少强效吸入麻醉药或静脉麻醉药的用量,因此也降低了麻醉诱导期间低血压、心动过缓和心搏骤停的发生率。如静脉麻醉与吸入麻醉联合应用时,即患儿开始时在吸入麻醉下入睡,开放静脉后给予静脉麻醉药以完成麻醉诱导。此时,静脉麻醉药的剂量应减小或静脉给药后减小吸入麻醉药的浓度。现在一般采用顺序静脉给予芬太尼 $2\mu g/kg$（或舒芬太尼 $0.3 \sim 0.5\mu g/kg$）、维库溴铵 $0.1mg/kg$（或罗库溴铵 $0.6mg/kg$）、丙泊酚 $2.5mg/kg$,待患儿意识消失、肌松满意后进行气管插管。新生儿、危重患儿用量需减少。

氯胺酮是较好的诱导药物。在某些特殊情况,特别是心血管不稳定、反应性气道疾患的高危患儿,可选用氯胺酮进行静脉诱导。静脉氯胺酮用量 $2mg/kg$,可使患儿在 $1 \sim 2$ 分钟内出现无知觉及全身肌肉紧张状态。需要注意的是为了避免氯胺酮引起的分泌物增多,就在诱导前常规给予阿托品或其他抗涎液分泌药物。

四、直肠给药诱导

临床上广泛应用水合氯醛,以 10% 水合氯醛按 $0.5ml/kg$ 的剂量注入肛门,患儿约 5 分钟后入睡,维持 1 小时左右,对呼吸影响较小。此法常用于患儿的一些无创操作检查,如 CT 检查、静脉穿刺及术前镇静药使用。

五、经鼻腔给药诱导

经鼻腔给药的效果不确切,目前不推荐使用。常用的药物及剂量为氯胺酮 $3 \sim 5mg/kg$ 或咪达唑仑 $0.2 \sim 0.3mg/kg$。

六、肌内注射诱导

氯胺酮是目前最为常用的肌内注射诱导的药物,常用剂量为 5~8mg/kg,约 2~3 分钟后起效,持续时间 30~50 分钟,但其嗜睡状态可能持续更长,因此,在一些短小手术和门诊手术,推荐 1~2mg/kg 静脉注射,以避免应用大剂量氯胺酮而产生的不良反应以及术后恢复时间延长,从而减少术后并发症。氯胺酮常与咪达唑仑 0.05mg/kg 和阿托品 0.02mg/kg 联合肌内注射,可减少分泌物增多、谵妄、烦躁、噩梦、术后呕吐等不良反应。

第二节　小儿全身麻醉的维持

一、理想的全身麻醉

必须在不严重干扰机体生理功能的前提下,具备满足手术的全麻四要素,即镇痛完善、意识消失、肌肉松弛及神经反射迟钝。

二、吸入麻醉维持

(一)麻醉药选择

1. 氧化亚氮(nitrous oxide,N_2O)　N_2O 的最大优点是血气分配系数仅为 0.47,诱导迅速、平稳、苏醒快,对心血管及呼吸系统无明显抑制作用。N_2O 麻醉效能低,吸入 70% N_2O 尚无法达到 1MAC,只相当于 0.6MAC,因而常与其他麻醉药合用。弥散性缺氧是 N_2O 的主要不良反应。因为 N_2O 在血液中的溶解度比 O_2 大 30 余倍,因此在气胸、气栓、肠梗阻的患儿及不可扩张的气体腔(中耳、鼻窦、脑室)应避免应用 N_2O。

2. 七氟烷(sevoflurane)　七氟烷对呼吸道无刺激性,气味易被患儿接受,很少导致喉痉挛;血/气分配系数低,仅为 0.63,起效迅速,停药后苏醒快,所以是一种理想的小儿麻醉诱导药物。在小儿麻醉诱导前,因其静脉通路在清醒状态下常较难建立,尤其对于不能合作的婴幼儿,可吸入七氟烷,入睡后开放静脉再行诱导麻醉。七氟烷的 MAC 与年龄相关,新生儿 MAC 为 3.3%,1~6 个月为 3.2%,6 个月~1 岁为 2.5%,1~9 岁时为 2.03%。小儿吸入 60% 的 N_2O 时仅减少挥发性麻醉药 25% MAC。七氟烷的血流动力学稳定,很少导致心动过缓,对肝、肾功能无影响,适合低流量吸入麻醉,能增强肌肉松弛药的作用。七氟烷苏醒快,但在苏醒过程中躁动、谵妄的发生率高于氟烷、恩氟烷及异氟烷麻醉。

3. 异氟烷(isoflurane) 异氟烷血/气分配系数低,因此麻醉诱导及苏醒迅速,麻醉深度易于调节。代谢产物少、对肝肾影响小、并发症少。异氟烷可强化非去极化肌松药的作用,因此麻醉时肌松药用量可以减少。对于 6 个月以下的婴儿,异氟烷可产生血管扩张、心肌抑制及心动过缓,异氟烷可使幼儿血压降低但心率可无变化。

4. 地氟烷(desflurane) 地氟烷的血/气分配系数 0.42,是溶解度最小的挥发性麻醉药,麻醉诱导和苏醒均很迅速,可精确地控制肺泡浓度,快速调节麻醉深度。地氟烷对呼吸道具有较大的刺激性,不能单独用于小儿全身麻醉诱导。建议将地氟烷应用于儿童麻醉的维持。与七氟烷相似,1MAC 地氟烷能维持血流动力学的稳定,麻醉期间心律紊乱和心动过速并不常见。地氟烷麻醉效能弱,MAC 高,需用较高麻醉浓度。地氟烷吸入后生物转化率低,仅是异氟烷的 1/10,对肝肾功能无毒性。地氟烷麻醉维持时应注意浓度调节幅度不可过大,否则可引起血压的剧烈波动。

5. 恩氟烷(enflurane) 恩氟烷诱导、苏醒快,肌松良好,不增加气道分泌物,很少引起心律失常。但恩氟烷麻醉时可使脑电图(EEG)中出现惊厥性棘波,严重时出现惊厥。故恩氟烷麻醉深度不宜过深。

吸入麻醉药的作用强度取决于药物在血中的分压,而不是浓度。能否尽快达到所需血药分压,是吸入药物可控性的关键要素。因而在药物选择上应首选对心血管作用小或肝肾影响轻微的药物。氟烷及七氟烷的共同特点是血/气分配系数小,意味着吸入麻醉药在血中溶解的浓度低,可很快提高/降低在血中的分压。

所有挥发性麻醉药都会抑制缺氧性肺血管收缩,造成肺内右向左分流增加,对一些有支气管肺发育不全的早产儿会产生较明显的影响,当麻醉加深时,循环系统尚未出现变化,患儿就有可能发生 SpO_2 降低,这类患儿若采用以阿片类药物为主的静脉麻醉就可较好地维持其 SpO_2。

(二)影响吸入麻醉维持的因素

1. 麻醉通气回路　麻醉通气回路直接与麻醉诱导和苏醒速度的快慢有关。

2. 新鲜气流量

3. 吸入麻醉药浓度

4. 麻醉药的摄取

(三)吸入麻醉维持的实施

若应用吸入麻醉诱导,在达到适当的麻醉深度后,应降低吸入药的浓度,同时减少新鲜气流量,以免麻醉变浅。同时也应注意气管插管后降低吸入药的浓度,避免高浓度导致的严重的心肌抑制、心律失常、心动过缓或其他严重的并发症。

患儿进入手术室时已有静脉通路,也可采用静吸复合的全身麻醉方法。给予丙泊酚镇静后开启吸入麻醉药挥发罐。开启挥发罐时应遵循浓度从低到高逐渐增加的原则。避免刺激患儿的呼吸道,诱发呛咳、气管痉挛等并发症。从静脉麻醉过渡到吸入麻醉时的安全及平稳十分重要。

吸入麻醉深度常用 MAC 值来判断。吸入麻醉维持一般可采用 65% N_2O 和 35% O_2,含 0.8～1.2MAC 挥发性麻醉药,并根据手术特点,术前用药情况以及患儿对麻醉、手术刺激的反应来调整麻醉深度。手术中麻醉深度应根据不同的刺激程度进行调节,对刺激的反应是判断患儿麻醉深度的重要指标。麻醉适宜的深度是维持患儿的血压、心率波动在基础值的 10% 以内并保持窦性心率,对最强刺激偶有轻微的体动。如果采用自主呼吸或辅助呼吸,呼吸模式应规律。

吸入麻醉药本身会产生一定的肌松作用,同时强化肌松药的效果,肌松强化程度取决于使用的吸入麻醉药及肌松药。

三、全凭静脉麻醉维持

静脉麻醉在儿童麻醉中使用广泛。全凭静脉麻醉维持时联合使用药物,将各类药物优势互补,可达到较理想的麻醉状态,但术中麻醉深度的调节不够灵活。

(一)药物的选择

1. 静脉麻醉药

(1)丙泊酚(propofol):可用于麻醉的诱导,丙泊酚是一种短效的静脉麻醉药,脂溶性高、半衰期短。丙泊酚不仅用于麻醉诱导,还可在连续输注时用于麻醉维持。丙泊酚全麻及在手术室内外基础麻醉中的应用逐渐增加。目前已用于小儿门诊检查、有创操作以及小手术,发挥了较大的优越性。

与成人相似,静注丙泊酚后可出现低血压及心动过缓,若与阿片类药物同时应用会使这些反应更为明显,联合使用抗胆碱能药如阿托品会使此类反应减轻。丙泊酚注射时疼痛的发生率高达33%~50%,麻醉诱导时同时给予利多卡因,或氯胺酮或瑞芬太尼可以减轻或消除注射丙泊酚引起的疼痛。新上市的中长链丙泊酚脂肪乳注射液明显减轻了传统丙泊酚的注射疼痛,也降低了高脂血症发生,适应证扩展到 1 个月以上的婴幼儿。丙泊酚具有恢复迅速、不引起躁动和定向力障碍、术后恶心呕吐发生率较低的优点,麻醉维持可分次给药 1~3mg/kg,连续输注剂量为 6~12mg/(kg·h)。

(2)氯胺酮(ketamine):为非特异性的 N-甲基-天门冬酸受体(NMDA 受体)阻断剂,具有起效快、镇痛强、作用时间短,对呼吸系统影响小,不抑制咽喉反射的特点,常用于小儿短小手术的麻醉。但其相应的不良反应如心血管系统兴奋作用、苏醒期精神症状、气道分泌物增多等仍是临床应用中的顾虑。

氯胺酮的麻醉诱导剂量为 1～3mg/kg 静注,可维持 5～8 分钟,根据临床需要,可追加 0.5～1mg/kg。应用氯胺酮时应加用阿托品,以减少分泌物。

2. 阿片类药物

(1) 芬太尼(fentanyl):是一种亲脂性阿片类药物,作用时间相对短,约为 1～2 小时。芬太尼的血浆半衰期与吗啡相似,其效能为吗啡的 100 倍。芬太尼是短时麻醉和镇痛的理想用药。呼吸抑制与静脉诱导剂量具有相关性,3μg/kg 以下缓慢注药一般不会发生呼吸抑制。大于 3μg/kg 给药时要注意可能呼吸抑制,必要时给予气管插管。建议新生儿及婴儿全麻时药物剂量范围是 2～3μg/kg,但在药代动力学研究中发现具有显著的个体差异性。芬太尼持续输注主要应用于儿科重症监护中心(PICU)中机械通气的婴儿,以减少应激反应,据报道平均剂量为 0.5～2.5μg/(kg·h)。

大剂量芬太尼麻醉时存在两个常见的不良反应:心动过缓和胸壁强直。上述剂量的芬太尼很少引起血流动力学变化,同时使用抗迷走作用药物以及可引起解迷走作用的肌松药来拮抗心动过缓。在胸壁强直时使用肌松药可以降低面罩加压通气时的困难。缓慢推注芬太尼或给予适当的非去极化肌松药预处理有助于减少胸壁强直的发生。

(2) 舒芬太尼(sufentanil):是一种强效的合成类阿片药物,具有高脂溶性,快速分布并且遍及各个组织的特点。舒芬太尼的镇痛作用比芬太尼强 5～10 倍,镇痛时间为芬太尼 1～2 倍,在儿童中的消除速度要比婴儿或成人快,镇静作用也强于芬太尼,而呼吸抑制较少,并具有起效快、心血管系统功能稳定、无组胺释放等特点。舒芬太尼静脉诱导剂量为 0.1～2μg/kg,可以维持麻醉时间 2～3 小时,有研究表明舒芬太尼 0.3μg/kg 可完全消除心血管插管反应。麻醉维持给予单次负荷 0.2μg/kg,继之以 0.05μg/(kg·h) 持续输注所致的心率和血压变化可被很好耐受。目前认为,心脏手术麻醉中静脉应用超大剂量舒芬太尼(可达 20μg/kg 以上)是安全的,很少发生心脏抑制。

(3)阿芬太尼(alfentanil):是一种理化性质与芬太尼相似的短效镇痛药,镇痛效价为芬太尼的 1/10,其分布容积小,清除半衰期约为芬太尼的 1/3。新生儿使用阿芬太尼后清除时间延长,分布容积增加且药物半衰期延长。阿芬太尼在患儿之间存在着较大的个体差异。阿芬太尼的术后恶心呕吐发生率较高。

(4)瑞芬太尼(remifentanil):是超短效的阿片类药物,清除半衰期只有芬太尼的 1/6。静脉给药后,1 分钟可达血浆有效浓度,持续时间 5~10 分钟,停药后血浆浓度消除半衰期为 3~5 分钟。瑞芬太尼被非特异性酯酶水解代谢,不受肝、肾功能状况影响。长期输注或反复注射用药后其代谢速度不变,不会发生体内蓄积。瑞芬太尼具有药代动力学和血流动力学的可预见性,所以特别适用于婴儿和儿童手术中的镇痛,但是在苏醒及恢复期通常需要辅助其他镇痛药物。瑞芬太尼经静脉途径给药,推荐的负荷剂量 0.5~1μg/kg,接着以 0.2~0.5μg/(kg·min)的速率输注。在静脉输注的速度大于 0.5μg/(kg·min)时可能发生低血压和心动过缓。当同时应用吸入麻醉药时,推荐输注瑞芬太尼的开始速率为 0.25μg/(kg·min)。新生儿及小婴儿单次推注或大剂量静脉输注瑞芬太尼会导致心动过缓和低血压的发生。因此建议:①避免单次推注瑞芬太尼;②静脉输注从小剂量 0.25μg/(kg·min)开始,根据患儿血流动力学变化及时调整剂量;③预防性使用阿托品。瑞芬太尼用于新生儿及小婴儿临床麻醉研究还需进一步深入。

瑞芬太尼具有芬太尼类药物所共有的一些不良反应,例如呼吸抑制、恶心、呕吐、肌肉强直、心动过缓以及瘙痒等。快速推注瑞芬太尼可以导致明显的胸壁强直。

3. 镇静催眠类药物

(1)苯二氮䓬类药物:通常作为术前和麻醉诱导用药,可使患儿产生遗忘以及防止患儿在苏醒期出现躁动。地西泮在新生儿体内的清除时间较长。咪达唑仑的血浆半衰期较短,所以较适合用于术中使用。

（2）右旋美托嘧啶（DEX）：是一种新型的高选择性的 α_2 肾上腺素能受体激动剂。DEX 剂量依赖性的镇静、镇痛、抗焦虑、神经保护等多种作用,且副作用少,尤其是其独特的清醒镇静效应,使其在诸多临床领域中显示出了很好的安全性和应用价值。目前在小儿的围术期使用方面,已经有很多临床研究显示 DEX 用起来更好、更安全。Ibacache 等对于 90 例 1～10 岁在骶管阻滞复合七氟烷麻醉下行腹部和会阴部手术的患儿麻醉诱导后分别静脉注射安慰剂、右旋美托嘧啶 0.15μg/kg 和 0.3μg/kg,发现其术后躁动的发生率分别为 37%、17% 和 10%,并且不增加其苏醒、拔管时间和不良反应的发生率。

4. 肌松药

（1）琥珀胆碱（succinylcholine）：是一种起效快、作用时间短的去极化肌松药。琥珀胆碱是唯一能在 1 分钟之内产生插管条件的肌松药,也是唯一可以肌内注射用的肌松药。新生儿及婴儿静注 3mg/kg,幼儿静注 2mg/kg,就能满足气管插管时的肌松需要。肌内注射 4mg/kg 可在 30 秒后起效可缓解喉痉挛,3～4 分钟后可达到气管插管条件。小儿静注琥珀胆碱易产生心动过缓,肌注时则无心律改变,麻醉前用阿托品 0.02mg/kg,可预防静注琥珀胆碱后心律失常。琥珀胆碱严重的并发症包括患神经肌肉疾病和烧伤的患儿可引起高钾血症、心动过缓、肌肉僵直、咬肌痉挛、术后肌溶解以及敏感的患儿诱发恶性高热（MH）。这使得琥珀胆碱在儿科麻醉中的应用逐渐减少。

（2）维库溴铵（vecuronium）：是中效非去极化肌松药,具有对循环功能影响小,不释放组胺,肌松效果佳等优点。维库溴铵的用量随年龄而变化,1 岁以下的婴儿对维库溴铵的敏感性较大儿童更为明显,维库溴铵常用剂量为 0.8～1mg/kg。

（3）罗库溴铵（rocuronium）：是中效的非去极化肌松药,其结构类似于维库溴铵,但强度只有维库溴铵的 1/8 ~ 1/10,其主要优点为起效迅速。罗库溴铵主要由肝脏代谢,其次是肾消除。静脉注射罗库溴铵可引起疼痛及心动过速,但即使大剂量时也不释放组胺。婴儿的常用剂量为 0. 5 ~ 1mg/kg,儿童 1mg/kg,作用时间与给药剂量具有明显的相关性,给药 0. 5mg/kg 后可持续阻滞 30 分钟,剂量达到 lmg/kg 后阻滞时间明显延长。给予新斯的明拮抗罗库溴铵后,其肌松作用的消退速度儿童比成人迅速。

(二)全凭静脉麻醉维持的实施

全凭静脉麻醉(total intravenous anesthesia, TIVA)是指完全应用静脉麻醉药及静脉辅助用药产生麻醉效果以满足手术的需要。给药方式分为分次给药或持续输注,并需要镇静药和镇痛药的合理搭配。麻醉医师可根据手术刺激的强度、个人经验设计不同的麻醉方案,以期达到理想的麻醉要求。有研究指出在不同年龄患儿 TIVA 使用丙泊酚复合瑞芬太尼静脉麻醉,诱导平稳、安全;术中持续静脉输注丙泊酚 6mg/(kg·h)、瑞芬太尼 0. 25μg/(kg·h),3个月以上患儿苏醒迅速。

目前在静脉麻醉中使用靶控输注(target controlled infusion, TCI)给药方式,是指在输注静脉麻醉药时,应用药代动力学和药效动力学原理,通过置入输液泵中的微电脑自动调节输注药物的目标或靶位(血浆或效应室)浓度控制麻醉适当的深度,以满足临床要求的一种静脉给药方法。

四、静吸复合麻醉维持

静脉麻醉和吸入麻醉各有优缺点,现代麻醉中应用最多的还是两者结合的静吸复合麻醉。在麻醉诱导时,如患儿又不愿意静脉置管或建立静脉通路存在困难时,可先行吸入诱导,待患儿入睡后开放静脉,加上静脉麻醉药后完成诱导气管插管,术中静吸复合维持麻醉更为可取。

第三节　小儿全身麻醉的恢复

停止给予麻醉药后,麻醉恢复就开始了。恢复患儿心血管反射、自主呼吸功能、意识能力,恢复的时间过程应尽量短,主要目的是尽快恢复患儿内环境稳定机制及各种保护性反射功能。良好的恢复除了迅速,还应没有副作用,并尚存足够的镇痛作用。恢复期的副作用,如恶心、呕吐也会干扰患儿的恢复。

一、麻醉苏醒体征

麻醉变浅时,依次出现下列呼吸体征:自主呼吸、呼吸不规则、出现吞咽动作、出现吸气末停顿。

二、拔除气管导管

(一)拔管时机

拔除气管导管的操作必须特别小心以免引起相关的并发症,如喉痉挛或误吸胃内容物。这两种并发症均能快速导致严重的低氧血症和心功能抑制。安全的拔管时机是患儿完全清醒或者处于适宜的麻醉状态。在深麻醉下拔管可避免对喉反射的刺激,但可能会导致分泌物误吸、胃内容物反流或喉、舌软组织松弛阻塞上呼吸道。清醒拔管有利于气道异物的咳出及保持呼吸道的通畅,但患儿在等待拔管过程中可能不耐受导管,出现屏气、呛咳,造成拔管后喉头水肿。有时对麻醉深度判断不准确,在这两种麻醉状态之间的浅麻醉状态下拔管,小儿麻醉后拔管时机是在清醒前拔管还是在清醒后拔管,要根据手术中麻醉的方式、麻醉中的用药及手术对上呼吸道的影响来确定。

(二)深麻醉下拔管技术

正确应用深麻醉下拔管技术,可以减轻拔管时对呼吸道的刺激及由此引起的反射。该技术主要应用于一般情况好并且术前禁食,没有气管管理困难的情况。手术部位不在口腔及咽喉部的患儿。对有哮喘的患儿用深麻醉拔管也是有益的。

深麻醉拔管的前提是患儿血流动力学稳定。应该让患儿自主呼吸,吸入挥发性麻醉药来加深麻醉,来保证心肌不被严重抑制。确认患儿有适当麻醉深度后,就可以拔出气管导管。拔管时让患儿处于侧卧位状态,可以避免口腔分泌物流入或吸入气管内,拔管后立即用面罩吸入100%的氧气,为了保持呼吸道通畅,可能需要轻轻托下颌,并要认真观察监测患儿的呼吸状况。深麻醉下拔管后,患儿在苏醒期如果咽喉部受到刺激,仍可能发生喉痉挛。所以,这个期间需对患儿进行严密观察,减少对患儿的刺激,并应有适当的设备及人力准备、以应付可能发生的喉痉挛或误吸。

(三)清醒拔管技术

可疑饱胃患儿、肥胖患儿、气管管理困难的患儿、患阻塞性睡眠呼吸暂停综合征及口咽气道受压患儿需要清醒拔管,在拔管前注意保护性咽喉反射要完全恢复。

清醒气管拔管的要点是在患儿从深麻醉到充分清醒的过程中,有一段时间处于浅麻醉状态,浅麻醉状态时应尽可能避免刺激患儿,以防止此时患儿不能耐受气管导管。手术结束,包扎好伤口,在一定深度的麻醉下清理患儿口腔咽喉分泌物,松解气管导管固定物、停止各种麻醉药的给予,适当加快输液速度,加大吸入氧流量,作好拔管前的各项准备,然后等患儿充分清醒,拔除气管插管。

清醒拔管时易出现的问题是喉痉挛。所以,要防止拔管时喉痉挛,需遵循以下原则:充分清醒下拔管、拔管前吸净口腔、咽喉部分泌物。拔管后立即牵拉下颌,以拉长声门上的软组织。

(四)转送至麻醉后监护室

当通气满意后,患儿就可以转送至麻醉后监护室(post anesthesia care unit,PACU)。侧卧位、给予面罩吸氧、清理舌体和分泌物保持气道通畅及防止误吸。转送过程中,清醒及活动的患儿要观察其胸廓的运动、气体交换、口唇、甲床和皮肤的颜色,而对于嗜睡状态的患儿要用听诊器监测心率和呼吸音。对于有心肺疾患的患儿在途中必须使用便携式脉搏SpO_2仪监护。

麻醉恢复期是小儿麻醉的高危期,小儿比成人更容易发生呼吸道问题。因此,在整个苏醒过程中,应监测患儿呼吸频率和幅度、气道通畅情况、ECG、心率、血压和SpO_2,直到患儿完全清醒,出复苏室。

第五章　儿科麻醉并发症

小儿对麻醉的代偿能力有限,麻醉期间必须严密观察,如能在出现异常反应的早期及时发现和处理,很多并发症是可以避免的。小儿麻醉并发症的发生与下列因素有关:①麻醉前评估不足;②麻醉器械准备不充分;③麻醉方法选择不当或药物逾量;④麻醉期间观察及监测不够;⑤输液输血不当。所以只要术前做好充分准备,配备必要的小儿麻醉器械,及时发现及处理各种异常情况,麻醉并发症是可以减少至最低限度的。

第一节　呼吸系统

呼吸系统并发症是小儿麻醉最常见的并发症,主要由于呼吸抑制、呼吸道阻塞及氧供应不足所致,可发生于术中及术后,处理原则包括:清除呼吸道分泌物,进行辅助呼吸以及增加氧供应。

小儿呼吸容易受到抑制,术前用药过量或患儿对术前药有高敏反应即可引起呼吸抑制。应用肌松药后必须加强呼吸管理及监测,术后呼吸抑制可由多种原因导致,全麻过深或肌松药残余作用最为常见,应针对原因进行处理。

呼吸道阻塞在小儿麻醉时很常见,舌后坠及分泌物过多是上呼吸道阻塞的常见病因。喉痉挛是小儿麻醉期间常见并发症,多因浅麻醉下局部刺激(机械性或分泌物)所致,经吸氧或加深麻醉丙泊酚 1～2mg/kg 缓解,严重喉痉挛需行面罩加压氧辅助呼吸,如无效,应及时用肌松药(琥珀胆碱 1.0～2.0mg/kg 或维库溴铵 0.8～

31

1mg/kg)静脉注射后进行气管插管。胃内容误吸、支气管痉挛是下呼吸道阻塞的常见原因。支气管痉挛时呈吸气性呼吸困难,很快出现低氧血症和二氧化碳蓄积,进而引起血流动力学的改变。一旦发生支气管痉挛,可静注阿托品、氨茶碱或地塞米松,也可选用异丙肾上腺素稀释后雾化吸入。

麻醉期间的反流、误吸可造成下呼吸道严重阻塞。麻醉时面罩下加压供氧时下颌未托起或托起不当,常致胃内压增加造成反流,多数麻醉药也可以增加胃-食管反流的可能性。麻醉期间可引起呕吐的原因较多,包括饱胃、术前禁食时间不足、麻醉药物的影响、麻醉及手术操作刺激、术后疼痛及缺氧和低氧血症。误吸可发生在麻醉诱导时、术中以及术后的任何阶段。婴儿神经系统发育不完善,保护性反射能力较弱等原因,误吸的发生率高。对于误吸应以预防为主。小儿麻醉前应禁食6小时,禁水4小时。对急诊患儿病情危急禁食时间不够者按饱胃处理。选择快速诱导气管插管。诱导过程中应尽量减少咽喉刺激的发生。一旦发生呕吐或反流,应立即将患儿头部放置右侧位,充分有效吸引,防止误吸。对发生严重误吸者,应行气管插管,并立即生理盐水冲洗气管内。必要时应用呼吸末正压通气。适当应用抗生素预防和治疗误吸后的肺部感染。激素应用存在争议,目前主张早期大剂量短疗程使用。

所有婴儿特别是早产儿,容易出现术后呼吸暂停。常见原因包括患儿脑干发育不全导致对高碳酸血症与低氧血症的通气反应异常,肺不张、低温和吸入麻醉药或麻醉性镇痛药等因素,进一步抑制患儿对高碳酸血症与低氧血症的通气反应而造成通气不足。因此,推荐胎龄低于44~46周早产儿,术后至少应该严密观察18~24小时。

第二节 循 环 系 统

小儿麻醉期间,心率、心律及血流动力学改变较呼吸系统少见。麻醉期间心率减慢可因低氧血症、迷走神经刺激或心肌抑制所致。心动过缓在小儿麻醉时提示有危险性因素存在。婴儿依靠心率维持心排血量,当心率减慢时,心排血量随之降低。术前阿托品剂量不足,芬太尼、氟烷麻醉时可引起明显心动过缓,静注琥珀胆碱也可引起心动过缓。心脏手术中心率变慢可能因房室传导阻滞引起,可用异丙肾上腺素静脉点滴或安置心脏起搏器治疗。窦性心动过速在小儿麻醉过程中较多见,麻醉过浅、循环血容量不足、二氧化碳蓄积、高热及麻醉苏醒期的疼痛均可使小儿心动过速。一般情况下只要解除病因即可使心律紊乱消失,但由于小儿对缺氧、失血等代偿能力差,如未及时治疗,可导致心搏骤停。一旦发现心搏骤停,应立即停止麻醉,进行胸外挤压,静脉注射肾上腺素,非气管内麻醉者应立即行气管插管,并用纯氧行过度通气。BP 过高可能由于患儿镇痛不全、抗胆碱能药物治疗、容量负荷过重或者仅仅是因为使用的脉压带过窄。低血压最多的原因往往是补液不足或进行性失血所致的低血容量,应当给予适量液体治疗。

第三节　神　经　系　统

麻醉期间缺氧会造成患儿发生中枢神经系统并发症。随着麻醉技术和麻醉监测的进展,目前已很少发生。一旦发生脑缺氧,患儿术后昏迷,甚或抽搐,必须及时用低温、脱水治疗,并给予氧吸入,有抽搐可应用地西泮或硫喷妥钠治疗,如治疗不及时,即使患儿清醒,也可造成智能低下,痴呆等后遗症。麻醉期间惊厥常因局麻药中毒或高热所致。安氟醚及氯胺酮麻醉时可发生肌震颤,减浅麻醉后很快消失,通常无后遗症。周围神经损伤常因体位不当所致,上肢外展过度可造成臂丛神经损害,腓总神经也可因体位压迫而损伤,均应注意避免。

第四节　体　温　异　常

小儿麻醉期间体温降低及体温升高均可发生,1 岁以下婴儿麻醉期间体温易于下降,1 岁以上小儿麻醉期间体温易于升高。

一、麻醉期间体温下降

体温下降原因包括:①患儿年龄越小,体温越易下降。新生儿、婴幼儿体温调节中枢发育未全,尤其在早产儿由于缺乏棕色脂肪的产热作用,麻醉期更易出现体温下降现象;②麻醉期间手术室温度是决定小儿体温的重要因素,如手术室温度保持 24 ~ 26℃,患儿常能保持正常体温;③胸腹腔手术热量丧失多,四肢小手术热量丧失少;④麻醉中吸入大量的冷而干燥的气体,椎管内麻醉及氟烷麻醉使外周血管扩张,肌松药使肌肉松弛,产热减少,均引起体温下降;⑤麻醉中输注大量的库存血可降低体温,大量输冷血使食管温度迅速下降。

低温可使肌松药的作用时间明显延长,麻醉苏醒延迟,凝血机制受到抑制,机体的免疫功能降低,伤口感染的发生率增加和伤口愈合延缓。对于小儿麻醉期间的低温,应以预防为主,预防的措施有手术中用电热毯、循环水温毯、红外线辐射加热保温;吸入气加热加湿;输血、输液预先加温等。采取措施限制皮肤热量散失到手术室的寒冷环境、手术切口热量蒸发以及输注冷液体所致的传导性降温,最大程度地减少术中低体温的发生,并监测中心温度。

二、麻醉期间体温增高

体温增高原因包括:①环境温度过高手术室无空调设施、室温过高、病儿覆盖物过厚、手术灯光照射,产热增加,使体温升高;②呼吸道阻塞,增加呼吸道阻力;③术前有脱水、发热、感染、菌血症等均易引起体温升高;④输血反应,发热可引起体温升高;⑤恶性高热。

治疗包括降低室温,体表用冰袋降温,除去覆盖物,应用控制呼吸代替自主呼吸。呼吸道有阻塞应及早解除。适当补液(冷溶液),应用抗生素。必要时可行胸腹腔手术部位冰盐水灌注或直肠、胃内冰盐水灌注,使体温下降,同时应用碳酸氢钠纠正代谢性酸中毒。

第五节　其　　他

肝肾功能改变与麻醉期间低氧血症及低血压有关。小儿"氟烷肝炎"虽极少见,但已有肝病的小儿以不用为宜。婴儿尤以新生儿吸氧时间长、浓度高,可引起氧中毒,表现为晶体后纤维增生,应引起注意。也可出现其他并发症如药物中毒、变态反应、输血反应。

第六章　术中监测技术

　　围术期监测是通过临床观察与特殊监测仪器的使用,对儿科麻醉的呼吸、循环、体温、神经肌肉功能和代谢等进行实时密切监测,做到早期发现,早期防范,早期处理,为麻醉处理和手术操作提供更充分的安全保障。

　　在小儿围术期监测中,要尽量使用最小损伤的监测。每个病例要进行常规监测,包括 ECG、BP、和 SpO_2。插管或使用喉罩的儿童要监测呼气末二氧化碳分压($P_{ET}CO_2$)。虽然众多的监测装置能提供各种生命指标资料,但不能代替麻醉医师对患儿的观察。儿童术中容易发生低氧血症、心动过速、低血容量、低温的病理生理改变,这是由于儿童的功能残气量(FRC)低、分钟通气量和心排血量高、高代谢率以及大的体表面积/体重原因造成的。手术时间长的儿童要进行体温监测。监测麻醉回路系统必须包括吸入氧分数(FiO_2)。当通气过程中发生吸入氧低或窒息、低的呼出气容量以及通气中断时要有警报。

一、心电图

　　小儿麻醉中心电图(ECG)主要是用于监测心率和鉴别心律失常。儿童麻醉期间缺氧、低血容量、吸入性麻醉药的使用会发生心动过缓。因为婴儿的心输出量是依赖于心率的而非每搏输出量,所以及早发现心动过缓并早期干预是很重要的。小儿新陈代谢旺盛,机体组织需要更多的血液供给,而心脏每搏输出量有限,只有增加搏动次数以补偿不足,因而心率较快,心率减慢(< 100 次/

分)可能是缺氧的早期体征。

二、动脉血压

动脉血压的高低主要取决于心输出量、外周血管阻力和血容量的变化。婴幼儿由于心脏搏出量较少,血管口径较粗,动脉壁柔软,所以动脉血压较低。

(一)无创测量法

对婴幼儿进行无创血压监测是最简捷的测量血压的方法。为确保血压测量的准确,应为患儿选择合适的袖带,血压袖带的宽度应为上臂(或其他放置部位)总长的 2/3,其最小宽度必须大于被测肢体直径的 20%,袖带太窄测得值偏高,太宽则血压偏低。麻醉剂常常降低体循环阻力(SVR),抑制心肌的收缩性,这种作用在儿童更加明显。

(二)有创测量法

有创测量法适用于:①预计外科手术过程中可能有大量出血,血流动力学不稳定;②需反复动脉采血者;③严重低血压或术中出现无脉性血流(体外心肺转流)的患儿;④存在肺部疾患或可能存在肺部疾病以及手术造成严重气体交换异常的患儿;⑤动脉血气测定、酸碱平衡失常、严重的电解质紊乱、血糖异常及凝血性疾病等。以上情况无创血压测量法不能反映血压的真实数值,需要通过外周动脉置入导管、压力换能器监测可以得到更准确和更详细的血压数值,并可得到直观的血压波形。

动脉内直接测压结果准确,可通过桡动脉、尺动脉或股动脉等周围动脉穿刺置管的方法测量。因桡动脉位置表浅易于触及,故为动脉置管的首选部位。以左侧为先(如左手功能占优势者首选右手)。穿刺前可进行 Allen 试验(手掌皮肤转红时间小于 7 秒为Ⅰ级,指示供血良好;8～5 秒为Ⅱ级,属可疑;大于 15 秒Ⅲ级,指示供血不佳)。一般在桡动脉穿刺失败后可考虑改用尺动脉或股动脉。婴幼儿股动脉是最粗大的浅表动脉,搏动明显较易穿刺成功,尤其在患儿出现低心排和低血压时,往往出现外周血管强烈收缩,此时股动脉穿刺成功的可能性最大。

动脉穿刺可采用套管针,建议新生儿及婴幼儿可选择 26 ~ 24G,较大儿童则可用 22 ~ 20G。动脉穿刺可以在超声引导下进行,我院已经开展此项技术用于困难穿刺过程中。动脉穿刺置管的主要不良反应包括局部血肿、血栓和感染,偶见远端发生坏死。

三、中心静脉压(central venous pressure,CVP)

CVP 是指右心房或靠近右心房的上、下腔静脉内的压力。CVP 的高低与心搏出量、血管功能及循环血容量有关,儿童的 CVP 正常值与成人相近平均压力为 4 ~ 12cmH$_2$O。中心静脉导管可经颈内静脉、颈外静脉、锁骨下静脉、股静脉或外周静脉等途径置入。颈内静脉定位和穿刺相对容易,是最常用的途径,以右侧为首选。锁骨下静脉与体表标志相对恒定,此径路穿刺成功率较高,但气胸发生率也较高。并发症为感染、静脉血栓、空气栓塞、导管故障(阻塞、折断)、心律失常和出血。

我院已将超声定位技术用于颈内静脉置管中。尤其是有体表标志困难、颈椎及静脉畸形、预计有置管困难的肥胖和婴幼儿,可以明显减少穿刺次数,缩短置管时间,提高穿刺成功率,显著地减少并发症的发生。在应用超声定位技术时要注意:①为了使超声影像更加清晰,超声的探头要均匀涂抹耦合剂,尽量确保穿刺点皮肤与超声探头的耦合表面之间没有空气;②超声影像定位时,探头时刻要保持与地面垂直,以保证超声图像定位的准确性,要注意超声影像定位后不能再改变患儿的体位,以免因为体位的改变而引起颈内静脉位置的移动。

四、经食管超声心动图(TEE)

TEE 可以提供小至 3kg 婴儿的解剖和生理信息,并可在胸部超声心动(如心脏手术时)难以显示时做出独有的透视图。随着食管超声探头技术上的改进,经过食管通常可以更好地显示心脏后部结构,如肺静脉、左心房、二尖瓣及左心室流出道。TEE 测量左心室充盈期舒张末面积直接与每搏容量指数相关,可作为前负荷的定量指标,已成为许多麻醉医师围术期处理患儿的重要组成部分。

五、脉搏 SpO_2 监测

脉搏 SpO_2 仪是一种无创性连续监侧氧饱和度的仪器,在儿童和婴幼儿中监测动脉血氧饱和度(SaO_2)的迅速变化非常重要。动脉血的 SaO_2 和 SpO_2 在儿童有很好的相关性。小儿容易发生缺氧,且变化快,因此麻醉期间持续监测脉搏 SpO_2 尤为重要。SpO_2 的功能受很多变量的影响,如受限于肢体周围的采光条件、运动、外周循环及由于各种原因引起的异常血红蛋白(Hb)等,当有低血容量、低心排或使用血管活性药时 SpO_2 会变得不可靠。临床使用中应结合其他监测指标综合判断。

六、$P_{ET}CO_2$

$P_{ET}CO_2$ 作为一种无创的监测技术,具有高度的灵敏性,不仅可用来评价肺泡通气功能、气道通畅情况以及细微的重复吸入情况,也能反映循环功能和肺血流情况,并能检出机械通气中的通气系统或供气系统可能出现的问题。因此,小儿麻醉期间的 $P_{ET}CO_2$ 监测非常重要,$P_{ET}CO_2$ 监测必须持续至手术结束和小儿完全苏醒为止。

$P_{ET}CO_2$ 增高,其原因大多为:①二氧化碳产生增加;②呼吸中枢的抑制,伴随总通气量降低和 $P_{ET}CO_2$ 升高;③部分麻痹、神经性疾病、高位脊髓麻醉、呼吸肌无力或急性呼吸窘迫引起的通气量降低。

$P_{ET}CO_2$ 降低,多数是由于通气量过高所致,也可能由动脉二氧化碳分压($PaCO_2$)正常时的无效腔通气增加所引起。

$P_{ET}CO_2$ 监测的局限性:$P_{ET}CO_2$ 反映 $PaCO_2$ 的准确程度,尤其是 CO_2 波形的变化取决于多种因素,包括 CO_2 产量、肺换气量、肺血流灌注及机械故障等生理或技术方面的影响。

七、麻醉深度监测(bispectral analysis,BIS)

　　BIS 是分析脑电波形相互位相的一致性和相互关系的比例测定分析方法,是一种基于 EEG 的仪器能够对麻醉患儿催眠的相对程度或清醒状态有良好的预测。被广泛应用于临床麻醉中。它可以通过对 EEG 波形在清醒和睡眠之间作阶梯式回归分析,保持并量化原始脑电的非线性关系,预计镇静和催眠程度。BIS 值越小,镇静程度越大,两者的相关性良好。儿童大脑的发育成熟及突触形成要持续到 5 岁左右,婴幼儿 EEG 与大龄患儿及成人不同,BIS 的运算法则又是在对大龄患儿及成人原始 EEG 的综合分析基础之上形成的,该法则能否用于婴幼儿值得进一步研究。

　　BIS 是目前唯一通过的允许应用于儿童的麻醉深度监测的工具。指导麻醉药物的用量,BIS 与小儿麻醉药之间存在线性相关,可以较好的指导麻醉药物的使用,减少麻醉药物相关不良反应的发生,缩短拔管时间及 PACU 停留时间,从而最终起到减轻患儿负担的效果。我院曾经和岳云教授等共同研究成人 BIS 能否用于小儿,发现用成人 BIS 监测仪监测小儿是可行的,但是用成人 BIS 监测仪监测小儿存在较大偏差。在丙泊酚靶控输注时,BIS 值与不同年龄组的儿童的血药浓度相关性要优于成年组,在相同血药浓度下,年龄越小,BIS 值越高;在意识消失和意识恢复时,幼儿组BIS 值高于成人组,在不同年龄组的小儿间无明显不同。

八、体温

　　体温是重要的生命体征之一,在围术期,几乎所有的全麻药都会抑制体温调节中枢对体温应激的反应。新生儿和婴幼儿体表面积相对较大和皮下组织隔热性能差,术中易发生低体温,导致苏醒延迟、心律失常甚至皮肤坏死等严重并发症。在低温时麻醉剂的溶解性增大,低温的患儿苏醒慢,容易引发低氧血症和高碳酸血症。体温监测对术中及时发现恶性高热也是非常重要的。麻醉手术时体温过高,代谢增加,氧耗也随之增加,心脏和肺的负担加重,高热常伴有代谢性酸中毒合并呼吸性碱中毒以及高钾血症。而且体温升高对肝肾等重要脏器均有不良影响。因此,体温监测已经成为小儿临床麻醉中的重要项目。

体表各部位温度相差很大,在同一条件下不同部位测得的体温可能不同。中心体温远较皮肤温度更重要,中心体温应以直肠及食管温度为准。腋温监测便捷,其值比中心体温低。全身麻醉期间可通过肺动脉、鼻咽、鼓膜、食管、直肠等部位进行体温监测,而这些部位在手术期间是很容易获得且监测结果较为准确。

九、尿量

尿量可作为血容量及心输出量充足的重要依据。新生儿阶段除外,围术期如果尿量在 $0.5 \sim 1\text{ml}/(\text{kg} \cdot \text{h})$,则说明肾灌流充足,功能正常。

第七章 小儿阻滞神经麻醉

小儿部位麻醉具有许多优点,但大多需在全身麻醉下实施。全身麻醉复合部位麻醉,不仅可以有效地减少静脉麻醉药的用量,对呼吸循环干扰小,易于术中管理,术后并发症少,而且能够为患儿提供有效的术后镇痛。

第一节 小儿部位麻醉的安全问题

一、小儿局麻药的药理学及药代学特点

局麻药的药代动力学特点与年龄相关。与成人相比,新生儿肝脏代谢及转化药物的酶活性有限,特别是清除能力相对较弱,至少在出生 3 个月以上,这些酶的活性才逐渐接近成人水平。年长儿局麻药的药代动力学与成人也有不同。因此,临床局麻药的选择,取决于药物阻滞作用的起效速度及阻滞作用时间,但在小婴儿及儿童,潜在的毒性问题也占有重要的地位。

临床常用的局麻药主要有脂类和酰胺类。脂类局麻药包括普鲁卡因、氯普鲁卡因和丁卡因等。酰胺类局麻药包括利多卡因、布比卡因、左旋布比卡因和罗哌卡因。

酯类局麻药主要通过血浆假性胆碱酯酶水解,属肝外性代谢,因而其代谢能力与年龄较少相关。与血浆蛋白在新生儿与婴儿期较低一样,血浆酯酶的含量也较低,但脂类局麻药代谢较酰胺类局麻药快,所以小儿用药安全性高于酰胺类局麻药。

酰胺类主要通过肝微粒体酶、酰胺酶代谢,代谢产物主要经肾脏排出。酰胺类局麻药在体内首先被血浆蛋白结合,只有游离未与蛋白结合的局麻药具生理活性,可以作用于心血管系统及中枢神经系统。小于 6 个月的婴儿血浆蛋白总量较低,因此游离的局麻药较多,所以这个年龄组的婴儿更易发生毒性反应。随着婴儿的逐渐成熟,血浆蛋白含量增加,血浆游离局麻药的量减少。当年龄满 1 岁时,其血浆蛋白结合量与成人接近。P_{450}酶系是酰胺类药物的主要代谢酶,1 岁以下婴儿酶系功能不全,因此婴幼儿酰胺类药物的清除率低于成人。

二、局麻药及其中毒风险

由于小儿心输出量相对较大,对局麻药的全身吸收较多,故小儿局麻药中毒的风险较高。小儿局麻药全身吸收增加,导致通过血-脑脊液屏障的局麻药也增加,直接增加对中枢神经系统的毒性。同时,也直接增加了心脏毒性。在非麻醉状态下,神经毒性症状如头痛、目眩、口唇发麻、耳鸣,严重者可出现嗜睡、惊厥等。对于婴儿或麻醉下的患儿,可表现为寒战、震颤或急性发作的抽搐。在全身麻醉下,可出现肌肉僵直、排除其他原因的低氧血症、无法解释的心率加快、心律失常或循环衰竭。全身麻醉时心脏毒性反应可能显得更明显,局麻药可以和心肌钠通道结合,直接的表现为心脏节律、收缩力和传导性的下降。

(一)布比卡因(bupivacaine)

布比卡因是小儿最常用的长效酰胺类局麻药。尽管布比卡因的不良反应较少见,但是一旦发生后果严重,无论是中枢神经系统兴奋或心脏毒性导致的循环衰竭,后果都很严重。因此,对于小儿应用布比卡因:①用药剂量不应超过最大允许剂量;②为减少抽搐的发生,给药时应减慢注药的速度;③对于小于 6 个月的婴儿应将最大允许剂量至少减少 30%。

(二)左旋布比卡因(levobupivacaine)

左旋布比卡因与右旋布比卡因是同分异构体。左旋布比卡因比布比卡因对心脏及中枢的毒性程度较低。左旋布比卡因在儿童骶管麻醉中是有效的,推荐剂量为 2.5mg/kg。它起效迅速,使用于手术麻醉,大于 97.5% 的患儿能达到术后镇痛的目的。

(三)罗哌卡因(ropivacaine)

罗哌卡因起效时间与布比卡因相似,持续时间较布比卡因略长或相等。罗哌卡因的中枢神经系统毒性及心脏毒性比布比卡因少。高浓度罗哌卡因(0.5% ~ 1%)大剂量产生外科麻醉作用,适用于硬膜外阻滞和区域阻滞。低浓度(0.1% ~ 0.2%)小剂量有感觉神经和运动神经阻滞分离的特性,适用于疼痛治疗。目前临床应用小儿脊麻罗哌卡因用量 0.15mg/cm 椎管长度,小儿骶管阻滞使用 0.15% ~ 0.2% 的罗哌卡因 2mg/kg。硬膜外输注 0.2 ~ 0.4mg/(kg·h)罗哌卡因在新生儿和 1 岁以内的婴儿能达到满意的镇痛效果。

可采用多种措施来减少局麻药中毒的风险。首先用药剂量不超过一次最大剂量范围(表 7-1)。其他因素,如低温、低氧血症、高碳酸血症、酸中毒或高钾血症,均可加重局麻药的毒性反应。此外,短时间内快注可导致中毒反应。另外在局麻药中应加入肾上腺素可减少吸收和延长麻醉时效,降低局麻药毒性反应。

表 7-1 局麻药允许最大剂量

局麻药	单次注射 (mg/kg)	连续输注速度 [mg/(kg·h)]	<6 个月婴儿连续输注速度 [mg/(kg·h)]
布比卡因	3	0.4 ~ 0.5	0.2 ~ 0.25
左旋布比卡因	3	0.4 ~ 0.5	0.2 ~ 0.25
罗哌卡因	3	0.4 ~ 0.5	0.2 ~ 0.25
利多卡因	5	1.6	0.8

联合用药时,两种药物的毒性可以是相加的。在联合应用两种局麻药时,应计算最大允许剂量,且应该减少单个药物的相对百分比。给予试验剂量是减少局麻药中毒风险的方法之一。注射局麻药之前必须先抽吸注射针或导管以确定其不在血管内,给予试验剂量后,剩余的药物仍应缓慢注射,给药过程应监测生命体征。

第二节　椎管内麻醉

椎管内麻醉是将局麻药注入椎管内的不同腔隙,使脊神经所支配的相应区域产生麻醉作用,包括蛛网膜下腔阻滞(脊麻)与硬膜外阻滞两种方法,后者还包括骶管阻滞。椎管内麻醉的指征同成人,包括胸、腹、双下肢的手术麻醉。椎管内麻醉的禁忌证为:正接受抗凝治疗、术前存在凝血问题或患儿及家属拒绝椎管内麻醉。

一、蛛网膜下腔阻滞

蛛网膜下腔阻滞(spinal anesthesia),其完善的镇痛及肌松作用,既能满足手术要求,又能大大减轻全身麻醉的不良反应,术后镇痛良好,对生理功能影响少,操作简单,患儿术后恢复迅速,适用于大部分手术时间较短的婴幼儿下腹部和下肢的手术。国外文献报道蛛网膜下腔阻滞尤其适用于容易引起术后呼吸系统并发症的高危婴幼儿,包括早产儿、低体重儿、支气管发育不良、患有慢性呼吸道疾病等的患儿。

（一）解剖特点

新生儿硬膜腔终止于 S_3,脊髓终止于 L_3。为避免损伤脊髓,新生儿穿刺应选择 $L_{4\sim5}$ 间隙。1 周岁后,脊髓位置已与成人相同,硬膜外腔止于 S_1,脊髓终止于 L_1。

（二）穿刺技术

进行穿刺时应由助手在一侧保持患儿体位,保持背部屈曲,但头不可屈曲,始终保持气道通畅。常规消毒铺巾,新生儿和婴幼儿可用 25G 穿刺针,由 $L_{4\sim5}$ 间隙穿刺,进针时缓慢,可感觉黄韧带阻力,突破硬膜时有突破感。抽出针芯,仔细检查有无脑脊液流出。当穿刺针进入蛛网膜下腔,可见脑脊液流出,注入药物,拔出穿刺针,将患儿置平卧位。

(三)推荐剂量

布比卡因是长效酰胺类局麻药,水溶液性能稳定,是目前最为常用的腰麻药,阻滞效果确切、有效,阻滞时间约 2 小时,其缺点是对心脏毒性大。常配制为重比重液,0.75% 的布比卡因加入 10% 或 25% 葡萄糖溶液稀释成 0.5% 的布比卡因,使之成为重比重液,按椎管长度(C_7 至骶裂孔)给药(0.15mg/cm)或按体重给药(0.5mg/kg)。罗哌卡因的小儿用量和浓度还在进一步研究探讨中。

(四)并发症

婴幼儿脊麻的并发症较少见。引起头痛、背痛的主要原因与脑脊液经刺破的硬膜孔外流有关,也与穿刺针损伤神经纤维有关,穿刺时异物如消毒液、滑石粉等被带入蛛网膜下腔,刺激促使脑脊液生成增快,颅内压升高也可引起头痛。目前临床上需使用损伤小的穿刺针,减少损伤纤维机会和头痛、背痛的发生率。

小儿脊麻药量相对较大,低龄幼儿脊柱生理弯曲尚未形成,都可能造成脊麻平面过广,甚至发生全脊麻,表现为呼吸抑制、心率减慢,是严重并发症。瘙痒是蛛网膜下腔阻滞常见的并发症。

二、骶管阻滞

骶管阻滞(caudal anesthesia)具有易于掌握、成功率高、并发症少、起效快速、效果可靠、费用较低、降低全麻药用量和极少呼吸抑制等优点,是小儿麻醉领域最为普及和常用的区域阻滞技术。骶管阻滞广泛地应用于住院或门诊手术患儿。可留置导管作连续骶管阻滞或单次注射。适应证包括：下肢、会阴、腰部、下腹部以及低胸位节段手术。

小儿常见手术腹股沟疝修补、包皮环切，其皮肤节段低于 T_{10}，都可应用骶管阻滞。单剂注射骶管阻滞也常用于早产儿，防止因全身麻醉或应用麻醉镇痛药而造成的呼吸暂停。

小儿骶管阻滞的相对禁忌证为骶骨体表解剖标志异常及骶尾部含毛囊肿、脑水肿、颅内肿瘤。脊髓脊膜膨出和脑膜炎是绝对禁忌证。

（一）解剖特点

骶管阻滞就是通过骶裂孔进入骶部的硬膜外间隙。骶裂孔旁的体表标志是骶骨角、髂后上棘和尾骨。扪及骶骨角，骶裂孔即位于两骶骨角之间的中线上。

（二）操作技术

患儿侧卧位，弓背，双腿屈曲，下方腿屈曲程度少于上方腿，即 Simm 体位。扪及骶骨角，在左右骶骨角之间能扪及骶裂孔。消毒铺巾后，穿刺针与皮肤呈 45°角由骶裂孔中线向头端刺入，当针尖过骶尾韧带，可感觉到有突破感，此时针进入骶部硬膜外间隙。若用单剂麻醉，直接注入药物，注射过程中应反复回抽，防止因针尖的位置变动而引起误入血管或误入蛛网膜下腔。当连续骶管阻滞时，可以使用静脉留置针，穿刺时当感觉有突破感后，针尖应再进 $2 \sim 3mm$，然后固定针芯，将套管留置硬膜外，当回抽无血，无脑脊液后即可注入局麻药，注射应无阻力感。

（三）剂量

单剂骶管阻滞能提供完善的手术麻醉，并可作为术后镇痛。一般加入肾上腺素 $1:200\,000$，$1ml/kg$ 的局麻药可达胸节段 $4 \sim 6$ 小时，作用维持时间主要取决于选择何种麻醉药。骶管阻滞的布比卡因推荐浓度为 $0.125\% \sim 0.25\%$，临床常选用 0.175% 的浓度，能提供完善的镇痛且恢复较快，不良反应较少。我院对于 56 例新生儿先天性巨结肠手术，行全麻复合骶麻方法，骶麻使用局麻药为 0.25% 布比卡因与 1% 利多卡因合剂 $0.5ml/kg$，稀释至 $1ml/$

kg,患儿麻醉效果完善,术中平稳,并且苏醒快,代谢完全,拔管顺利,术后恢复好。

罗哌卡因亦可用于小儿骶管阻滞,其镇痛效果、起效时间、持续时间都与布比卡因相似,但较少产生运动阻滞。推荐用法为0.2%罗哌卡因1ml/kg,其平面可达 $L_1 \sim T_8$。

(四)并发症

骶管麻醉或镇痛的并发症包括:局麻药的神经或心脏毒性反应、神经损伤、穿刺处或椎管内感染、尿储留、低血压、运动阻滞、恶心呕吐、瘙痒等。

三、硬膜外阻滞

硬膜外阻滞(epidural anesthesia)常用于中、上腹、胸部手术的麻醉以及不适应连续骶管阻滞的患儿。腰部硬膜外阻滞相当普及,但是选择胸部硬膜外阻滞应相当谨慎。

(一)解剖特点

小儿硬膜外分骶段、腰段、胸段及颈段。腰部硬膜外一般取 $L_{3\sim4}$ 间隙穿刺,年长儿 $L_{3,4}$ 间隙在髂嵴连线中点。髂嵴连线对于年长儿较为固定,但新生儿髂嵴连线为 $L_4 \sim S_1$ 间隙,小于1岁的患儿大约在 $L_{4\sim5}$ 间隙。由于从新生儿至儿童,脊髓、硬膜囊不断生长、变化,因此在新生儿及小婴儿穿刺间隙应低于髂嵴连线,可以大大减低穿刺针误入蛛网膜下腔的风险。

胸段硬膜外的解剖与腰段基本相似,但胸段穿刺针向头端倾斜的角度更大,并且进针时的韧带感觉不如腰段穿刺时明显。更为重要的是,因硬膜外间隙相对狭小,稍有不慎就会误伤脊髓,故胸部硬膜外阻滞应相当谨慎。

(二)穿刺技术

患儿侧卧,髋膝屈曲,髂嵴连线,在新生儿约过 S_1 椎体,婴儿约过 L_5,低龄儿童约过 $L_{4\sim5}$,年长儿及青少年横过 L_4 椎体。皮肤消毒、铺巾后直接以直入法进针。行腰段硬膜外穿刺,针行方向一般与皮肤垂直,穿刺针在两髂嵴连线上,上、下棘突之间,有时需要略向头端倾斜。行胸段硬膜外穿刺,穿刺针进入韧带后,将穿刺针向头端倾斜,可达 45°~60°。穿刺针依次经过皮肤、皮下组织、棘上韧带、棘间韧带、黄韧带,然后进入硬膜外腔,进入硬膜外腔后,回抽无脑脊液、无血方可注药。连续阻滞可由硬膜外针置入导管。

(三)剂量

小儿硬膜外阻滞常用药物是浓度 0.5% 的利多卡因 8~10mg/kg,浓度 0.2% 的布比卡因 2.5mg/kg。一直以来我院应用利多卡因和布比卡因混合液,0.75% 布比卡因和 2% 利多卡因按 1∶1 混合,取 0.5~0.6ml/kg 加注射用水到利多卡因 0.5%~0.7% 的浓度为宜,麻醉平面在 T_{11}~T_4(平均 T_8),不良反应少。

(四)并发症

硬膜外间隙阻滞并发症包括穿刺意外、阻滞不完善或阻滞失败、延迟性神经并发症、炎症和感染及全身并发症。

第三节　外周神经阻滞

臂丛神经阻滞在小儿上肢手术应用较多,以腋路法为常用,在腋动脉上缘或下缘进针,当穿刺针出现与腋动脉一致的摆动时,确认针已进入腋鞘,注入 1% 利多卡因 8~10ml/kg,药液中加肾上腺素 5μg/ml,由于局麻药液相对较多,阻滞效果常很满意,但注药时要防止注入血管内而导致局麻药毒性反应。此法不要求小儿指出异感,故常用,特别使用于急诊或饱食小儿。除腋路法外,也可选用经肌间沟阻滞。

除臂丛神经阻滞外,下肢手术可用坐骨神经阻滞,对腹股沟手术可应用髂腹股沟神经阻滞。本院对小儿门诊腹股沟区域手术术后镇痛实施髂腹股沟神经和髂腹下神经联合阻滞,髂腹股沟神经阻滞毫无疑问优于骶管阻滞,患儿镇痛满意度达到 93.33%,效果良好且副作用少。

超声准确定位局麻药的给药部位的方法已经在区域阻滞中得到普及。有研究指出，在超声引导下，将 0.25% 左旋布比卡因 0.1mg/kg 双侧注入腹直肌鞘和腹直肌后方，能够为脐疝修补术提供足够的镇痛，效果超越了传统的坐标定位技术和神经刺激技术。

第八章 儿科患儿的疼痛治疗

疼痛是一种不愉快的经历与情感上的感受,儿童的疼痛问题已越来越多地引起人们的关注。小儿的疼痛管理与成人存在诸多区别:小儿是随年龄增长而不断发育的个体,各器官的功能尚在完善、成熟过程之中;他们对疼痛的反应与情绪一直在变化,疼痛评估的难度相对较大;小儿疼痛治疗独具特征,甚至还应考虑或包括对家长的宣教并取得他们的理解与配合。小儿疼痛管理应该成为小儿麻醉医师提供的治疗中必需的一部分,即应该将疼痛管理计划整合到整个围术期管理计划之中。

一、儿童疼痛的原因

引起儿童疼痛的原因有很多,不仅仅是因为患有危及生命的疾病如癌症,也可能因为创伤、手术、烧伤、感染以及暴力等原因而致;还可能因为患有疾病在接受有创检查与治疗的过程中感受疼痛;另外,还包括预防接种等。

二、儿童疼痛的特点

1. 小儿的疼痛的诊断和治疗比较复杂。
2. 疼痛的敏感性高。年幼儿的痛阈低于年长儿,年龄越小越易感受疼痛。
3. 小儿疼痛的反应强烈。
4. 对疼痛的回避性强。
5. 小儿不能准确地描述疼痛的性质和程度。

6. 小儿疼痛的持续时间明显短于成人。

7. 表达疼痛时行为夸张。

三、儿童的疼痛评估

疼痛评估是处理疼痛的第一步,是制订镇痛治疗措施的基础。目前常用的疼痛评估方法包括自我评估、行为评估和生理变化评估等。

3 岁以下的小儿需要通过自我描述、行为评估和生理指标进行综合评估。常用的评估方法有 CRIES 评分法及 FLACC 评分法。CRIES 评分法主要适用于足月及早产婴儿外科手术后疼痛评分。CRIES 评分法通过哭泣、呼吸、循环、表情和睡眠等进行评估。各项相加总分最低 0 分,最高 10 分。分数越高,疼痛越严重。FLACC 评分法常用于 2 个月 ~7 岁患儿术后疼痛的评估,对于认知方面欠缺的儿童进行疼痛评估非常有效。FLACC 评分法(表 8-1)通过面部表情、腿的动作、活动、哭闹和可安慰性进行评估。各项相加总分最低 0 分,最高 10 分。评分越高表明患儿不适和疼痛感觉越明显,需镇痛治疗。

表 8-1　儿童 FLACC 评分方案

观察项目	评分		
	0	1	2
面部表情	没有特别的表情或微笑	偶尔皱眉或表情痛苦,孤僻,无欲状	经常或者持续下颌震颤,咬下唇
腿的动作	正常体位或松弛	紧张、蠕动,不松弛	踢动或腿上举
身体活动	静卧、活动自如	持续活动	身体屈曲、僵直或快速扭动
哭	不哭(清醒或睡眠中)	呻吟或啜泣,偶尔抱怨	哭,尖叫,抽泣,经常抱怨
可安慰性	易满足,放松	需要怀抱或哄,不太听话	无法安抚

3 岁以上的儿童有报告疼痛的能力，并且可以利用颜色、数字或面部表情的图片进行疼痛分级，即所谓视觉模拟评分（Visual Analogue Scale，VAS）。另一种是脸谱示意图，表示不痛到剧痛，并在刻度旁边画有小儿易于理解的笑脸、愁脸或哭脸，然后让小儿指出自己在标尺上疼痛的程度。此法易被小儿理解。学龄儿童可以用数字分级方法，如无痛为 0 分，最痛为 10 分。

疼痛评估是控制疼痛的重要一环，对任何存在疼痛状态的儿童，都应该进行常规和反复的评估。

四、儿童疼痛的治疗

由于小儿在生理及心理上尚未成熟，因而在术后镇痛药物的应用途径及剂量、镇痛方法的选择上也与成人不同。术后儿童疼痛的程度因手术的部位、大小而有所不同。根据手术的部位及大小选择作用部位及机制各不相同的不同药物和不同的方法联合的平衡镇痛方式，不仅可以使镇痛效果更为确切、更为完善，而且可以减少各种药物的剂量，以减少其副作用。

（一）持续静注阿片类镇痛药

吗啡是最常用的阿片类镇痛药。对大于 1 个月的婴儿，$10 \sim 30\mu g/(kg \cdot h)$ 吗啡可以提供充分的镇痛，副作用小。新生儿对吗啡的清除半衰期较年长婴儿长 7 倍，其血浆吗啡浓度较年长儿高 3 倍。早产儿比足月儿对吗啡的清除慢，半衰期更长。故吗啡应用于早产新生儿及足月新生儿时需根据药物动力学差异调整剂量。对合并有呼吸暂停，肝衰或肾衰，神经肌肉病或脊柱裂的婴儿剂量调整尤其重要。由于吗啡可通过抑制呼吸、抑制咳嗽反射，以及释放组胺而导致支气管收缩，因此禁用于支气管哮喘及肺心病患儿。推荐负荷剂量：新生儿 $25\mu g/kg$；儿童 $50\mu g/kg$，根据患儿反应确定静脉持续输注速率 $10 \sim 40\mu g/(kg \cdot h)$。

芬太尼的镇痛作用为吗啡的 $50 \sim 100$ 倍，静注后迅速作用于效应部位，无活性代谢产物。芬太尼可经由静脉、肌注、皮下注射、硬膜外、黏膜与皮肤途径给药。常用于短期无痛性操作、手术后与烧伤镇痛。一次性给药或持续静脉输入。芬太尼用于 4 个月 ~13 岁患儿的术后镇痛可出现镇静、眩晕、恶心呕吐等。静脉注射负荷量 0.5 ~ 1.0μg/kg，持续静脉点滴剂量 0.5 ~ 2.0μg/(kg·h)较为合适。

舒芬太尼为强效镇痛药，镇痛强度是芬太尼 7 ~ 10 倍，脂溶性高，易透过血-脑脊液屏障，起效迅速。小儿硬膜外术后镇痛使用舒芬太尼与局麻药罗派卡因合用，血液动力学稳定，对呼吸无抑制，能够达到满意的镇痛效果。它的治疗指数大，镇痛时间长，不良反应少，优于芬太尼及吗啡等其他阿片类药物。其安全性及可靠性为小儿硬膜外术后镇痛提供了一个新选择。推荐持续静脉输注剂量 0.02 ~ 0.05μg/(kg·h)。

自 1998 年以来，我院对 6 个月以上住院患儿开展术后持续静脉输注镇痛，目前每年达到 6500 例。在这方面有多篇文献提供参考。使用剂量为 10μg/(kg·d)的芬太尼或使用剂量为 1.5μg/(kg·d)的舒芬太尼术后持续输注镇痛可保证小儿骨科、胸科、普外科等手术术后的中重度疼痛镇痛满意度达 90% 以上。疼痛行为评分为 0 ~ 3 分，镇痛效果良好，且血液动力学维持稳定。

(二)患儿自控镇痛(patient controlled analgesia，PCA)

患儿对镇痛药的需求量个体差异很大，PCA 在一定程度上解决了这个问题。患儿自己控制用药量达到自己满意的镇痛水平，实现剂量的个体化，既保证了镇痛效果，又减少了副作用的发生。PCA 适合年龄大于 7 岁或 8 岁的儿童。对于年龄大于 7 岁或 8 岁的儿童来说比持续静注更为安全、有效，是适用于腹部大手术的镇痛方案之一。要使 PCA 更为有效，首先应确立患儿对这种镇痛技术的信心，其次可以适当联合应用一些非阿片类镇痛药如非甾体类抗炎药，术后进行可能会引起疼痛的操作，如更换敷料前追加一次自控量的阿片类药物。儿童自控镇痛方案见表 8-2。

表8-2 儿童自控镇痛方案

药物	负荷剂量（μg/kg）	单次冲击剂量（μg/kg）	锁定时间（min）	持续背景输注[μg/(kg·h)]
吗啡	50	10 ~ 20	5 ~ 15	0.4
芬太尼	0.5	0.1 ~ 0.2	5 ~ 10	0.3 ~ 0.8
舒芬太尼	0.05	0.01 ~ 0.02	5 ~ 10	0.02 ~ 0.05

（三）持续硬膜外镇痛

尤其适于儿童腹部大手术,低浓度的少量的局部麻醉药就可以产生良好的镇痛效果,也减少了局麻药中毒的危险及运动阻滞的程度。儿童硬膜外阻滞具有良好的血流动力学稳定性,尤其是在 7 岁以下的小儿,即便是高位胸段硬膜外阻滞也很少发生低血压。但是从儿童硬膜外穿刺的安全性出发,通常选用的穿刺点为 $L_{3~4}$。局麻药潜在的毒性反应,是儿童硬膜外给药中应注意的重要问题。许多药物及其组合适用于硬膜外间隙而提供术后镇痛,最常用者为局麻药-阿片类药物混合物如布比卡因-芬太尼;可乐定也越来越多地被选用。目前认为新生儿硬膜外持续应用布比卡因的时间应限制在 24 ~ 36 小时。小于 4 个月婴儿使用布比卡因推荐剂量不超 0.2 ~ 0.25mg/(kg·h),较大的婴儿和儿童不超过 0.4 ~ 0.5mg/(kg·h)。

（四）骶管内镇痛

儿童骶裂孔体表标志明显,便于穿刺,因此骶管给药镇痛比成人常用,适用于儿童下腹部手术。对于儿童下腹部小手术常使用单次注射法。常用 0.25% 的布比卡因 0.5 ~ 1ml/kg,可以提供达 T_{10} 水平的镇痛。有效镇痛时间为 4 ~ 6 小时,若同时使用阿片类药物或其他非阿片类药物,可以明显延长其作用时间。罗哌卡因与布比卡因相比较,其更长的阻滞时间,对运动神经的高选择性和更低的心脏毒性使之用于小儿区域阻滞可以提供更广的安全范围。比较 0.25% 浓度 1ml/kg 的布比卡因与罗哌卡因,发现罗哌卡因具有较低的运动神经阻滞发生率,但镇痛效果相似。

(五)非甾体类抗炎药(NSAID)

非甾体类抗炎药现已广泛用于儿童各种手术的术后镇痛。用于儿童的胃肠道症状较成人少见,且安全剂量范围大,故在儿童镇痛时应首先考虑。但有研究报告指出,NSAID 有增加术后出血、骨髓抑制等不良反应,因此,6 个月以下的婴儿及对 NSAID 过敏、肝肾功能障碍、消化道溃疡、有凝血功能障碍的小儿不宜使用。目前常用对乙酰氨基酚、酮洛酸、罗非昔布。

1. 对乙酰氨基酚(Acetaminophen)　对乙酰氨基酚是 NSAID 的代表性药物。口服剂量 20mg/kg,30~60 分钟后药物浓度达到峰值。术前通过直肠给予对乙酰氨基酚栓剂 40mg/kg,可以减少术后疼痛。新生儿和小婴儿 23.9mg/kg 的平均剂量经常导致可变的及延迟的吸收,同时也低于治疗的血浆浓度,有时 20mg/kg 的剂量应用于早产儿也是安全的,但注意给药的间隔要大于 8 小时,防止血清浓度上升过快。

2. 酮咯酸(Ketorolac)　酮咯酸是唯一的可经胃肠外给药的 NSAID 药,Sutters 的研究认为酮咯酸在小儿矫形术后可以降低阿片类药需求量,且恶心呕吐等不良反应少。静脉用酮咯酸在小儿术后硬膜外舒芬太尼镇痛中能提高药效,减低副作用。

(六)平衡镇痛

痛觉的传导可以通过以下药物在不同的作用部位进行阻断:非甾体类抗炎药或阿片类药物作用于外周伤害性感受器,降低其对伤害性刺激的敏感性;局部麻醉药在外周、硬膜外腔或蛛网膜下腔作用于传入神经通路;阿片类药物作用于脊髓或脊髓以上中枢的阿片受体。对于腹部大手术,联合应用多种方法的平衡镇痛以达到最佳的镇痛效果,而且可以使副作用的发生减至最小。

参 考 文 献

1. 刘国亮,张建敏.超声定位在婴幼儿颈内静脉穿刺置管中的应用.临床麻醉学杂志,2013,4(29):4.
2. 郝唯,张建敏.七氟烷在新生儿全身麻醉中的应用.临床麻醉学杂志,

2009,3(25):3.

3. 张建敏,刘金升,岳云.丙泊酚靶控输注时成人与小儿 BIS 的比较.中华麻醉学杂志,2007,9(27):780-782.

4. 王芳,岳云.区域神经阻滞对腹股沟疝手术患儿的术后镇痛效果.中华麻醉学杂志,2006,26(10):957-958.

5. 吕红,朱慧英.不同剂量芬太尼用于小儿全麻术后镇痛的临床研究.临床麻醉学杂志,2003,9(19):9.

6. 李正,王慧贞,吉士俊.实用小儿外科学.北京:人民卫生出版社,2001.

7. 詹振刚.小儿硬膜外麻醉并发症的探讨.中华外科杂志,1982,10:870.

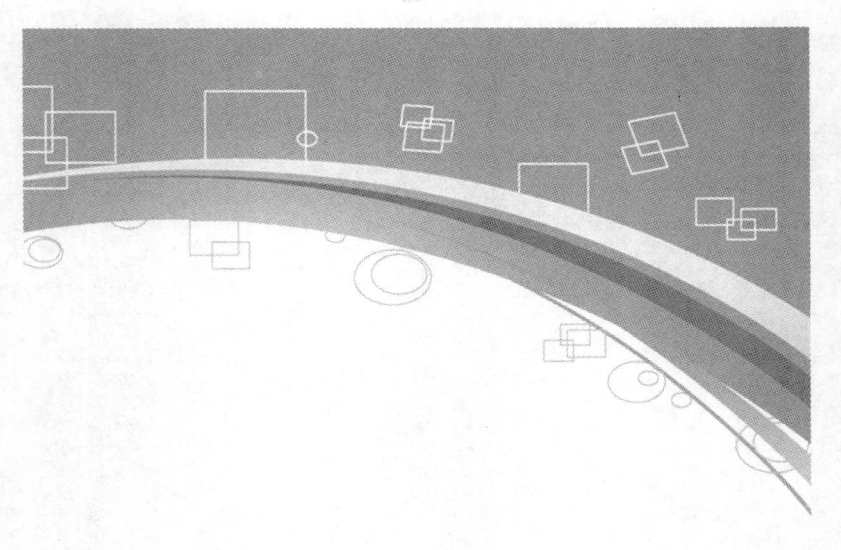

第二篇
儿童麻醉病案选集

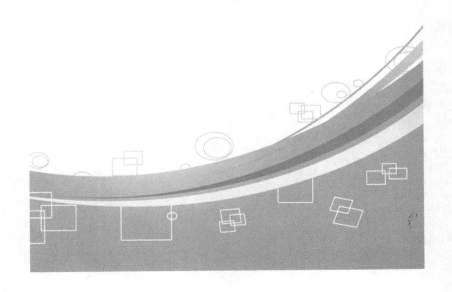

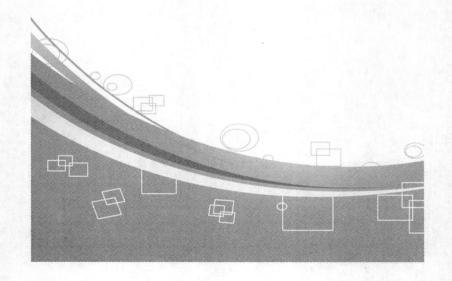

第一章 新生儿及早产儿的麻醉

第一节 先天性肠坏死手术的麻醉

病例一 早产儿肠坏死手术的麻醉

一般情况

患儿,男,6 小时,3.15kg。孕 36 周早产,腹胀 6 小时入院。发育营养尚可,精神反应较好,哭声响亮。心肺检查未见异常。腹部膨隆,轻度腹壁静脉曲张,脐带未脱落,无胃肠型及蠕动波,腹软,肝脾肋下未及,无明显压痛及反跳痛,未及包块。肠鸣音正常,3 次/分。患儿为双胎之 A,母孕 36 周因"双胎"行剖宫产术。生后无窒息缺氧史,母孕期体健。急诊行超声提示小肠闭锁。立位腹平片显示腹部可见数个气液平面,肠梗阻。血常规显示轻度贫血,Hb102g/L。入院后诊断为肠梗阻,怀疑肠闭锁。完善相关检查,于入院后第 2 天行剖腹探查术。

麻醉过程

入室患儿 SpO_2 98%,RR 31 次/分,P156 次/分,BP 73/40mmHg。调节手术室内温度 29℃,面罩吸氧,浓度 50%,静脉缓慢注射丙泊酚 10mg,芬太尼 5μg,吸入 4% 七氟烷,待患儿肌张力降低,自主呼吸消失,手控通气顺利后,直视喉镜下置入 3.0mm(ID)气管导管,插管深度 10cm。听诊双肺呼吸音对称,确切固定插管。机械通气于压控模式持续正压通气(CPAP),吸气压力(P_{insp})22cmH_2O、频率 30 次/分左右,全凭吸入麻醉,七氟烷浓度

4%,新鲜气体流量 3L/min。适当调节呼吸机参数维持 $P_{ET}CO_2$ 35~45mmHg。水温毯及 Bair Hugger 升温仪保温。术中见腹壁水肿,腹腔内粘连明显,经探查确诊为肠闭锁伴有胎粪性腹膜炎,行肠切除、肠吻合术。关腹时七氟烷浓度减至 2%,缝皮时关闭七氟烷挥发罐,增加新鲜气体流量至 6L/min。手术时间 45 分钟,麻醉时间 60 分钟,出血 1ml,术中补液羟乙基淀粉 20ml,5% 葡萄糖 10ml。术毕患儿自主呼吸恢复,脱氧 3 分钟 SpO_2 >98%,拔出气管导管,面罩吸氧送 PACU 观察。术后 20 分钟患儿自主哭闹,四肢肌张力可,SpO_2 和体温正常,送返病房。

病例二 极低体重早产儿肠坏死手术的麻醉

一般情况

患儿,女,3 小时,1.02kg。孕 27 周早产,生活能力低下,2 小时入院。一般情况差,发育营养欠佳,精神反应差,哭声弱。体温不升,P114 次/分,BP70/36mmHg。全身皮肤发花,双肺呼吸音低,四肢肌张力弱,新生儿反射不能引出,肢端凉,毛细血管充盈时间约 5 秒。母亲怀孕史 G4P1,试管婴儿,双胎之 A,剖宫产出生。G1P0、G3P0 均为自然流产,G2P0 为"宫外孕",产前 1 个月间断阴道出血 3 次,就诊于北京和美妇儿医院,予对症处理,产前 5 天 B 超发现一胎羊水深度 10.63cm,抽羊水 2000ml 治疗。双胎之 B 生后一天因肺出血死亡。患儿带气管导管从外院转入、呼吸囊加压给氧下送入新生儿监护病房(NICU),呻吟,口吐泡沫,经皮 SpO_2 78%~85%,诊断为新生儿呼吸窘迫综合征、呼吸衰竭、早产儿(适于胎龄儿)、极低出生体重儿、双胎 A,予呼吸机支持治疗。行脐静脉穿刺置管。复查胸片提示Ⅲ度呼吸窘迫综合征,超声心动图提示卵圆孔未闭。入院后第 9 天患儿腹胀明显,胸腹联合片提示气腹,生理性积气减少,考虑肠穿孔、腹膜炎,急诊行剖腹探查术。

麻醉过程

患儿带气管导管第 10 天入室,0.69kg,鼻温 35.5℃,SpO_2

93%（右手示指），RR 32 次/分，P 180 次/分，BP 74/37mmHg。调节手术室内温度30℃，吸入氧浓度50%，予1%七氟烷缓慢吸入麻醉，压控模式 CPAP，P_{insp}22cmH_2O、调节 RR 使维持 $P_{ET}CO_2$35 ~ 45mmHg 的范围内。水温毯及 Bair Hugger 升温仪保温。术中证实为坏死性小肠结肠炎、肠穿孔，行肠造瘘术。手术时间 40 分钟，麻醉时间 50 分钟，鼻温 35 ~ 35.6℃，SpO_2 92% ~ 95%，RR 27 ~ 34 次/分，P167 ~ 178 次/分，BP65 ~ 79/34 ~ 45mmHg。出血1ml，经奇静脉导管予微量泵补液（5%葡萄糖注射液）10ml。术毕带气管导管送返 NICU。术后 10 天拔除气管导管，术后 44 天停经鼻持续气道正压通气（NCPAP）呼吸支持，术后 3 个月患儿一般情况可，吃奶耐受，二便正常，体重 2.04kg，出院继续加强喂养。

讨论

随着国内医疗水平和监测技术的迅猛发展，早产儿和极低体重早产儿的生存率大幅度提高，发病率和死亡率与妊娠期的关系非常密切，早产儿是指妊娠 37 周内出生的新生儿，极低出生体重儿是指体重小于 1000g 的新生儿。

早产儿或极低体重早产儿的麻醉高风险性有两个相关方面。各器官系统的发育不成熟以及早产儿术后呼吸暂停。

早产儿的呼吸系统发育不成熟，较足月新生儿更易发生呼吸衰竭，到孕 24 周，胎儿肺表面活性物质才开始分泌，气体交换功能开始完善。早产儿主要经鼻呼吸，鼻腔堵塞可影响通气，导致低氧血症。由于解剖特点，早产儿的头大颈软，颈部肌肉也不发达，其胸壁顺应性较高。由于支气管管径小，早产儿气道阻力更大。肋骨解剖异常可导致胸壁扭曲和反常呼吸，辅助呼吸肌则基本无效。膈肌是早产儿最重要的呼吸肌，由于其代谢特点，易导致呼吸肌疲劳。

早产儿的心率较成熟儿快，血压却低于成熟儿，心输出量较后者高，这些特点可能与早产儿代谢率和氧耗量高有关。此外，早产儿的心脏舒张功能较差，心输出量仅靠心率来维持，如果心率下降将会严重影响其心输出量，容量超负荷时早产儿左心的顺应性也较差。早产儿的交感神经系统还未发育成熟,主要由副交感系统控制心脏的自律性,因此对心血管活性药物的反应较差。低氧时早产儿可出现心率减慢、心输出量下降,引起体肺循环阻力增加,进一步加重缺氧,最终导致脑血流的自动调节功能受损。研究表明,呼吸衰竭早产儿的脑血流波动与颅内出血显著相关。

早产儿的肾小球滤过率低于成熟儿。胎儿通过胎盘维持代谢平衡,出生后肾脏才开始承担此功能。孕34周肾小管功能迅速发育,本患儿术前检查有轻度的低钠血症,可能与早产儿肾小管保钠能力低有关;而高钾血症,首先考虑患儿年龄小,抽血困难,标本出现溶血有一定关系,另外,早产儿远端肾小管功能低下和醛固酮相对不足同样可引起高钾血症。

新生儿围术期的体温监测及维持同样是麻醉医师要关注的重要方面,新生儿不能通过寒战或出汗的方式来维持体温,而主要是通过棕色脂肪的代谢保持身体热量。棕色脂肪细胞是在妊娠26～30周时开始分化产生的,因此严重早产的患儿不能提供脂肪代谢并产生热量。将手术室温度升至30℃,使用辐射加热装置,在躯体下放置加热垫,增加呼吸环路中气体的湿度等方法可以帮助早产儿将体温维持在适中的范围。使用前加热静脉输注及冲洗所用的液体对维持体温也同样有帮助。早产儿的体温调节系统发育尚不成熟,诱导完成后消毒备皮、腹部手术进行腹腔操作等暴露又难以避免,这些过程都会引起代谢率和氧耗的增加,导致低氧血症,严重者可出现酸中毒、甚至呼吸衰竭。虽然机体的散热的形式包括传导、对流、辐射等,但蒸发仍是主要的散热机制。早产儿的体表面积与体积之比大于足月儿,导致其散热较多,很容易出现低体温。体温过低,患儿可出现心率减慢,影响循环功能,术后还可导致患儿苏醒延迟。因此,为了更好地维持早产儿的体温,我们应调高手术室环境温度、术中采用温毯及升温仪对患儿进行保温,另外还要取得手术医师的配合,尽快完成手术。

由于极低体重早产儿的各器官发育不成熟,局部及全身免疫功能不完善,可能发生低血压、心率不稳定、肤色改变和酸中毒,对感染的抵抗能力不足,术前合并疾病多,对手术和麻醉的耐受性差,麻醉手术死亡率较高。首先对于早产儿来说,充分的术前评估十分重要,我们应考虑患儿是否存在支气管肺脏发育不良或贫血,该患儿术后出现呼吸暂停的可能性。与支气管肺脏发育不良有关的围术期并发症主要是气道反应性增加以及严重缺氧造成的支气管痉挛。

有大量统计数据表明,早产儿全麻后,更易发生术后呼吸暂停。这些研究指出,术后发生呼吸暂停的危险性与患儿年龄反相关,而生后曾有呼吸/心动过缓、呼吸窘迫及机械通气病史的患儿,呼吸暂停的风险会增加。有关哪些患儿可以行全麻手术仍存在争议。由于化学感受器对于低氧及高碳酸血症的自主反应性会在出生后逐渐发育成熟,因此早产儿发生中枢性呼吸暂停的危险性更高。即使存在轻度的低氧或高碳酸血症,化学感受器传入冲动的减少也可引起早产儿呼吸暂停,而他们对中枢性呼吸暂停的敏感性会随着低体温、低血糖及低钙等情况而加重。作为麻醉医师尤其要注意的是,贫血或阿片类药物可以加重新生儿、尤其是早产儿的呼吸暂停。对于早产儿来说,大部分梗阻性或混合性呼吸暂停是药物引起的。梗阻性呼吸暂停可由发育不成熟或上呼吸道相关肌肉运动不协调引起。这些类型的呼吸暂停常与头部位置、置入口咽或鼻咽通气道、俯卧位等因素有关。CPAP 可能会减少梗阻性呼吸暂停的发生。有早产、呼吸暂停及慢性肺部疾病病史的新生儿,术后可反复出现呼吸暂停。

高浓度氧疗与早熟性视网膜病变(ROP)相关。尽管有早产儿 ROP 病例报道显示,高浓度氧是病变的主要病因,但 ROP 的发病原因仍然是多因素的。低体重早产儿发育未成熟的视网膜血管对氧极为敏感,当长时间(>30 天),高浓度吸氧($FiO_2 > 40\%$)时易致视网膜病。另外在足月儿、吸氧浓度不超过环境氧的早产儿以及发绀型先天性心脏病的患儿中,也都有过 ROP 报道。目前动脉氧分压(PO_2)与 ROP 的关系仍不清楚。高浓度氧以外的一些因素在 ROP 的发生中也有重要作用。我们可以通过脉搏 SpO_2 的方法诊断低氧血症,维持氧饱和度在93%～95%之间(导管前)可以使大部分新生儿的血红蛋白氧离曲线处于陡峭的部分,避免氧浓度过高。本患儿超声心动图仅诊断了卵圆孔未闭,若诊断无误,则右手脉搏 SpO_2 可基本代表末梢氧合,术中吸入空气氧气混合气体,维持 SpO_2 92%～95%,尽量避免 ROP 的发生。

因低体重新生儿糖原储备少,禁食与应激状态下的小儿易发生低血糖症。若术前已存在低血糖症,可考虑先静脉输注葡萄糖200mg/kg 后调整输液速度6～8ml/(kg·h)和2.5%～5%含糖浓度。术中输液可加入2.5%葡萄糖溶液,按4～15ml/(kg·h)的速度静滴,采用输液泵调节滴速。高血糖症,即血糖高于6.9～7.8mmol/L(125～140mg/dl),是代谢障碍的另一重要问题。血糖增高而导致的高渗状态可诱发脑室出血或因渗透性利尿而导致脱水和低钠血症。因此建议手术中应常规监测血糖。换血、第三间隙或补充丢失的液体时必须给予不含葡萄糖的溶液。维持液体平衡需要含糖溶液,可以使用液体泵以避免大量葡萄糖输入。根据患儿需要,通过监测血糖水平来给予葡萄糖是可行的。当血糖＞150mg/100ml 时,应立即减慢葡萄糖输注速率4～8mg/(kg·min),避免静脉推注任何含葡萄糖的溶液。当减慢速度仍不能使血糖维持在较低安全水平时(如血糖250～300mg/100ml)可以静脉给予胰岛素0.05～0.2u/(kg·h),使血糖降至正常水平,并密切监测血糖水平。新生儿对乳酸盐的代谢能力差,酸中毒时宜用 $NaHCO_3$ 液进行纠正。在术中进行纠正酸中毒补液时,其用量按 mmol =[24-HCO_3^- 实测]×体重(kg)×0.3,或 mmol = 碱剩余(BE)×体重(kg)×0.3。0.3 为细胞外液占体重的比例,应用时速度宜慢。电解质的补充以乳酸林格液最适宜,但代谢性碱中毒或低氯血症时宜用生理盐水。

输血量应根据出血量的多少给予补充,心血管功能正常者可耐受全血量10%的丢失,此时只需乳酸林格液补充。术中失血超过血容量的10%及血细胞比容(HCT)小于30%时,应及时补充全血或红细胞。

既往北京儿童医院 NICU 收治最小年龄患儿为孕 26 周单胎早产儿,而本病例患儿虽然孕周略大,但系试管婴儿双胎之一,出生体重低,且合并肠穿孔急腹症,因此对于麻醉管理及围术期治疗来说都有更大难度。

上面病例中的两个患儿虽同样为双胎早产,但孕周及出生体重有明显的差别,病例一只是普通的早产儿,发育已接近正常新生儿,且生后一般情况可,术前检查轻度贫血,胆红素增加以非结合胆红素为主,初步判断能够耐受一般手术。

麻醉诱导:吸入诱导的方式是相对比较安全的,不同年龄的儿童,麻醉所需的 MAC 有所不同。从出生到生后 2~3 个月的时间内,MAC 逐渐升高达到最大值,此后 MAC 值随年龄的增加慢慢降低,其中,七氟烷的变化最大。除吸入诱导外,对于术前评估一般情况较好的患儿,儿童医院也尝试采用静吸复合的方法进行麻醉诱导,其中丙泊酚是目前应用最广的儿童镇静或麻醉诱导、维持药物。由于其安全性已得到广泛认可,丙泊酚可用于手术室或手术室外的短暂镇静。2 岁以下患儿,丙泊酚的诱导剂量为 3~4mg/kg,较大患儿药量为 2.5~3mg/kg。丙泊酚起效快,手控气囊-面罩通气较易实施,可以较快地达到一定麻醉深度,有利于更好地暴露声门,降低气管插管的难度,而瑞芬太尼减慢心率的作用在新生儿当中似乎也并不明显;有关静脉诱导的用药种类及药量还有待今后进一步尝试,积累更多经验。

病例二的患儿不仅为孕 27 周早产儿,且为试管婴儿双胎之一,术前已诊断为呼吸窘迫综合征,这些因素都会增加该患儿呼吸暂停的发生率,因此围术期要特别注意患儿的呼吸情况。本例患儿麻醉时采用全凭吸入麻醉的方法,没有应用阿片类药物,且采用持续正压通气模式,最大限度地减少呼吸暂停的发生;术后带气管导管继续呼吸支持。

极低体重早产儿通常已在 NICU 进行了气管插管和机械通气治疗,故转运到手术室的过程中要充分保障生命体征的平稳,一般选择限压定时通气模式,调整通气压力、呼吸频率和氧浓度,严密

监测 $P_{ET}CO_2$,使其维持在 35~40mmHg,可以避免单位时间内气道压过高引起肺气压伤,同时也可避免容量控制模式时,因机器的压缩容积过大而使有效通气量不足。

点评

1. 先天性肠坏死的新生儿一般状况很差,手术前一定要充分评估患儿的呼吸、循环状况。

2. 围术期的保温非常重要,需要用多种升温装置使手术室的温度调整到 26~30℃。

3. 麻醉方法和麻醉药使用要得当。

4. 早产儿及极低体重早产儿要警惕术后呼吸暂停的发生。

第二节　先天性膈疝手术的麻醉

病例一　右侧膈疝手术的麻醉

一般情况

患儿,男,2 个月 12 天,体重 5.2kg。生后家长发现患儿呼吸较促,拍胸部 X 线发现右上肺不张,纵隔疝,先天发育畸形不除外收入院。查体:胸廓无畸形,双侧呼吸运动对称,频率34 次/分;叩诊清音,右胸浊音;听诊双肺呼吸音不对称,右肺呼吸音低,左肺呼吸音略粗,未闻及明显干湿啰音。心脏及腹部查体未见阳性。入院后行肺部 CT 检查提示右侧膈疝,肝组织及含气肠管(主要为结肠)疝入胸腔。双肺间实质病变,右侧纵隔肺疝,右主支气管及分支受压上抬,纵隔心影向左侧移位。腹部 B 超显示右侧膈疝(部分肝脏及肠管疝入胸腔)。于入院后第 3 天急诊经胸行右侧膈疝修补术。

麻醉过程

入室时不吸氧条件下 SpO_2 97%,监测 RR30 次/分,P148 次/分,BP84/48mmHg,听诊双肺呼吸音粗,右肺呼吸音较低。病房已开放上肢外周静脉,输液通畅。放置肩垫后面罩吸氧待脉搏 SpO_2

升至 100% 后静脉缓慢注射芬太尼 5μg, 丙泊酚 15mg, 罗库溴铵 2mg, 阿托品 0.05mg, 自主呼吸消失、下颌松弛后, 置入 3.0mm (ID) 气管导管, 插管深度 11cm, 听诊右肺呼吸音低于左侧, 双肺呼吸音与入室相比无明显变化。固定气管导管后, 3.5% 七氟烷吸入麻醉, 新鲜气体流量 3L/min, 呼吸机采用压力控制通气 (PCV) 模式, 吸气压 22cmH$_2$O 左右, 呼吸频率 26 次/分, 术中适当调节通气参数维持 P$_{ET}$CO$_2$ 在 35~45mmHg 之间。术中持续监测体温, 水温毯保温。患儿采取左侧卧位, 头下垫头圈, 调节高度使患儿头部与脊柱尽量处于同一水平, 避免压迫眼、耳部位, 摆好体位后立即听诊, 双肺呼吸音较平卧位时变化不大。手术经右胸进行膈疝修补术, 切皮时患儿心率增快, 自主呼吸明显, 加用瑞芬太尼 60μg/h 持续泵入。术中胸腔内可见小肠及肝脏疝入右胸, 外覆完整疝囊, 膈肌缺损直径约 8cm, 修补缺损顺利。右肺发育尚可, 膨胀理想。手术时间 75 分钟, 麻醉时间 90 分钟, 术中输入葡萄糖氯化钠钾注射液 (1/5 张) 40ml, 出血 1ml, 尿量 20ml。关胸时停用瑞芬太尼, 七氟烷浓度减至 2%, 缝皮时停用七氟烷, 新鲜气体流量开大至 8L/min, 数次手控通气辅助肺脏膨胀, 同时观察胸引瓶中液面波动正常。术毕患儿自主呼吸恢复, 呼吸浅快, 双肺呼吸音基本对称, 吸痰时呛咳反射可, P$_{ET}$CO$_2$ 及体温正常, 但无自主体动, 脱氧条件下最低 SpO$_2$94%, 考虑静脉或吸入麻醉药物残留所致, 待患儿自主呼吸恢复, 有体动时拔除气管导管送入恢复室, 面罩吸氧下 SpO$_2$100%, 观察 30 分钟左右患儿自主体动明显, 反应可, 脱氧 3 分钟 SpO$_2$ 99%, 送返病房。术后患儿恢复顺利, 术后 3 天拔除胸引管, 术后 6 天出院。

病例二 左侧膈疝手术的麻醉

一般情况

患儿, 男, 14 天, 体重 3.23kg。生后呻吟、青紫入院。体温不升, 身长 51cm, RR 31 次/分, P160 次/分, BP63/51mmHg。在外院已行气管插管, 呼吸气囊加压给氧下抱入病房, 精神反应弱, 面色发绀,无鼻扇及三凹征;前囟平软,张力不高;左侧胸廓稍饱满,双肺呼吸音低,左侧胸腔内有肠鸣音。心音有力,律齐,未闻及明显杂音;腹平软呈舟状,肝脾肋下未及;四肢肌张力减低,新生儿反射引出完全,四肢末梢暖,毛细血管充盈时间 2 秒。孕 39 周 + 5 天自然分娩,出生体重 3100g,母孕期体健。静脉血气分析:pH7. 231,PO$_2$29. 1mmHg,二氧化碳分压(PCO$_2$)55. 4mmHg,HCO$_3^-$18. 7mmol/L,BE −4. 0mmol/L。胸部 X 线显示左侧膈疝,纵隔心影及肺明显受压右移,左肺受压,气管导管末端位于 T$_2$ 上缘水平。患儿入院后诊断为:左侧膈疝,急性Ⅱ型呼吸衰竭,卵圆孔未闭,右侧室管膜下出血吸收期,生理性黄疸。予呼吸机呼吸支持、胃肠减压、补液治疗。入院后第 3 天行膈疝修补术。

麻醉过程

患儿带气管导管入室,手控通气。鼻温 36. 3℃,HR155 次/分,BP77/45mmHg,手术室的温度保持在 26 ~ 30℃。入室后检查插管深度为 10cm,听诊左肺呼吸音弱。静脉给予肌松药罗库溴铵 1. 5mg,芬太尼 3μg,可以限制儿茶酚胺释放,对抗肺血管阻力的增加。接呼吸机管路,行机械通气,呼吸机采用 PCV 模式,气道压力 20cmH$_2$O,RR 30 次/分,I:E = 1:1 ~ 1:1. 5,呼气末正压(PEEP)4cmH$_2$O,术中适当调节吸气压力等参数维持 P$_{ET}$CO$_2$ 在 35 ~ 45mmHg 之间。本例手术采用经腹腔入路的膈肌修补术,患儿取右侧卧位后听诊双肺呼吸音以判断气管插管位置正常。术中采用 4% 七氟烷吸入麻醉,氧浓度 60%,新鲜气体流量 3L/min,RR 28 次/分,持续监测 SpO$_2$、HR、BP 及鼻温,水温毯持续保温。术中见全部小肠及脾脏疝入左胸,无疝囊,膈肌缺损直径约 5cm,左肺发育稍差。经腹修补膈肌,缝合最后一针时膨肺挤出胸腔内气体,缝合完毕后腹腔内注温水,再次膨肺观察有无气泡冒出,检查膈肌修补是否确切。手术时间 55 分钟,麻醉时间 70 分钟,术中补液 5% GS30ml,出血 1ml,尿量 10ml,术毕听诊左下肺呼吸音低,考虑与左肺发育不良有关,带气管导管送返 NICU。术后予呼吸机通气支持,胃肠减压、抗炎、补液治疗。术后 7 天拔除气管导管,予 CPAP

呼吸支持,复查胸片提示左侧气胸大部吸收,术后 9 天停用呼吸支持。试喂糖水,后逐渐加奶,过程顺利,术后 16 出院。

讨论

先天性膈疝(Congenital Diaphragmatic Hernia,CDH)是由于膈肌发育缺损或发育不全,腹腔脏器经过这些缺损进入胸腔的一种疾病,CDH 有胸腹裂孔疝、胸骨旁疝和食管裂孔疝,其中以左侧胸腹裂孔疝最多见,疝内容物有胃、肠管,甚至肝或脾都可以疝入胸腔,X 线可以确诊。在引起新生儿严重呼吸衰竭的疾病中,先天性膈疝是威胁最大的疾病之一,死亡率相对较高。有统计表明,活产膈疝患儿中,死亡率约为 35%,如果将宫内死亡的病例也统计在内,死亡率可增加至 40% ~ 80%。关于此病的发病率,各家统计结果不尽相同,活产婴儿中约为 1/2000 ~ 1/4000。

目前认为先天性膈疝的发生是由于胚胎发育 8 ~ 10 周时,膈肌发育缺损或发育不全,胸腹腔间的通道未正常关闭,使得腹腔内脏器经膈肌的后外侧缺损疝入胸腔,不仅造成同侧肺脏发育不良,同时也引起心脏及对侧肺脏的发育和功能异常。由于正常人类胚胎发育过程中左侧膈肌关闭较右侧晚,所以膈疝以左侧多见。膈疝发生时,肺动脉的发育可能会出现异常,疝入的脏器使肺动脉扭曲,动脉壁(外膜、中膜)增厚,直径变小,血管床面积减少,肺小动脉基层处于胎儿型,单位肺脏体积中的肺动脉数量减少,肺血管对于血管活性物质的反应也出现异常,以上一系列变化的结果是产生肺动脉高压。持续的肺动脉高压引起卵圆孔、动脉导管开放,右向左分流,造成低氧和高碳酸血症,这些变化又反过来引起肺血管痉挛,肺动脉高压,形成恶性循环。由于肺脏发育不良是先天性膈疝的主要致死原因,且这种改变是在胚胎发育早期就出现的,因此,对于麻醉医师来说,围术期麻醉管理有很大难度。

先天性膈疝的患儿,常于生后就有严重的呼吸困难,需要急诊手术治疗。其基本问题是:①疝囊中的腹腔脏器通过膈肌缺损压迫肺脏造成患侧胸腔压力迅速增加,纵隔向健侧移位而使双侧肺脏均受压,肺循环系统回流受阻,致肺动脉高压,动脉导管持续开放导致不同程度的低氧血症,肺血管进一步收缩,阻力增加最后导致循环衰竭;②若膈疝从胎儿发育的早期就持续存在,肺脏可能会有严重的发育不良。即使疝已还纳,膈肌缺损已修补也无济于事,肺功能会受到限制。

先天性膈疝的患儿常伴有其他畸形,最常见的包括中枢神经系统(脊柱裂、脑积水)、消化道畸形(肠回转不良、食管闭锁)或泌尿系统畸形,这些患儿常合并有先天性心脏病,动脉导管未闭(PDA)尤其多见。

先天性膈疝的手术治疗有经胸和经腹两种入路。新生儿和左侧膈疝通常经腹手术,其他的膈疝可以经胸手术。经胸手术的麻醉除了有以上的生理病理变化外,还有单肺通气,体位等带来的呼吸循环的变化。

患有膈疝的患儿常常伴有呼吸困难,首先是应用气管插管,控制气道,轻柔间断地正压给氧,促进氧合及通气。特别注意加压不宜过大,不要持续地经面罩加压给氧,防止胸内腹腔脏器的过度扩张和膨胀。面罩通气会增加胃部充气进而引起腹胀,增加对胸腔的压迫,因此应尽量避免。如果存在气体交换不足,在血流动力学情况允许的情况下,插管前可适当给予止痛药,以减少儿茶酚胺释放及肺血管收缩。

在麻醉诱导时,有人主张不可面罩加压给氧,原因是给氧时可能会增加胃肠道气体及腹压,使得更多肠管疝入胸腔,加重患儿的缺氧。但根据本院的经验,只有在面罩给氧时充分打开患儿口腔,手控呼吸时注意控制潮气量及气道压力,保持较高的呼吸频率,既可以保证患儿氧供,也能避免过多气体进入胃肠道。本病例患儿带气管导管入室,在检查导管位置正确后直接采用机械通气,吸入全身麻醉。

由于新生儿的气管较短,对于气管插管的位置要求较苛刻,深度范围很小,头部位置的轻微变化(如前屈、后仰、转动角度较大等)都会造成气管导管移位,可能引起插管位置过深或脱出,增加麻醉管理的难度。在固定气管导管方面,儿童医院的习惯为双重胶带固定,采用交叉方法分别将胶带的四个断端固定于双侧下颌支及双侧颧弓的骨性部位,在粘贴好第一层胶带后就检查双肺呼吸音,完成第二层固定后再次听诊确认插管位置。对于膈疝患儿来说,侧卧位后头部与躯干的相对角度可能发生变化,因此要第三次检查患儿呼吸音情况。此外,新生儿期左右主支气管的分叉角度不如成人阶段差异明显,因此理论上气管导管误入双侧主支气管的几率基本相同。由于本院新生儿膈疝手术多采用经腹入路还纳腹腔内容物,并行膈疝修补,因此术中无需考虑单肺通气问题。最后关闭膈肌前需要与术者配合,充分膨开肺脏,但不能盲目用力使肺组织膨胀,以免损害组织引起气胸。在膈肌缝合完成后还要再次膨肺,确保关闭完整,无气体漏入腹腔。

当术者将胃及其他器官从胸腔还纳至发育小的腹腔时,患儿常有休克样反应,突然心动过缓,心排血量减少。此时要提醒术者暂停手术,必要时经静脉给予阿托品 0.1mg。腹腔脏器还纳后,腹腔内容物的突然增加会造成关腹困难,术后可严重影响呼吸,伤口也不易愈合。

膈疝手术通常失血量不多,但患儿需要额外的补液量为疝入内脏的液体丢失量。监测体循环和尿量是衡量麻醉期间补液是否充分的良好指标。

侧卧位手术时,手术操作或单肺通气均可以造成患侧肺脏回缩,患儿胸廓小且易受压迫而不能为下方的健侧肺脏支撑出足够的空间,这样一来功能残气量与余气量接近,吸气时健侧气道更易关闭,影响了通气效果。另外其胸腹部静水压差不同于成人,在小儿阶段压差较小,从而影响了膈肌的辅助功能。小儿单肺通气的方法主要有双腔气管导管、一侧主支气管导管及支气管阻塞器等,其中双腔气管导管和支气管阻塞器由于器械型号的限制不能应用于新生儿。若进行一侧主支气管插管,根据我们之前的经验,由于新生儿,尤其是膈疝等术前已存在肺脏通气障碍的患儿,其通气储备明显低于其他患儿,同时新生儿的氧耗量相对较成人更高,因此多不能耐受一侧主支气管插管,SpO_2 不能维持。

麻醉药的选用可以使用吸入性麻醉药,也可以使用阿片类药物和肌松药代替,麻醉诱导和维持应使用低浓度挥发性麻醉药,应避免使用 N_2O,因为它可以弥散进入胸腔中的肠管,使肠管膨胀,压缩有功能的肺组织。

手术结束后,麻醉医师需要根据患儿的具体情况来决定是否在手术室内拔除气管导管。由于膈疝的解剖、病理变化多在胎儿期即发生,出生时有些患儿已合并严重肺脏发育不良,病例二中,患儿生后就出现呻吟、青紫等,不得不紧急行气管插管维持生命,笔者从患儿病史初步判断其肺部发育不良较严重,且术中直视条件下也发现患儿左侧肺脏发育较差,综合上述情况,本患儿术后需要带气管导管继续辅助通气。

膈疝的成功治愈,不仅需要术中稳定的麻醉管理,还需要术后的呼吸支持、必要时血管活性药物的应用、正确选择撤机时机以及维持内环境稳定等,各方面共同配合,才能有效提高先天性膈疝患儿的存活率。

点评

1. 先天性膈疝在新生儿常表现为严重呼吸窘迫,这是由肺脏发育不良及肺部气体交换不足引起的,要重视手术前后的呼吸治疗。

2. 患儿如果进入手术室后再行气管插管,就要注意插管前的给氧方式,面罩给氧时切忌压力过大,防止误吸的发生。另外术中麻醉维持不宜使用 N_2O,它会引起胸腔内的肠管过度膨胀。

3. 治疗先天性膈疝需要有一个很强的团队,修复手术要等到患儿接受了一系列优化疗法之后才进行。手术时机和方法的选择不尽相同,主要依赖患儿自身病情及诊疗机构的经验。

4. 右侧先天性膈疝的比例虽然不大,但治疗的方法与左侧的不同,经腹入路会由于对肝脏的操作或肝脏的阻挡无法进行手术,如果强行变换肝脏的位置也会导致循环系统的不稳定,影响生命安全。

5. 经胸入路,患儿行侧卧位,如何解决单肺通气是关键。在目前国内无法大规模开展支气管阻塞器的方法的情况下,开胸后通过大气压或人工挤压肺脏达到健侧肺通气仍不失为一种单肺通气的方法。

6. 先天性膈疝一般会有肺脏的严重发育不良。缺损修复后,患儿的呼吸功能不能得到立即恢复,患儿要继续保持气管插管,送至重症监护病房(ICU)进一步机械通气治疗。

第三节　先天性食管闭锁合并气管食管瘘的麻醉

病例一　早产儿食管闭锁手术的麻醉

一般情况

患儿,男,3 天,体重 2.7kg。生后一直口腔分泌物多,怀疑食管闭锁收入 NICU。入院查体体温 36℃,RR41 次/分,P152 次/分,BP59/40mmHg;早产儿外貌,精神反应弱,呼吸稍促,呼吸道分泌物多,口周发青,可见鼻扇,三凹征阳性,颜面皮肤黄染,右肩可见 5.0cm×5.0cm 瘀斑;双肺呼吸音粗,闻及大水泡音,新生儿反射引出完全。G2P2,孕 36 周 + 3 天剖宫产(胎膜早破),出生体重 2950g,母胎膜早破,阿氏评分 1 分钟 10 分,羊水量偏多。血气分析:pH7.269,$PO_2$41.8mmHg,$PCO_2$48.2mmHg,HCO_3^- 19.6mmol/L,BE −4.5mmol/L;外院胸部 X 线显示 T_2椎体上缘水平以上颈胸部可见长囊状含气影,上腹部可见含气肠影。患儿入院后诊断为早产儿,适于胎龄儿;先天性食管闭锁;新生儿肺炎;Ⅱ型呼吸衰竭;新生儿生理性黄疸;新生儿低钙血症;PDA;卵圆孔未闭。入院后予禁食、吸氧、抗炎、保温等支持治疗,并完善相关术前检查,于入院后第 3 天行气管食管瘘切除 + 食管端端吻合术。

麻醉过程

入室体温 36.1℃,$SpO_2$95%,RR 32 次/分,P155 次/分,BP75/42mmHg,听诊双肺呼吸音粗,双侧基本对称。面罩吸入氧气空气混合气体(氧气浓度60%),SpO_2升至100%后静脉缓慢注射阿托品0.1mg,芬太尼2μg,6%七氟烷吸入诱导,待肌张力降低、下颌松弛后,置入3.0mm(ID)气管导管,插管深度9.5cm,听诊双肺呼吸音对称。术中麻醉维持给予4%七氟烷吸入麻醉,氧浓度60%,新鲜气体流量3L/min,呼吸机采用压力控制模式,初始吸气压16cmH$_2$O,RR 28次/分,PEEP 4cmH$_2$O,术中适当调节通气参数维持$P_{ET}CO_2$在35～45mmHg之间。持续监测SpO_2、HR、BP及鼻温,水温毯持续保温。开胸后探查瘘管时,SpO_2迅速下降至90%,检查呼吸机连接正常,气管导管无移位或打折,吸引导管内分泌物较少,考虑SpO_2下降与拉钩压迫肺脏及气体经瘘管进入食管有关,SpO_2降至80%以下时手术医师停止操作,放松S拉钩,手控通气使SpO_2上升至95%以上,继续手术,至瘘管结扎完毕后SpO_2稳定于98%～100%。手术时间120分钟,麻醉时间145分钟,术中补液5% GS 60ml,出血3ml,未监测尿量,术毕带气管导管送返NICU。术后予呼吸机支持,禁食,胃肠减压,抗感染,静脉营养支持治疗。术后第3天脱离呼吸机支持,第5天停止NCPAP支持,术后第12天上消化道造影提示:食管局部略窄,未见食管瘘。拔除胸引管,经口喂养顺利,复查胸片肺内病变较前吸收。术后23天,患儿仍有咳嗽,家长要求下签字自动出院。

病例二　食管闭锁伴肺炎,术后出现呼吸衰竭

一般情况

患儿,男,7天,体重2.5kg。因生后开始呕吐7天入院。患儿系G1P1足月顺产,生后当天喂糖水后即出现呕吐,呕吐物不含胆汁,伴有呛咳,面色青紫,有口吐泡沫表现。当地医院行上消化道造影检查提示"食管闭锁"。生后未食奶,大便墨绿色,量少,体重有下降,精神欠佳,轻度脱水貌,皮肤轻度黄染。呼吸稍促,双肺呼吸音粗,可闻及明显粗湿啰音;心音有力,律齐,未闻及明显杂音;全腹膨隆,触软,未及压痛和包块,叩诊鼓音;肛门指诊进指顺利,退指后有墨绿色稀便排出。外院上消化道造影示食管闭锁,腹腔

肠管内可见气体。入院后诊断为食管闭锁（Ⅲ型）；肺炎。入院后予禁食，食管近端持续减压，静点抗生素，补液、支持治疗，并完善相关术前检查，患儿一般情况好转后，于入院后第 2 天行气管食管瘘结扎＋食管端端吻合术。

麻醉过程

入室体温 36.4℃，SpO_2 97%，RR 30 次/分，P162 次/分，BP 51/32mmHg，听诊双肺呼吸音粗，双侧基本对称。面罩吸入氧气空气混合气体（氧气浓度 60%），SpO_2 升至 100% 后静脉注射阿托品 0.05mg，七氟烷挥发罐浓度 8%，新鲜气流 6L/min，回路预充后扣紧面罩吸入诱导，约 1 分钟患儿肌张力降低、下颌松弛、自主呼吸减弱后，关闭新鲜气流，置入无囊 3.0mm（ID）气管导管，插管深度 10cm，听诊双肺呼吸音对称，妥善固定导管，七氟烷浓度调至 4%，新鲜气流 3L/min。侧卧位后，再次听诊双肺呼吸音，确定气管导管未发生移位。4% 七氟烷吸入麻醉，氧浓度 60%，新鲜气体流量 3L/min，呼吸机采用容量控制模式，V_T 25ml，RR 28 次/分，PEEP 4cmH_2O，术中适当调节通气参数维持 $P_{ET}CO_2$ 在 35 ~ 45mmHg 之间。水温毯持续保温。术毕前 5 分钟停用七氟烷，增加新鲜气流至 6L/min。患儿自主呼吸恢复，脱氧条件下 SpO_2 无明显下降，拔除气管导管送术后监护室观察。患儿反应可，肢体自主活动，SpO_2 及体温正常，送返病房。手术时间 110 分钟，麻醉时间 140 分钟，术中补液葡萄糖氯化钠钾溶液 30ml，出血 1ml，未监测尿量。术后予禁食、补液、营养支持、抗感染治疗，术后第 1 天复查胸片示右侧气胸、胸腔积液，患儿出现间断呼吸困难伴青紫，血气分析（动脉血）：pH 7.370，PO_2 36mmHg，PCO_2 48mmHg，HCO_3^- 27.7mmol/L，BE 2.4mmol/L，SpO_2 67%，转入 NICU 治疗。入 NICU 后诊断为肺炎、右侧气胸、胸腔积液、败血症、Ⅱ型呼吸衰竭、卵圆孔未闭，予气管插管呼吸机辅助通气、胸腔闭式引流、抗感染、静脉营养支持治疗，患儿气胸及胸腔积液较前好转，血气正常。患儿家长因经济原因及考虑预后存在后遗症等原因要求出院。

讨论

先天性食管闭锁及气管食管瘘是新生儿严重的先天性畸形之一，多在胚胎期第 3～6 周发生。新生儿发生率约为 1/2000～1/4000，占消化道畸形的第三位。先天性食管闭锁约有 30%～50% 伴有多发畸形，如先天性心脏畸形、肛门直肠畸形、脊柱四肢及泌尿系统畸形等。另外 VATER 综合征：脊柱畸形（Vertebral abnormalities），肛门闭锁（imperforate Anus），气管食管瘘（Tracheo-Esophageal fistula），再生障碍性贫血（Radial aplasia），以及肾脏畸形（Renal abnormalities），或更多地被称为 VACTERL 综合征，包括先天性心脏病（Congenital heart disease）及肢体畸形（Limb abnormalities），再加上前面的五种畸形。由于出生时早产儿各重要器官系统都未发育成熟，比一般新生儿对手术及麻醉打击的耐受性更差，因此要求麻醉医师更要加倍注意对呼吸、循环、体温等方面的保护。幸运的是，病例一患儿手术时已接近足月（矫正月龄 36 周 +6 天），且为适于胎龄儿，相对降低了作为早产儿对于麻醉管理的难度。

按有无气管食管瘘及瘘管与气管的位置关系又分为五型，其中最常见的一种为Ⅲ型食管闭锁，即食管近端为一盲端，远端与气管形成瘘管，这一系列畸形与胚胎时期食管发育过程中空泡期发生障碍有关。一方面患儿口腔内分泌物不能下咽，易误吸入气管，同时胃内容物又可经瘘管进入呼吸道，引起肺部炎症反应；另一方面，患儿吸入的气体可以经瘘管进入胃肠道，造成胃内压增高，引起反流误吸。

本病在出生前即可做到早期诊断，特别是母亲有羊水过多症时，提示患儿有消化道畸形的可能，在产前应行 B 超检查。由于喂养困难，食管闭锁的患儿通常在生后几天内就诊，年龄小，体重轻；又因为较多见的Ⅲ型患儿其食管远端与气管相通，胃部积气引起反流，患儿常合并肺炎，严重者出现青紫甚至呼吸衰竭。因此，食管闭锁患儿围术期呼吸系统的管理是非常重要的。

在解剖方面，小儿尤其是新生儿的气管与支气管管径非常小，对于诊疗仪器的型号要求也更为苛刻。肺泡数量少，顺应性低，气道阻力增高;Ⅰ型细胞少,肺总量(TLC)低,呼吸和代谢率快;闭合容量高,分钟通气量与功能残气量的比值更大,也就是说在气管插管操作过程中,儿童比成人更不易耐受缺氧,婴儿每分钟每公斤体重约需要 6~8ml 氧气,而成人仅需要 2~3ml,因此在侧卧位手术时,婴儿发生严重缺氧的危险性更大。如果术前疾病损伤小气道,患儿很容易疲劳,去氧合快,无效腔通气增加,储备功能差,易缺氧。

生理方面,新生儿 V_T 很小,刚出生时约 15~20ml,而静态肺容量则相对比成人大。为了满足机体代谢需要,新生儿要采取浅快的呼吸方式来达到最少的能量消耗,这样的呼吸模式使得其更易发生呼吸衰竭,麻醉时需要给氧辅助或控制呼吸。

患儿的术前评估应强调有无合并畸形和肺部情况,由于不断误吸唾液,空气自瘘管进入远端食管和胃肠,使膈肌上升影响肺膨胀。早期引起肺炎又由于腹胀使高酸度的胃液流入气管支气管内,这种化学性刺激使已有的肺炎迅速加重。

由于食管闭锁患儿年龄较小,手术时多在 10 天以内,而且常合并气管食管瘘及吸入性肺炎,有些患儿还合并心脏、泌尿生殖系统等其他脏器畸形,新生儿气管较短,对气管插管深度有更精确的要求,这些因素都大大增加了麻醉管理的难度。将气管导管放置在合适的位置是麻醉的关键,气管导管应置于气管隆突上方,气管食管瘘的下方,如果将气管导管插入右主支气管,会人为地造成单肺通气,当胸廓切开,右肺受到压迫,会使双肺通气都造成困难。临床上可以在置入气管导管后,用听诊器听诊呼吸音,同时慢慢向外退导管,直至双侧呼吸音对称,方可固定导管。

以最常见的Ⅲ型食管闭锁为例,这一类型又可按瘘口与近端食管距离的不同分为ⅢA 及ⅢB 型。若为前者,瘘口与盲端距离近,距气管隆突较远,我们就有可能将气管导管远端插过瘘口,很大程度上减少气体向远端食管漏入,既保证了通气,又避免了胃部积气从而发生反流误吸的风险。但若为ⅢB 型,即瘘口位置较低,接近隆突,与食管盲端距离较远,就会给气管插管提出较大的挑战:插管过浅,在瘘口近端,则通气时气体可经瘘口进入食管及胃部,使 SpO_2 降低并且增加反流误吸的发生;若插管过深可能会进入一侧主支气管,形成单肺通气。容易造成患儿的缺氧。由于食管远近端距离较远,吻合困难,使手术时间延长,进一步增加麻醉管理的难度。有学者报道通过气管镜下栓塞瘘管以解决瘘口大导致的通气困难,这种方法同样有可能造成患儿缺氧。笔者认为,解决ⅢB型食管闭锁患儿的通气问题最终还是要依赖于结扎瘘管,因此麻醉管理的原则是:在能接受的 SpO_2 前提下尽快手术结扎瘘管。

在膈疝章节中,曾经讨论过侧卧位及单肺通气的相关问题,在食管闭锁的病例中,患儿也是侧卧体位,这里首先要强调气管导管的妥善固定,这是麻醉及手术顺利进行的先决条件。手术进行时,由于要充分暴露瘘管及食管盲端,并且食管吻合是极为精细的操作,实际上会人为形成单肺通气,使之前的通气、血流等情况出现变化,并且在很短时间内发生,此时我们应关注患儿的生命体征、呼吸参数等情况,必要时对通气模式进行调整,使患儿平稳度过这一阶段。PCV 预先设置时间作为吸气末信号,流速先快后慢,气道压力很快达到预置水平,并在整个吸气期间维持这一水平,平台时间长,吸气峰压较低,气体分布均匀,有利于减少肺泡的气压伤,改善机体缺氧状态。Senturk 研究认为 PCV 是单肺通气较为理想的模式,有利于改善肺泡氧合,且减少机械通气期间肺的气压性损伤。新生儿肺部通气压力 15~20cmH_2O 最佳,超过 30cmH_2O 则有肺泡破裂的危险。适当的 PEEP 有助于开放肺泡,但压力过大,压迫肺泡内小血管,增加肺血管阻力,影响血流从萎缩肺向通气侧肺分布。使用 PEEP4cmH_2O,目的在于持续扩张肺泡,增加呼气末肺泡的容积,改善通气血流比,促进气体交换,手术中尽量缩短单侧肺通气时间,调节 RR 使 $PaCO_2$40mmHg,适当提高吸入氧浓度,持续监测 SpO_2 和 $P_{ET}CO_2$,有条件的情况下间断监测血气,无法改善的低氧血症可采取不同模式的通气法加以改善,维持足够的麻醉深度以减低耗氧。

　　麻醉方法的选择均为气管插管全麻,辛忠等报道 18 例新生儿食管闭锁及气管食管瘘围术期单肺通气临床资料回顾,其中,男 11 例,女 7 例。年龄 6 小时～10 天,体重 1380～3100g。美国麻醉师协会(ASA)Ⅱ级 13 例、Ⅲ级 5 例。16 例有不同程度的肺部感染情况,早产未成熟儿或低体重儿(<2500g)8 例,伴有其他畸形 2 例。行静吸复合麻醉气管插管、瘘管结扎前保留自主呼吸的方法,未出现严重呼吸抑制并且避免了反流误吸的发生,对于食管闭锁患儿多采用气管插管的方法,气管插管可减少解剖无效腔,保证气道通畅,同时便于气管内吸引和呼吸道管理,确保供氧,若配合使用肌松药,可为手术创造良好的条件。

　　拔管时机的选择很重要,食管闭锁一般多为早产儿,术前合并肺炎,手术时间及机械通气时间较长,在手术室内拔管相当危险,因此术后带管回 NICU 治疗,手术医师也希望继续正压通气,以利于术后吻合口的愈合,综合考虑上述情况,决定带气管导管送返病房,继续机械通气支持治疗。

　　如果外科医师可以经胸膜外完成瘘管结扎及食管吻合,则术后无需留置胸引管,术后即使出现吻合口瘘也不会对患儿呼吸功能产生较大影响,但这种方式对手术操作要求较高,若术中经胸腔完成手术操作,则关胸前要充分膨胀肺脏,留置胸腔引流管,并确保引流通畅。患儿预后也与手术效果有直接关系,本病例中,患儿术后出现吻合口瘘,延长了患儿拔管及住院时间。

　　影响患儿愈合的三个主要因素包括:①未成熟儿的程度;②合并其他畸形的严重程度;③肺部并发症的严重程度。

点评

　　1. 先天性食管闭锁的早产儿及新生儿通常合并其他畸形,90% 合并气管食管瘘。手术中要对患儿做充分评估。

　　2. 围术期通常由于单肺通气和瘘管的问题造成患儿双肺的通气不良,要密切观察病情变化和外科医师的操作过程。

　　3. 食管闭锁的麻醉是很复杂的,涉及新生儿尤其是早产儿的生理、药理,手术中单肺通气容易引发低氧血症,处理不好后果很严重,要提高 PaO_2 及降低单肺通气时的肺内分流。

4. 合并气管食管瘘的气管插管尽可能插过气管食管瘘口。临床中可先行右主支气管插管;随后,边听诊左胸边缓慢后退导管,直到听到呼吸音。术中保障足够的通气。

5. 术中要和外科医师配合沟通,一旦 SpO_2 降低明显,要立即停止手术操作,恢复双肺通气,SpO_2 达到 90% 以上后继续手术,术中尽量减小右侧肺萎缩程度。

第四节 脐膨出手术的麻醉

病例一 小型脐膨出手术的麻醉

一般情况

患儿,女,6 天,体重 3.3kg。发现脐部包块 6 天入院。入院查体发现脐部有一包块,突出于皮肤表面,约 4cm×3cm×3cm 大小,质软,表面囊膜无破溃,结扎脐带位于囊膜下部,脐轮直径 8cm,囊膜内容物显示不清。超声心动图示卵圆孔未闭。入院常规术前准备,择期行脐膨出缺损修补术。

麻醉过程

入室患儿清醒,监测 SpO_2 99%,HR135 次/分,RR26 次/分,BP80/55mmHg,体温 36.3℃。麻醉诱导静脉慢推丙泊酚 10mg,瑞芬太尼 7μg,面罩加压给氧,置入 3.5mm(ID)气管导管,插管深度 10cm。打开七氟烷挥发罐 3.5% 吸入麻醉维持,机械通气为定压控制呼吸。术毕患儿自主呼吸恢复,脱氧 5 分钟 SpO_2 > 95%,拔除气管导管,送术后恢复室观察,待患儿有自主体动,哭声有力,SpO_2 维持平稳后,送返病房。手术时间 35 分钟,麻醉时间 45 分钟,术中补液 60ml,出血 3ml。患儿恢复顺利,术后 8 天出院。

病例二　巨型脐膨出手术的麻醉

一般情况

患儿,男,1天,体重2.5kg。生后发现脐部畸形12小时。入院查体呼吸微促,面色尚正常,腹稍膨隆,皮肤颜色正常,未见腹壁静脉曲张,腹软无压痛,未及肌紧张,脐部可见一肿物,外敷黄色包膜,其内可见肠管,肿物直径约10cm×8cm×6cm,质软,无压痛,叩诊全腹鼓音,无移动性浊音,肠鸣音弱。既往史及家族史无特殊。葡萄糖(GLU)3.52mmol/L,轻度降低,入院后完善术前准备,拟急诊行脐膨出缺损修补术。

麻醉过程

入室监测生命体征,SpO_2 99%,HR140次/分,RR26次/分,BP70/40mmHg,体温36℃。面罩吸氧,吸氧浓度为60%,静脉缓慢注射丙泊酚9mg,芬太尼5μg,罗库溴铵1mg,手控通气顺利,插入带囊3.0mm(ID)气管导管,插管深度9.5cm,听诊双肺呼吸音对称,妥善固定气管导管。3%七氟烷吸入维持麻醉,定压控制呼吸,维持$P_{ET}CO_2$ 35~45mmHg。术中探查发现部分肝脏及部分回肠膨出,距回盲部20cm有一梅克尔憩室,行憩室切除肠吻合、脐膨出修补术。关闭腹腔时适当加深麻醉,术毕患儿带气管导管脱氧情况下SpO_2低于85%,留置气管导管转入NICU继续治疗。手术时间75分钟,麻醉时间90分钟,术中出血1ml,去钾维持液20ml,5%葡萄糖液20ml。入NICU时患儿气管插管吸氧状态下SpO_2 90%,四肢末梢稍凉,HR150~160次/分,继续呼吸支持治疗。当日呼吸平稳后拔除气管导管,术后1周患儿肠功能恢复,开始经口喂养,耐受好,术后2周出院。

讨论

脐膨出是一种胎儿腹壁发育缺损,腹腔内脏器经过脐部缺损膨出,表面被覆一层囊膜,囊膜由内层腹膜和外侧羊膜构成。脐膨出的发生率约1/5000,男性多于女性,腹壁缺损直径小于5cm者称为小型脐膨出,膨出物多为肠管,易于还纳,常在出生后立即行

Ⅰ期腹壁缝合修补术;缺损直径大于 5cm 者称巨型脐膨出,膨出物除肠管外还包括肝脏等实质性脏器,不易回缩。如强行还纳,易造成术后腹压过高,引起呼吸困难,可采用分期修补术,即Ⅰ期充分游离腹壁皮肤,将皮肤覆盖于囊膜之上缝合,1~2 岁腹壁发育后无张力时再行Ⅱ期腹壁修补术。

约 75% 脐膨出可伴有其他先天畸形,按四个襞发育受抑制的不同,可有肠旋转不良、膈疝、梅克尔憩室、膀胱外翻、肛门闭锁、泌尿生殖系统畸形;还可合并唇裂、多指、先天性心脏病、胸骨缺损、结肠缺如、肠重复畸形及卵黄管开放等。30% 的脐膨出为早产儿。

因脐膨出患儿的巨大羊膜囊或肠管直接暴露在体外,热量丧失很快,容易出现低体温;同时体液也可迅速丢失,导致水、电解质平衡失调;由于污染可发生感染及败血症。患儿通常在术前就存在很明显的体液丢失,因此术前访视时,应特别注意患儿术前补液的情况,是否存在脱水及低体温。到手术治疗前的这段时间内,本病的处理方法是用无菌盐水敷料覆盖黏膜表面,减少暴露脏器表面的体液丢失。塑料罩的包裹可以进一步减少患儿液体的蒸发及低体温的发生率。另外腹壁裂患儿需要多次推注乳酸林格液(20ml/kg)及 5% 白蛋白来补充蒸发的液量及第三间隙丢失量。

由于处在从胎儿到新生儿的过渡期,因此患儿具有以下特点:①神经系统缺乏控制,功能尚不稳定,对于呼吸、肌肉活动及体温的调节不稳定。新生儿皮质下中枢兴奋性较高,且对皮质下中枢的调控不足,在遇到强烈刺激后的兴奋过程容易扩散,可表现为惊厥,躁动。但是,新生儿的自主神经系统发育会良好一些,副交感神经系统占优势,较易发生心动过缓;②出生后新生儿循环系统会发生很大变化,即由胎儿循环模式向成人循环模式转变。随着脐带被结扎,母亲来源的氧供中断,新生儿要靠自己的呼吸来获得氧气。呼吸建立后,导致 PVR 及右心压力下降、左心压力升高,形成卵圆孔的功能性关闭;同时血氧浓度上升,动脉导管开始收缩,功能上也逐步关闭。新生儿的心肌组织中含有大量的细胞核线粒体及内质网,而这用来支持细胞生长及蛋白质的合成。由于这些组织不具备收缩功能,所以新生儿心肌的顺应性与收缩效率较成人差,每搏输出量相对恒定,只有通过增加心率来提高心输出量。麻醉过程中维持足够的心率对新生儿来说十分重要;③足月新生儿的糖原主要储存在肝脏和心肌当中,出生后 4 小时肝糖原可耗竭,使得患儿血糖水平迅速降低,病例二中患儿入院血糖就有轻度降低。由于上述原因,新生儿不能耐受较长时间的禁食禁饮,为防止低糖血症的发生,术前可补充葡萄糖液;④由于普遍存在的脱水问题,通常需要对患儿进行补液治疗,新生儿的体液总量、细胞外液量及血容量与体重之比均高于成人,即年龄越小含水量越多。新生儿体液总量约占体重的 75%。早产儿和新生儿细胞外液量相对较多,容易出现液体丢失和低血容量,从而导致低血压和外周循环差。严重的低血压可引起肺血低灌注、低氧血症及酸中毒,从而导致动脉导管开放,恢复胎儿循环。手术期间新生儿损失的多为细胞外液。另外,出生时新生儿肾脏的发育还不完善,肾小管功能较肾小球成熟晚,又因为髓襻较短,肾小管重吸收碳酸盐(保钠)的能力也相对不足,尿液的浓缩和稀释功能较差。出生时肾小球滤过率约为成人的 30%,4~6 月时肾小球功能完全成熟。基于上述特点,给新生儿补液时应注意控制液体速度。

　　麻醉处理方面要给予容量复苏,监测体温以避免发生低体温,麻醉方法的选择可以是全麻或全麻辅助区域阻滞麻醉,各有利弊。麻醉诱导前需要充分吸引胃内容物,采用快速诱导插管或清醒插管。肌松剂更有利于疝出脏器及肠管的还纳;我们可以根据患儿的实际情况、麻醉医师自身的习惯、经验以及现有的设备条件,决定适合的麻醉方式。

　　气管插管全身麻醉可以提供良好的肌松,便于术中呼吸道管理,但由于新生儿声门位置较高,且对缺氧的耐受力差,因此需要有经验的医师完成气管插管操作;并且机械通气时对于麻醉机设备也有一定要求。七氟烷作为一种挥发性气体,血-组织溶解度最低,又因为其物理、药效学和药代动力学特性而被认为是一种理想的吸入麻醉药,此外,七氟烷的心血管抑制亦有限。相对于体重而言,新生儿的心输出量更大,肺泡通气量大,功能余气量小,因此七氟烷的吸收与排泄均较成人快,麻醉深度易于控制,更适合用于新生儿的麻醉诱导及维持。虽然新生儿的神经接头已发育完善,但神经肌肉传递的储备能力仍然较低,也就意味着在较高频率的刺激后这种传递易发生衰退,新生儿的这一肌无力反应提示他们对非去极化肌松药更为敏感。

新生儿硬膜外麻醉效果确切,对于腹部手术来说能够提供良好的肌松,但新生儿硬膜外隙相对成人大,其间有疏松的脂肪组织、淋巴和血管丛,头尾间相当通畅,局麻药很容易向两端扩散,麻醉平面难以控制,导致呼吸循环抑制。骶管阻滞的解剖标记明显,操作方便,镇痛完善。毛珍慧等总结了 17 例脐膨出患儿,年龄 2 小时 ~4 天,体重 1.9 ~4.2Kg,4 例早产儿,小型脐膨出 5 例,巨型脐膨出 12 例,合并各种畸形 9 例,低体温 5 例,中度脱水 9 例。4 例小型脐膨出行骶管麻醉加基础麻醉,局麻药使用 2% 利多卡因与 0.5% 布比卡因 0.5ml/kg 稀释成 1ml/kg 经骶裂孔单次注入。13 例选择骶管阻滞加气管插管全身麻醉。麻醉效果良好,术后有 10 例患儿拔管,3 例带管去 NICU。

围术期呼吸管理是脐膨出的麻醉要点,无论膨出的腹腔内容物多还是少,在还纳后腹腔压力都会增加,影响呼吸和循环功能。对于膨出较大、腹壁发育不良的患儿,则增加的更为明显,此时无论是机械辅助通气还是自主呼吸,对于呼吸管理来说都有一定难度。从有利于呼吸管理的角度考虑,一般情况差的或巨型脐膨出的患儿要选择气管插管全身麻醉。如果患儿 SpO_2 进行性下降至 90% 以下,可以适当调高 V_T(容量控制模式)或吸气压(压力控制模式),必要时行手控辅助通气,帮助患儿平稳度过腹压增加的最初阶段。如果患儿能够适应术后腹压的增加,术毕 SpO_2、$P_{ET}CO_2$、V_T 及 RR 在正常范围,可尝试在手术室内拔除气管导管;脐膨出患儿术后会面临腹压增大、呼吸做功增加的挑战,若膨出较大,疝出腹腔内容物较多,腹壁发育不良严重,则通常无法在手术室内拔除气管导管。若不能满足上述条件,则带气管导管送 NICU,继续呼吸机支持治疗。

病例二患儿术毕不能拔管的原因除腹内压增加之外,还有可能与患儿年龄小、呼吸功能不健全、存在胎儿循环、或合并其他心血管系统的畸形有关。关闭腹腔时腹内压会显著升高,腹内压的增加一方面可以减少器官灌注,另一方面会减少通气储备。腹腔压力的增加可导致肠道、肾脏及肝脏灌注的减少,并且继发器官功能受损。这些改变可引起药物代谢的显著变化,延长药物作用时间。肠道出现水肿,肾脏受压使得尿量减少。下肢静脉回流减少可引起下肢充血及发绀。经下肢测得的 BP 及脉搏 SpO_2 与上肢结果不符。另外,膈肌功能的显著降低及双下肺不张可引起呼吸衰竭。麻醉医师应该充分考虑到这一点。

点评

1. 脐膨出的患儿术前评估要充分,包括脐膨出的大小、合并其他畸形的情况、有无低体温和水电解质的紊乱。

2. 小型脐膨出手术过程较简单,如果患儿一般情况可,肠管还纳后腹部压力不大,麻醉过程没有明显特殊。

3. 巨型脐膨出有回肠和肝脏膨出,还纳有困难;患儿有不同程度的脱水或低体温,围术期的麻醉管理会有较大难度,病例二的患儿同时有梅克尔憩室,行憩室切除肠吻合,麻醉恢复期不顺利,因此带管回 NICU。

4. 麻醉方法除全麻外,还可辅助区域阻滞麻醉,减少全麻药的使用量,提供良好的术后镇痛。早产儿要警惕视网膜病变。N_2O 因可导致肠胀气而被禁用。

第五节　先天性巨结肠手术的麻醉

病例一　先天性巨结肠腹腔镜手术的麻醉

一般情况

患儿,男,40 天,体重 5kg。以间断腹胀 7 天收入院。入院查体一般状况可,精神反应可,无脱水及营养不良貌。无黄疸,心肺检查未见特殊。腹胀、膨隆,未及明确包块;叩诊全腹鼓音,肠鸣音弱;肛门指诊:明显裹手感,退指后有大量气体及粪便排出。血生化正常,轻度贫血 Hb 85g/L,HCT 24.7%。腹部 B 超示肠淤张,降结肠、乙状结肠及直肠内可见较多大便,直肠内径约 2.8cm,怀疑短段巨结肠的可能。全腹立位 X 线片示腹部肠管普通淤张,中下腹散在气液平面。下消化道造影:先天性巨结肠(短段-常见型),肠炎。入院后患儿完善相关检查,于入院第 3 天行"直肠黏膜活检术",术后病理回报:直肠黏膜未见神经节细胞,诊为巨结肠。行肠道准备后,入院第 8 天行腹腔镜改良 SOAVE 巨结肠根治术。

麻醉过程

手术室室温保持在 28℃,入室后将患儿平卧位放置于水温毯上,常规胃肠减压,连接负压吸引充分吸引胃液,监测生命体征 SpO_2 98%,HR130 次/分,RR25 次/分,BP 80/38mmHg,体温 36.5℃。面罩吸氧,予阿托品 0.05mg,丙泊酚 15mg,芬太尼 5μg,罗库溴铵 2mg 静脉缓慢注射,待患儿肌张力降低,自主呼吸消失后置入 3.0mm(ID)气管导管,插管深度 10cm,听诊双肺呼吸音对称后牢固固定气管导管。侧卧位行骶管麻醉,局麻药物为 2% 利多卡因 0.75ml 和 0.75% 布比卡因 0.75ml。用 0.75ml 注射用水混合稀释。2% 七氟烷吸入维持麻醉,机械通气 V_T 50ml,连续监测 SpO_2、HR、BP、体温,并维持 $P_{ET}CO_2$ 35～45mmHg,水温毯 38℃ 持续保温。术中建立气腹后,患儿气道压增加,注意调节呼吸参数(减小 V_T、增加 RR 或改为压力通气模式),维持 $P_{ET}CO_2$ 在 50mmHg 以下。腹腔镜游离肠系膜后,手术转至会阴部,患儿体位变为截石位,此时仍要密切注意患儿气道压变化,适当调节呼吸参数。术者经肛门将游离肠管拖出并切除,开始行肛门-直肠黏膜吻合时可逐渐减小七氟烷浓度,术毕前约 3 分钟停用,加大新鲜气体流量。术毕时患儿自主呼吸恢复,出现自主体动,吸痰时呛咳明显,脱氧 3 分钟 SpO_2 无明显下降,套囊松气后拔除气管导管。患儿肢体自主运动,哭声有力,吸空气 5 分钟 SpO_2 在 98% 以上,送返病房。手术时间 70 分钟,麻醉时间 100 分钟,术中输入葡萄糖氯化钠钾溶液 100ml,出血 1ml,尿量 15ml。

病例二　先天性巨结肠手术的麻醉

一般情况

患儿,男,81 天,体重 5.9kg。入院前 1 个月出现腹胀,间断呕吐,拒奶,予调整饮食、促进胃肠蠕动后腹胀及呕吐缓解。入院前 1 周,大便次数减少,腹胀明显;4 天前患儿禁食减少,食欲差,洗肠治疗后腹胀明显缓解。入院前 1 个月因"肺炎"于当地医院行抗感染治疗,曾输注丙种球蛋白。G2P2,足月剖宫产娩出,生后 24 小时经开塞露辅助排便,出生最初 10 天,患儿偶有进食后呕吐。一般状况可,精神反应偏弱。无黄疸,心肺查体大致正常。腹膨隆,可见腹壁静脉曲张,腹软无压痛,未及肌紧张,未及明确包块;叩诊全腹鼓音,肠鸣音弱;肛门指诊未及明显裹手感,退指后有少量稀便排出。血生化全项:肌酸激酶同工酶(CK-MB) 41.0U/L。血常规示贫血 RBC 3.08×10^{12}/L,Hb80g/L,HCT 25.0%,快速急 C 反应蛋白(CRP) 37.00mg/L。腹部 B 超显示结肠肠壁明显肿胀增厚,考虑巨结肠合并结肠炎。

入院后行结肠造影检查未提示典型巨结肠征象,胸部 X 线片示肺炎。诊断为腹胀待查,肺炎,贫血,营养不良。予补液、抗炎、支持治疗,洗肠缓解腹胀。患儿精神仍较差,腹胀缓解不明显,肠炎较重。经输注白蛋白及血浆治疗后,贫血及营养不良略为改善,肺部病变未吸收。考虑患儿诊断不能除外全结肠型巨结肠可能,若不尽快明确诊断,腹部及相关病情不能完全好转。因此拟急诊行剖腹探查、结肠活检术,并根据冰冻结果决定行肠造瘘或巨结肠根治术。术前向家长说明患儿一般情况较差,肺部及腹部病变严重,贫血、低蛋白血症未缓解,且预计手术时间较长,手术及麻醉风险高,术后患儿可能出现病情加重,需转入 ICU 治疗。

麻醉过程

入室监测生命体征平稳,SpO$_2$98%,HR132 次/分,RR27 次/

分,BP81/46mmHg,体温 35.8℃。听诊双肺呼吸音粗,偶闻干鸣音。面罩吸氧,静脉缓慢注射阿托品 0.05mg,丙泊酚 20mg,芬太尼 10μg,罗库溴铵 2mg 诱导,待患儿意识消失、自主呼吸减弱、提下颌无体动后置入 3.0mm(ID)气管导管,插管深度 11cm,听诊双肺呼吸音对称。使用 3.5% 七氟烷吸入维持麻醉,机械通气 V_T 50ml,频率 25 次/分,PEEP4cmH$_2$O,维持 $P_{ET}CO_2$35 ~ 45mmHg,水温毯 38℃持续保温。开放上肢第二条输液通路并予浓缩红细胞 1/2U 缓慢输注,留置导尿管。开腹术中见腹腔内有约 50ml 清亮渗液,探查见升结肠、横结肠、降结肠及乙状结肠明显扩张,肠壁水肿严重,乙状结肠中远段变细见痉挛状。术中送冰冻证实为巨结肠,行巨结肠根治术。开腹后患儿体温逐渐下降至 35℃以下,使用 Bair hugger 升温仪保温,术毕前停用七氟烷。此时患儿体温 34.7℃,心率无明显增快,无明显自主呼吸,考虑手术时间长,体温丧失明显,故继续升温至 35.6℃,患儿自主呼吸恢复,出现自主体动,吸痰时呛咳反应明显,脱氧 3 分钟 SpO$_2$在 95% 以上,松套囊拔除气管导管。患儿肢体自主运动,哭声可,吸空气 5 分钟 SpO$_2$维持理想,送返病房。手术时间 215 分钟,麻醉时间 235 分钟,术中出血 5ml,尿量 20ml,输入葡萄糖氯化钠钾溶液 200ml,生理盐水 100ml,浓缩红细跑 60ml,术后予抗炎、补液、支持治疗,患儿饮奶好,肺炎好转,扩肛顺利,术后 15 天出院。

讨论

先天性巨结肠又名 Hirschsprung Diesase(HD),是一种常见的小儿外科肠道发育畸形疾病,男女之比为 4:1,多见于足月新生儿及婴儿,偶有家族史。是由于先天性肠壁肌间神经节细胞缺如所致的肠道发育畸形,这种细胞的缺乏造成了肠段长度不等的蠕动较差,引起肛门直肠括约肌持续收缩及排胎便延迟。目前认为先天性巨结肠是因胚胎 12 周前母体感染、代谢紊乱、胎儿局部血供障碍或遗传等因素使神经节发育停滞,远断肠管神经节细胞缺如呈痉挛状态,粪便通过障碍,继发近段肠管逐渐扩张、肥厚。肠管扩张到一定程度时肠道内的细菌会侵入肠壁并进入血液循环,可影响其血供,造成肠穿孔及腹膜炎,引起中毒性巨结肠综合征。最严重的情况患儿表现为腹胀及低血压,需要大量补充液体及升压药的支持治疗。

新生儿主要表现为出生后 48 小时内无胎粪排出、呕吐和急性肠梗阻。按病变肠管的长度可分为短段型、常见型、长段型及全结肠型。除全结肠型外,患儿的便秘症状可通过开塞露通便、洗肠等保守方法得到缓解,因此多数患儿不一定在新生儿早期就诊。但由于没有对病变肠管本身进行处理,患儿的腹胀、呕吐、排便困难等症状会反复出现,迁延不愈,就诊时最常见的并发症为肠炎,此外贫血、营养不良也较多见。

对于准备行根治术的患儿,通常会进行肠道准备,术前反复洗肠会使患儿经肠道丢失部分水分,年龄相对较大及手术切口等级的问题,巨结肠患儿经常会被排为接台手术,再加上病房在术前补液方面比较保守,因此这类患儿在进入手术室时多处于补液不足的状态,有些患儿表现为体温升高,相当一部分则出现安静时心率偏快。这时我们可以适当调快输液速度,经过此种处理后若患儿心率恢复正常则可证实之前的判断。对于术前贫血的患儿,如果一般情况尚可,贫血程度不重(Hb 大于 100g/L),预计手术经肛门即可完成,则不要求术前一定将 Hb 纠正至正常。若患儿术前存在营养不良,可适当补充白蛋白。

病例二患儿就诊时虽已过新生儿期,但病史中有开塞露辅助排胎便,腹胀、呕吐反复发作,洗肠治疗有不同程度缓解,具备了巨结肠的病例特征。患儿就诊时由于病情迁延,肠炎较重,长期消耗状态使得患儿同时合并了贫血及低蛋白血症,肺部感染可能也与消耗状态下抵抗力降低有关。上述病症同时存在,造成患儿一般情况较差,增加了麻醉管理的难度。

新生儿或婴儿脑相对较大,但大脑皮质沟、回发育正在逐步完善,对刺激易表现为泛化倾向。恶心及咳嗽反射较弱,麻醉时要注意避免反流、误吸的发生。

新生儿肝脏的酶含量和活性较低,出生后体内储备维生素 K

不足,凝血因子较年长儿低,因此本院3个月以内婴儿不常规检查凝血功能。病例二中患儿由于术前曾输血浆,在改善一般状态的同时还可以增强凝血功能。根据之前的经验,许多新生儿及小婴儿肌酸激酶(CK)及CK-MB都有不同程度的升高,但相当多的病例需急诊手术,没有机会行ECG或超声心动图检查。这种升高有一部分与取血困难、反复取血造成溶血有关;而对于明显升高的病例,新生儿内科及心内科会诊,他们认为患儿取血时的哭闹作为一种缺氧因素可造成细胞破裂影响检测结果,而麻醉医师比较担心的心肌炎等诊断,则需要CK > 10 000U/L,且动态成倍增长,才有临床意义。

在温度降低的环境中为了维持体温,新生儿或婴幼儿通过代偿性产热,其主要途径是增加氧耗和提高新陈代谢。这种化学产热的主要部位是棕色脂肪,产热过程需要完善的神经功能和充分的供氧。他们皮下脂肪较薄,体表面积相对较大,容易散热。而且其皮肤调节功能尚未发育成熟、体温中枢发育也不完善,体温受外界环境影响较大,易出现体温过低。如果是开腹手术,手术时间长,维持体温就更为困难。体温过低时,呼吸、循环、中枢神经系统功能都会低下,容易出现代谢紊乱,导致苏醒延迟的发生,术后经过及时升温处理多数都能够顺利拔管。

无论哪一年龄段的患儿,呼吸系统总是我们要关注的重点,小婴儿尤其如此。由于他们呼吸中枢调节功能还不完善,会存在呼吸不规则,足月儿有时也可见呼吸暂停和周期性呼吸。而且,许多因素都可以影响呼吸的调节,包括二氧化碳浓度升高可增加换气反应,在环境温度降低时也能增加换气,但都需要消耗大量葡萄糖以增加新陈代谢率来维持氧的需要量。因此,正常换气的维持取决于环境、温度、氧化的调节、二氧化碳的排出和避免不适当地应用止痛剂。肺的顺应性随着不同年龄肺的弹性组织而各异,年龄越小,功能余气量越低,具体到巨结肠的患儿,其腹胀本身对呼吸功能就有严重的影响,再加上病例中患儿还合并肺部感染,这些因素都会加重呼吸的负担,降低患儿的氧储备。诱导时首先要充分吸氧,同时尽量缩短插管操作的时间。由于婴幼儿的呼吸道狭窄,所以总呼吸道阻力高,为达到合适的肺泡通气可以调节通气频率及深度,使呼吸肌在克服弹力及呼吸道阻力时的做功较小,能耗最低。另外,考虑到肺部炎症对小气道的累及,加用了 PEEP 用以改善通气。

腹腔镜手术根治范围较广泛,涉及腹腔、盆腔、骶尾部,手术时间较长,需要 CO_2 气腹,对呼吸、循环的影响比较大。麻醉通常采用气管插管全麻,也可以复合局部阻滞麻醉。气管插管全麻便于呼吸管理,及时监测和处理 CO_2 气腹对患儿呼吸循环生理的不良影响。CO_2 气腹后腹内压增高,气道压迅速升高,$P_{ET}CO_2$ 逐渐增加,交感神经兴奋,儿茶酚胺释放增加,BP、HR 会明显增加。可以通过调整呼吸参数,主要是增加 RR,少量增加 V_T,保障足够的分钟通气以防止气道压过高及高碳酸血症对患儿的不利影响。要想到持续性的腹腔内高压有可能引起膈疝、膈肌穿孔、气胸、纵隔和皮下气肿等问题。王萍等总结了 40 例小婴儿行腹腔镜先天性巨结肠根治术的麻醉处理,麻醉方法使用气管插管全麻复合单次硬膜外麻醉方法,术中腹肌松弛,腹腔充气满意,经肛门拖拽肠管时肛门松弛满意。气腹时间 20 分钟,期间 HR、BP、$P_{ET}CO_2$、最大吸气压显著增高,但 SpO_2 在正常范围,放气后 10 分钟以上升高的数值恢复到术前。

本院非腹腔镜手术多采用经肛改良 SOAVE 巨结肠根治术,手术体位为截石位,为保证呼吸道管理,选择气管插管全麻方法,另外也可以使用硬膜外阻滞或骶管阻滞辅助全麻方法。充分的局部阻滞可以松弛腹肌,同时使肛门括约肌松弛良好,术者可轻易地经肛门拖出肠管,同时可以提供良好的术后镇痛。骶管阻滞操作简便且风险性小、术后苏醒恢复快,新生儿骶裂孔到蛛网膜下间隙的途径,比成人更为平直,可以满足上腹部手术。新生儿骶管阻滞可在全麻诱导插管后施行,取侧卧位进行,操作简单,局麻药可以选用作用时间长,安全性高的布比卡因或罗哌卡因。目前临床上新生儿骶管阻滞常使用局麻药合剂,其中利多卡因 6 ~ 8mg/kg、布比卡因 1～2mg/kg,其中利多卡因浓度:新生儿 0.5%～0.8%,低体重新生儿 0.25%～0.5%。布比卡因浓度:新生儿 0.2%～0.25%,低体重新生儿0.1%～0.15%。

另外术中要考虑出血多的问题,术前要建立两条有效静脉通路,其中必须有一条是上肢的静脉通路。积极补充胶体或血容量,维持循环系统的稳定。

点评

1. 随着外科水平的提高,巨结肠手术大多摒弃了开腹的过程,直接经肛门根治,或者行腹腔镜手术,使手术和麻醉时间大为缩短,减轻了患儿负担。

2. 腹腔镜麻醉和普通的全麻不同,要考虑气腹后对患儿的呼吸和循环方面的影响。

3. 虽然有了快速有效的麻醉药可以实施安全的全身麻醉,但是局部阻滞麻醉仍为一种良好的麻醉方法。

第六节　先天性肥厚性幽门梗阻手术的麻醉

病例一　先天性肥厚性幽门梗阻开腹手术的麻醉

一般情况

患儿,男,24 天,体重 2.7kg。生后 17 天患儿出现喷射性呕吐,呕吐物不含胆汁,呕吐出现在喂奶后 1 小时内,进行性加重,伴有不排便,尿量减少。精神反应可,神志清,面色红润,皮肤松弛多皱褶,弹性差,稍干燥,躯干散在斑丘疹,前囟稍凹陷,张力不高,腹部检查可触摸到幽门肥厚所形成的橄榄样包块 0.4 × 1.3 × 1.7cm,腹部 B 超确诊。超声心动图示:卵圆孔未闭。血生化:K^+ 2.83mmol/L, Na^+ 128.8mmol/L, Cl^- 76.5mmol/L。

入院后诊断为先天性肥厚性幽门狭窄,中度低渗性脱水,电解质紊乱,低钾、低钠、低氯性碱中毒;患儿入院出现发热,体温最高

38.7℃,诊为新生儿感染。予禁食水,胃肠减压,补液,抗感染治疗,患儿精神好转,体温正常,尿量正常,脱水纠正,于入院后第3天行手术。

麻醉过程

术前半小时静脉给予维生素 K_1 10mg,入室后麻醉诱导,静脉给予阿托品 0.1mg,丙泊酚 5mg,地塞米松 2.5mg,罗库溴铵 2mg,待意识消失,托下颌无体动时,置入带囊 3.0mm(ID)气管导管,插管深度 10cm。听诊双肺呼吸音对称。3% 七氟烷吸入维持麻醉,氧流量 4L/min,机械通气设置 V_T 30ml,RR 使 $P_{ET}CO_2$ 在 35 ~ 45mmHg 范围内,吸/呼时间比(I∶E)= 1∶1.5。连续监测 SpO_2、HR、BP、体温,患儿右侧卧位,行单次骶管麻醉。阻滞药物为利多卡因和布比卡因混合液。其中布比卡因浓度为 0.25%,用量 1.5 ~ 2mg/kg,利多卡因 0.67%,用量 5 ~6mg/kg。手术行开腹幽门环肌切开术。手术时间 20 分钟,麻醉时间 30 分钟,出血 1ml,术中补液 20ml 糖盐钾溶液,术毕前 5 分钟关闭七氟烷挥发罐,氧流量不变,患儿自主呼吸恢复,吸痰时呛咳反射明显,四肢运动有力,脱氧 3 分钟 SpO_2 > 98%,拔除气管导管,患儿有自主体动,哭声有力,SpO_2 维持好,送返病房。

病例二 先天性肥厚性幽门梗阻腹腔镜手术的麻醉

一般情况

患儿,35 天,体重 3.5kg。生后 30 天起病,主要表现为喷射性呕吐,多于喂奶后出现,吐后食欲好,呕吐物为胃内容物,不含胆汁。伴有咳嗽、黄疸。查体神志清,精神反应可,无脱水貌,无营养不良貌;双肺呼吸音稍粗,未闻及明显干湿啰音;心律齐,心音有力,各瓣膜区听诊未闻及病理性杂音;腹平坦,未见胃肠型及蠕动波,触软,剑突下方偏右侧可及一包块,约 1cm×1cm×1cm 大小,质中,活动可,无压痛,叩诊鼓音,肠鸣音 3 次/分。胸部 X 线片:肺内间实质浸润。血常规:WBC 15.59×10^9/L。入院后诊为先天性肥厚性幽门狭窄,代谢性碱中毒,肺炎。

麻醉过程

入室情况:体温 36.6℃,HR145 次/分,RR24 次/分,BP88/50mmHg,SpO$_2$98%,麻醉诱导:阿托品 0.1mg,丙泊酚 8mg,芬太尼 5μg,罗库溴铵 2mg,患儿睫毛反射消失、无体动后,置入无囊 3.5mm(ID)气管导管,插管深度 10.5cm。听诊双肺呼吸音对称。麻醉维持:4% 七氟烷吸入维持麻醉,机械通气 V$_T$35ml,RR 24 次/分,I:E=1:1.5,维持 P$_{ET}$CO$_2$35~45mmHg,建立气腹后适当调节呼吸机参数,维持 P$_{ET}$CO$_2$<50mmHg。腹部脐上切口 3mm,腹腔镜自此筋膜进入腹腔,用 CO$_2$注气,最大充气压力小于 14mmHg,通过操作,切开幽门环肌。腹腔镜后,残余的 CO$_2$被排出。手术时间 35 分钟,麻醉时间 100 分钟,出血 1ml,术中补液 50ml 糖盐钾溶液,术毕前 5 分钟关闭七氟烷挥发罐,新鲜气流增大至 6L/min,术毕患儿自主呼吸恢复,V$_T$较小,吸痰时气管导管内分泌物较多,SpO$_2$不能维持,患儿无明显呛咳反射,考虑静脉麻醉药物残余作用,同时肺炎影响患儿呼吸功能,继续呼吸机辅助通气 50 分钟,患儿自主呼吸可,四肢运动有力,脱氧 3 分钟 SpO$_2$>97%,拔除气管导管,患儿有自主体动,哭声有力,SpO$_2$维持好,送返病房。

讨论

先天性肥厚性幽门狭窄以呕吐为主要症状,由于频繁呕吐,因此大部分患儿就诊时存在不同程度的脱水情况,患儿可表现为眼窝凹陷,皮肤弹性差,哭闹时无眼泪等。此类疾病通常不需要急诊手术,手术前我们可以对患儿脱水情况进行评估,对脱水较为严重的病例应积极补液治疗,尽量纠正。如果频繁呕吐,则需要急诊手术解除梗阻。频繁呕吐会导致患儿出现吸入性肺炎,这种肺炎在多数新生儿及小婴儿中的肺部感染症状并不明显,许多患儿没有咳嗽、咳痰症状,有些仅有轻度流涕;部分患儿可有体温升高,但也有患儿体温正常;听诊双肺呼吸音可较粗,水泡音不明显,麻醉时要充分考虑。

由于大量呕吐,先天性肥厚性幽门狭窄的患儿通常存在电解质及酸碱平衡紊乱,包括低钠、低钾、低氯,可以有碱中毒,低氯性碱中毒,治疗并不复杂,手术前需纠正电解质平衡,Cl^- 提高到 90mmol/L,HCO_3^- 24mmol/L,Na^+ 135mmol/L。0.9% Nacl 按 2ml/kg 输入可提高 Cl^- 浓度 1mmol/L。病情不重的一般不用补钾,如果需要的话,补钾的速率不应超过 3mmol/(kg·24h)。但我们不可忽视这类情况,Dante Pappano 就曾报道一名 2 个月大的先天性肥厚性幽门狭窄婴儿,由于严重的碱中毒(Cl^- 67mmol/L)而发生中枢性呼吸暂停。我们应密切关注先天性肥厚性幽门狭窄患儿的呼吸情况,尤其对于一些术前碱中毒没有完全纠正的患儿。

新生儿的许多肺炎都是入院常规检查时依靠胸部 X 线检查发现的。虽然这类患儿的临床症状不明显,但其肺部病变已存在,肺功能受到不同程度的影响,对围术期的麻醉管理是一种潜在的威胁,并且这种肺部病变在幽门本身疾病得不到治疗的情况下不一定能完全缓解。因此,我们在麻醉诱导、术中维持(特别是建立气腹后)及术毕拔管时都需要密切关注患儿的呼吸参数变化情况;此类患儿围术期发生支气管痉挛的几率明显高于其他患儿,麻醉时可以吸入麻醉为主,且要维持足够的麻醉深度,术毕是否拔管及拔管的时机要依据患儿自身的反应情况,插管的难易程度等综合判断。

在病例二中患儿发生了苏醒延迟的现象,术毕时患儿自主呼吸虽然恢复,但 V_T 小,吸痰时气管导管内分泌物较多,SpO_2 维持也不理想,考虑麻醉药物及肺部病变的双重作用,不能立即拔管,需要继续应用呼吸机辅助通气,待自主呼吸完全恢复,患儿反应良好时再试拔气管导管。依据本院的经验,绝大部分先天性肥厚性幽门狭窄的患儿,包括术前有肺炎的患儿,若无其他合并疾病及特殊情况,都能在手术室内拔除气管导管。

幽门梗阻的患儿麻醉前要放置胃肠减压管,防止胃内容物反流和误吸。腹腔镜手术的麻醉比起开腹手术的麻醉要复杂,除了新生儿麻醉的要点外,还要考虑气腹对患儿的呼吸循环功能造成的影响。

幽门梗阻的外科治疗有两种方法,开腹幽门环肌切开术是在腹部行横切口后,提出幽门,切开浆膜、幽门肌层,保持胃黏膜的完整性,手术结束前麻醉医师可经鼻胃管向胃内注入少量气体,以配合外科医师检查十二指肠黏膜的完整性。腹腔镜幽门环肌切开术是通过向腹腔充入 CO_2 气体,使用腹腔镜器械切开幽门环肌浆肌层。

儿童医院自 1998 年 4 月开始使用腹腔镜幽门环肌切开术,新生儿气腹不同于年长儿童和成人,其腹内压增高造成的呼吸循环的生理影响会受到腹腔镜的特殊操作和新生儿解剖生理特点的影响。通常情况下,实施气腹后会有高碳酸血症和腹内压的升高,另外患儿的体位、手术时间、注气压力也会影响其升高的程度。新生儿的肺顺应性小,肺泡发育差,功能残气量小,呼吸储备差,容易缺氧,而且肺表面活性物质相对不足,容易肺不张;通常气腹后由于腹内压以及 SVR 的增加会导致心排血量的减少,新生儿的心肌顺应性较成人差,其收缩效率不如成人的心肌,Frank-Starling 机制不明显,故维持心输出量不变的有效途径就是增加 HR。头低位时,患儿 V_T、功能残气量和总肺容量降低、肺顺应性降低,同时气腹还可引起通气-血流灌注的不匹配,无效腔和 V_T 比值增加,$P_{ET}CO_2$ 增加,SaO_2 下降。硬膜外麻醉本身可以维持正常的肺泡通气,另外在新生儿的病例中行气管插管,机械通气,可以克服在气腹过程中 CO_2 的增加和 pH 的降低而引起 SaO_2 的明显变化。

新生儿腹腔镜幽门环肌切开手术属于比较短小的手术,它要求腹内操作空间足够大,同时也要求 CO_2 气腹造成的腹内压增高不会明显地抑制新生儿的呼吸循环功能。手术过程中需要满意的肌松和镇静镇痛,由于全麻药对新生儿的呼吸抑制明显,术后恢复时间长,拔管时间延迟,因此我们在 90 年代没有使用七氟烷的情况下选择硬膜外麻醉加不予肌松药的浅全麻,可以在保证了肌肉松弛、手术空间足够的同时,减少全麻药的用量,术后及时拔管,避免了单纯使用全麻药引起的呼吸抑制,而且硬膜外麻醉还能提供术后镇痛的作用,使用浅全麻加硬膜外的麻醉方法,可以使新生儿拔管时间缩短,清醒彻底,无不良反应。张建敏等曾总结 50 例腹腔镜幽门环肌切开术的新生儿,均行硬膜外麻醉辅以浅全麻,观察新生儿腹腔镜麻醉中注气前、气腹中、注气毕记录各时点的呼吸循环动力学指标的变化,充气压力在 14mmHg,充气时间在 55 分钟以内,$P_{ET}CO_2$ 小幅度增加,呼吸循环功能的变化是小的,注气完毕 10 分钟内 $P_{ET}CO_2$ 迅速转为基础值,整个过程没有低氧血症发生。

随着新的快速有效、作用时间短效的麻醉药的使用,我们可以选用七氟烷吸入麻醉或静吸复合麻醉,可以联合使用肌松药来完成新生儿腹腔镜的手术。

点评

1. 幽门梗阻的手术,理论上不是急诊手术,所以如果有脱水、电解质紊乱和酸碱平衡失调的情况须彻底纠正,待情况好转再行择期手术。

2. 如果呕吐症状严重,有代谢性碱中毒等电解质紊乱,即使有肺部感染的新生儿,也需要急诊手术迅速缓解梗阻症状,不能等到肺部症状缓解才行手术。麻醉中要考虑肺通气不良,苏醒延迟的问题。

3. 腹腔镜手术的麻醉特别要考虑气腹给新生儿带来的缺氧和高碳酸血症的变化,要防止全麻药带来的呼吸抑制。腹腔镜麻醉目前全麻占主导地位,麻醉维持可以选择吸入麻醉,不用静脉麻醉药,也可以辅助骶管麻醉,保障患儿能尽早拔管清醒。

第七节　先天性无肛手术的麻醉

病例一　喉罩用于先天性低位无肛手术的麻醉

一般情况

患儿,男,2 天,体重 3.1kg。生后 2 天发现无肛门,呕吐数次,非喷射性,呕吐物为白色液体,量不多,腹部略膨隆。入院后查体患儿精神反应可,全身皮肤轻度黄染,腹稍隆,未见胃肠型及蠕动波,脐带残端未脱落;腹软,未及包块及肌紧张,叩诊鼓音,肠鸣音

3 次/分。正常肛门位置未见肛门,可见肛门隐窝,周围有色素沉着及放射状皱襞,阴囊中缝处可见淡蓝色瘘管,可见少量胎便排出,刺激肛周未见其向中心收缩。倒立侧位片显示充气肠管远端至肛门标记物距离约为 1.1cm。诊断为先天性肛门闭锁,直肠会阴瘘。

麻醉过程

入室监测生命体征平稳,面罩吸氧,阿托品 0.05mg 静脉缓慢注射,6% 七氟烷吸入诱导,新鲜气体流量 6L/min,待患儿自主呼吸减弱,幅度减浅,托下颌无体动后置入 1.0 喉罩,手控通气患儿胸廓起伏好,呼气末二氧化碳波形理想,听诊双肺呼吸音对称,固定喉罩。4% 七氟烷吸入维持麻醉,新鲜气体流量减为 2L/min,机械通气采用容量控制模式 V_T 30ml,频率 30 次/分。连续监测 SpO_2、HR、BP、体温,并维持 $P_{ET}CO_2$ 35～45mmHg,水温毯 38℃ 持续保温。患儿手术体位为截石位,双下肢吊起后观察患儿气道压和呼末二氧化碳波形没有明显变化,听诊双肺呼吸音正常。在手术刺激停止时关闭七氟烷,开大新鲜气体流量至 6L/min,待患儿自主呼吸恢复,在轻拍面颊有体动后拔除喉罩。立即予面罩吸氧。试脱氧 3 分钟 SpO_2 无明显下降,送返病房。手术时间 25 分钟,麻醉时间 40 分钟,术中输入去钾糖维 20ml,出血 1ml。术后患儿恢复顺利,7 天出院。

病例二　俯卧位先天性高位无肛手术的麻醉

一般情况

患儿,男,60 天,体重 3.9kg。生后发现无肛门,结肠造瘘术后 2 个月收入院。查体一般情况可,心肺检查未见特殊。腹平软,未见胃肠型及蠕动波,未及压痛及包块,肠鸣音 4 次/分,左侧腹部可见造瘘口,未见明显感染征象。入院后诊为高位无肛、结肠造瘘术后,完善术前检查,行肠道准备,于入院第 8 天行尾路肛门成形术。

麻醉过程

入室后面罩吸氧,阿托品 0.05mg、芬太尼 5μg、丙泊酚 10mg

及罗库溴铵 2mg 静脉缓慢注射,患儿肌张力降低、下颌松弛、自主呼吸消失,喉镜直视下置入 3.0mm(ID)气管导管,插管深度 10.5cm,听诊双肺呼吸音对称,妥善固定导管。给予瑞芬太尼 $0.3\mu g/(kg \cdot min)$,静脉泵入,2.5% 七氟烷吸入维持麻醉,机械通气 V_T 40ml, RR28 次/分。连续监测 SpO_2、HR、BP、体温,并维持 $P_{ET}CO_2$ 35~45mmHg,水温毯 38℃ 持续保温。患儿手术体位为俯卧位,摆好体位后患儿气道压略有增加,听诊双肺呼吸音正常且对称。术毕 15 分钟前停止静脉注入瑞芬太尼,术毕前约 3 分钟停用七氟烷,开大新鲜气体流量。术毕时患儿自主呼吸恢复,翻身及吸痰时呛咳明显,带气管导管吸氧 3 分钟 SpO_2 无明显下降,松套囊拔除气管导管。患儿自主呼吸恢复,体温正常,无明显哭闹及肢体自主运动,面罩吸氧 $SpO_2$99%。手术时间 135 分钟,麻醉时间 145 分钟,术中输入葡萄糖氯化钠钾溶液 70ml,出血 3ml。送术后恢复室继续观察 20 分钟,Steward 苏醒评分为 6 分,送返病房。术后患儿恢复顺利,7 天出院。

讨论

肛门直肠畸形是较常见的消化道畸形,该畸形的发生率为 1/5000,男性多于女性 2 倍。种类繁多,病理改变复杂。其发生可能与妊娠期,特别是妊娠早期(4~12 周)受病毒感染、化学物质、环境及营养因素的作用有关。胚胎期发生发育障碍的时间越早,所致畸形的位置越高,越复杂。肛门直肠畸形可伴发脊柱、四肢骨骼、心脏及大血管畸形(以法洛四联症和巨大室间隔缺损最常见),还可合并各种消化道畸形,而内脏外翻、膀胱小肠裂等复杂畸形罕见。另外患儿就诊时通常年龄较小(生后数小时至数天),肛门无瘘口或瘘口较小,胎便不能排出或排出困难,故患儿常存在不同程度的腹胀。

先天性无肛患儿的年龄多在 3 天以内,其心、肺、肝、肾、中枢神经等重要器官及系统的生理功能均未发育成熟,对手术及麻醉的耐受性较年长儿差,麻醉中要特别注意维持患儿呼吸、循环功能的稳定,应用静脉药物时尽量避免加重肝肾代谢的负担。

对于新生儿来说,术中的体温维持尤为重要,其单位体重的体表面积大于成人,而比起体重来,体表面积与新陈代谢及其有关参数(氧耗、二氧化碳生成、心输出量和肺泡换气)的相关性更大。单位体重下较大的体表面积使热量更容易散失,且早产儿尤为明显。新生儿体温调节机制发育不成熟,皮肤菲薄、脂肪储备低,主要的产热机制是褐色脂肪非肌颤性代谢产热和肝氧化磷酸化旁路。足月新生儿褐色脂肪占体重的5%,而早产儿只占1%,发育不全的婴儿和生病的新生儿脂肪储备缺乏,褐色脂肪的新陈代谢非常有限;此外,挥发性麻醉药物也可抑制褐色脂肪细胞的产热作用。因此新生儿体温调节范围较成人明显为窄。围术期需设法预防(温毯、棉垫包绕四肢)和及时处理低体温的发生。

由于患儿存在不同程度的腹胀,欲行肠造瘘的患儿术前常规留置胃肠减压。低位无肛行肛门后切的患儿术前通常不用经鼻插入胃肠减压管,但麻醉准备均应按饱胃处理。肛门后切时患儿手术体位是截石位,体位变动后腹压增加,会影响患儿自主呼吸,在麻醉方法上通常首选气管插管,但手术时间短小的新生儿手术也可以选用喉罩,其方法操作简单、麻醉过程平稳、并发症少,对气管及喉头无机械性刺激,血流动力学波动明显小于气管插管。新生儿喉罩麻醉管理的关键是呼吸管理以及喉罩插入和拔除过程中血液动力学的稳定性。病例一患儿使用了1.0喉罩,效果满意。在新生儿临床工作中有时会遇到喉罩移位,调整喉罩位置后通气仍不理想,脉搏SpO_2会明显下降,如果手术时间较短,可以改为面罩吸入麻醉完成手术,不必再进行气管插管。估计手术时间长的患儿就需要更换成气管插管通气了。王芳等总结了10例新生儿手术使用喉罩辅助七氟烷的情况,ASA Ⅰ级或Ⅱ级,出生(8±7)天,体重(3.0±0.7)kg,手术时间(22.5±9.8)分钟,拔除喉罩时间(3.5±1.3)分钟。9例患儿采用标准法一次性插入成功,1例在应用标准法第一次插入失败后,第二次改为正中侧位入路插入成功。插入时有1例患儿发生屏气。拔除时未发生呛咳,无一例发现喉罩带血。说明在喉罩插入过程中不仅要采用标准经典插入方法,而且要掌握多种其他插入方法,防止在插入时引起损伤。

病例二的特殊之处在于,患儿为小婴儿,且行俯卧位手术,预计手术时间相对较长,因此,在实施麻醉过程中首先要注意特殊体位下气管插管的确切固定,变换体位后需要重新确定导管位置,术中也要保证足够的麻醉深度,以免患儿体动后导管脱出,增加麻醉管理的风险。另外,对于小婴儿来说,导管较细,易出现打折,俯卧位手术更是如此,因此要注意通气情况。

此患儿在术中使用了瑞芬太尼,瑞芬太尼能否在新生儿或小婴儿中使用,国外早在 1997 就报道了瑞芬太尼在新生儿体内代谢机制的研究,随后逐步开始在新生儿甚至早产儿中应用瑞芬太尼,取得了很好的效果。美国费城儿童医院曾作过多中心新生儿使用瑞芬太尼的研究,60 例足月新生儿和婴儿行幽门环肌切开者随机分为两组瑞芬太尼组和氟烷组,分别观察麻醉前后窒息的发生情况。两组术后窒息发生率没有显著性差异,发生窒息多为新生儿,但与使用何种药物无关。

由于新生儿与药物代谢相关的酶系统发育不全,药物的血浆半衰期较长,肾小球滤过率较低,因此经肝肾代谢的药物在体内清除缓慢,而瑞芬太尼不同于其他阿片类药物,瑞芬太尼是一种人工合成的超短效能的阿片 μ 受体激动药,它能够被组织和血浆中的非特异性酯酶快速降解,具有起效迅速、镇痛强、体内不蓄积的特点,瑞芬太尼的药物清除率约为 40ml/(kg·min),其药物容量分布和清除具有和年龄大小的相关性。在 2~12 岁的儿童,瑞芬太尼的药物代谢与成人是一致的。而在新生儿和婴幼儿中,清除率更快。同时新生儿和小婴儿中枢神经系统发育不成熟,呼吸中枢发育不完善,使用瑞芬太尼可以通过快速清除特性使中枢神经系统和呼吸功能更快恢复。文献报道瑞芬太尼已用于新生儿及早产儿的手术麻醉、一些治疗过程中镇静镇痛,例如早产儿视网膜疾病激光治疗及 PICC 置管,和 ICU 插管患儿的镇静,并取得了很好的效果。

对新生儿及小婴儿应用阿片类药物时我们应掌握好药物的种

类及剂量,瑞芬太尼输注速率的安全范围较大,各种文献中的给药速率也不尽相同,在英国小儿国家处方集(BNFC)内有关于新生儿使用雷米芬太尼的用法用量说明,其推荐的新生儿用药剂量为 $0.4 \sim 1 \mu g/(kg \cdot min)$,我院在瑞芬太尼的使用上积累了一些经验,可以采用作用时间较短的瑞芬太尼联合七氟烷完成气管插管,瑞芬太尼与七氟烷有很好的相互作用,实验证明能够明显减少新生儿麻醉中七氟烷的用量,提供更加平稳的麻醉过程。临床中也有个别患儿出现了胸壁僵硬、手控通气困难的情况,考虑与瑞芬太尼注射速度过快有关;建议瑞芬太尼应用于新生儿时,使用静脉持续缓慢泵注的方法,避免快速推注。另外术毕前约15分钟停止输注瑞芬太尼,吸入七氟烷至术毕,可以避免患儿发生术后呼吸抑制,心律失常,低氧血症,呕吐等不良事件。

点评

1. 喉罩可以用于短小新生儿手术的麻醉,与气管插管相比,其麻醉过程平稳、并发症少,对气道无机械性刺激,血流动力学波动明显小于气管插管。

2. 俯卧位的婴儿机械通气时气道压会增高,因此麻醉需要行气管插管。

3. 瑞芬太尼用于新生儿手术安全,可行。

第八节　先天性肠梗阻手术的麻醉

病例一　先天性肠闭锁手术的麻醉

一般情况

患儿,女,1天,体重2.4kg。患儿主因生后吐泡沫,呼吸急促,口唇发绀以"新生儿湿肺"收入NICU。入院第2天,发现患儿呕吐黄绿色胃内容物,并有腹胀。患儿为 33^{+3} 周早产,胎膜早破,出生体重2350g。其母亲曾因先天性心脏病(室间隔缺损)行手术治疗,目前患儿母亲超声心动图提示"心脏扩大",活动耐量可。入院时患儿精神反应稍弱,哭声略低,口唇发绀,口吐白色泡沫。腹部立位 X 线片显示肠梗阻征象。腹部 B 超示回肠闭锁。超声心动图为卵圆孔未闭。实验室检查未见明显异常。

麻醉过程

入院后第 2 天急诊行剖腹探查术,入室监测生命体征 SpO_2 99%,HR150 次/分,RR 26 次/分,BP75/50mmHg,体温 36℃。面罩吸氧浓度 60%,麻醉诱导予丙泊酚 8mg,瑞芬太尼 5μg,芬太尼 2μg 静脉缓慢注射,下颌松弛后置入 3.0mm(ID)气管导管,插管深度 9.5cm。麻醉维持给予 3.5% 七氟烷,氧流量 4L/min,吸入维持麻醉,机械通气 V_T25ml,RR 28 次/分。连续监测生命体征,并维持 $P_{ET}CO_2$30~45mmHg,水温毯 38℃持续保温。术中发现回肠扭转 720°,肠管颜色变黑,血运差,切除回肠 50cm 及回盲部。关腹后逐渐减小七氟烷浓度,缝皮时停用。待患儿自主呼吸恢复,出现自主体动时拔除气管导管。手术时间 55 分钟,麻醉时间 60 分钟,术中补液 5% 葡萄糖 10ml,出血 1ml。患儿恢复顺利,术后 16 天出院。

病例二　十二指肠膜式狭窄手术的麻醉

一般情况

患儿,男,2 个月,体重 3.8kg。生后间断呕吐两月余。体格检查无特殊。

化验检查结果未见明显异常。胸、腹立位 X 线片可见肺炎少许;上腹可见巨大囊腔影,并可见气液平面。B 超显示十二指肠、空肠交界处膜式狭窄,继发十二指肠不全梗阻。超声心动图显示有卵圆孔未闭。入院后予补液抗炎支持治疗,完善相关检查。

麻醉过程

入院后第 6 天在全麻下行 Ladd 术。入室时鼻温 36℃,SpO_2 100%,HR153 次/分,RR 26 次/分,BP82/47mmHg。面罩辅助吸氧,静脉给予芬太尼 5μg,丙泊酚 12mg,瑞芬太尼 8μg,自主呼吸消失,四肢肌张力降低后,置入 3.0mm(ID)气管导管,深度 11cm,听诊双肺呼吸音对称。4%七氟烷持续吸入,新鲜气体流量3L/min维持麻醉。定容控制呼吸 V_T35ml,频率25次/分,I∶E=1∶1.5,术中适当调节 V_T 及 RR 维持 $P_{ET}CO_2$ 在 35~45mmHg。术毕前10分钟将七氟烷浓度减至2%左右,缝皮时关闭七氟烷挥发罐,增加氧流量至6~8L/min,患儿自主呼吸规律、有自主体动时试脱氧,SpO_2 维持在99%~100%,拔除气管导管,观察3~5分钟,患儿反应可,脱氧 $SpO_2$100%,鼻温35.8℃,送返病房。手术持续时间40分钟,麻醉时间1小时,出血1ml,术中补充去钾维持液50ml,未监测尿量。

讨论

先天性肠闭锁是新生儿常见的消化道畸形,由于病理类型较为复杂、麻醉的风险较高、手术难度较大、术后恢复慢。十二指肠及空肠上段的闭锁与狭窄是由于胚胎期肠管空化不全所致。有研究表明,空、回肠及结肠在胚胎发育过程中,并无暂时充实期的存在,空肠下段及回肠、结肠闭锁是由于胎儿时期肠管循环障碍所致,胎儿期肠扭转、肠套叠、索带粘连及血管分支畸形等影响某段小肠或结肠血液供应,胎儿期肠管细小,发生肠套叠时不能自行复位,套叠段肠管无菌性坏死、穿孔、吸收、修复,出现相应部位肠管闭锁或狭窄,相应肠系膜呈"V"型缺损,最终存留小肠的总长度明显短于正常新生儿,这是肠闭锁手术容易出现短肠综合征的重要原因。

随着产前B超检查的普及,部分肠闭锁早期宫内诊断成为可能。凡患儿生后反复发生呕吐、进行性腹胀、不排胎便或仅排少许灰白色黏液便,都应考虑先天性肠闭锁的可能。而症状出现的早晚和轻重则取决于梗阻部位和程度。生后几小时,患儿全身情况良好,与正常儿无区别,但很快会表现为躁动不安,不能入睡,不吃奶。由于呕吐频繁,很快出现脱水及中毒症状,且往往伴有吸入性肺炎,全身情况迅速恶化。如果发展为肠穿孔、腹膜炎,患儿会由于腹胀加重出现呼吸困难、体温不升及全身中毒症状。

部分肠闭锁患儿还有可能合并其他系统畸形,与空回肠及结肠闭锁相比,十二指肠闭锁合并心脏及泌尿系统畸形的几率较高。

张生等研究了 120 例肠闭锁、肠狭窄患儿,其中合并肠旋转不良 8 例,梅克尔憩室 2 例,环状胰腺 1 例,21-三体综合征 1 例,先天性心脏病 2 例,内脏转位 1 例,先天性巨结肠 1 例。由于大部分患儿年龄小,且多为急诊手术,上述这些病例合并畸形,术前很难明确诊断,增加了麻醉管理的难度及潜在风险。

充分做好术前准备是保证患儿预后的必不可少的条件。灌肠会导致血管内液体的严重丢失,造成血容量降低,麻醉诱导前需要积极纠正。如患儿就诊早,全身情况尚好时经保温、胃肠减压等处置后即可实施手术。若患儿就诊较晚,则多存在水、电解质及酸碱平衡紊乱,还可能合并吸入性肺炎,应积极补液、抗感染,待患儿全身情况好转后再行手术。若就诊时已出现肠穿孔甚至全身感染中毒表现,则需要在尽量纠正上述情况的同时急诊手术治疗。

由于早产儿吸入麻醉药引起的儿茶酚胺反应弱于成熟儿,而且早产儿的药物半衰期比成熟儿长、药物清除率低,达到相同的麻醉深度比成熟儿需要更少的麻醉药,所以麻醉药的用量要小于成熟儿。麻醉药物过量会引起心血管功能不稳定,它与药物不足之间的范围很窄,可以间断加入芬太尼和肌松药。

术后第 1 个 24 小时内进行监测是必须的,早产儿最常见的麻醉相关疾病就是术后呼吸暂停,发生率接近 20%。呼吸暂停的原因可能是麻醉药物作用时间延长、二氧化碳反应曲线的偏移、呼吸系统发育不成熟或者呼吸肌疲劳造成的。拔除气管导管前静注地塞米松 0.5~1.0mg/kg,可有效预防喉头水肿。当患儿完全清醒时及呼吸的频率和深度均比较充分时,才予以拔管。病情不稳定或胎龄小的患儿术后保留气管导管回新生儿监护室并进行呼吸机支持治疗,较为安全。

经手术治疗的患儿,多数长期随访结果是令人满意的,生长发育和智力发育均正常,但少数短肠患儿,可能出现低蛋白、低钙、低磷、低镁等,或骨骺核出现较晚、发育延迟等情况。

先天性十二指肠梗阻是新生儿常见的急腹症之一,其发病原因多为胚胎期发育异常所致,可分为内源性和外源性两种,常见的疾病为十二指肠闭锁或膜式狭窄、肠旋转不良伴中肠扭转及环形胰腺。本章病例属于内源性十二指肠梗阻,主要原因是胚胎期 12 周左右十二指肠生长发育阶段肠管自身空化不全造成。胚胎第 4~5 周的"充实期",肠腔内上皮细胞过度增生充满肠腔;胚胎第 8~12 周的"腔化期",充实的上皮细胞内出现许多空泡,相互融合,肠腔再次贯通,形成正常的肠道。如果胚胎肠管的这种演变过程在第 2~3 个月时发育障碍,某段肠管停留在充实期或空泡未融合、融合不完全,就可形成闭锁或狭窄。十二指肠闭锁或狭窄可发生在十二指肠的任何部位,以十二指肠第二段多见,尤以壶腹附近最多见。此外,约有 30%~50% 的病例可同时伴发其他畸形,如肠旋转不良、环形胰腺、多发肠闭锁、肛门直肠畸形、食管闭锁等,还可合并 21-三体综合征、先天性心脏病、泌尿生殖系统和四肢畸形等。

十二指肠闭锁及狭窄均属于高位肠梗阻,本病多见于早产儿或低体重儿,母亲病史中约有半数病例有羊水过多史。如果为十二指肠完全梗阻,多于生后 72 小时内出现持续性呕吐,呕吐物内多含胆汁;若梗阻不全,患儿不一定生后立即出现呕吐,呕吐可呈间歇性。又因为梗阻部位较高,查体时患儿腹胀不明显,下腹部较平坦甚至空瘪,部分患儿可有胃部振水音。由于持续性呕吐,出现脱水、电解质及酸碱平衡紊乱,还可存在营养不良,精神差,甚至低体温。

该病术后死亡率与患儿出生体重和有无其他严重畸形及并发症有密切关系。围术期处理及麻醉管理方面,有以下几方面值得注意。

十二指肠梗阻患儿由于梗阻位置高,呕吐频繁,就诊及手术年龄较早,大多在生后 3 个月内。此类患儿喂养困难,营养不良,体重通常低于同龄儿。开腹探查及操作会导致体液丢失及体温下降,因此,围术期应特别注意保温,避免患儿体温过低。梗阻患儿术前应持续胃肠减压,吸出钡剂或其他胃内容物,入手术室后诱导前要再次经胃管吸引胃内容物,减少麻醉期间反流误吸的发生。

患儿就诊时多数存在脱水及电解质紊乱,以低钠、低氯为多见,手术前应尽量纠正容量及代谢紊乱,胃肠减压量可予 3∶1 液补充。

如患儿术前合并吸入性肺炎,应积极抗感染治疗,肺炎未愈需急诊手术时,诱导时、术中及术毕拔管时要密切注意患儿呼吸道情况,减少喉痉挛、支气管痉挛、肺不张等并发症的发生。

新生儿的呼吸主要以腹式呼吸为主,腹部手术可引起肺容量的改变。由于腹部脏器的影响,仰卧位时功能余气量小于站位或坐位时。全身麻醉后,功能余气量进一步减少甚至造成小气道闭合、通气血流失衡,发生低氧血症。

发生梗阻的患儿通常需要行全麻下气管插管。如果预计存在插管困难或患儿呕吐频繁,可在清醒插管后行全麻诱导;快速插管的过程与儿童及成人相似。但是,由于新生儿的氧消耗量是成人的两倍,因此患儿呼吸暂停后出现缺氧的时间更快。为方便置入气管导管,可在导管内加入管芯;但如果使用不当,管芯本身可引起气道损伤。插管后可用吸入或阿片类药物加肌松药的方法维持麻醉,避免应用 N_2O。在吸氧同时可吸入空气,将吸入氧气的浓度控制在安全范围内。这些患儿肾脏灌注可能较差,因此,泮库溴铵以及一些抗生素的作用时间会延长。此外,如果肝脏血流不足,阿片类药物以及肌松剂的代谢会延迟。

硬膜外阻滞可以作为全麻的辅助措施,我院詹振刚曾在 80 年代初开始推广使用小儿单次硬膜外麻醉技术,并广泛用于新生儿外科,解决了当时缺乏安全有效的短效全麻药、功能齐全的麻醉机和监护仪带来的问题,是技术上的重大突破。局麻药物使用简单有效的利多卡因和布比卡因,至今仍然使用。利多卡因对组织刺激小,起效快,肌松良好,用药剂量根据手术部位和范围以及患儿年龄、体重、椎管长度等因素决定。通常用量 8～10mg/kg 计算,用药浓度:未成熟儿 0.5%,1 岁以内 0.8%～1%,1～5 岁 1%～1.2%,5～10 岁 1.2%～1.5%。布比卡因通常适用于小儿。布比卡因麻醉效能比利多卡因强 4 倍,对感觉神经阻滞比运动神经好,对局部血管扩张作用不明显,透过血-脑脊液屏障速度慢,毒性可以降低。此药在血中约 90% 与血浆脂蛋白结合,故血中该药的浓度较低,体内药物蓄积少,因此较安全。麻醉作用出现时间 5 ~ 10 分钟,作用完全时间 15 ~30 分钟,局麻阻滞失效可以达到 4 ~ 5 小时以上。布比卡因可以单独使用,用药量 2 ~ 2.5mg/kg,浓度:未成熟儿 0.2%,新生儿 0.25%,婴儿 0.25% ~ 0.375%,儿童 0.375% ~0.5%。布比卡因也可以和利多卡因合用,其中布比卡因 0.2% ~0.375%,用量 1.5 ~ 2.0mg/kg,利多卡因浓度 0.5% ~ 1%,用量 5 ~6mg/kg。儿童对硬膜外麻醉的反应比成人为佳,新生儿及婴幼儿的神经髓鞘形成不完善,神经纤维细,应用较低浓度局麻药就可以阻滞完善,由于同时使用机械通气,可以改善通气条件,防止误吸,不致引起缺氧和二氧化碳蓄积,拔管后呼吸平稳,循环系统平稳,应激反应小。全麻药的使用也减少了,患儿可迅速苏醒。

若病变影响了肠管血流引起缺血,那么这种患儿病情较重,出现循环系统障碍,表现为衰弱、腹胀、血便、呕吐、低血压、代谢紊乱、败血症、白细胞(WBC)减少以及血小板(PLT)减少。腹部 X 线检查可见充气的肠管、肠气减少以及肠穿孔。这种患儿不宜应用局部麻醉技术。

点评

1. 肠闭锁的早产儿或新生儿通常病情非常危重,需要做急诊手术。要充分地做好术前评估和完善的手术室准备。

2. 麻醉诱导前需要插胃管进行胃肠减压,减少梗阻近端的内容物和压力。麻醉诱导要视患儿的病情和月龄来选择。

3. 病情危重的患儿常有休克的表现,麻醉中需注意抗休克治疗。

4. 硬膜外麻醉适用于任何年龄的儿童,包括新生儿的手术。新生儿硬膜外麻醉效果确实可靠,有良好的肌肉松弛和镇痛作用。

参 考 文 献

1. 辛忠,张建敏. 新生儿先天性食管闭锁及气管食管瘘围术期的呼吸管理. 临床麻醉学杂志,2012,28(6):573-575.

2. 毛珍慧,王萍,张建敏. 新生儿脐膨出修补术的麻醉处理. 临床麻醉学杂志,2006,9(22):713-714.

3. 张建敏,朱惠英. 新生儿腹腔镜麻醉中呼吸循环功能的变化. 临床麻醉学杂志,2002,7(18):354-355.

4. 王萍,王芳,张建敏. 小婴儿腹腔镜先天性巨结肠根治术麻醉处理. 中国内镜杂志,2005,11(10):1022-1023.

5. 王芳,张建敏. 喉罩复合七氟烷吸入麻醉在新生儿手术中的应用. 临床麻醉学杂志,2012,28(4):380.

6. John J. Greer,Randal P. Babiuk,Bernard Thebaud. Etiology of Congenital diaphragmatic hernia: the retinoid hypothesis. Pediatric Research,2003,53(5): 726-730.

7. Oshiro. T,Asato. Y,Sakanashi. M,et al. Differential effects of vitamin A on fetal lung growth and diaphragmatic formation in nitrofen-induced rat model. Pulmonary Pharmacology & Therapeutics,2005,18(3):155-164.

8. Hannah King,Peter D Booker. Congenital diaphragmatic hernia in the neonate. Continuing Education in Anaesthesia,Critical Care & Pain,2005,5(5): 171-174.

9. Teman E,Sungun MB,Boyaei A,et al. One lung ventilation of a preterm newborn during esophageal atresia and tracheoesophageal fistula repair. Acta Anaesthesiol Stand,2002,46(3):332-333.

10. Andropoulos DB,Rowe RW. Betts JM. Anaesthetic and surgical airway management during tracheo-esophageal fistula repair. Paediatr Anaesth,1998,8(4):313-319.

11. Senturk M. New Concepts of the Management of one-lung Ventilation [J]. Curr Opin anesthesiol,2006,19(1):1-4.

12. Maureen S,Russell J,James M,et al. Retrospective case study of team approach to omphalocele orthosis fabrication and Implementation. Pediatr Phys Ther,2008,20:284-287.

13. Dante P. Alkalosis-induced respiratory depression from infantile hypertrophic

pyloric stenosis. Pediatric Emergency Care,2011,27(2):124.

14. Davis PJ, Ross AK, Henson LG, et al. Remifentanil pharmacokinetics in neonates. Anesthesiology,1997,87:No3A,A1064.

15. Galinkin JL, Davis PJ, McGowan FX, et al. A randomized multicenter study of remifentanil compared with halothane in neonates and infants undergoing pyloromyotomy. Anesth Anzlg,2001,93(6):1387-1392.

16. Fabrice Michel, Annie Lando, Christine Aubry, et al. Experience with remifentanil-sevoflurane balanced anesthesia for abdominal surgery in neonate and children less than 2 years. Pediatric Anesthesia,2008,18:532-538.

17. BMJ Group. BNF. UK;RCPCH,2010,788-789.

18. Stollman TH, de Blaauw I, Wijnen MH, et al. Decreased mortality but increased morbidity in neonates with jejunoileal atresia: a study of 114 cases over a 34-year period[J]. J Pediatr Surg,2009,44:217-221.

第二章 神经外科手术麻醉

第一节 脑积水脑室腹腔
分流手术的麻醉

病例一

一般情况

患儿,男,3个月余,体重5kg。患儿家长发现患儿头围逐渐增大伴呕吐入院治疗,体格检查显示患儿神志清,精神弱,头围明显增大,囟门隆起,双目落日征,四肢肌力Ⅳ级,听诊双肺呼吸音粗,未及啰音及心脏杂音,余未见明显异常。

入院后完善各项检查,梗阻性脑积水诊断明确,无手术及麻醉禁忌。拟于全身麻醉下行脑室腹腔分流术。

麻醉过程

患儿入室后连接监护仪,HR145次/分,$SpO_2$98%。经外周输液静脉给予芬太尼10μg,丙泊酚15mg,阿托品0.1mg,待意识消失后,给予罗库溴铵3mg,面罩给氧加压通气,胸廓起伏良好,约1分钟后行气管内插管,3.0mm(ID),插管深度11cm,导管套囊未充气,听诊双侧呼吸音对称,无明显漏气声,胶布固定气管导管,转换为机械通气模式。术中吸入2.5%~3.5%七氟烷维持麻醉,新鲜气体流量2L/min,设置V_T50ml,I:E=1:1.5,RR 20~25次/分,控制$P_{ET}CO_2$在25~35mmHg范围内。术中连续监测患儿SpO_2、体温、HR、BP,根据生命体征和手术步骤调节麻醉深度,体征大致平稳。术中共输入糖盐钾溶液 50ml,出血 2ml,手术时间约 50 分钟,术毕前 5 分钟关闭七氟烷挥发罐。术毕包扎后增大氧流量排醚,待患儿恢复自主呼吸后转换为手控呼吸模式,观察 V_T、RR、$P_{ET}CO_2$ 在正常范围后,脱氧 3 分钟,$SpO_2 > 97\%$,拔除气管导管,吸引口咽部分泌物。拔管后患儿双眼微张,四肢活动有力,哭声响亮,HR150 次/分,脱氧 $SpO_2$98%,安返病房。

病例二

一般情况

患儿,男,6 个月余,体重 6.3kg。患儿生后因溶血性黄疸住院治疗,期间诊断为颅内出血,化脑后脑积水,未行特殊处理。出院后脑积水缓慢进展,再次入院治疗。查体头围 50cm,前囟张力高,双瞳孔等大等圆,光反正常引出,四肢肌张力稍高,巴氏征可疑阳性,左眼弱视 3.0。头颅 CT 示重度交通性脑积水,生化 CK 升高 2 倍,余无特殊。诊断明确后拟行脑室腹腔分流术。

麻醉过程

术晨患儿因剧烈哭闹致静脉留置针脱出,患儿入室后连接心电监护,HR170 次/分,$SpO_2$99%。以 8% 七氟烷吸入诱导,待患儿入睡后减至 4%,行外周静脉输液,给予芬太尼 $10\mu g$,罗库溴铵 3mg,1 分钟后插管,3.5mm(ID),插管深度 11.5cm,听诊确认导管位置恰当,固定气管导管机械通气。术中吸入 2.0% 七氟烷,持续泵注瑞芬太尼 $0.25\mu g/(kg \cdot min)$ 维持麻醉,设置 V_T60ml,I:E = 1:1.5,RR20~25 次/分,体征平稳。术中患儿侧卧位,进行至贯穿隧道时突然出现气道压异常升高,呼吸机报警,立即通知外科医师暂停手术,经快速排查,怀疑气管导管脱出声门口顶住咽后壁,此时 SpO_2 逐渐下降至 90%,迅速拔出气管导管,改行面罩加压纯氧通气,效果较好,SpO_2 回复至 100%。由于患儿侧卧位且头部覆盖无菌单,在不污染手术野的情况下重新插管十分困难,故尝试经口置入 ID1.5 喉罩,连接呼吸管路手动通气见胸廓起伏良好,气道压及二氧化碳波形与之前插管时相当,牢固固定后手术继续。缝皮前关闭七氟烷,停止泵入瑞芬太尼,术毕转换为平卧位,增大新鲜氧气流量排醚,约 3 分钟后患儿自主呼吸恢复,体动佳,呼吸机抵抗,观察自主呼吸脱氧满意,拔除喉罩,吸引口腔分泌物,面罩吸氧。将患儿转移至 PACU,待完全清醒后返回病房,随访患儿未见明显麻醉相关并发症。

讨论

小儿脑积水是一种较为常见的疾病,原因总体上可归纳为脑脊液分泌过多、循环受阻、吸收障碍或三者兼而有之。脑积水引起脑室扩张,脑室周围组织缺血缺氧,水肿变性,致功能障碍。临床上脑积水患儿除了表现出颅压增高的症状和体征外,常可出现智能发育不全。婴儿脑积水的发病率为 3‰,其中单纯先天性脑积水的发病率为 0.9‰~1.5‰。脑积水主要分为交通性脑积水和梗阻性脑积水。脑室腹腔分流术是目前治疗脑积水的最常用方法。导管通过穿刺孔插入非优势脑(通常是右脑)侧脑室的颞角。储备囊放置在邻近穿刺孔的皮下,排放支通过皮下隧道直达上腹部某点,在该点通过一个小切口插入腹腔内。脑室腹腔分流可改善脑组织的继发损害。有研究证实,小儿脑积水经分流术后,随着脑室内积水消失,大脑组织可以以惊人的速度生长,使脑室恢复其正常形态,脑功能恢复快,预后良好。而且已有偏瘫、言语功能障碍、智力障碍者均有所好转。早期手术比晚期手术脑功能恢复快,脑电图的异常好转快,术后智力缺陷发生率低,患儿生存质量高。

由于早期手术使脑积水患儿的脑功能得以快速恢复,多产生较好的预后,因此一旦诊断明确即可限期行分流术。接受此类手术的患儿平均年龄小,肢体活动及言语发育未完善,并且可伴有一定程度的智力障碍,因此多数患儿无法在麻醉前评估及麻醉诱导期给予配合,这就为麻醉医师带来了挑战。麻醉前评估要特别关注气道条件,患儿头围明显增大增加了行气管插管的困难。近期的呼吸道感染史也尤为重要,如果患儿有咳嗽咳痰,体温升高,或血常规检查和胸片检查提示呼吸道感染征象,那么应推迟手术,待症状消失 1～2 周后再行手术为宜,否则极易造成气管插管和拔管过程中的气道痉挛和梗阻,增加拔管困难和术后肺炎的风险。

对于已有静脉留置套管针的患儿,适合以丙泊酚、芬太尼、罗库溴铵直接行静脉快速诱导,对于术前没有开放静脉的患儿,要想在其清醒哭闹的情况下行外周静脉穿刺是十分困难的,因此如病例二所述,吸入诱导应用于此类患儿十分普遍。吸入诱导过程中要注意选择患儿合适大小的面罩密闭口鼻,通常采用七氟烷纯氧吸入,放置肩垫利于充分展开气道,提高诱导效率。另外小儿分泌物多,易发生呕吐误吸等,诱导前务必准备好吸引器和吸痰管。脑积水患儿头围明显增大,且多为年幼儿,头大颈短常常导致体位性气道梗阻,尤其在麻醉诱导和苏醒期间,患儿自主呼吸受到药物影响而发生不同程度的呼吸抑制,特别容易出现低氧和二氧化碳蓄积现象。放置大小适宜的肩垫通常能较好的解决该问题,将患儿肩部垫起,头自然下垂,颈部尽量伸展,使口咽喉在同一轴线,利于通气。另外,也可放置口咽通气道避免头后仰时舌体下垂堵塞呼吸通路,应注意的是放置口咽通气道需在一定的麻醉深度下进行,麻醉过浅或分泌物过多时该操作可能会刺激咽喉部导致痉挛,患儿出现屏气青紫,一旦发生,立即加深麻醉并面罩加压给氧。

麻醉的目标之一是避免颅内压的骤然升降,此类手术一般不需采用有创监测。总的来说,大多数麻醉药能够降低碳水化合物代谢,使 ATP 和 ADP 能量储存及磷酸肌酸增加。除氯胺酮外,静脉麻醉药可降低脑血流量和脑代谢率,但对颅内压没有不利的影响,麻醉性镇痛药对脑循环和脑代谢的影响轻微。所有的挥发性麻醉药都可导致剂量依赖的脑血管扩张,增加脑血流和降低脑氧代谢率,其扩张血管程度的顺序是氟烷 > 恩氟烷 > 异氟烷 > 地氟烷 > 七氟烷。吸入麻醉药对神经外科手术而言是完全可以接受的。因此,静脉麻醉和吸入麻醉均可用于脑室腹腔分流术。静脉麻醉多选用持续输注丙泊酚加单次给予芬太尼,或丙泊酚加瑞芬太尼持续泵入,静脉药物对颅压影响小,无污染,苏醒平稳;吸入麻醉多选用七氟烷,具有苏醒快,易调节,对颅压影响小等特点。芬

太尼 $2\mu g/kg$ 可满足术后镇痛要求,使得术后苏醒较为平稳,避免因疼痛躁动导致的颅压剧烈变化。虽然瑞芬太尼具有导致低血压、胸壁僵硬和心动过缓的风险,但据儿童医院麻醉科实践观察,其在密切监测下小心应用于年幼儿安全有效,通常剂量为 $0.2 \sim 0.25\mu g/(kg \cdot min)$。总体来说,脑室腹腔分流术的疼痛刺激不著,但在切皮和贯穿皮下隧道时可能会突然出现疼痛刺激,麻醉医师应适时加深麻醉,避免患儿突然出现的体动或循环剧烈波动,瑞芬太尼具有起效迅速,镇痛效果好,非特异酯酶代谢无蓄积的特点,因此可根据手术进展快速调节镇痛强度,应用于脑室腹腔分流术具备一定的优势,如病例二所示在缝皮前停药,不影响患儿苏醒和呼吸。另外,当脑室首次置管时,BP 可能出现忽然下降,这是由脑干压力减轻所致,偶尔需用短效升压药,在临床实践中 BP 变化常为一过性,多数不需特别处理。

根据外科医师的习惯,手术可采用仰卧位或侧卧位。麻醉医师需要关注和提醒外科医师不要将手术器械等重物放置于患儿敏感柔嫩的部位,如头面部和生殖器等,以免压伤。患儿腋下放置卷垫可防止臂丛神经受损。

头面部手术,手术野覆盖无菌单,一旦发生气管导管脱出、打折、位置不当等问题,麻醉医师将十分被动和难于处理。在病例二中,患儿侧卧位且整个头部均不在麻醉医师视野内,如果术中突然发生气道压异常升高、二氧化碳波形消失、SpO_2 下降等问题,应立即引起麻醉医师的重视并查找原因。在本病例中由于外科医师在寻找穿刺点时搬动头部,可能导致气管导管脱出声门口顶住咽后壁,使得气道压力骤然升高,随之 SpO_2 缓慢下降。在侧卧位对年幼儿重新进行气管内插管是十分困难的,因此我们在面罩通气有效 SpO_2 恢复至 100% 的情况下,尝试放置喉罩,一是脑室腹腔分流术相对时间不长,喉罩用于该手术可行;二是在保障安全的前提下尽量不影响手术进程污染手术野。在该病例中,应用喉罩后通气效果良好,但如果喉罩尝试失败,则不要犹豫,立即用纱布保护切口,掀开无菌单,将患儿放置于平卧位,面罩加压给氧后重新行气管内插管,确认位置后牢固固定,再摆放体位重新消毒继续手术,麻醉医师应牢记患儿的安全始终是第一要位的,切忌在困难的条件下反复尝试,威胁生命安全。患儿通常分泌物多,尤其非平卧位时易流出口腔使胶布失去黏性致导管脱出,因此可在麻醉诱导时给予阿托品、东莨菪碱、长托宁等抑制分泌物,另外,在不便管理气道的手术中,使用防水胶布牢固固定导管是必须的。手边备有应急气道工具可使麻醉医师在关键时刻忙而不乱。

术毕当患儿自主呼吸规律有力,脱氧观察后再拔除气管导管,充分吸引口腔分泌物。由于手术时间不长,对于术前无呼吸道感染史的患儿可以不必行气管内吸痰,避免剧烈呛咳导致 BP、颅压骤升及喉痉挛。拔除气管导管后应面罩吸氧,观察患儿有无因头大、舌后坠等导致的气道不畅,待患儿清醒后方可离室。

点评

1. 小儿脑积水为较常见的疾病,通常患儿的发病年龄较小,由于其肢体活动及言语发育尚未完善,故术前的麻醉评估存在一定的困难,但对气道条件以及近期内的呼吸道感染史要给予足够的重视。

2. 小儿脑积水的麻醉处理关键是要确保麻醉过程的平稳,防止颅内压的骤然升降。

3. 由于手术体位及操作等原因,术中要重视对气管导管以及头部等部位的保护,防止意外的发生。

4. 患有脑积水的患儿,一般状态通常较差,术毕拔管后要充分复苏,患儿完全清醒后再送返病房。

第二节 脊髓脊膜膨出
切除修补术的麻醉

病例一

一般情况

患儿,女,3 个月,5.0kg。患儿生后家长发现腰骶部黄豆大小包块凸出皮肤,呈青紫色,皮肤菲薄。患儿无发热、呕吐、抽搐表现。查体精神反应好,未引出病理性反射,双肺听诊未及啰音。MR 检查提示骶椎裂、脊髓栓系,骶段脂肪脊髓膨出,腰 4~5 阶段脊髓中央管扩张。完善入院检查后拟于全麻下手术。

麻醉过程

患儿入手术室后 HR137 次/分,BP85/51mmHg,SpO₂ 100%。静脉注射丙泊酚 15mg,芬太尼 10μg,阿托品 0.1mg,瑞芬太尼 5μg,地塞米松 2mg。面罩给氧加压通气,胸廓起伏良好,行气管内插管无明显呛咳,3.5mm(ID),插管深度 12cm,听诊双侧呼吸音对称,胶布固定气管导管,转换为机械通气模式,设置 PC14mmHg,I:E = 1:1.5,RR20~25 次/分,控制 $P_{ET}CO_2$ 在 30~40mmHg 范围内。摆放至俯卧位时保护患儿头颈及气管导管,术中吸入 1.0~1.3MAC 七氟烷维持麻醉,持续泵入瑞芬太尼 0.20~0.25μg/(kg·min),密切监护各项生命体征大致平稳。手术时间 40 分钟,出血 2ml,术中补充复方乳酸钠山梨醇 50ml。术毕前 5 分钟关闭七氟烷纯氧吸入,停止泵入瑞芬太尼,翻身后患儿自主体动,转换至自主呼吸模式,V_T 及 RR 满意,$P_{ET}CO_2$ 40mmHg,吸引口腔分泌物后拔除气管导管,面罩吸氧待患儿完全清醒后安返病房。

病例二

一般情况

患儿,男,1 个月余,5.5kg。患儿产前超声发现脊柱裂、腰骶部肿物,生后肿物生长迅速,直径 8~9cm,无破溃流液,其上有色素沉着,左小孔周围毛发增生,按之有少量白色皮脂腺样物质流出,无异常气味。双肺呼吸音对称,未闻及啰音和心脏杂音。MR 示右侧额顶皮下积血,$L_5~S_4$ 水平脊髓脊膜膨出,圆锥低位,$T_5~L_2$ 椎体水平脊髓中央管明显扩张。患儿腰骶部巨大脊髓脊膜膨出诊断明确,无手术麻醉禁忌,拟择期手术。

麻醉过程

患儿入室后连接监护仪,HR158 次/分,BP80/45mmHg,SpO₂

100%。经外周静脉给予芬太尼 10μg,丙泊酚 15mg,阿托品 0.1mg,待意识消失后,给予罗库溴铵 3mg,面罩给氧加压通气,胸廓起伏良好,气管内插管,3.0mm(ID),插管深度 11cm,听诊双侧呼吸音对称,无明显漏气声,防水胶布固定气管导管,转换为机械通气模式,设置 V_T 60ml,I∶E = 1∶1.5,RR 20 ~ 25 次/分,控制 $P_{ET}CO_2$ 在 30 ~ 40mmHg 范围内。行桡动脉穿刺连续监测有创动脉血压(ABP)。手术俯卧位进行,术中持续泵入丙泊酚 8 ~ 10mg/(kg·h)和瑞芬太尼 0.25 ~ 0.3μg/(kg·min)维持麻醉,连续监测患儿 SpO_2、HR、ABP、体温,根据生命体征和手术步骤适当调节麻醉深度,体征大致平稳,术中体温逐渐下降,最低至 35.2℃。术中共输入复方乳酸钠山梨醇 150ml,出血约 15ml,尿量 20ml,手术时间 3小时。术毕前 10 分钟停止泵入丙泊酚,术毕停止泵入瑞芬太尼。术毕翻身约 5 分钟后恢复保护性反射和自主呼吸,但 V_T 和 RR 较低,患儿反应差,继续机械通气,Hugger 升温仪持续升温,约 20 分钟后患儿体温缓慢回升至 36.2℃,清醒睁眼,四肢有力,呼吸满意,气管内吸痰拔除气管导管后观察 5 分钟,待体温升至 36.5℃后送返病房。

讨论

脊柱裂可以是广泛的、完全的神经管不能融合,称之为完全性脊柱裂或脊柱全裂,也可以是部分性脊柱裂。部分脊柱裂有隐性和显性之分,后者又分为脊膜膨出、脊髓脊膜膨出、脊髓外翻和脊柱前裂等。脊膜膨出多见于腰或腰骶部,也可见于其他部位。硬脊膜经椎板缺损向外膨出达皮下,形成中线上囊性肿块,囊内充满脑脊液。脊髓和神经根的位置可正常或与椎管粘连,神经根也可进入膨出囊内。临床上可表现为神经障碍:①腰骶部畸形可有小腿和足部肌肉下运动神经元瘫痪,足部、会阴和下肢后侧皮肤感觉缺失,以痛温觉障碍为主;②尿失禁;③下肢自主神经障碍表现,如青紫、怕冷、水肿、溃烂等。手术将脂肪与皮下组织游离,通过椎管的缺陷部位和硬膜穿过筋膜表面的位置游离出来,分离它和脊髓的连接部位,必须鉴别神经根,在关闭硬脊膜缺损时可能需要移植物。

脊髓脊膜膨出（一部分脑膜和脊膜经脊椎的缺损向外突出）是常见的新生儿疾病，应在神经症状不太严重时尽早手术，如因故推迟手术，对囊壁应慎加保护，防止破溃和污染。出生后立即将暴露的神经组织用无菌生理盐水纱布覆盖，婴儿应保持俯卧位以减少对神经组织的损伤。手术原则是解除脊髓拴系，分离和还纳脊髓和神经根，切除膨出的囊，取硬脑膜移植片关闭硬膜下腔。伴发脑积水或术后脑积水进行性加重者，应做脑脊液分流术。

吸入麻醉和静脉麻醉都可用于脊髓脊膜膨出切除修补术。研究证明 1 MAC 用于神经外科患儿比较适当，而 3~6 个月婴幼儿的 MAC 比年长儿和成年人高，原因尚不清楚，在七氟烷麻醉中，新鲜气体流量不要低于 1L/min。N_2O 有增加脑血流、脑兴奋、扩张脑血管、增加颅内压等作用，因此不太适宜用于神经外科手术。静脉麻醉药的优势在于心血管抑制程度较轻，没有诱发 MH 的危险，且术后恶心呕吐的发生率相对较低。应注意存在鸡蛋或豆油过敏史的患儿应避免或谨慎使用丙泊酚。在病例一采用了静吸复合维持麻醉的方式，以低浓度吸入麻醉药和小剂量镇痛药复合应用，可以取长补短，效果较好。脊髓脊膜膨出手术的麻醉除常规以外，应特别注意如下几点：①气管插管的特殊体位，可以用毛巾卷将仰卧位的患儿抬高以小心的制造一个空隙，膨出部位可通过空隙避免受压；②有可能低估了缺损部位的失血和失液量；③这种低估与脑积水高度相关；④颅神经瘫痪有可能导致吸气性喘鸣；⑤术中的热量损失很难控制；⑥脑干疝可能。麻醉前需要评估电解质、酸碱平衡、血糖含量和液体入量。如果麻醉对象为新生儿，考虑其心肺功能处于过渡期，应选用与新生儿的氧合和通气相适合的麻醉系统。麻醉医师应建立足够的静脉通道并实施合适的有创监测，补足所有液体缺失，包括缺损处的丢失，预计缺损大失血多时应于术前交叉配血。如果外科医师需要在术中测试神经的完整性，则需要进行神经肌肉阻滞监测或避免使用肌松药。这类患儿在首次和以后的麻醉中应注意橡胶过敏。

　　患儿术中处于俯卧位,摆放体位时应注意保护颈椎,避免过度屈伸,头偏向一侧时应放置硅胶头圈防止眼部受压和局部缺血性神经损伤,眼睛应覆盖防水胶布防止角膜表面磨损。俯卧位要保证腹壁的自由活动,留有呼吸动度的空间,过大的腹壁压力可能会影响通气,也可导致下腔静脉受压、脑室腹膜分流障碍、硬膜外静脉压力增高和出血,可选用压力控制模式较为安全。长时间俯卧位手术可导致患儿坠积性肺水肿。特别是舌体在静脉回流受阻时可变的巨大,因为经口插管可压迫舌根部而导致舌体的显著水肿,应尽量避免,故预期的长时间俯卧位手术可选用经鼻插管,在牙齿间放置小纱布卷,防止舌被挤压。很少有患儿由于舌体肿大而需要术后带管,发生的前兆是套囊抽瘪时在导管周围听不到漏气的气流声。另外给予止涎药并牢固固定气管导管也十分重要。麻醉医师最好将患儿静脉输液部位置于可观察区域内,尤其在使用TIVA时,以便及时发现穿刺针脱出,液体渗漏造成皮肤坏死。

　　新生儿及较小的儿童在全身麻醉过程中更容易发生低体温。因为婴儿头部占体表面积的很大一部分,这种现象在神经外科手术中更为突出。脑外伤后 24～48 小时的浅低温对预后有改善或有利趋势,但神经外科并不常规使用低温。在病例二中,虽然提前在手术床上安置了水温毯用于保温,但由于手术创面大、时间长,导致患儿体温降低明显,这对年幼儿是十分危险的,低体温可导致心律失常,苏醒延迟,凝血功能障碍,也会增加手术感染的风险。因此,患儿从进入手术室开始,就要格外注意维持其正常体温。在摆放体位、术前准备和铺单过程中,室内环境温度应保持相对较高以减少这期间的体温降低。保护体温的措施包括:①应用辐射加温灯或电热毯;②在气道循环系统中使用加热器或被动湿化器;③压力热气垫是最有效的保温方法。婴幼儿麻醉期间行体温监测是必要的,大多选择监测食管温或肛温。另外,在使用各种加温装置时,务必要注意避免意外烫伤,勤于观察,尤其应避免长时间使用暖风机固定向某部位加温。预防措施包括:①避免暖风机和电热毯等直接与患儿皮肤接触,中间可用纱布垫等保护;②避免因急于复温而设定温度过高;③若术中失血失液较多,有大量液体出入时,适宜应用液体加温装置。

在病例二中患儿术后出现了苏醒延迟的现象,在排除手术原因后,考虑可能主要是两方面的作用。一是患儿在术中采用持续泵入丙泊酚维持麻醉,手术时间较长且术中未行麻醉深度监测,由于丙泊酚的蓄积作用可能导致苏醒延迟;另一更主要的原因考虑为低体温所致,在积极复温后,患儿平稳苏醒,肢端无明显青紫。拔管后不应急于送回病房,待复温至安全阈值后再允许患儿离室,并交代病房护士注意保温。

点评

1. 脊髓脊膜膨出患儿,麻醉前要重视神经系统的评估。

2. 脊髓脊膜膨出的患儿应尽早手术,全麻插管为首选麻醉方法。静吸复合维持麻醉的方式,以低浓度吸入麻醉药和小剂量镇痛药复合应用,可以取长补短,效果较好。

3. 由于患儿的年龄均较小,要重视体位可能带来的损伤,注意对颈椎、眼部以舌体的保护。

4. 由于部分手术的时间以及术中出血难以估计,故术中要重视液体的补充以及出血的监控。体温的维持对较小的婴幼儿也是很重要的一部分。

第三节 颅脑外伤手术的麻醉

病例一

一般情况

患儿,女,8个月余,体重9kg。患儿入院17小时前从高处坠落,11小时前出现频繁呕吐胃内容物,家长发现患儿头部有一明显凸出。查体:患儿精神差,左侧头部约6cm×5cm×4cm大小隆起,局部压痛;双瞳孔等大等圆,光反正常引出;四肢肌张力稍高,无颈抵抗,右下肢巴氏征可疑(+),布氏征、克氏征(−);双肺呼吸音粗糙,HR 快,律齐,未及杂音。头颅 CT 示:左颞顶部硬膜外血肿并脑疝形成,怀疑脑实质出血。行补液、止血、降颅压、禁食水治疗的同时积极术前准备,拟急诊行颅内血肿清除术。

麻醉过程

患儿入室后精神萎靡反应迟钝,未见抽搐、呕吐,GCS10 分。连接监护示 HR 158 次/分,BP95/58mmHg,SpO$_2$92%。患儿经面罩自主呼吸,充分吸氧去氮,诱导经外周静脉给予芬太尼 15μg,丙泊酚 30mg,罗库溴铵 5mg,未行面罩正压通气以避免呕吐误吸,约 1 分钟肌松充分后按压环状软骨直接行气管内插管,该过程 SpO$_2$ 由 100% 略降至 98%,BP、HR 无明显改变。插管 3.5mm(ID),插管深度 12cm,机械通气 V$_T$90ml,I:E = 1:1.5,RR20~25 次/分,控制 P$_{ET}$CO$_2$ 在 30~35mmHg 范围。行肘动脉及股静脉穿刺置管,监测 ABP。查血气示:PH7.32;PCO$_2$44mmHg;HCO$_3^-$ 21.2mmol/L;BE -4.0mmol/L;HCT21%;电解质大致正常。充分备血后手术开始,术程以 3% 七氟烷维持麻醉,BP 波动在 85/45mmHg 左右,HR 逐渐降至 135 次/分,基本平稳,打开硬膜时 ABP 一过性降至 70/35mmHg,HR 升至 165 次/分,经输血补液后好转。手术时间约 90 分钟,术中输入晶体液 200ml,胶体液 50ml,浓缩红细胞 1U。术毕 10 分钟后患儿睁眼,肢体活动可,自主呼吸参数满意,脱氧 5 分钟 SpO$_2$ > 90%,吸引分泌物后拔管。查血气示:PH7.39;PCO$_2$ 32mmHg;HCO$_3^-$ 21.0mmol/L;BE -4mmol/L;HCT19%;电解质大致正常。送返病房监护。

随访患儿康复过程顺利,未见麻醉相关并发症。术后第 9 天患儿精神可,正常饮食,自主大小便,对话清晰,体征平稳,拆除缝线后出院。

病例二

一般情况

患儿,男,4 岁,体重 19kg。患儿入院 6 小时前玩耍时伤及头部,当时患儿能唤醒,四肢温,送至医院途中出现呼之不应。查体:

患儿深昏迷,压眶反射未引出,头面及腰背部散在皮下青紫;双侧瞳孔散大,直径约 4mm,光反未引出;口腔内出血,自主呼吸浅快;颈动脉搏动欠有力,未触及异常搏动;颈抵抗,布氏征、克氏征、巴氏征(+)。入院急查头颅 CT 示:左侧广泛硬膜下出血伴蛛网膜下腔出血,颅底骨折,脑疝。患儿病情危重,为挽救生命拟急诊行去骨板减压术。

麻醉过程

患儿带着颈托以制动体位入室,昏迷,GCS 评分 5 分。连接监护示 HR180 次/分,BP110/62mmHg,SpO₂97%。经外周静脉给予丙泊酚 40mg,舒芬太尼 5μg,地塞米松 5mg,面罩给氧通气,胸廓起伏良好,遂给予罗库溴铵 10mg,肌松完全后使用可视喉镜行气管内插管,5.0mm(ID),插管深度 14cm,听诊双侧呼吸音对称后固定,机械通气 PC14mmHg,I:E = 1:2,RR 18 ~ 24 次/分,控制 $P_{ET}CO_2$ 在 30 ~ 35mmHg 范围内。行桡动脉穿刺置管监测 ABP,行股静脉穿刺置管,输入复方乳酸钠林格液及万汶扩容。术中吸入1.0MAC 七氟烷维持麻醉,密切监护各项生命体征,与诱导后相当。手术约 20 分钟进行至游离骨瓣后,见血肿位于硬膜下,硬膜张力高,切开硬膜后血肿,血液自切口喷涌而出高达 40cm,出血约300ml,立即压迫止血。患儿 BP 骤降至 38/20mmHg,室颤,即刻行心肺复苏术(CPR),电除颤,持续心外按压,推注肾上腺素及阿托品,加压补液扩容,未见好转,CPR 约 30 分钟后患儿因急性循环衰竭抢救无效,宣布死亡。

讨论

小儿颅脑损伤可因产伤造成,也可因其他外伤(多为坠落伤)所致。儿童颅脑损伤的特点为 2 岁前由于脑组织呈胶冻状,易发生挫裂伤,而且由于小儿的血容量少,故易造成全身低血压,但对于颅骨缝和囟门尚未封闭的小儿,在一定的程度上可缓解颅内压的增高。儿科神经系统损伤(创伤性脑损伤和脊髓损伤)是导致 1 岁以下儿童死亡的首要原因,神经系统损伤往往导致严重残疾,并对长期的功能预后产生重要影响。另外,还需要根据伤后不同时期导致患儿死亡的不同原因和颅脑损伤的发展趋势,对伤者进行有针对性、有重点的救治。

小儿的颅脑损伤可分为颅外损伤和颅内损伤。颅外损伤通常为头皮下血肿和颅骨骨折,而颅内损伤可为脑震荡或脑挫裂伤以及颅内血肿。后者包括硬脑膜外血肿、硬脑膜下血肿、脑内血肿和脑室内出血。硬膜外血肿指颅脑损伤后血液积聚在颅骨内板与分离的硬脑膜之间,占外伤性颅内血肿的 40% 左右,婴幼儿比成人少见,多发生于颞部和后颅窝。CT 表现为颅骨与硬膜之间的双凸镜形病变。由于动脉性出血,昏迷进展很快,因此缩短创伤和手术之间的间隔时间至关重要。硬膜下血肿在儿童发生率高于硬膜外血肿,对于前囟已闭或血肿为固态者应尽快开颅清除。手术治疗主要针对颅内血肿或重度脑挫裂伤合并脑水肿引起的颅内压增高和脑疝,其次为颅内血肿引起的局灶性脑损害,常用的手术方式有以下几种:①开颅血肿清除术;②去骨瓣减压术;③钻孔探查术;④脑室外引流术;⑤钻孔引流术。

颅脑外伤患儿首先判断意识水平,目前国内常用的是分为 5 级:Ⅰ. 清醒,指意识清楚;Ⅱ. 嗜睡,指精神倦怠、欲睡,但能够正确回答问题;Ⅲ. 蒙眬,指轻度意识障碍,反应迟钝,回答问题不正确,检查时不能合作;Ⅳ. 半昏迷,指意识大部分丧失,呼之不应或反应迟钝,对疼痛刺激有反应,角膜反射存在,有咳嗽吞咽动作;Ⅴ. 昏迷,指意识丧失,对刺激无反应,瞳孔光反射减弱或消失,多无咳嗽及吞咽动作。格拉斯哥昏迷评分法(Glasgow Coma Scale, GCS)是根据患儿的肢体运动、睁眼和言语应答三个因素建立的判断意识状态的系统,7 分以下可认为是昏迷,9 分以上不称之为昏迷。分数愈高,其意识状态愈佳。评分低达 3 ~ 5 分表示颅脑损伤严重。与成人不同的是,婴儿和儿童可能没有典型的中间清醒期,他们可能在受伤的早期阶段没有任何的意识改变,随着血肿扩大,导致神经功能状态的恶化,迅速出现神经症状。

颅压增高的临床表现包括头痛、恶心、呕吐、视力模糊、嗜睡和视乳头水肿。临床上将颅内高压分为三级:15 ~ 20mmHg 为轻度;

20~40mmHg 为中度;40mmHg 以上为重度。重度颅内高压时,脑血流量自身调节功能将严重受损,中枢神经缺血缺氧,严重导致脑移位或脑疝形成,其危害比颅压高低本身更严重。脑疝是指当颅内某分腔有占位性病变时,该分腔的压力大于邻近分腔的压力,脑组织从高压力区向低压力区移位,导致脑组织、血管和脑神经等重要结构受压移位,有时被挤入硬脑膜的间隙或孔道中,从而出现一系列严重临床症状和体征。颅脑外伤、脑肿瘤及脑血管病等病程发展的最后结局往往是因脑疝而死亡。急性脑疝病程短,病情重,严重者在数小时内即可致命。因此抢救必须争分夺秒,迅速果断。儿童颅内顺应性较成年人低,因此在颅内压相对增加的情况下,患儿出现脑疝的风险比成年人高。另一方面,婴儿由于具有开放的囟门和骨缝而使其具有较高的颅内顺应性,可使颅内压缓慢增高。急性颅内高压的治疗原则是必须首先处理危及生命的病情,包括止血、保持呼吸道通畅、充分供氧排痰、有效纠正休克、维持脑灌注压等,为紧急手术做好准备。术前访视,对于病情危重者,只做扼要查体,包括:①意识障碍的程度和变化;②头皮损伤、耳鼻出血和渗液情况;③生命体征检查;④检查瞳孔大小、形状和对光反射;⑤运动和反射改变。

在神经系统外伤患儿中,小于 6 个月的应该立即用脊椎板和绕过前额的绷带及绕过颈部的毛巾来制动头部和颈椎;6 个月以上的可以用型号合适的硬质颈托固定头部。其重要性在于可以防止在喉镜操作过程中颈椎分离错位。由于小于 7 岁的患儿枕部凸出,所以在胸椎下垫一个薄垫可以保持脊椎呈正中直线位以避免在仰卧位时的过度屈曲。这两项操作对于避免医源性颈椎损伤至关重要。另外,如果硬件条件允许,可考虑使用可视喉镜、光棒、纤支镜等插管工具,如病例二所述,不需活动患儿的头颈部,相对更加安全。有口腔内活动出血或预计需术后带管的患儿,行经鼻气管内插管为宜,但应注意在颅底骨折的患儿中,禁忌行经鼻气管插管。

丙泊酚、依托咪酯等在内的静脉镇静催眠药都是有效地收缩脑血管,可以匹配的减少脑血流和脑代谢率,降低颅内压。氯胺酮应慎用。阿片类药物可安全的用于气管插管,但应适当小剂量给予。在血流动力学不稳定妨碍使用大剂量镇静药时,可静脉给予利多卡因作为辅助用药,抑制喉镜和插管操作时引起的颅内压升高。所有的吸入麻醉药都是脑血管舒张剂,但小于1MAC的七氟烷并不增加脑血流中间流速,因此七氟烷是相对最适用于儿科神经系统损伤的一种挥发性麻醉药。

理论上过度通气的优点在于降低颅内压,纠正脑组织酸中毒。但是受损脑组织的血流量降低,低碳酸血症的脑血管收缩效应在某些情况下可导致脑缺血,且其降低脑血流量的效应不是持续不变的。严重创伤的区域,存在局部灌注的变异性以及脑血管自主调节功能对二氧化碳反应性的丧失。低碳酸血症有防止脑疝,降低张力,利于手术顺利进行等优点,但也有证据表明过度通气可能有害,应避免滥用。因此过度通气应当选择性使用而不是作为一项常规,在出现急性神经功能恶化或颅高压对其他治疗措施没有反应时,作为短期内应用。但也有资料显示,对于头部创伤的患儿,即使适量的过度通气(PCO_2 25~30mmHg)也会带来不良反应,脑灌注受损将加剧患儿的脑缺血症状。

为了便于术中输血补液和使用血管活性药物,应在诱导后建立第二条静脉通路,通畅的中心静脉可保证麻醉医师在危急时刻有的放矢,股静脉方便管理,颈内静脉置管也不会升高颅内压,若反复穿刺困难可考虑开放较粗的外周静脉或建立骨内途径,不应延误手术时机。在外伤最初96小时内液体负平衡不利于脑创伤患儿的预后,但如何最优化的应用晶体液和胶体液仍存在争议。5%葡萄糖等低渗溶液降低血清钠、增加脑液体量和颅内压,应避免用于神经系统损伤的患儿。另外,含糖液导致的高血糖可能会增加脑挫伤的面积、增加中性粒细胞的聚集,不利于预后。积极并充分备血对于开颅血肿清除术是必要的,颅脑外伤患儿出血量往往难以准确预估,加上分离头皮及意外操作的出血,常常会十分凶猛,尤其在打开硬膜瞬间,可能出现动脉血喷涌,导致急性循环衰竭威胁生命,如病例二所述。因此,麻醉医师应注意术中补液的原则是既要避免液体过负荷加重脑水肿和影响颅压,又要及时适量扩容保证有效循环血量和组织灌注。尤其在打开硬膜等颅压骤然变化和大量失血的时刻,需与手术医师沟通提前做好准备,包括液体、血制品、血管活性药和其他抢救措施等,密切观察生命体征变化,不打无准备之仗。如果有条件,可采用自体血回收装置,减少异体血的应用,回收洗涤的自体血应在 6 小时内回输,当超过 20ml/kg 时,回输浓缩 RBC 与新鲜冰冻血浆(FFP)的比例要达到 2∶1,PLT 低于 50×10^9/L 时应酌情补充 PLT,每输注一个单位可使成人的 PLT 计数增加约$(2 \sim 5) \times 10^9$/L,一般 FFP 和 PLT 在止血期输入效果较好。大量出血输血的患儿还应补充纤维蛋白原。

开颅术利尿的目的是使大脑脱水,以减少液体部分的体积,既有利于术野的暴露,也可减少脑牵引。甘露醇常用浓度为 20%,使用剂量为 0.25 ~ 1g/kg,最常用 1g/kg,0.25g/kg 也可降低颅内压,但作用不像大剂量那样持久。其主要作用机制为渗透性脱水,减少脑组织水容量,另外还可改善血流动力学,增加脑血流,产生自身调节性的血管收缩,有助于降低颅内压。输入甘露醇 10 ~ 15 分钟开始降颅压,30 ~ 44 分钟达高峰,最适用于颅压骤升的单次冲击治疗,甘露醇被排泄前可将水分子拉入血管内,因此快速用药可引起一过性颅内压增高,所以输注时间应在 20 ~ 30 分钟,如果颅内顺应性储备极小,必须在移除骨板的同时大剂量输注。甘露醇降颅压的程度与维持时间不完全取决于用药剂量和方法,也与使用频率和液体入量等有关。其副作用主要为渗透性利尿,并由此导致血管内容量不足,引起低血压,产生继发性脑损害。甘露醇可以通过破坏的血-脑脊液屏障加重脑水肿和颅内高压。高渗性治疗在渗透压 340mOsm/L 以下时和死亡率无明显相关。

颅脑外伤患儿病情的严重程度差异很大,那些术前一般状态平稳、意识损伤轻微的患儿,经过及时有效的手术治疗,多数能较好的恢复意识和自主呼吸,拔管返回病房,如病例一所述。麻醉医师应注意那些提示儿童脑损伤预后较差的因素,包括:年龄 < 4岁,心肺复苏,复合伤,低氧血症,过度通气,高血糖,体温 > 38℃,低血压,颅内高压等,这类患儿的术中和术后并发症的风险都明显增高。

点评

1. 颅脑损伤的患儿简单的颅骨骨折复位或碎骨清除术,麻醉的风险小于需开颅清血肿者。尤其是需急诊开颅术的患儿,死亡率明显增加。

2. 术前应充分根据 GCS 或国内常用的五级评定法评定患儿的意识状态,做到对麻醉和手术的风险充分了解。

3. 颅脑外伤的患儿麻醉应做到紧急制动,维护呼吸道通畅,保证充分的氧供,避免二氧化碳蓄积,术中的过度通气,控制 PCO_2 在 25～35mmHg,利弊参半,应根据情况酌情采用。

4. 颅脑外伤的患儿术中在硬脑膜剪开后,通常 BP 骤降,术前应对此状况给予充分的准备,外周及中心静脉一定要开通,ABP 监测必须建立。血制品及晶胶体液要准备充足。

第四节　颅内肿瘤手术的麻醉

病例一

一般情况

患儿,女,11 岁,46kg。患儿因头痛、头晕半年,乏力伴行走不稳 4 个月,喷射性呕吐半个月余就诊,患儿慢性起病,上述症状逐渐加重。查体:神志清,精神可,双瞳孔等大等圆,肌力、肌张力正常,病理征(－),指鼻试验、闭目难立征(＋),步态不稳,双肺呼吸音清,心音有力,偶闻期前收缩,未及杂音,近 3 个月体重减轻 9kg。头颅 MR 示:第四脑室占位性病变,髓母细胞瘤可能性大,幕上脑积水并间质脑水肿。ECG 可见偶发单个室早,余无特殊。诊断为后颅窝占位,完善术前准备择期手术。

麻醉过程

患儿入手术室后 HR80 次/分, BP120/65mmHg, SpO_2 100%。静脉滴注舒芬太尼 15μg, 注射 2% 利多卡因 40mg, 丙泊酚 100mg, 罗库溴铵 25mg, 戊乙奎醚 0.5mg, 面罩给氧加压通气, 胸廓起伏良好, 肌松完全后经口气管内插管, 6.5mm(ID), 插管深度 18cm, 听诊双侧呼吸音对称后胶布妥善固定导管, 转换为机械通气模式, 设置压力控制模式 PC16mmHg, I: E = 1:2, RR 16~22 次/分, 控制 $P_{ET}CO_2$ 在 28~35mmHg 范围内。行桡动脉和股静脉穿刺置管, 连续监测 ABP。术中持续泵入丙泊酚 6mg/(kg·h) 及瑞芬太尼 0.20~0.25μg/(kg·min) 维持麻醉, 术中严密监护, 根据手术进程和血气分析结果调整患儿的电解质平衡和血液管理, 体征大致平稳。手术历时 4.5 小时, 出血约 400ml, 术中补充晶体液 1300ml, 胶体液 500ml, 输入 RBC 2U, FFP100ml。术毕前查血气示: pH7.38; PCO_2 36mmHg; HCO_3^- 21.0mmol/L; BE -4mmol/L; HCT28%; 电解质大致正常。患儿体征大致平稳, 手术医师考虑手术时间长、创伤大, 患儿带管送至 ICU 继续观察治疗。给予患儿术后镇痛, PCA 配方: 舒芬太尼 90μg, 生理盐水 100ml, 昂丹司琼 8mg, 泵速 2ml/h。

随访患儿, 术后第 2 天拔除气管内导管, 神经系统功能恢复较为满意, PCA 镇痛效果可, 未见严重恶心呕吐等并发症。

病例二

一般情况

患儿, 男, 6 岁, 22kg。患儿无明显诱因出现头晕、头痛一周伴进食后呕吐入院。患儿既往因反复牙龈出血就诊, 诊断为 A 型血友病, 无关节腔出血史及家族史。查体: 患儿精神差、嗜睡、瞳孔等大等圆, 对光反射佳, 肌力、肌张力未见明显异常, 病理反射未引出, 心肺听诊无特殊, 口鼻等黏膜未见明显出血倾向。查头颅 CT 示: 小脑蚓部占位, 蔓延至第四脑室, 梗阻性脑积水, 双侧侧脑室后角低密度灶, 大脑镰致密。血常规检查三系大致正常, 凝血检查提示部分凝血活酶时间（APTT）延长为 68 秒，Ⅷ因子活性 50%。完善入院检查并请血液科会诊后拟于全麻下手术。

麻醉过程

患儿于术前 1 小时补充Ⅷ因子，入室后 HR102 次/分，BP105/60mmHg，SpO_2 100%。嘱患儿面罩吸氧，经静脉给予舒芬太尼 7.5μg，利多卡因 20mg，丙泊酚 60mg，罗库溴铵 12mg，约 1 分钟后行气管内插管，动作轻柔，5.0mm（ID），插管深度 15cm，听诊双侧呼吸音对称，口腔内未见出血，放置牙垫胶布固定插管并转换为机械通气模式，PC14mmHg，I：E = 1：2，RR 18 ~ 24 次/分，控制 P_{ET} CO_2 在 28 ~ 35mmHg 范围。行桡动脉及股静脉穿刺置管，连续监测 ABP。术中持续泵入丙泊酚及瑞芬太尼维持麻醉，约 2 小时后再次滴注Ⅷ因子一次，补充凝血酶原复合物，术野未见大量渗血。手术约 3.5 小时，出血 150ml，术中输注悬浮 RBC 1U，FFP100ml，晶体液 500ml，胶体液 100ml，患儿尿量 500ml。术毕前查血气示：PH7.33；PCO_2 40mmHg；HCO_3^- 22.4mmol/L；BE −3.0mmol/L；HCT32%；电解质在正常范围。术毕 10 分钟后，患儿自主呼吸恢复规律均匀，未避免剧烈呛咳，在意识尚未清醒情况下拔除气管内导管，给予面罩吸氧，观察 5 分钟后送返 ICU。术后镇痛：舒芬太尼 50μg，生理盐水 100ml，昂丹司琼 4mg，泵速 2ml/h。

随访患儿术后继续在血液科的指导下行血友病的术后治疗，生命体征平稳，未见明显出血倾向，PCA 镇痛效果较好。

讨论

儿童颅内肿瘤 46.8% ~60% 在幕下（即后颅窝），且多位于第四脑室、小脑蚓部、小脑半球及脑干，组织学上，多为星形细胞瘤、髓母细胞瘤、室管膜瘤等。主要的临床表现为颅内压增高，儿童的正常颅内压 <15mmHg，足月新生儿的正常颅内压为 2 ~6mmHg，早产儿要更低一些。尽管存在明显的颅内病理性改变，小儿仍可通过开放囟门维持颅内压正常。儿童颅内高压的临床症状具有不确定性，慢性颅内高压的儿童比较典型的症状包括头痛、易激惹、摄食减少和晨吐，小儿视乳头水肿不常见。颅内压增高的后期症

状包括意识水平改变和对疼痛刺激的异常反应,另外,由于后颅窝容积较小,又处于脑脊液循环的重要通路,故易引起梗阻性脑积水。小脑蚓部及第四脑室肿瘤可引起对称性的慢性小脑扁桃体下疝,可导致头部前倾的强迫头位。麻醉前访视应了解患儿头颈后仰的程度,对于术前存在强迫头位的患儿,麻醉时禁忌使患儿头颈过度后仰,否则可能加重肿瘤对脑干的压迫和损伤,出现呼吸循环的急剧变化甚至衰竭。

后颅窝病变颅内高压出现的较早,机体脱水、电解质紊乱、体质衰弱等情况多见,故术前应尽量输血、补液、补充热量、纠正严重的电解质紊乱及酸碱失衡。对于急诊手术麻醉前应做适当准备或调整,如患儿存在精神萎靡,脱水明显,P弱,脉压低时,匆忙行麻醉诱导是危险的。

对于颅内肿瘤手术的麻醉,无论使用何种全麻药物,诱导应当力求血流动力学平稳,这比诱导过程中使用何种特殊药物组合更为重要。有颅内病变的患儿在诱导期间对血流动力学改变的代偿能力非常有限,低血压可引起脑灌注压下降和脑缺血,而高 BP 和交感神经兴奋则可引起脑血流量和颅内压增高。通常建议采用以阿片类药物为主的静脉或静吸复合诱导,在充分吸氧后缓慢滴入芬太尼,也可使用七氟烷,从自主呼吸过渡到辅助通气阶段,尽管诱导时间略有延长,但血流动力学稳定,插管时给予非去极化肌松药,虽然使用琥珀酰胆碱不是绝对禁忌,但因其可引起一过性颅内高压,应慎用,另外可在插管前静脉给予利多卡因 1.5mg/kg。尽管不希望出现通气不足,但严重过度通气也应避免。芬太尼 2 ~ 3μg/(kg·h)的剂量已足够维持麻醉,超短效镇痛药瑞芬太尼也可用于此类手术,但应提前给予长效镇痛药,避免停药后的 BP 迅速升高。已有资料明显表明,麻醉不充分可导致婴儿术后情况较差,减轻手术刺激引起的应激反应十分关键。N_2O 的使用尚存在争议,N_2O 引起颅腔积气,没有神经保护作用,并且可能有神经毒性,目前认为后颅窝手术应用 N_2O 没有明显益处,应慎用。理论上只要不存在明显过度通气,最佳的麻醉维持技术是 TIVA,吸入氧气空气混合气体。TIVA 可以最大限度的降低脑代谢率,不会因脑血流增加而影响术野或导致脑缺血。

在后颅窝手术,患儿体位的改变应轻稳,尤其是头部强迫位者,肿瘤切除前改变体位可能加重肿瘤对中枢神经的压迫或梗阻性脑积水而致不良后果。肿瘤切除后,尤其是脑干及其附近部位的手术后,可造成脑干移位而导致呼吸循环的骤然改变。另外,术中头部经常处于某种程度的屈曲,因此,有必要确保气管插管位置正确及避免在摆放体位过程中导致一侧支气管插管。应注意,上鼻孔不应受到向上翻起的经鼻胃管造成的压力,用来固定胃管的胶布不应和固定气管导管的胶布粘在一起,以保证在快速拔除时不致造成气管导管脱出。患儿仰卧位手术时,常需旋转患儿头部,颈静脉回流受阻,导致大脑静脉怒张,也可引起臂丛神经损伤,引起喉部组织压力增加,为减少颈部扭曲的影响,可于患儿同侧肩部放置支撑卷,同时将手术床摇向外科医师对侧。俯卧位手术时,支撑卷可水平放置于胸部和髋部,或与身体长轴平行,头颅固定装置妥善固定头部,保持颈部屈曲位。坐位会明显增加静脉空气栓塞的风险,已不常用。

病例二是一合并Ⅷ因子活性降低的血友病患儿,在术前我们要明确患儿血友病类型以及如何处理使之达到符合手术条件的凝血指标是非常重要的。血友病通常可分为四型,其中 A 型血友病最常见,占全部血友病患儿的 85% ,它是一种 X 连锁隐形遗传病,男性及纯合子女性发病,约 30% 患儿没有家族史,其患病可能来源于新的基因突变。疾病可导致出血倾向并且在某些严重类型中是致命的。筛查试验为 APTT,它在除轻微病变外的所有患儿中均延长,检测Ⅷ因子活性可以确诊血友病 A。在 A 型血友病患儿中,Ⅷ因子表现为质量下降或数量缺乏。A 型血友病患儿术前需输注Ⅷ因子以纠正至接近 100% 正常水平,每隔 1.5 小时应进一步重复给药。B 型血友病患儿需要在初次输注大量的Ⅸ因子,这是由于Ⅸ因子在血管内和血管外广泛分布导致Ⅸ因子水平恢复缓慢,此外Ⅸ因子半衰期长而不需要过于频繁的输注。Ⅷ因子达到正常水平的 30%，通常可以保证足够的凝血功能，但是对大型手术而言，一般选择在术前 1~2 小时将其纠正至正常水平，时间大于 1.5 小时或检测Ⅷ因子水平低于正常的 40%，则需要重复输注。一个单位凝血活性Ⅷ因子的定义为 1ml 新鲜正常的混合血浆中含有的Ⅷ因子量，给予患儿每公斤体重一个单位的凝血活性Ⅷ因子可以提高约 2% 血浆Ⅷ因子水平。计算公式为：（目标活性－当前活性）/2% ×公斤体重。Ⅷ因子浓缩液经配制后在室温下非常稳定，因此适合滴定输注使用，可较好维持目标Ⅷ因子水平，而消除了单次给药造成的过量或浓度不足，维持治疗水平只需较少的Ⅷ因子。应注意的是，约 10% ~20% 血友病患儿会出现Ⅷ因子抗体，影响输注效果。FFP 含有所有的血浆蛋白，包括Ⅷ因子，每毫升的 FFP 中Ⅷ因子活性在 0.7~0.9U 之间。病例二的患儿在术前 1 小时以及手术 2 小时分别对Ⅷ因子给予及时补充，因此在手术过程中没有发生异常渗血，平稳度过手术期。

另外，血友病患儿的气道管理由于存在舌部和颈部出血的风险，可能会完全阻塞上呼吸道，因此在给予足够凝血因子替代治疗前，麻醉医师不应进行气管内插管操作。对患儿扣面罩时应轻柔，以避免嘴唇、舌或脸部的损伤。应使用小于常规半号或一号的经润滑的气管导管，鼻插管可能导致鼻出血，应避免。

因肿瘤而行开颅术时，除了很表浅的非血管性上脑幕肿瘤，均需常规检测有创动脉压力，动脉导管传感器应在 willis 环水平调零。是否置入中心静脉导管取决于患儿全身生理状况及外周通路情况。颅内压增高的患儿可能不能耐受由于麻醉减浅所致的突然高 BP。当脑干受压解除后，颅内压下降时可能导致突然的低血压。直接动脉压对于监测麻醉深度和早期提示神经损伤是很重要的。许多脑组织对疼痛刺激不敏感，因此，许多神经外科手术在颅内操作时无明显刺激性，维持循环稳定常需较浅的麻醉即可。BP 的变化可能提示术中清醒，也可提示外科医师有过度或未知的刺激、牵拉或神经组织受压。这些情况常发生在后颅窝手术中，此类手术常涉及脑干或脑神经手术，突然的变化应及时与手术医师沟通。

血液保护,简言之就是减少血液的丢失,提倡自体输血,合理使用异体血,避免血液浪费。于麻醉医师而言,减少血液丢失的一项重要举措是合理使用控制性降压技术。控制性降压是指人为的将平均动脉压降低到 55～60mmHg 左右,出血随着 BP 的降低而平行减少,使得术野清晰,减少对神经血管的误伤,降低血管内的张力,有利于手术操作,提高手术准确性,缩短手术时间。控制性降压技术适用于血供丰富区域的手术、血管手术和创面较大、出血可能难以控制的手术等。实施控制性降压有多种方法,尽量采用血管扩张的方法,避免抑制心肌功能和心输出量的降低。控制性降压的“安全限”在患儿之间有较大个体差异,应考虑重要脏器的功能情况,具体分析。一般降压期间保证尿量 >50ml/h,ECG 的 ST 段无压低。通常应用大剂量瑞芬太尼和丙泊酚可以达到所需的降压水平,偶尔可能需要辅助使用 β 肾上腺素能受体阻滞药。瑞芬太尼不会引起脑血流增加和脑血管舒张,可迅速达到临床深度并可以快速代谢消除。

开颅术后疼痛通常并不显著,一般情况下,增加阿片类药物的用量足以缓解术后第一天的疼痛,随后可适量给予口服阿片类药物。术后初期应避免使用非甾体抗炎镇痛药,以避免对 PLT 功能的影响,对于血友病患儿,除此之外,抗组胺药和镇咳药也可能会抑制 PLT 聚集而延长出血时间。血友病患儿至少在术后 2～4 周内补充Ⅷ因子是非常重要的,许多临床医师建议在术后 4 天内维持Ⅷ因子在正常值的 80%。应积极使用止吐药,因为干呕可使颅内压增高,这对开颅患儿非常不利。苏醒过程中出现的呛咳可引起颅内压急剧升高,预防方法包括静脉使用利多卡因或在麻醉较深时拔管等。深麻醉下拔管有一定的风险,有时患儿可因神经功能损伤而无法苏醒,一旦发生可能需要重新插管。

如果患儿术后未能及时苏醒,麻醉医师应及时排除麻醉因素导致的苏醒延迟,提示手术医师是否存在手术造成的神经功能损伤。后颅窝是一个密闭空间,肿瘤常常与非常重要的组织直接相连,如颅神经或脑干。一些后颅窝手术,特别是靠近脑干的手术,术后几小时,神经症状可因水肿和血肿而加重,气管拔管和术后管理必须考虑到这种可能,有些病例可能需延长拔管时间,转运至ICU 继续监护治疗。神经外科手术后的呼吸功能障碍主要有脑神经功能不全、气道保护性反射异常、气道机械性梗阻和中枢性呼吸肌无力四类。呼吸道的正常反射依赖于三叉、面、舌咽、迷走和舌下神经的功能正常。舌咽和迷走神经损伤可发生吞咽功能异常。舌下神经损伤后舌体的运动不良,易发生上呼吸道阻塞。迷走神经损伤可引起声带麻痹,严重时可发生肺水肿。神经外科手术长时间全麻后,尤其是俯卧位手术,由于患儿舌体肥大肿胀和没有完全清醒,气管拔管后常存在呼吸道不通畅,可采取以下方法解决:口咽、鼻咽通气道;喉罩;头偏一侧;气管切开等。

　　脑干、颅后窝、高颈段、严重脑外伤等手术后,呼吸生理指标达到下列标准的任何一项时,即应开始机械通气治疗:①自主 RR 大于正常的 3 倍或小于 1/3 者;②自主 V_T 小于正常 1/3 者;③生理无效腔/V_T > 60% 者;④肺活量 < 10 ~ 15ml/kg 者;⑤ $PaCO_2$ > 50mmHg 且有继续升高趋势或出现精神症状者;⑥PaO_2 < 正常值 1/3 者;⑦P（A-a）O_2 > 50mmHg（吸空气）者;⑧P（A-a）O_2 > 300mmHg(吸纯氧)者;⑨最大吸气压力 < 25cmH$_2$O 者(闭合气路,努力吸气时的气道负压);⑩肺内分流（QS/QT）>15% 者。

点评

1. 后颅窝肿瘤的手术颅内高压出现早,且由于肿瘤部位不同可出现不同的临床表现,因此要给予充分的术前评估。

2. 对于术前颅高压明显且患儿状况差的情况,应在术前及时给予处理,使麻醉诱导及术中麻醉的管理平稳性及安全性增加。

3. 要充分重视体位对后颅窝肿瘤手术的患儿的影响。要做到动作轻稳,防止不良后果发生。

4. 对于部分患儿由于术后呼吸循环系统的恢复尚需时间,应转运至 ICU。应明确手术结束不意味着麻醉结束,拔除气管导管不意味着可以解除监测和放松警惕。

参 考 文 献

1. 陈煜. 实用小儿麻醉技术. 北京:科学技术出版社,2011.
2. 岳云. 简明神经麻醉与重症监护. 北京:人民卫生出版社,2009.
3. 王天龙. YAO & ARTUSIO 麻醉学. 北京:北京大学医学出版社,2009.

第三章 胸科手术的麻醉

第一节 先天性漏斗胸手术的麻醉

病例一 胸肋截骨内固定手术的麻醉

一般情况

患儿,男,5岁,体重16kg,发育差,平时易患上呼吸道感染。入院查体一般情况可,漏斗胸,胸壁凹陷,范围8cm×5cm×3cm,ECG呈不完全性右束支传导阻滞,胸片显示双肺纹理增粗。

麻醉过程

入院后次日在全麻下行胸肋截骨内固定手术,患儿入室体温36.3℃,BP85/55mmHg,HR110次/分,RR24次/分。开放外周静脉,面罩通气,吸氧去氮,诱导给予舒芬太尼7.5μg,丙泊酚60mg,罗库溴铵10mg,当下颌松弛,咽喉反射消失后气管插管,并行机械通气。右侧卧位再行单次硬膜外麻醉,穿刺间隙选择$T_{8,9}$,使用0.75%布比卡因和2%利多卡因等量混合液,总量按0.5ml/kg计算,术中间断辅以1%~2%异氟烷。手术结束前停止吸入异氟烷,自主呼吸恢复,睁眼后拔管。术中出血20ml。

病例二 胸腔镜Nuss手术的麻醉

一般情况

患儿,男,6岁,体重18.5kg,慢性起病,因外院漏斗胸Nuss术后半年复发入院,一般情况好,查体见前胸壁胸骨下端凹陷,范围约 9cm×8cm×2cm,胸壁两侧稍不对称,双侧肋缘外翻明显,胸壁两侧可见纵行陈旧手术切口瘢痕,长约 2cm,愈合良好。双侧呼吸幅度基本一致,双肺叩诊音清,听诊双肺呼吸音粗,未闻及干湿性啰音及胸膜摩擦音。其余查体无异常。辅助检查胸部 CT 均提示胸骨下端与脊柱前缘最近距离为 4.5cm,心影受压,考虑漏斗胸。APTT48.5 秒,其余化验检查未见明显异常。患儿诊断先天性漏斗胸术后复发明确,拟择期行手术治疗。

麻醉过程

入院后第二天于气管插管全身麻醉下行 NUSS 术。患儿入室体温 36.5℃,BP100/60mmHg,HR100 次/分,RR24 次/分。入室前已建立一条外周静脉通路,麻醉诱导依次给予阿托品 0.15mg,芬太尼 25μg,丙泊酚 60mg,罗库溴铵 10mg,面罩通气,患儿意识消失肌松效果满意后经直接喉镜置入 5.0mm(ID)的气管导管。麻醉插管后 BP90/50mmHg,HR 102 次/分,脉搏 $SpO_2$100%。麻醉维持给予持续静脉泵入瑞芬太尼 360μg/h,复合丙泊酚 180mg/h。术中患儿 BP 波动在 140~82/86~42mmHg,HR 波动在 80~140 次/分之间。

麻醉诱导后患儿取仰卧位,术中见畸形胸骨肋骨,双侧不对称,胸肋骨僵。取原切口,双侧粘连较重,用胸腔镜钝性分离粘连,发现左胸内钢板粘连严重不易分离,故活动右侧,顺行略翻转取出支架。

此患儿在手术 35 分钟时突然 BP 下降至 45/25mmHg,随即脉搏 SpO_2 及 HR 有进一步下降趋势,自胸壁听诊感觉心脏搏动变弱,立即行桡动脉穿刺置管测压,并即刻开放两条静脉通路,加快输液速度。予肾上腺素 0.1mg 静脉推注,膨肺未见漏气。此时 BIS 值 50,可排除因麻醉浅导致迷走神经反射性低血压。因未发现 BP 下降的具体病因,故决定开胸查找病因。紧急顺肋间延长左侧切口 4cm,第 5 肋间进胸,未见明显出血,心脏搏动减弱,打开心包,有大量气体逸出,放出积气 50ml,解除心包填塞,循环呼吸危象解除,即时桡动脉测压 92/58mmHg,确诊为二氧化碳进入心包致心包填塞。复苏期间 HR 最低 55 次/分,SpO$_2$最低 67%,静脉予肾上腺素 0.1mg,阿托品 0.2mg。低血压期间 ECG 无 ST 段降低。复苏后测血气示代谢性酸中毒,pH7.185,PCO$_2$ 62.4mmHg,PO$_2$ 128mmHg,BE −5mmol/L,SaO$_2$ 98%,HCO$_3^-$ 23.5。静点 5% NaHCO$_3$ 30ml 后测血气 pH 7.385,PCO$_2$ 36.5mmHg,PO$_2$ 376 mmHg,BE −3mmol/L,HCO$_3^-$ 22.3。BP、HR 及 SpO$_2$立即恢复正常。纠正电解质及酸碱平衡紊乱,复查血气正常,手术继续进行,导引器于心包前胸骨后横行穿过,置入金属支架,翻转支架将胸骨凹陷矫平。关胸前麻醉医师膨肺检查胸膜有无漏气。手术结束,患儿自主呼吸恢复,拔管前认真听诊双肺呼吸音是否对称,X 线片除外气胸后拔管,转回病房治疗。术中出血约 5ml,输入晶体液 300ml。术后患儿生命体征平稳,予吸氧、抗炎、祛痰等治疗,于术后第 6 天治愈出院。

讨论

先天性漏斗胸是儿童时期最为常见的胸壁畸形之一,其发病率国外报道在 1‰~3‰之间,男性约为女性的 5 倍,畸形有家族性倾向,国外报道约 15%~40% 患有漏斗胸的家庭成员中的一个或更多的人患有胸壁畸形。国内尚无确切统计。表现为部分胸骨、肋软骨及肋骨向脊柱呈漏斗状凹陷的一种畸形,多自第 3 肋软骨开始到第 7 肋软骨,向内凹陷变形,一般在剑突的上方凹陷最深,有时胸骨偏向一侧。部分病例的胸骨倾斜两侧不对称,凹凸并存,为不规则型漏斗胸。畸形、凹陷的胸骨不仅影响体形美观,还可压迫心脏和肺,造成心肺功能不同程度的损害。这些患儿常常有 ECG 的不正常,包括不安全右束支传导阻滞,心室肥厚、心房肥大,左心室高电压等,会有生理和心理的双重损害。

漏斗胸患儿由于凹陷的胸壁对心肺造成挤压,气体交换受限,肺内易发生分泌物滞留,常发生上呼吸道感染,有时活动后出现心慌气短,食量少,消瘦。大多数的漏斗胸患儿体型瘦长,最为常见的是胸骨下 3/4 出现对称性或非对称性的凹陷,绝大多数伴有前胸凹、后背弓、双肩收、腹膨隆的表现。部分患儿还合并有胸肌发育不良、扁平胸和叉状肋等。除胸廓畸形外,常有轻度驼背、腹部凸出等特殊体型。漏斗胸有时合并肺发育不全、马方综合征、哮喘等疾病,这些疾病合并存在时常常成为患儿不可耐受的畸形,往往需要尽早手术矫正。手术矫形目的是解除心肺受压,改善心肺功能。改善外观,解除患儿消极的自卑心理。防止"漏斗胸体征"继续发展和防止脊柱侧弯。

1986 年以前我院行漏斗胸矫形术为胸骨外翻术,胸膜破裂发生率41.4%,1986 年以后改为胸肋截骨内固定术。胸膜破裂发生率下降为29%,但是出血较多。90 年代初的电视胸腔镜下的 Nuss 矫治术,借助胸腔镜及电视摄像技术和高技术手术器械的辅助,减少了损伤和出血,具有术后恢复快、并发症少等优点。目前 Nuss 手术矫治小儿先天性漏斗胸手术患儿有低龄化趋势。

在 Nuss 手术之前的麻醉,我院多采用气管插管全麻复合高位硬膜外麻醉技术,在当时的医疗设备简陋和药物短缺的情况下可以达到局部镇痛完善,明显减少静脉和(或)吸入全麻药的用量,能够及早拔除气管导管,术后迅速清醒。术后患儿可以不因伤口疼痛影响咳嗽排痰,降低肺不张和肺炎的发生率。

由于胸腔镜的特殊操作及小儿解剖生理特点,胸腔镜手术对患儿的生理影响较大,这种影响取决于胸腔内 CO_2 气体压力及其对胸腔内呼吸循环的干扰程度,并且这种干扰程度与患儿年龄、手术时间、注气速率及注气容量有关。因此,麻醉管理应注意维持术中患儿呼吸及循环系统功能的稳定。

小儿呼吸系统发育不成熟,气道狭窄易梗阻。肺表面活性物质少,肺泡发育差,功能残气量较成人少,呼吸储备低,气胸中易受影响。因此,适当调整呼吸参数,增加 RR 利于通气和 CO_2 排出,保证足够的分钟通气量,尽量减少高碳酸血症对患儿的不利影响。需要注意的是低 V_T 有利于手术,增大手术视野,但应注意二氧化碳蓄积带来的不利影响。另外不能完全依赖呼气末

CO_2含量来调整每分钟通气量,血气分析才是准确控制呼吸的可靠依据。

小儿心血管系统发育不成熟,对缺氧、失血等的耐受性很差,很容易发生心动过缓,心输出量下降,BP 降低甚至心搏骤停。术中应严密监测 BP、SpO_2 和 ECG 变化,必要时监测 CVP。及时纠正低氧血症、治疗心动过缓以及补充足够、适量的液体,必要时停止手术操作。

漏斗胸手术矫形范围较大,根据术式的不同,有时会有明显的出血,伴有一侧或双侧胸膜破裂及术后肺不张,偶有心包填塞的发生,因此麻醉方法采用气管插管全身麻醉,保持呼吸道通畅,进行正常气体交换。另外漏斗胸患儿因胸骨凹陷压迫心肺,使心肺功能受损,血气结果多有不正常,因此在麻醉前要充分给氧,气管插管后行机械通气,保持 V_T10ml/kg,每分通气量 $4L/m^2$,气道压维持在 $15\sim20cmH_2O$,避免发生低氧血症和高碳酸血症。

术中置入胸腔镜后持续通入 CO_2 气流形成人工气胸,使双肺塌陷,此时可造成胸内负压消失,肺顺应性降低,气道压增高,V_T 下降,通气血流比例失调,如果处理不当,极易导致高碳酸血症和(或)低氧血症的发生。手术中麻醉管理的重要环节是维持呼吸稳定,本组采用丙泊酚、芬太尼及罗库溴铵麻醉诱导,瑞芬太尼、丙泊酚麻醉维持,具有镇痛强、循环稳定、麻醉深浅易控制、术后苏醒迅速及拔管早等优点。气管插管采用单腔气管导管,人工气胸前采用 PCV 模式机械通气,以增加动脉血 PO_2 及肺顺应性,可适当使用呼气末正压通气以改善通气,并维持通气血流比例;胸内操作时,采用高频率低 V_T 的机械通气方式,使双肺萎陷,肺活动度不超过胸腔镜平面,进行关键操作时,为配合手术采用手控呼吸,根据气道压力及肺顺应性情况调整呼吸参数以改善通气状况,并给予高浓度氧气吸入,使动脉血 PO_2 维持在较高水平,从而避免了高碳酸血症及低氧血症的发生,退出胸腔镜时,应充分膨肺排气,使萎陷的肺泡得以复张,并观察有无肺损伤。麻醉恢复期注意预防反流、误吸及复张性肺水肿以及气管痉挛的发生,可于诱导期应用地塞米松、昂丹司琼等预防手术后恶心呕吐;对于复张性肺水肿,可适当控制气道峰压及输液量以预防其发生;避免麻醉过浅时拔管,减少喉痉挛、支气管痉挛的发生。重视术后疼痛管理,早期采取术后镇痛措施,可防止术后躁动不安及疼痛而导致低通气或支撑架位移等,对预防术后肺部并发症具有积极的意义。

漏斗胸 Nuss 手术中 BP 会有一定程度下降,原因在于:①二氧化碳气胸可使纵隔移位,左心室流出道扭曲,心脏血液无法完全泵出,导致外周 BP 下降,此类患儿放出胸腔内部分或全部二氧化碳后 BP 恢复正常;②麻醉较浅时,由于手术操作刺激胸膜,引发迷走神经反射导致 BP 下降,但此类患儿同时伴有 HR 下降;③胸腔内大出血会导致 BP 下降,这是由于外科手术操作导致血管撕裂大量出血,BP 下降同时 HR 升高,有失血性休克表现,心肌供血不足时 ECG 可见 ST 段下降。病例二为很罕见、非常严重的手术并发症,在胸腔镜检查时导致非常小的心包撕裂,由于心脏的舒张,二氧化碳气体进入心包腔,压迫心脏致使心输出量减少,BP 下降。放出胸腔二氧化碳气体后,因心包撕裂口小,心包内气体无法外排,压迫心脏使 BP 无法恢复正常。此时需要心肺复苏,紧急开胸消除病因。

漏斗胸 Nuss 手术有微创、手术时间缩短、出血少的优点,2012年我院共做 Nuss 手术 800 例,效果良好。偶然发生心脏破裂或心包填塞,情况会非常严峻,麻醉医师需要随时警惕,密切观察手术台上的变化,做好抢救准备,防止出现低血容量、休克和死亡。

点评

1. 术前需要注意患儿是否合并其他严重发育畸形,评估心肺功能,控制呼吸道感染。

2. 术中密切关注手术步骤,对人工气胸、外科操作导致的出血、心包积气、填塞、气胸等要作出正确判断,并及时抢救。

3. 漏斗胸 Nuss 手术一般不需要有创动脉测压或深静脉穿刺,

但是对于畸形严重或复发的患儿可以考虑以上操作,以确保术中的安全。

4. 充分的术后镇痛有利于保证患儿有效通气、咳嗽排痰以及早期恢复。

第二节　纵隔肿瘤的麻醉

病例一　纵隔肿瘤手术的麻醉

一般情况

患儿,男,3 岁,16kg,发现左纵隔肿瘤 1 周入院,精神反应良好,呼吸平稳,入院查体左侧胸廓略饱满,左侧呼吸动度减弱,听诊左肺呼吸音极弱,右肺呼吸音粗,未闻及干湿性啰音。其余查体无明显异常。辅助检查胸部 CT 提示中纵隔及左侧胸腔占位并向右侧胸腔突出,考虑纵隔来源可能性大,包绕主动脉及头臂大血管,推移周围组织,供血血管来源于左锁骨下动脉,考虑为脂肪母细胞瘤可能性大,继发食管上段扩张,左肺部分不张。其余化验检查未见明显异常。患儿诊断纵隔肿瘤明确,无手术及麻醉相关禁忌,拟择期行手术治疗。

麻醉过程

入院后第 7 天在气管插管全身麻醉下行纵隔肿瘤切除术。患儿入室后监测生命体征,面罩吸氧,体温 37℃,BP90/50mmHg,HR130 次/分,RR20 次/分。麻醉前予地塞米松 5mg,戊乙奎醚 0.2mg,诱导给予舒芬太尼 7.5μg,丙泊酚 30mg,罗库溴铵 7.5mg,面罩通气,患儿意识消失肌松效果满意后经直接喉镜置入 4.5mm (ID)的气管导管,麻醉插管后 BP95/63mmHg,HR119 次/分,脉搏 $SpO_2$100%。行桡动脉穿刺测压及颈内静脉穿刺置管。麻醉维持给予持续静脉泵入瑞芬太尼 300μg/h 复合丙泊酚 160mg/h。在手术 30 分钟时因手术牵拉导致 BP 一过性下降至 70/40mmHg,输入胶体 100ml,RBC 悬液 1U,余未予特殊处理。手术开始 1 小时后分离肿瘤导致主动脉破溃,大量急剧出血,BP 降至 45/25mmHg,HR150 次/分,即刻停止静脉麻醉药,予肾上腺素 0.1mg 静脉推注,静脉泵入多巴胺及肾上腺素予以循环支持,BP、HR 好转,复查动脉血气,予 5% $NaHCO_3$40ml 静点,补充胶体液 200ml,静注地塞米松 10mg、葡萄糖酸钙 1g,输注 RBC 悬液 2U。手术修补主动脉破溃处,20 分钟后患儿生命体征平稳,麻醉维持予以吸入 2% 七氟烷,追加罗库溴铵 5mg,停强心药及血管活性药,呋塞米 10mg 静注。术毕带管返 ICU 治疗。术中共输入晶体液 400ml,胶体液 300ml,悬浮 RBC 3U,术中出血约 400ml,尿量约 100ml。患儿术后带管转入 ICU 继续治疗。经抗炎,补液,营养心肌,呼吸支持等一系列治疗后,患儿生命体征平稳,于术后两天转回外科病房,术后 23 天治愈出院。

病例二　纵隔肿瘤活检手术的麻醉

一般情况

患儿,男,13 岁,22kg,因纵隔肿瘤入院。慢性肺部炎症史半年,术前炎症控制不佳。

麻醉过程

入院后第 3 天在全麻下行纵隔肿瘤活检手术,入室时患儿呼吸基本平稳,BP 102/54mmHg,HR 112 次/分,RR 20 次/分,SpO_2 97%,呼吸音粗,可听到啰音。给予面罩吸氧。麻醉诱导给予芬太尼 30μg,丙泊酚 50mg,维库溴铵 3mg,面罩通气和加压给氧,此时呼吸阻力大,胸廓起伏度差。立刻行气管插管,插管顺利,但加压给氧阻力大,听诊双肺无呼吸音,怀疑导管进入食管,立刻拔出导管,重新置管,听诊双肺仍无呼吸音,满肺哮鸣音,呼吸阻力极大,SpO_2下降。立即给予氨茶碱、地塞米松等。手控加压给氧,约 10 分钟后,患儿自主呼吸渐恢复,SpO_2可维持于 90% 左右,双肺哮鸣音稍好转,继续机械通气维持,直至哮鸣音基本消失。手术暂时放弃。患儿转入 PICU 呼吸治疗。2 小时后拔管。继续抗炎治疗。一周后再次在全麻下行活检手术。麻醉诱导顺利,在插管前给予

2%利多卡因 1～2mg/kg 和地塞米松 5mg,气管表面喷雾利多卡因,气管插管后胸廓两侧听诊确认导管位置正常,机械通气。使用丙泊酚和瑞芬太尼静脉输入,手术过程顺利,生命体征平稳,无不良反应发生。

讨论

纵隔是胸腔的一部分,位于胸腔中部,其前界是胸骨,后面是脊柱,两侧为纵隔胸膜。向上与颈部相连,向下延伸至膈肌。其中有许多重要器官和结构,如心脏、大血管、气管、食管等。纵隔肿瘤是一组起源于纵隔的肿瘤,包括胸腺瘤、胸内甲状腺肿、支气管囊肿、皮样囊肿、畸胎瘤、淋巴肉瘤、恶性淋巴瘤、心包囊肿、脂肪瘤、神经源性肿瘤、食管囊肿等,儿童纵隔肿瘤的发病率较成人为低,但癌变机会多。约有 2/3 的患儿早期有咳嗽、低热、呼吸困难等症状,和儿童胸腔容量小有关。据国内统计资料显示,纵隔肿瘤发病率以神经源性肿瘤占第一位,其次为畸胎瘤、胸腺肿瘤和甲状腺肿瘤,各种囊性肿瘤最少。

胸部 X 线正侧位检查可显示肿瘤的部位,密度,外形,边缘清晰光滑度,有无钙化或骨影等。断层摄片,CT 或磁共振成像(MRI)更能进一步显示肿瘤与邻近组织器官的关系。必要时做心血管造影或支气管造影,能进一步鉴别肿瘤的相通部位以及与心大血管或支气管,肺的关系,提高确诊率。超声扫描有助于鉴别实质性、血管性或囊性肿瘤。超声心动图或 CT 还可以了解心血管受压程度,评估心脏功能。

纵隔肿瘤临床表现不一,肿瘤可以压迫气道、心脏和大血管,导致三种情况的病变,气道受压、肺动脉受压和上腔静脉受压可形成上腔静脉综合征。有大量文献证明,前纵隔肿瘤的患儿可以有严重的心肺功能损害,对于麻醉医师来说,前纵隔肿瘤的风险最大,在麻醉诱导时容易发生心搏骤停和死亡。巨大纵隔肿瘤必要时可在麻醉手术前先行放疗,使肿瘤缩小,症状改善,以减少麻醉诱导及手术过程中呼吸道并发症的发生。未做任何治疗就作肿瘤活检术,手术看似简单,但是对麻醉医师是个很大挑战。

　　麻醉医师要仔细地评估患儿,肿瘤的病变位置和特性是麻醉前评估的重点。对气道和心血管可能存在的问题要有所预料。访视患儿时要充分了解其呼吸状况,术前是否存在呼吸道梗阻。有的患儿可能有习惯性睡眠体位,以减轻呼吸困难,这点可以为麻醉诱导时的体位提供参考。纵隔肿瘤压迫气管及气管受累的患儿,术前不要给予镇静药物。麻醉诱导前要准备好各种规格的气管导管和喉镜片,还要备好支气管镜。麻醉前插管甚为重要。在诱导中尽量保持自主呼吸,尽量避免快速诱导插管,尤其慎用肌松药,在肿瘤压迫缓解之前不予使用,防止肌肉松弛后肿瘤位置变化堵塞气管口,造成呼吸道梗阻,引起心搏骤停。

　　影像学 CT 扫描和肺功能检查可以帮助麻醉医生明确气道受侵犯的程度,气道面积减少 50% 以上时要引起注意,CT 扫描还可以了解心脏和大血管受肿瘤压迫的程度。肺功能检查结果若是低流量曲线,呼出气流速减少 50% 或更多时要非常小心。如果患儿纵隔肿瘤巨大,有呼吸困难和(或)端坐呼吸,影像学检查和肺功能检查异常,可以在术前连续使用类固醇激素 24～48 小时以缩小肿瘤的体积,减轻气道梗阻和心脏受压的危险。

　　对上纵隔肿瘤重点在于预防插管与拔管时发生呼吸系统并发症,而对下纵隔肿瘤则在于防止体位改变时循环系统的并发症。对于有上腔静脉综合征的纵隔肿瘤患儿,要评估其心脏功能,全麻的风险会加大。此类患儿需禁忌上肢静脉输液。纵隔手术术前需要备血。

　　纵隔肿瘤的麻醉风险较大,麻醉医师应具备高度责任心,严密观察和管理。对于麻醉过程中、手术中及手术后可能会发生的并发症要有充分的认识和麻醉准备,并做好相应措施,以确保围手术期患儿生命体征的稳定。

　　加强术中监测和管理,尤其注意处理开胸对患儿的生理干扰。开胸侧肺泡萎陷,通气不足,肺血流因麻醉状态下低氧性肺血管收缩机制减弱或受抑制而未能相应减少,使通气与血流灌注比值(V/Q)小于0.8,静脉分流增多。SpO_2下降及CO_2蓄积。开胸后,及时调节呼吸参数,与术者密切配合,必要时在手术操作间隙实施手控呼吸或膨肺,以防V/Q严重失调及术后肺不张,注意膨肺时过度加压,CO_2排出过多造成的低CO_2综合征及低血压。由于侧卧位开胸手术气管导管易移拉、扭折、脱出或被肺、支气管内分泌物堵塞,造成支气管阻塞或肺不张,引起气道不畅。为确保呼吸道通畅,避免麻醉期间缺氧和高碳酸血症,术中应密切注意气道压力、SpO_2和$P_{ET}CO_2$的变化。由于麻醉过浅或肌松不足产生呼吸肌不同步,此时气道内压增加影响肺通气与回心血量,应加深麻醉;及时应用支气管解痉药来针对因炎症或过敏性因素引起的气道阻力增加,必要时使用激素。

术中需要建立有创动脉压监测和CVP监测,病情危重者定时监测血气。实时观察患儿的生命体征,掌握外科手术的每一步进程,注意开胸手术引起的心排血量的减少,影响心肌血供以及操作刺激或探查纵隔、肺门时发生的反射性心律失常、BP下降等严重情况,及时寻找心律失常或低血压的原因,尽快纠正。肿瘤包绕主动脉在外科分离过程中如发生主动脉撕裂大出血,可能会导致缺血性休克,术前要建立好上肢和颈内静脉通路,要备足血液制品和晶胶体液,以便及时补液扩容,必要时应用血管活性药及强心药,保证患儿生命体征平稳。

巨大肿瘤致患侧肺受压萎陷的患儿,由于肺组织缺氧,肺血管通透性增加,肺表面活性物质减少,肺纤维化和淋巴回流障碍,术毕患肺急速复张后血管内与肺泡间压力梯度猛增,肺血管和间质组织损伤,可导致急性复张性肺水肿。术中保持循环稳定,控制输液量,术毕逐渐复张患肺是预防肺水肿发生的有效措施。

纵隔肿瘤患儿的麻醉要预防支气管痉挛的发生,并有效治疗。近期有呼吸道炎症的患儿,由于迷走神经张力较高,支气管平滑肌处于应激状态,使气道对各种刺激反应较正常人更为敏感,处于气道高反应期。严重上呼吸道感染导致的支气管反应性增加将持续3~4周,是围术期支气管痉挛的主要危险因素。由于气道上皮下富含迷走神经传入纤维,尤其隆突部位。气管插管过深直接刺激隆突,或浅麻醉下行气管插管、吸痰或分泌物,气管内导管移位或受阻以致气管发生部分梗阻或受到刺激,也都可引起反射性支气管痉挛。病例二患儿有半年呼吸道炎症史,且术前呼吸道炎症控制不佳,围术期发生支气管痉挛的风险较高。麻醉诱导时应避免使用可以诱发支气管痉挛的药物,肌松药可选用潘库溴铵、维库溴铵,静脉麻醉药可选用丙泊酚、氯胺酮,有研究显示丙泊酚可使气道阻力持续降低。氯胺酮由于其拟交感效应,可明显降低支气管痉挛的气道阻力,对气道高反应患儿可选用氯胺酮。选用局麻药进行完善的咽喉部和气管表面的麻醉,可阻断气道的反射,防止因刺激气道而诱发支气管痉挛。但最近的研究也显示局麻药雾化吸入并不比静脉用药更有效,相反还可能直接刺激气道而诱发支气管痉挛,因此插管前静脉注射利多卡因有助于防止反射性气道梗阻。拔管前应清除咽喉部分泌物,以减少刺激性。麻醉期间应该定时清除呼吸道的分泌物,保持适当的麻醉深度。特别要注意的是支气管痉挛可以发生在麻醉期间的任何阶段,在麻醉恢复期发生支气管痉挛在临床中也是能遇到的。

术后能否拔出气管导管要严格掌握指征,因肿瘤长期压迫,可有气管软化及塌陷,拔管必须待患儿完全清醒,通气量和血气基本正常,方可考虑拔管,危重者应带管送ICU。肿瘤未能完全切除的患儿,因探查时粘连带被切断和肌松药的残余作用可加重肿瘤的压迫牵拉作用,麻醉拔管后更应注意体位问题。

点评

1. 术前要充分评估,肿瘤是否压迫气道、大血管和心脏,患儿有无呼吸道梗阻、呼吸困难和上腔静脉综合征。

2. 完善术中监测,行有创动脉测压,建立充分的静脉通路,必要时监测CVP。分离肿瘤出血较多时采取相应措施保证血流动力学稳定,纠正酸碱失衡。

3. 麻醉诱导要注意各种情况的发生,根据病情使用肌松药要慎重。

4. 麻醉期间防止支气管痉挛的发生。

5. 预防术后肺水肿、气管痉挛等呼吸道并发症,严格掌握拔管指征。

第三节 先天性肺囊肿手术的麻醉

一般情况

患儿,男,年龄 1 岁 8 月,体重 10kg,慢性起病,因发现右肺病变 1 个月入院,专科查体两侧胸廓对称,双侧呼吸动度基本一致,听诊右下肺呼吸音稍减弱,未闻及干湿性啰音及胸膜摩擦音。患儿既往体弱,易患呼吸道感染性疾病。辅助检查胸片及胸部 CT 均提示右下肺多发肺囊性病变,多发肺囊肿。其余化验检查未见明显异常。患儿诊断右肺囊性病明确,无手术及麻醉相关禁忌,拟择期行手术治疗。

麻醉过程

入院后第二天于气管插管全身麻醉下行肺叶切除术。患儿入室体温 36.5℃,BP100/60mmHg,HR142 次/分,RR22 次/分。麻醉前给予地塞米松 5mg,戊乙奎醚 0.2mg,诱导给予舒芬太尼 5μg,丙泊酚 30mg,罗库溴铵 5mg,面罩通气,患儿意识消失肌松效果满意后经直接喉镜置入 4.0mm(ID)的气管导管。后行桡动脉穿刺置管检测直接动脉压。麻醉插管后 BP85/50mmHg,HR132 次/分,氧饱和度 100%。麻醉维持给予吸入 2.5% 七氟烷复合持续静脉泵入瑞芬太尼 100μg/h。术中患儿 BP 波动在 80 ~ 100/50 ~ 65mmHg,HR 基本维持在 130 次/分。

麻醉诱导后患儿取左侧卧位,常规备皮铺无菌手术单,于 6 肋间切开肋间肌,暴露胸腔,发现上叶与中叶局部融合,中下叶大部分融合,中下叶中部均有多囊状改变,剩余部分中下肺有海绵状气肿改变,故决定切除中下叶。切除病变肺叶送病理检查,充分止血,生理盐水胸腔冲洗,无漏气,无渗出,剩余上肺膨胀良好,放置胸腔引流管,关胸。手术顺利,术中出血 10ml,术中输液给予晶体液 250ml,胶体液 100ml,手术时间 55 分钟。术后患儿带气管导管入麻醉恢复室。

术后治疗

患儿术毕入麻醉恢复室 1.5 小时后,自主呼吸急促,脱氧后氧饱和度无法维持正常水平,诊断急性呼吸衰竭,故将患儿转入 ICU 继续治疗。转入时生命体征平稳,BP113/78mmHg,HR138 次/分,RR58 次/分,呼吸促,双肺呼吸音粗,可闻及干啰音,其余查体无特殊。监测生命体征,继续气管插管呼吸机辅助通气,给予抗感染、保护呼吸道黏膜、平喘化痰等对症治疗。术后第一天拔除气管导管改为 NCPAP 辅助通气,术后第二天停 NCPAP 辅助通气,改为鼻导管吸氧。患儿病情稳定,转入外科病房继续治疗。术后 13 天拔除胸引管,术后 16 天治愈出院。

讨论

先天性肺囊性病变是儿童期常见慢性呼吸疾病之一,如果发展到呼吸衰竭可以引起死亡,它是常染色体隐性疾病,属于肺发育异常症。病变的肺组织出现单个或多个囊肿,可累及一个或数个肺叶。其发生机制是在胚胎发育过程中一段支气管从主支气管芽分隔出,其远端支气管分泌的黏液聚积而成,支气管源性囊肿多位于纵隔,肺泡源性肺囊肿则多位于肺周围部分,位于肺实质内。本病形成是由于胚胎发育过程中,肺芽分支发育畸形,气管和支气管异常萌芽造成一段或多段支气管完全或不完全闭锁,远端逐渐扩张形成盲囊,囊内细胞分泌的黏液不能排出而积聚膨胀形成囊肿。包括支气管源性囊肿(肺囊肿)、肺泡源性囊肿、肺大叶气肿、囊性腺瘤样畸形和先天性囊肿性支气管扩张等。可单个亦可多个,双肺发生率相等,囊肿内含气体或液体或二者兼有之。这些病变发展成支气管扩张、纤维化和气道梗阻可以导致进行性呼吸功能不全,引起死亡。

呼吸功能异常包括气道阻力增加、功能残气量增加、第一秒用力呼气量（FEV_1）和肺总量的减少。肺纤维化和囊肿内的液体会使 V/Q 比例下降，PaO_2 降低，如果 $PaCO_2$ 增加，则表明病情加重，临床需要给氧，辅助或机械通气。抗生素用于治疗慢性炎症。

肺囊肿的临床表现不完全相同，差异较大，小的肺囊肿可无任何症状，多数与支气管沟通后出现咳嗽，咳痰，小量咯血，低热等症状。囊肿长大后压迫周围组织，可出现哮鸣，咳嗽、胸痛等压迫症状。若通向囊腔的支气管有不全阻塞，具有活瓣样作用，使囊内空气进行性积聚，形成张力性囊肿或囊肿破裂成张力性气胸，可有呼吸困难、HR 加快、发绀、心尖搏动和气管被推向对侧的症状和体征。其诊断依据为影像学结果，胸部 X 线检查显示边缘清晰的圆形、椭圆形的致密阴影，或圆形、椭圆形壁薄的透亮空洞阴影，可有液平面。

肺囊肿一般诊断明确，在无急性炎症情况下，均应早期手术。因为囊肿容易继发感染。药物治疗非但不能根治，相反，由于多次感染后，囊壁周围炎症反应引起胸膜广泛粘连，致手术较为困难。易发生并发症。年龄幼小并非手术的绝对禁忌证。尤其在出现缺氧、发绀、呼吸窘迫者，更应及早手术，甚至急诊手术才能挽救生命。具体治疗原则可分为以下几种情况：①无症状的婴幼儿，可密切观察数月或数年后，择期手术，以增加手术的耐受力；②儿童或成年人在控制感染后，尽早手术，以免继发感染及出现各种并发症，造成手术困难；③张力性囊肿或并发张力气胸，应急诊手术，抢救患儿。

良好的术前准备既可以保证患儿接受手术的最佳时机，又利于术中麻醉管理与减少术后并发症。术前准备包括两方面内容：患儿的术前评估与麻醉前准备。

术前评估的目的在于确定患儿耐受手术麻醉的能力，为麻醉方案的制订提供依据。患儿是否有呼吸困难、刺激性咳嗽，查体有无杵状指及发绀，听诊有无异常呼吸音。肺功能是必要的检查，X

线片和超声心动图检查有无心脏扩大。有无肝功能障碍,它会引起凝血因子Ⅱ、Ⅶ、Ⅸ、Ⅹ的减少。

术前镇静应谨慎,有抑制患儿呼吸运动的潜在危险,故以进行言语安慰为主,并在严密的监测下实行药物镇静,且以苯二氮䓬类药物为佳。预防误吸,做好禁饮禁食,做好插管前物品准备,必要时可考虑口服H_2受体拮抗剂或甲氧氯普胺。阿托品或戊乙奎醚静注可有效减少分泌物。

我院在20世纪也曾使用气管插管全麻复合高位硬膜外麻醉技术。硬膜外麻醉能提供围术期的镇痛,但是它也减少了患儿咳嗽,有凝血功能障碍的患儿不能用,现在已较少使用。目前麻醉方法采用气管插管全身麻醉,可以保障气道通畅,并随时吸引分泌物和血性液。入室后监测患儿体征,开放静脉通路,面罩吸氧,麻醉诱导可采用快速诱导,给予适量的阿片类镇痛药、丙泊酚及非去极化肌松药,因患儿较小可采用单腔气管导管,确定导管位置并固定。积极进行血流动力学监测,行有创动脉置管和(或)中心静脉置管。

麻醉维持可采用静吸复合麻醉或者TIVA。根据血流动力学指标及药物的药代动力学指标调整麻醉药用量维持适当的麻醉深度,配合手术的进行,保证患儿生命体征平稳。术中吸入氧浓度为100%,避免使用N_2O,因为N_2O的使用意味着吸入氧浓度的降低,同时也会抑制缺氧性肺血管收缩,也可能产生肺动脉高压。

患儿体位一般呈侧卧位,双臂置于身体前方,仔细加垫以免压迫臂丛神经或防止静脉套管阻塞,双侧手臂外展均不能超过90度。头颈部需与正中位呈直线,仔细检查对侧的眼和耳,保证其不受任何的直接压迫。对侧下肢调整体位时注意避开导尿管、股静脉置管的直接压迫,并注意防止外阴受压。体位变动时可造成气管导管移位,并改变通气血流比率。体位变动后应重新确定导管位置,评估肺的顺应性、肺隔离情况和氧合情况。手术操作时患侧肺的血性分泌物不一定完全从气管导管内吸引干净,有时会在导管中发现,要及时吸引。在体位变化时,通气量会发生改变。侧卧位时功能残气量增加,胸膜打开后,功能残气量会显著减少,因此要密切注意患儿的呼吸状况。

术中补液避免容量过度,术后肺血管阻力增高以适应肺叶切除,过度输液的患儿有右心室衰竭和肺水肿的危险。补液量按失血量给予晶体 3 倍或胶体等量补充。术中监测血气结果,调整呼吸参数的设定,如失血量多时考虑输血治疗。

对限制容量的患儿可根据需要使用单次小剂量血管收缩药(去甲肾上腺素或苯肾),必须注意给药后的 HR 变化,防止心动过缓。

肺叶切除术中要特别注意低氧血症的发生。因手术需要,术中会有一定时间的单肺通气,单肺通气时 V_T 应较双肺时为小,一般为双肺时的 3/5。适当增加通气频率,并根据气道压,$P_{ET}CO_2$ 等来调整。呼气末气道压保持在 $25cmH_2O$ 以下以避免肺过度膨胀。若过高,说明 V_T 太大,可适当减小 V_T,同时应当增快 RR,以维持足够的分钟通气量。$P_{ET}CO_2$ 维持在 $35 \sim 45mmHg$ 为佳。单肺通气发生低氧血症(氧饱和度持续低于 90%)时应给与积极处理措施:①重新评估并调整导管位置,清除肺内的血液、分泌物和感染物,确保呼吸道通畅;②如果使用的是双腔气管导管,则用另一独立的回路对非通气侧肺施行 CPAP(通常为 $2 \sim 5cmH_2O$)。对健侧肺加用 PEEP 来治疗肺不张;③双肺通气;④若低氧血症持续存在,外科医师可通过钳闭术侧肺动脉或其分支来减少肺内分流。

关胸前手动通气使肺膨胀到 $30cmH_2O$ 压力,使不张的区域膨胀,并检查是否有明显的漏气。术中切下标本后可调整呼吸参数行双肺通气。术毕减浅麻醉,患儿自主呼吸恢复良好,没有明显的呼吸、循环系统并发症时可将气管导管拔除。

本例患儿术后自主呼吸急促,脱氧后氧饱和度不能维持正常,考虑出现了肺叶切除术后急性呼吸衰竭,故转入 ICU 给予带管辅助呼吸及抗感染、保护呼吸道黏膜、平喘化痰等治疗。患儿术后 1

天拔除气管导管,术后转归良好,经手术治愈后出院。

点评

1. 充分的术前评估及麻醉前准备是手术安全顺利完成的必备条件。

2. 随时调整呼吸参数保证患儿的有效通气,发生低氧血症时,立即分析原因,并采取相应措施保证生命体征平稳。

3. 术中补液要适当。维持血流动力学稳定的基础上预防肺水肿及右心负荷过重的发生。

4. 积极处理术后并发症,纠正低氧血症、酸中毒等。

5. 充分的术后镇痛有利于患儿咳嗽排痰、深呼吸以及早期恢复。

第四节　脓胸手术的麻醉

病例　结核性脓胸手术的麻醉

一般情况

患儿,男,年龄 9 岁,体重 32.5kg,慢性起病,主因"确诊结核性胸膜炎 5 个月,发现胸膜肥厚 1 个月"入院。入院查体两侧胸廓对称,双侧呼吸动度基本一致,右肺叩诊清音,左肺叩诊略实,听诊右肺呼吸音正常,左肺呼吸音稍减弱,未闻及干湿性啰音及胸膜摩擦音。辅助检查胸部 CT 提示左侧肺部间实质浸润,胸膜肥厚粘连。其余化验检查未见明显异常。患儿诊断左肺结核性胸膜肥厚,无手术及麻醉相关禁忌,拟择期行手术治疗。

麻醉过程

入院后第二天在气管插管全身麻醉下行胸膜剥脱术。患儿入室体温 36.3℃,BP120/75mmHg,HR90 次/分,RR20 次/分,脉搏 $SpO_2$97%。麻醉前予地塞米松 5mg,阿托品 0.2mg 静脉推入,麻醉诱导给予舒芬太尼 10μg,丙泊酚 70mg,罗库溴铵 15mg,面罩通气,加压给氧,患儿意识消失肌松效果满意后经直接喉镜置入 6.0mm(ID)的气管导管。呼吸机参数设置为容量控制通气模式,V_T 300ml,RR 18 次/分,I:E=1:2,$P_{ET}CO_2$ 监测显示为 35mmHg,此时 BP112/70mmHg,HR92 次/分。行桡动脉穿刺置管监测直接动脉压及静脉穿刺置管。插管后麻醉维持给予持续静脉泵入瑞芬太尼 0.3μg/(kg·min)复合丙泊酚 300mg/h。术中患儿 BP 波动在 93~120/55~88mmHg,HR 基本维持在 100 次/分左右。

麻醉诱导后患儿取右侧卧位,常规备皮铺无菌手术单,于 7 肋间后外侧切开皮肤,向胸内逐层分离,开胸后见胸腔粘连严重。脏、壁层胸膜纤维板形成一囊腔,局部厚 4~9mm,胸腔内有 20ml 黏稠脓苔及干酪样物,吸净脓液,清理脓苔。小心剥离增厚的纤维板,游离分开与胸壁粘连的肺叶,使肺叶全部复张,修补肺叶漏气处,充分止血,生理盐水胸腔冲洗,无漏气,无渗出,剩余上肺膨胀良好,放置胸腔引流管,关胸。手术顺利,术中出血约 30ml,术中输液给予晶体液 300ml,胶体液 200ml,手术时间 80 分钟。术中患儿生命体征平稳,术后患儿清醒,拔除气管导管,安返病房。术后予抗炎止血对症治疗,于第 6 天拔除胸引管,复查胸片,化验血常规未见明显异常,术后 7 天治愈出院。

讨论

脓胸是小儿肺部感染引起的严重疾病,胸膜腔受化脓性病原体感染,产生脓性渗出液积聚,可形成脓胸。也可以因为结核杆菌感染而积脓即结核性脓胸。按病变范围分为全脓胸和局限性脓胸。

结核杆菌经淋巴或血液循环引起感染,肺内结核病灶直接侵犯胸膜,或病灶破裂将结核杆菌直接带入胸腔,气体也会进入胸腔,而形成脓气胸,甚至支气管胸膜瘘,临床上经常因为诊断、治疗延迟较久而形成慢性脓胸。纤维板厚而坚硬,并常有钙化。纤维板收缩使肋间隙变窄,肋骨变形呈截面三角形,肋间肌肉萎缩,脊柱可以凸向健侧。X 线表现与慢性脓胸基本相同,对侧肺内有结核病灶的较易诊断,患侧肺内结核病灶往往被积液所掩盖,因此不易确定性质。胸腔穿刺抽出脓液较稀薄,脓液中可含有干酪样物质,确诊应该在脓液中查到结核杆菌,体层摄影可以显示脓腔的大小,同时可显示肺内是否有结核病变及病变的程度,CT检查更能了解脓腔及病变的细微改变。

结核性脓胸的临床表现很不一致,多数起病缓慢,以乏力、低热为主要症状,其次盗汗、胸闷、干咳等,脓胸早期胸膜的吸收力较强,中毒症状较明显。如果积脓较多也可以出现气急、呼吸困难等症状。当发生支气管胸膜瘘时,会有刺激性咳嗽,咳脓痰也与体位有关。健侧卧位时咳嗽及脓痰增加。如果因为支气管胸膜瘘而引起结核播散,中毒症状会非常明显,病情危重。合并感染后,高热、WBC增多,症状同急性脓胸相似。

脓胸的治疗既往多采用抗炎、多次胸腔穿刺或胸腔闭式引流排脓。手术治疗可以采用胸腔廓清加纤维素或纤维板剥脱术治疗。急性脓胸也可使用胸腔镜清除脓苔及坏死组织。术后从胸腔镜切口放置闭式引流管。部分胸腔镜手术因剥离困难或出血难以控制需要中转开胸手术。

结核性脓胸的治疗主要是先期进行抗结核治疗,联合应用异烟肼、利福平、链霉素和乙胺丁醇中的三种药。手术应抗结核治疗3个月以上,结核得到控制,病变稳定后再行手术。结核性脓胸的手术主要为胸廓成形术和胸膜全肺切除术,只有在肺内没有病变且没有支气管内膜结核引起的支气管狭窄的情况下才可采用胸膜纤维板剥脱术,否则肺不能膨胀,脓腔不能消灭,或肺膨胀后肺内病变恶化形成空洞,造成手术失败。

术前评估的目的在于确定患儿耐受手术麻醉的能力,为麻醉方案的制定提供依据。患儿一般均有上呼吸道感染或肺炎史,有发热、刺激性咳嗽、咳痰、呼吸短促、呼吸困难的病史,查体有的患儿有杵状指及发绀,听诊可以有异常呼吸音。肺功能是必要的检查,肺活量/$V_T \geq 3$有利于术后有效咳痰,若肺活量低于估计值的50%,会增加胸部手术后发生并发症的风险。必要时采用支气管扩张剂治疗,患儿肺功能会有改善。循环系统需要评估患儿心功能,检查 ECG、超声心动图以明确是否有先天性心脏病以及传导障碍等。要检查凝血功能,贫血的患儿 HCT < 25% 应于术前备血。结核性脓胸需要规律完整有效的抗结核治疗疗程,术前化验检查评估疗效。

良好的术前准备既可以保证患儿接受手术的最佳时机,又利于术中麻醉管理与减少术后并发症。脓胸患儿多有体质减弱、贫血和低蛋白血症,同时其呼吸受限,通气功能下降,因此麻醉风险大。此类患儿临床上可见呼吸急促、困难,面部潮红,应给予充分的支持疗法,加强营养,纠正水电解质及酸碱平衡紊乱。

麻醉方法采用气管插管全身麻醉,入室后监测患儿体征,开放静脉通路,面罩吸氧,麻醉诱导可采用快速诱导。脓胸患儿可见支气管瘘,胸膜纤维板剥脱术中患儿侧卧位,病变侧位于上方,优先考虑双腔支气管插管,术中单肺通气患侧肺萎陷,有利于配合手术、调整呼吸并起到完善的肺隔离作用,避免脓液及污染物通过瘘口流至支气管内及对侧肺内,插管后确定导管位置并固定。围术期常规监测 BP、ECG、SpO_2、$P_{ET}CO_2$无创监测,病情危重者要进行有创血流动力学监测,行有创动脉置管和(或)中心静脉置管。

麻醉维持可采用静吸复合麻醉或者 TIVA。应尽量选择对呼吸循环影响小的药物,严格控制药量及速度。根据血流动力学指标调整麻醉药用量维持适当的麻醉深度,保证患儿生命体征平稳。术中避免使用 N_2O,因为 N_2O 的使用意味着吸入氧浓度的降低,同时也会抑制缺氧性肺血管收缩,也可能产生肺动脉高压。

患儿体位一般呈侧卧位。头部放置头圈,避免眼睛、耳朵受压。四肢置于适当位置防止压迫相关神经,检查输液管、导尿管位置。体位变动时可造成气管导管移位、改变通气血流比,再次确认气管导管位置、肺隔离情况和患儿的氧合情况,如有变动及时调整。

围手术期必须加强呼吸管理,术中要充分供氧,随时注意呼吸道阻力的变化,及时调整呼吸参数。术前健肺处于过度通气的代偿期,因此患肺病灶清除前,切忌过度通气致压力过高造成气压伤。患侧肺通常伴有限制性通气功能障碍,维持每分钟通气量正常即可。对脓气胸、疑有支气管胸膜瘘的患儿,开胸前应放置闭式引流装置,防止诱导时患侧张力性气胸及纵隔摆动。病灶清除后,缓慢膨胀患侧肺,防止复张性肺水肿的发生。及时清除呼吸道分泌物,保证患儿通气功能正常,预防感染。

围术期还要注意监测患儿循环系统的稳定,防止剥离过程中发生大出血。调整补液,避免容量过度,因围术期有肺水肿的危险。补液量按失血量给予晶体 3 倍或胶体等量补充,如失血量多时考虑输血治疗。对限制容量的患儿可根据需要使用单次小剂量血管收缩药(α 受体激动剂),必须注意给药后的 HR 变化,防止心动过缓。

本例患儿营养状况良好,术前准备充分,术中未见大量失血,麻醉管理得当,围术期患儿反应良好,术毕未见肺水肿、气管痉挛、喉痉挛等呼吸道并发症。术后恢复良好,痊愈出院。

点评

1. 正确评估脓胸患儿对麻醉及手术耐受情况,加强营养,对症处理缓解呼吸道症状。

2. 完善术中监测,重点加强围术期呼吸管理,预防并积极治疗呼吸道并发症。

3. 术前备血,监测有创动脉压,积极合理的补液扩容,保证血流动力学稳定,预防肺水肿。

参 考 文 献

1. 吕红,张建敏,朱慧英. 小儿先天性漏斗胸矫形术围术期呼吸循环变化. 临床麻醉学杂志,2005,12:854-855.

2. Neuman GG, Weingarten AE, et al. The anesthetic management of the patient with an anterior mediastinal mass. Anesthesiology,1984,60:14.

第三章　胸科手术的麻醉

3. George A. Gregory. Pediatric Anesthesia. 2002,4th. 454-456.

4. Johnson CA,Butler SM,Konstar MW,et al. Estimating effectiveness in an observational study of dornase in cystic fibrosis. J Pediar,1999,134:734.

5. Lamberty JM,Rubin BK. The management of anesthesia for patients with cystic fibrosis. Anaesthesia,1985,40:448.

6. Kang DW,Campos JR,et al. Thoracoscopy in the treatment of pleural empyema in pediatric patients. J Bras Pneumol,2008,Apr;34(4):205-211.

第四章　先天性心脏病手术的麻醉

第一节　动脉导管未闭手术的麻醉

病例一　早产儿动脉导管未闭手术的麻醉

一般情况

患儿,男,2 小时,0.94kg。因发现生后反应弱 2 小时入院。孕 26^{+5} 周早产,试管婴儿 G1P2,双胎 B,出生体重 1.02kg,母胎膜早破 144 小时,产前已用激素促进胎肺成熟。查体:体温 35℃;呼吸 40 次/分;P145 次/分;BP 54/38mmHg。身长 36cm,头围 25cm。气管插管呼吸机支持,口唇红润。全身皮肤无黄染及发花,指(趾)甲未达指(趾)端,足底无纹理,皮肤薄而光滑。前囟平软,张力不高。双肺呼吸音粗,未闻及干湿啰音。心音有力,律齐,可闻及机械样杂音。腹平软,肝脾未及。四肢肌张力低,新生儿反射未引出。血常规:WBC 10.23 × 10^9/L;中性细胞占 47%,淋巴细胞占 42%;RBC 2.36 × 10^{12}/L;Hb8.3g/L;PLT 150 × 10^9/L。胸部正位片:两肺透光度弥漫减低,肺纹理模糊不清,右侧著。颅脑超声检查:脑白质回声增强,范围大,脑沟回稀少,岛叶发育差,室管膜下、脑室内及脑实质内未见明确异常回声团。入院后复查胸片提示:呼吸窘迫综合征。呼吸机调整为高频振荡通气模式。超声检查结果:各房室内径未见明显增大,室间隔及左心室后壁未见明显增厚,运幅正常。房间隔卵圆孔处回声脱失约 1.8mm,室间隔回声连续完整。主肺动脉内径增宽,其分叉处与降主动脉间可见一宽约

$3.2\sim3.7mm$ 的异常通道。各瓣膜形态及活动未见明显异常。主动脉弓降部未见异常。多普勒可见：动脉水平左向右分流信号；房水平可见少量左向右分流信号；三尖瓣可见极少量反流信号。提示 PDA。入院第三天，患儿出现肺出血。入院第四天加用布洛芬口服，试图关闭动脉导管。复查动脉导管直径约 $3.8mm$，较前有所增加，且肺出血存在。于住院第十天在全身麻醉下开胸行动脉导管结扎术。

麻醉过程

本患儿手术是在早产儿暖箱内实施的。入手术室后给予七氟烷吸入诱导，使用定压模式，吸入氧浓度为 50%，设置峰压 $15cmH_2O$，频率 32 次/分，使用呼气末正压为 $4cmH_2O$。术中根据血气等监测结果，随时调整呼吸机参数，同时建立右肘动脉和股静脉通路并测压。术中应用七氟烷维持麻醉。处理动脉导管前，BP 控制在 $65\sim55/38\sim30mmHg$，结扎动脉导管后患儿 BP 偏低，给予多巴胺强心治疗后达 $35\sim45/18\sim25mmHg$。患儿术中出血 2ml，输液 15ml，手术历时 1 小时，麻醉时间 2.5 小时。出手术室时，P 为 130 次/分，BP 为 $55/38mmHg$，SpO_2 90%。

病例二　婴幼儿动脉导管结扎术的麻醉

一般情况

患儿，女，9 个月，体重 8kg。发现心脏杂音 6 个月入院。查体：神志清，精神反应较好，唇红，双肺呼吸音稍粗，未闻及啰音，心前区无隆起，心音有力，律齐，HR120 次/分，胸骨左缘 $2\sim3$ 肋间可闻及 4/6 级连续性杂音，向右胸传导，第二心音肺动脉瓣部分（P_2）无明显亢进，四肢末梢无水肿，无杵状指（趾）。该患儿生后曾患肺炎 2 次，平素易感冒。血常规：WBC8.5×10^9/L；中性粒细胞占 47%，淋巴细胞占 42%；Hb141g/L；PLT338×10^9/L。凝血三项检查结果正常。胸部正位片：两肺纹理增多增粗，肺内未见片影；肺门阴影增宽，右下肺动脉增粗；心影增大，心胸比例（C/T）≈0.58，左心室增大为主，肺动脉段略膨隆。印象：先天性心脏病（左向右分流)。超声心动图报告:左心房及右房室内径均轻到中度增大,左心室内径未见明显增大。室间隔及左心室后壁未见明显增厚,运动正常,射血分数(EF)76%;右心室前壁增厚,运幅增强。房间隔卵圆窝处回声脱失约4.2mm。室间隔回声连续完整。主肺动脉内径增宽,其分叉处与降主动脉间可见一宽约10.6mm,长约4.3mm 的异常通道。诊断:先天性心脏病:PDA;肺动脉高压(中度);肺动脉瓣反流;卵圆孔未闭。

麻醉过程

择期手术禁食 6 小时。术前半小时肌注安定 2.5mg,开放静脉。入手术室,P160 次/分,RR22 次/分,BP97/64mmHg。静脉给予芬太尼 15μg,丙泊酚 25mg,罗库溴铵 5mg 诱导,去氮给氧后插入 4.0mm(ID)气管导管行机械通气,V_T 为 10ml/kg,RR 为 22 次/分。行左侧桡动脉及右颈内静脉置管,留置导尿管。左侧卧位,常规消毒铺巾,破皮针于 $T_{8\sim9}$ 椎间隙破皮后,用 12 号硬膜外穿刺针穿刺,针尾向骶部倾斜约成 45 度,到达硬膜外腔时,针尖处有突破感,向针内注入空气时阻力消失。穿刺成功后单次注入 0.75% 布比卡因 2ml、2% 利多卡因 3ml 及注射用水 1ml 的混合液(混合液中不加肾上腺素)。硬膜外阻滞在 5 分钟起效,10 分钟左右趋于完善。患儿术中吸入异氟烷维持麻醉并辅助降压。手术医师左侧第四肋间开胸,沿降主动脉纵行剪开纵隔胸膜,游离动脉导管,试阻断后 BP 为 75/55mmHg,切断并缝合动脉导管。手术过程顺利,停止吸入麻醉药后,患儿于 15 分钟后拔出气管导管。出室时,BP85/50mmHg,HR110 次/分。手术历时 60 分钟,出血 2ml,输注复方乳酸钠山梨醇注射液 100ml,尿量 20ml。

讨论

胎儿时期动脉导管是肺动脉与主动脉之间的生理性血流通道,位于降主动脉起点与左肺动脉根部之间。肺毛细血管未开放,血液从上、下腔静脉流入右心房后,主要来自下腔静脉的血液经过卵圆孔至左心房,再通过二尖瓣孔注入左心室,然后至升主动脉;而上腔静脉血液主要经过三尖瓣孔至右心室,注入肺动脉,再由动脉导管流入降主动脉,这是胎儿正常的生理循环。出生后,随着婴儿啼哭而肺部膨胀,开始呼吸运动;同时肺毛细血管扩张,PVR 下降,肺动脉压力迅速降低。待肺动脉压力与主动脉压力平衡时,肺动脉血液就不再经过动脉导管而直接注入肺脏。这时动脉导管逐渐自行闭合。PDA 是最常见的先天性心脏病之一,也是最早开始手术治疗的先天性心脏病。产后正常动脉导管闭合分两个阶段。足月产婴儿,第一阶段闭合在 10～15 小时内完成。第二阶段在出生后 2～3 周完成。在心血管系统发育正常者,约88% 的动脉导管在 8 周内闭合。超过此时间称为"延迟闭合";当闭合过程最终失败者,则称其为"PDA"。导管闭合由如下几种介质介导:血管活性物质(缓激肽、内源性儿茶酚胺等)、pH 值变化(主要为氧张力 PO_2)和前列腺素(PGE_1)等。前列腺素和氧张力作用相反,PO_2 升高时导管收缩,前列腺素使之扩张,在妊娠不同阶段两者作用不同,成熟胎儿对 PO_2 相对敏感,而未成熟胎儿则对 PGE_1 相对敏感。这些因素的复杂作用是导致未成熟胎儿导管延迟闭合更常见原因,尤其合并呼吸窘迫综合征者。如生后持续开放就会产生一系列病理生理变化。由于主动脉的压力无论是收缩压或舒张压都比肺动脉压高,血流的方向都是从主动脉流向肺动脉,称为左向右分流。分流量的多少,与动脉导管口径的粗细和两侧动脉压力的阶差有密切关系。导管口径越粗、压力阶差越大,分流量就越大;反之,则分流量也越小。PDA 患儿的肺动脉除接受由右心室来的血液外,还接纳一部分由主动脉经动脉导管来的血液,使肺循环血容量增加,回到左心房和左心室的血液量也相应增加,左心室负荷加重,致使左心室肥大。由于长期肺动脉压力升高和血流冲击,肺小动脉管壁增厚,管腔变窄,形成肺动脉高压,继之引起右心室肥大。少数婴儿出生后可保留胎儿时期肺内动脉管径小、管壁厚的特点,此时肺动脉高压在婴儿期即出现。当肺动脉压力随病程的发展不断增高,接近或超过主动脉压力时,即可产生双向或右向左分流,成为艾森曼格综合征。

受孕 20 周以后到足月前出生的存活新生儿都是未成熟儿。

早产儿中的极低出生体重儿,不仅体重低,而且存在严重的脏器功能障碍。容易合并早产儿呼吸窘迫综合征、早产儿呼吸暂停、早产儿贫血和 PDA。患有呼吸系统疾病的早产儿很多都合并 PDA。PDA 发生率高达 10%～15%,与出生体重和孕龄成反比。常有典型连续杂音,大多于 12 周内自行闭合。分流量较大时,可致心脏扩大、特发性呼吸困难、肺水肿及心力衰竭。除内科积极抗心力衰竭治疗外,可试用消炎痛促进动脉导管闭合。如效果不佳,应予以手术治疗。通常为预防早产儿视网膜病,此类患儿的吸入氧浓度不宜过高。60% 氧浓度最多维持 24 小时;80% 持续 12 小时;100% 不要超过 6 小时。手术中,吸入高浓度氧的好处是动脉导管收缩,肺血流减少,循环功能不良的状态会有所改善;患儿的氧合会有一定程度的改善。

动脉导管结扎或钛夹,会引起血流动力学的巨大变化,进而引起心功能的改变。结扎动脉导管前,把 BP 降低至一定水平有利于患儿心功能维护、降低术中出血的风险。控制性降压就是利用药物和(或)麻醉技术使动脉 BP 下降且控制在一定水平;并视具体情况控制降压的程度和时间。维持 BP 的主要因素是心输出量、周围血管阻力、循环血容量和血液黏稠度。$MAP = CO \times SVR$ 即平均动脉压 = 心输出量×周围血管阻力。因此,降压时主要通过降低周围血管阻力和回心血量实现。小动脉收缩或舒张维持外周血管阻力,回心血量是静脉血管扩张的结果。理论上讲,小动脉平均动脉压维持在 32mmHg 以上可充分保证组织器官有足够的血液灌流量,组织也不会发生缺氧。而临床上难以直接测定小动脉压力和各器官的血液灌流量,常以桡动脉不低于 60mmHg 为准。控制性降压期间,最大顾虑是脑供血不足和脑缺氧。麻醉期间因脑代谢率降低,吸入氧浓度增加,增加了脑对低血压的耐受能力。控制性降压对心脏的影响是冠脉血流的改变。严重的低血压会引起冠脉血流量明显减少,导致心肌缺血性损害。肾脏是对低血压敏感的器官,当收缩压降至 70mmHg 时,肾小球滤过率将不能维持,泌尿功能可能暂停,但不会引起缺血缺氧损害。动脉导管结扎术中控制性降压的方法众多,以快速、短效的血管活性药(硝普钠、硝酸甘油)作为首选,同时辅以吸入麻醉药等使降压效果趋于完善。各种常用吸入麻醉药用于加深麻醉时均可引起不同程度的 BP 下降。血管扩张药中的硝普钠(SNP),通过干扰巯基活性或影响细胞内钙活性,直接作用于小动脉平滑肌,使其松弛、扩张。用 0.01% 溶液,SNP 剂量按 $0.5 \sim 0.8 \mu g/(kg \cdot min)$ 静脉滴注,$4 \sim 6$ 分钟 BP 可降至预期水平,停药后 $1 \sim 10$ 分钟便可恢复正常。静滴可降低 SVR 和 PVR,回心血量下降,但对心肌收缩力和心排血量影响不大。控制性降压时,除了常规监测指标外,还要监测有创动脉压、CVP、尿量和血气。控制性降压的管理应包括保持麻醉平稳,避免生命体征剧烈波动;补充血容量,降压期间应常规补充晶体、胶体或全血,维持足够的血容量;调节体位,使手术部位高于身体其他部位,当 BP 较低时不会有气体通过受损的组织或体腔进入体内重要器官。

10kg 以下婴幼儿动脉导管结扎术,麻醉方法可以采用全身麻醉复合高位硬膜外阻滞。吸入麻醉剂中,异氟烷的降压作用最强,婴幼儿使用异氟烷降低血压通过扩张周围血管,HR 不一定有明显改变,该现象与成人不同,成人常有 HR 的明显增快;而婴幼儿即使有 HR 增快也是为了代偿心肌的抑制作用从而维持正常的心输出量。在婴儿中,使用 1MAC 的异氟烷可以减少大约 25% 的心输出量、20% 的每搏量以及 25% 的 EF。对于早产儿压力保护性反射发育不完善,不能及时地调整麻醉药物引起的 BP 变化。当早产儿存在心功能不全时,控制循环功能状态是术中管理的关键。Wiliams 等人曾报道在新生儿 PDA 手术中使用椎管内麻醉。婴幼儿的神经髓鞘形成不完善,神经纤维细,应用较低浓度的局麻药就可使阻滞完善,而且硬膜外麻醉可以减轻或抑制伤害性刺激的传导,降低丘脑-垂体-肾上腺素系统引起的交感神经兴奋所引起的应激反应。术中间断吸入小剂量的吸入性全麻药,动脉导管结扎时的 BP 满意,同时由于硬膜外麻醉的扩张血管作用在手术结束时并没有消退,所以术毕恢复期 BP 也没有骤然升高。此种麻醉方法对循环系统的干扰轻,发生过程缓慢平稳,使循环系统有充裕的时间来代偿,也保护了婴幼儿的应激反应。而且术后吞咽反射恢复较早,拔管后呼吸平稳,苏醒迅速,对呼吸功能的抑制较小,术后没有全麻并发症。

点评

1. 早产儿由于脏器功能发育不良,特别是合并其他疾病时,麻醉风险巨大,要给予足够的重视。

2. 动脉导管结扎术采用控制性降压措施,要注意维持麻醉过程中循环动力学的稳定状态,避免麻醉恢复期出现 BP 的剧烈波动。

第二节　室间隔缺损手术的麻醉

病例一　心内直视室间隔修补术麻醉

一般情况

患儿,男,2 个月,体重6kg。发现心脏杂音 4 天入院。神清,精神反应好,面色红润,双肺呼吸音粗,可闻及干啰音。腹部平坦,触软,肝脾不大,肠鸣音正常,四肢活动好。心前区无隆起,叩诊心界无增大,震颤可及,心音有力,律齐,HR120 次/分,胸骨左缘 2~3 肋间可闻及 4/6 级连续性杂音,P_2亢进,经皮 SpO_2 95%。否认肺炎、心衰病史,否认家族遗传病史。胸部正位片示两肺纹理增多增粗,肺内可见散在斑片影。ECG:窦性心律,双心室肥厚? 超声心动图报告:左房室内径重度增大,右房室内径轻度以上增大,房间隔卵圆窝处回声脱失约 3.2mm。室间隔肺动脉瓣下部位回声脱失约 11.0~12.0mm。诊断为先天性心脏病,VSD(干下型),重度肺动脉高压,支气管肺炎。入院后予静点抗炎、雾化吸痰治疗。入院第四天行低温体外循环心内直视室间隔修补术。

麻醉过程

患儿入室后连接常规监测,通过静脉通路给予咪达唑仑 1mg,芬太尼 15μg,维库溴铵 1mg,气管插管控制呼吸,使用定压呼吸模式。行右股动脉和颈内静脉置管测压,设置呼吸参数,术中根据血气结果进行调节。麻醉期间输入的液体加温,控制乳酸林格液,液量为 4~6ml/(kg·min)。麻醉维持分别在切皮、劈胸骨、体外循环开始前追加芬太尼 2~5μg/kg,维库溴铵 0.05mg/kg,咪唑安定 0.05mg/kg,并根据具体情况吸入 0.5%~2.0% 七氟烷。心内操作完毕,开放主动脉后静脉输注多巴胺 4~8μg/(kg·min)和米力农 0.45μg/(kg·min)。转流停止前在左心房压指导下及时输血,维持 HCT 在 30%。转流结束时行改良超滤,体外循环使用进口婴儿膜肺,在浅低温、中度血液稀释下进行,预充液以胶体液为主,加入适量浓缩 RBC。心肌保护采用经主动脉根部灌注冷含钾晶体停跳液。总转流时间为 71 分钟,主动脉阻断时间为 34 分钟。

病例二 肌部室间隔缺损镶嵌治疗的麻醉

一般情况

患儿,男,6 个月,体重 3.5kg。因间断发热、咳嗽两周入院,现住院已近三个月。曾于 3 个月时在体外循环下行 VSD 修补术,术后恢复不顺利。体温 36.5℃,RR22 次/分,P120 次/分,BP88/46mmHg,$SpO_2$90%。镇静下安睡状,气管插管呼吸机辅助,面色红润。瞳孔等大等圆,对光反射正常。呼吸音粗,双肺均可听到干鸣音。心音有力,律齐,120 次/分,可闻及 3/6 级收缩期杂音。腹软,腹部放置腹膜透析管。曾于 3 个月时在体外循环下行 VSD 修补术,因心功能差,延迟关胸至术后 3 天。术后 40 天时,因严重的房室传导阻滞植入永久起搏器。胸片双肺纹理较多、双肺野斑片状阴影较前有所吸收。心影丰满,两膈未见异常。彩超结果(VSD 修补术前):左心房内径重度增大,右房室内径轻度增大,室间隔前间隔肌部中段缺损为 12.6mm,膜周嵴下缺损为 10.9mm,卵圆窗缺失为 6.7mm。彩超结果(修补术后):室间隔肌部近流出道处缺损 8.5mm,肌部心尖处脱失 4.4mm,二、三尖瓣反流。术后残余分流,心功能较差。呼吸循环支持已长达两个月,准备再次开胸非体外循环(CPB)下行 VSD"镶嵌治疗"手术。

麻醉过程

咪唑安定镇静下,患儿带气管导管入手术室,七氟烷吸入诱导并维持麻醉,间断静脉给予维库溴铵 1mg,芬太尼 10μg。行右肱动脉和颈内静脉穿刺测压,经口置入食管超声(TEE)探头。手术开始后,术者剪断钢丝进入胸腔,静注肝素。在右心室近膈面处取冠状血管裸区,作"U"形缝合,插入 20 号穿刺针,在 TEE 的导引下,导入 0.025 导丝,通过肌部 VSD,进入左心室腔,退出穿刺针,沿导丝送入 8F 动脉鞘过 VSD 进入左心室腔,在 TEE 下证实动脉鞘已在左心室后,取 7F 动脉鞘装载肌部 VSD 封堵器。将此装载鞘插入 8F 动脉鞘内,送出封堵器左盘面,回撤整个鞘管使左盘面贴紧室间隔左心室面,再释放封堵器腰部和右盘面完成封堵 VSD。术中持续泵入血管活性药物,手术时间 6 个小时,出血 200ml,术中输入林格液 200ml、万汶 50ml、血浆 100ml 及浓缩 RBC 2U。

讨论

VSD 是最常见的先天性心脏疾患,占先天性心脏病总数的 20%,发病率为 1.5‰~3.5‰新生儿。经典分类是根据解剖学将其分为 I 到 IV 型。I 型(5%~7%)为干下型,它位于右心室流出道半月瓣下方,主动脉右瓣叶会脱垂入缺损内,导致右心室流出道存在压差,甚至会阻塞该缺损,还可能出现主动脉瓣关闭不全;II型(80%)为膜周型;III 型(5%~8%)为流入道型;IV 型(5%~20%)为肌部型。

VSD 病理生理改变结果是分流、肺高压和心力衰竭。小到中度的缺损,使有限的血流自左向右分流,进入肺动脉。肺血流增加,肺动脉扩张,维持肺动脉压正常,从而右心室容量和压力也维持正常。左心室做功增加,出现肥大。血液流经大的 VSD 几乎没有障碍,因而肺循环和体循环相对阻力调节分流。中到大型的 VSD 患儿出生后几天 PVR 下降,循环容量超负荷,继而发生充血性心力衰竭。机体的适应机制包括增加心脏每搏量、心肌收缩力、HR、心肌质量和全身血流再分配。左心室的压力传递到右心室，两心室均出现肥厚，肺动脉压升高。小婴儿存在中到大型 VSD 时，伴随 PVR 的下降会出现循环超负荷，继而引起心力衰竭。可出现生长发育延迟和左心衰竭表现(呼吸急促、出汗及食欲差)、严重的左向右分流、肺血多增加了呼吸道感染的机会及患儿呼吸困难。小年龄、低体重婴儿手术是先天性心脏病 VSD 修补术的一大特点。此类患儿呼吸道感染一般病情重，病情不易控制。为防止心肺功能进一步恶化、挽救患儿生命，往往要积极手术治疗心脏疾患。在麻醉和围手术期处理时，对于有心力衰竭症状的患儿应特别注意尽量减少过度降低 PVR 的措施，诸如过度通气、血液稀释及过高的氧浓度等，这些措施均可加重心脏负荷;还要注意避免心肌抑制。关于体外循环后肺动脉高压形成的病理生理学机制，多数试验模型和临床研究均表明 CPB 可导致肺动脉高压和肺血管收缩。肺血管收缩程度直接取决于内皮细胞受损程度。而婴儿由于其肺血管内皮尚未发育成熟，这种破坏更为严重。肺血管阻力升高通常在术后较晚发作。然而，CPB 后也有患儿出现急性右心衰竭和肺动脉高压危象。这种情况下，肺动脉压力可急剧升高超过体动脉压力的水平，导致急性右心衰竭，心排血量显著降低，最终发生心动过缓甚至心搏骤停。转流后存在 PVR 升高，停机时可使用磷酸二酯酶抑制剂米力农或一氧化氮吸入等措施。

除去开胸直视心脏手术和介入治疗外，还有一种较新的治疗方法，叫做"镶嵌治疗法"。镶嵌(杂交)治疗属于内外科"恰当"配合，针对一些复杂的先天性心脏病可以提高治疗效果、减少并发症出现。其适应证非常严格，比如 MVSD 的镶嵌治疗。实际上，任何一种治疗方法，都是有优点，也自然有其局限性。外科手术中，通过介入法根治 MVSD 的理念是由 Okubo 和 Bacha 等首先提出的，即在体外循环心脏直视下只暴露部分 MVSD 边缘，由心内科医师置入封堵器关闭缺损，然后再由心外科医师完成心脏畸形的纠治术。目前"镶嵌治疗"这一名字的意义被涵盖在某些复杂重症先天性心脏病的治疗中,即外科医师和介入治疗医师密切配合,在外科手术前后或术中进行介入治疗。达到减轻手术的难度和风险,避免体外循环或缩短其时间,有效提高治疗效果的目的。外科手术中应用封堵器关闭小婴儿单纯和合并其他心血管畸形的 MVSD 是一种有效的方法,特别是对小婴儿、低体重儿等不易耐受大手术和体外循环的患儿更有意义。对缺损间距较近的多发 MVSD 用一个封堵器可获得满意效果。无需体外循环,直接在跳动的心脏表面进行介入封堵的方法可避免体外循环的损伤和并发症,如介入治疗失败后可直接进行手术。而体外循环下在停跳的心脏内进行封堵的方法可适用于同时合并其他心血管畸形的肌部室缺,但此方法的缺陷在于封堵时缺少 TEE 的实时监测,易致残余分流。我国在进入 21 世纪后,由上海儿童医疗中心率先报道成功病例。2007 年报道的国内心脏直视下经右心室游离壁穿刺介入封堵 MVSD 的 24 例中,CPB 下完成的占 2/3。

　　行心内直视手术的患儿经口或经鼻腔气管插管,经鼻腔插管通常适用于术后长时间在 ICU 需要机械通气的患儿。由于患儿年龄小,体重轻,同时存在自身器官发育的不成熟,各种代偿功能低下,麻醉应该力求平稳,尽量减少各种应激反应所致的血液动力学改变,避免加重缺氧,防止肺循环阻力(PVR)增高,同时降低手术刺激引起的应激反应。中到大量的芬太尼在新生儿和婴儿麻醉中可提供稳定的血流动力学指标,同时也有利于术中、术后肺动脉高压危象的预防。对于术前存在肺炎的患儿,体外循环结束前要认真清理气道,分泌物多且粘稠时要向气管内注入 2ml 盐水稀释后,彻底清理。上腔静脉开放后,恢复机械通气,仍然要用定压通气模式,加大通气条件。体外结束前呼吸机调整为气道压力 $25cmH_2O$,RR 30 次/分,PEEP 4 cmH_2O,I∶E = 1∶1.5。密切注意 SpO_2 的变化,病例一患儿在 SpO_2 降到 80% 时,给予手控加压辅助通气后恢复正常。在超滤结束时,通气情况逐渐改善。术前心功能低下者,围术期给予多巴胺效果不理想时,积极给予肾上腺素强心治疗。

手术中采取一系列保温措施,体外循环前后调节室温在28℃,床上放置变温毯,避免术中患儿体温下降,减少热量丧失。停止转流后注意输血和输液的加温。

病例二是长期住院治疗的危重患儿,住院周期长达三个月,体重从入院时6kg降到这次手术前3.5kg。因多脏器功能障碍,长期给予呼吸机通气支持;强心药物维持心脏功能;腹膜透析和静脉营养维持水电介质和酸碱平衡。对于多次手术,术后仍存在室间隔残余分流的患儿选择镶嵌治疗方法是非常正确的。患儿一般情况差,体重低,术中可使用的器械十分有限,给手术和麻醉的过程增加了难度和风险:①通气功能的维护,参考手术前的呼吸机参数,继续给予定压模式呼吸,吸入气体氧浓度参考血气和术中监测结果随时调节;②术中应用多巴胺、多巴酚丁胺和肾上腺素微泵强心治疗,参考动脉压、CVP和尿量等调节液体入量,心脏暴露后,麻醉医师可以直接观察心脏充盈和收缩状态评价心功能;③注意重要脏器功能的维护,特别是肾功能,密切观察尿量,必要时给予利尿剂;④关注患儿内环境的变化,随时给予纠正,婴幼儿心肌收缩功能与血浆中的钙离子浓度密切相关;⑤此患儿术前已安置永久起搏器,应用的是房室顺序起搏模式,它可以不依赖于心脏功能而发出脉冲电流刺激心肌一部分产生兴奋点并传导至整个心脏,产生收缩和舒张活动,以维持有效的血液循环的一种装置,此患儿的手术难度大,手术时间长达6个小时,术中出血多达200ml,起搏器在维持循环功能上起了很大作用。

点评

1. 对于VSD存在重度肺动脉高压的婴儿,麻醉中尽量避免血流动力学的波动。中等剂量芬太尼$20 \sim 30\mu g/kg$维持麻醉的方法安全可行,同时避免使用过量的阿片类药,防止对应激反应的抑制造成复跳后低心排。

2. 在脏器功能的维护中,稳定循环功能是关键。使用血管活性药物的同时,要给予足够的循环血容量,量出为入。

第三节　法洛四联症根治术的麻醉

病例一　正常法洛四联症根治术麻醉

一般情况

患儿,男,6 个月,体重 5.5kg,因腹泻就诊于外院,患儿因面色略发青,口唇略发绀,听诊发现心脏杂音,建议到我院治疗,患儿平素不易感冒,无咳嗽,无气急,发育稍差。查体:心前区无隆起,叩诊心界无增大,有震颤,心音有力,律齐,$L_{3\sim4}$ 肋间闻及 2 级杂音。向右胸传导,P_2 不亢。左上肢 BP89/45mmHg,右上肢 BP83/40mmHg,左下肢 BP97/35mmHg,右下肢 BP99/32mmHg,经皮氧饱和度 74%。四肢无水肿,杵状指(趾)不明显。超声心动图示先天性心脏病,法洛四联症。患儿入院后完善相关检查,准备在全麻下行心内直视法洛四联症根治术。

麻醉过程

患儿术前 6 小时禁奶,4 小时禁水,无术前用药。入手术室后,监测 ECG 及 SpO_2,患儿青紫较重,不吸氧下 SpO_2 70%,诱导采用咪唑安定 0.5mg,芬太尼 $10\mu g$,维库溴铵 1mg/kg,静脉给予适量乳酸钠林格液,经口气管插管 3.5mm(ID),麻醉机控制呼吸,呼吸模式为 PCV,预设定气道压力 $20cmH_2O$,频率 24 次/分,I∶E = 1∶1.5。术中根据血气调节参数,使 $PaCO_2 < 40mmHg$。麻醉诱导后,行左桡动脉穿刺置管监测 ABP;行右颈内静脉穿刺放置双腔管监测 CVP。吸入 1%~2% 七氟烷,术中视手术刺激强度调节七氟烷吸入浓度。间断给予与诱导剂量相当的芬太尼,咪唑安定,维库溴铵。深静脉建立后查血气 BE －8mmol/L,给予 5% $NaHCO_3$ 20ml。常规胸部正中切口,术者探查肺动脉时患儿缺氧发作,SpO_2 持续下降至 20%,立即给予去氧肾上腺素 $5\mu g/kg$,快速补充 50ml 液体后患儿缺氧发作缓解,SpO_2 上升至 80%。于升主动脉远端行主动脉插管,上、下腔静脉插管建立 CPB,右上肺静脉插管行左心

引流。全身中低温 CPB,降温至 26～30℃,中度血液稀释,使用进口膜式氧合器。术中注意良好的心肌保护,心肌表面冰屑降温,主动脉根部灌注心脏停跳液每 20 分钟灌注 1 次。CPB 结束行改良超滤。CPB 过程中采用静态膨肺,压力为 5cmH$_2$O,复跳后中心静脉泵注多巴胺 4～6μg/(kg·min)、米力农 0.5μg/(kg·min),维持循环稳定。CPB 后根据 HCT、CVP 输注足够的血浆和悬浮红细胞。患儿 CPB 117 分钟,主动脉阻断时间 67 分钟,CPB 转中尿量50ml,无血尿。患儿经手术切除肥厚的右心室流出道隔、壁束肌肉,闭合干下室缺,心包补片加宽主肺动脉至右心室流出道至肺动脉瓣环。手术顺利。

病例二　法洛四联症根治术麻醉中穿刺引起血胸

一般情况

患儿,女,1 月,3.7kg。主诉:发现心脏杂音 20 余天。查体:安睡状,不吸氧下 SpO$_2$75%,未见末梢皮肤黏膜发绀,呼吸平稳。双肺呼吸音粗,心音有力,HR135 次/分,可闻及 3 级收缩期杂音。胸片可见右下肺纹理模糊,肺门不大,心影增大,C/T 为 0.65,印象:右下肺纹理模糊,肺血不多,心影增大。ECG 提示:窦性心律,ST改变,完全性右束支传导阻滞。超声心动图提示右房室内径中度增大,右心室前壁增厚,运幅增强。左心房内径尚可,左心室内径偏小。室间隔及左心室后壁未见明显增厚,运幅正常。主动脉内径增宽,右前移骑跨于室间隔之上约 50%。房间隔卵圆窝处回声脱失约 4.0mm。室间隔膜周嵴下部分回声脱失约 10.0～10.5mm。右心室流出道隔束壁束增厚,内径狭窄约 4.0～5.0mm。肺动脉瓣似为二叶瓣,瓣膜增粗增厚,开放受限,关闭尚可,瓣环径为 7.3mm,瓣口约 3.4mm。主肺动脉内径狭窄,左右分支发育尚可。肺动脉分叉处与降主动脉间于彩色多普勒引导下可见一宽约1.9mm 的异常血流束。余瓣膜形态及心脏结构未见明显异常。诊断为先天性心脏病:法洛四联症;PDA;三尖瓣反流(少量以上);卵圆孔未闭。患儿于入院后第三天行法洛四联症根治术。

麻醉过程

入手术室后立即静脉给予氯胺酮 5mg,连接常规监测,SpO$_2$ 为 75%,P150 次/分,RR22 次/分,BP98/62mmHg。给予芬太尼 5μg,咪唑安定 0.5mg,维库溴铵 0.5mg 静脉诱导,气管插管后机械通气,股动脉穿刺置管。行右侧颈内静脉穿刺,采用低位穿刺法:锁骨上切迹一横指作为进针点,针与皮肤成 30 度,方向直指同侧乳头。穿刺不顺利,第三针时,回抽注射器时有少量不凝血。此时,患儿 BP 从 92/58mmHg 迅速降至 68/44mmHg,HR 从 130 次/分迅速升高至 167 次/分,呼吸机提示气道阻力增加。马上开胸手术,开胸后发现右侧胸腔内有约 80ml 积血,右上肺有一血肿。立即清理血肿,修复创口,患儿生命体征趋于平稳。在主动脉插管前,SpO$_2$ 迅速下降至 35%。此时患儿 HR 为 172 次/分,BP 为 68/42mmHg。加大多巴胺用量至 8μg/(kg·min),并静脉给予去氧肾上腺素 4μg,BP 升高至 102/72mmHg,SpO$_2$ 提高至 80%。术中见心脏轻度扩大。VSD 为嵴下型,直径 16mm,右心室流出道狭窄成环、隔、壁束肌肉肥厚,主动脉骑跨约 50%,主肺动脉瓣口狭窄直径 4mm。心内直视完成法洛四联症根治术,心脏自动复跳,窦性心律。给予多巴胺 4~8μg/(kg·min)、肾上腺素 0.04~0.08μg/(kg·min)及米力农 0.5μg/(kg·min)强心支持。术后带管回心脏重症监护室(CICU)。

讨论

法洛四联症(Tetralogy of Fallot,TOF)是一种最常见的发绀型先天性心脏病,发病率占先天性心脏病的 5%~10%。近年来,随着外科手术技术和围术期管理水平的提高,大部分患儿已经在患病早期(6 个月以内)进行解剖根治手术(右心室流出道疏通和闭合 VSD),死亡率小于 2%。麻醉医师只有充分了解手术前后异常解剖引起的病理生理变化,才能更精细地调整 TOF 患儿的心肺功能和全身状态,使其平稳度过围术期。TOF 包括四个典型的解剖特点即 VSD、右心室流出道梗阻、主动脉骑跨和右心室肥厚。由于同时存在右心室流出道梗阻和 VSD,所以不仅有氧合的左心室血进入主动脉,还有未经氧合的右心室血被射入主动脉,从而引起发绀。VSD 的右向左分流包括固定和可变的两种,固定成分取决于右心室流出道梗阻的严重程度,漏斗部梗阻可因交感神经张力升高而加重,所以是动力型的。而可变成分取决于 SVR 和 PVR。右心室流出道梗阻的程度是决定肺血流和发绀的主要因素,如外周血管扩张和漏斗部痉挛,可加重右向左分流,加重缺氧和发绀,严重的可导致缺氧发作,可危及生命。由于随着年龄增加,其各种病理改变进一步加重,心肌的超微结构异常改变越明显,心肌的弹性及顺应性越差,所以目前提倡在婴儿期尽早进行根治手术。早期手术根治不仅手术并发症少,而且也降低了脑缺氧、脑栓塞、脑脓肿和心肌肥厚等的发生率,同时避免了姑息手术(主要为体肺分流术)带来的并发症。术前评估要考虑以下几个方面:①患儿发绀程度及缺氧发作情况:患儿发绀程度主要取决于右心室流出道狭窄的严重性和 SVR 及 PVR 的变化。无发绀患儿往往 VSD 较大,右心室流出道狭窄较轻,病理生理类似于单纯的较大 VSD;重度发绀患儿往往右心室流出道狭窄或肺动脉狭窄重,但是在伴有大的体肺侧支循环时,发绀程度也较轻。20% ~70% 的患儿在哭闹或脱水时易发生缺氧发作,年龄 2 ~3 个月是发作高峰,表现为脉搏 SpO_2 迅速下降,患儿意识消失。一般可以自行缓解,个别患儿低氧不缓解,治疗不及时可导致心搏骤停。因此有缺氧发作史的患儿,术前禁食禁水时间相对要短(2 小时禁水,4 ~6 小时禁食),尽量保持患儿安静。严重发绀患儿,RBC 代偿性增加。在 Hb 含量大于 20g/dl 后,血液黏稠,麻醉诱导后,血液循环更加缓慢,组织灌注受到影响。这样的患儿入手术室后,需要补给 5% $NaHCO_3$ 2ml/kg,以避免发生酸中毒诱发缺氧发作;②辅助检查:超声心动图诊断和多普勒血流诊断,术前超声检查可以明确诊断 TOF,并确定 VSD 的位置和特点,左右心室的大小,右心室流出道狭窄程度以及主肺动脉及分支起始部的发育情况,进行详细术前评估。对于术前提示大的体肺侧支(major aorto—pulmonary collateral arteries, MAPCAs)存在时,应先行造影检查同时用介入的方法栓堵后短时间内行 TOF 根治手术。TOF 合并肺动脉闭锁和 MAPCAs 时,体外循环可形成灌注肺。目前治疗原则上考虑实施心脏外科"杂交"技术,可以降低术后灌注肺的发生,提高治疗效果。

从上述病例中可以看出,麻醉管理原则是心肺转流前维持血容量和外周血管阻力相当稳定,防治低血压,避免肺血管阻力增高。CPB 后支持左右心功能以避免发生低心排血综合征。麻醉药物应选择对循环功能影响轻微、不明显降低 SVR、不增加 PVR、对心肌无明显抑制作用的麻醉药物。中等剂量芬太尼对心肌无明显抑制作用,对 PVR/SVR 无明显影响,可有效降低各种应激反应,预防 PVR 增加,且有迷走样兴奋作用,用于发绀患儿非常安全。七氟烷具有起效快,作用时间短,对心血管系统影响很小,可防止或减轻因心肌肥厚引起的流出道的梗阻。咪唑安定可扩张外周血管,降低 SVR,诱导时应使用较小的剂量。肌松药可以选择哌库溴铵、维库溴铵和阿曲库铵等。CPB 前管理:重点在于防止右向左分流增加而出现 SpO_2 下降和缺氧发作。由于 TOF 患儿肺血管对缺氧敏感,且发绀患儿一般存在一定程度的代谢性酸中毒,缺氧、酸中毒、哭闹、开胸后手术对肺动脉漏斗部的刺激可诱发缺氧发作。维持气道通畅,防止通气不足及高碳酸血症。插管后提高吸入氧浓度,适当的过度通气,避免高呼吸道阻力使 PVR 下降,促进肺血流,根据血气结果补充 $NaHCO_3$ 纠正酸中毒。低血容量、麻醉过深亦可降低 SVR,术中注意容量的补充,维持适当的麻醉深度以维持一定的 SVR。此类患儿诱导时哭闹,或由于麻醉药引起 SVR 降低导致血容量相对不足,或者外科手术刺激均可诱发右心室流出道痉挛,引起肺血流骤减,缺氧发作。对于术前缺氧发作频繁的患儿,尽量避免患儿哭闹,尽量减少患儿禁食禁水时间。如没有开放的外周静脉,以七氟烷吸入麻醉诱导为佳,肌内注射氯胺酮可能会增加缺氧发作的危险。交感神经刺激或外科操作刺激导致肺动脉漏斗部痉挛。在切皮、劈胸骨和探查心脏时容易导致肺动脉漏斗部痉挛,应多加小心。两例患儿在转流前均出现了明显的缺氧发作,给予了下列处理措施:提高吸入氧浓度(100%);补充容量(晶体 5~10ml/kg）或羟乙基淀粉（2~5ml/kg）；提升 BP 和减轻收缩期梗阻；纠正酸中毒（NaHCO$_3$ 1~2mEq/kg），改善微循环。HR 偏快时，芬太尼加深麻醉或使用艾司洛尔：负荷量 0.5mg/kg，输注 50~300μg/（kg·min）减慢 HR，消除右心室流出道痉挛。BP 过低时，使用去氧肾上腺素：单次注射 5~10μg/kg，持续输注 2~5μg/（kg·min）或去甲肾上腺素：单次注射 0.5~1.0μg/kg，提高体循环血管阻力，增加肺血流量，改善机体氧供，以提高 SVR。开胸后可嘱外科医师用阻断钳轻夹主动脉，同样可以提高 SVR，减少右向左分流。若仍不能缓解或反复缺氧发作的，应尽快建立体外循环。

　　CPB 后麻醉处理的关键是支持左右心功能和降低 PVR。体外循环后，由于体外循环期间心肌缺氧、右心室切口、肺功能不全以及右心室流出道补片造成的右心室收缩能力下降等多因素的影响，可发生右心室功能衰竭。畸形矫正后以支持右心室功能和降低肺血管阻力为原则，以米力农 0.3~0.8μg/（kg·min）和多巴胺 3~10μg/（kg·min）联合应用，增加右心室收缩能力，提高心输出量，必要时加用肾上腺素 0.01~0.03μg/（kg·min），心内修补后要测定肺动脉和右心室压力判断右心室流出道疏通效果，一般肺动脉与右心室压力相差低于 30mmHg。如果肺血管主要分支发育尚可或已经加宽补片，肺动脉压仍然较高，可能有远端肺血管发育的问题。这种情况下麻醉管理应该考虑降低肺血管阻力，维持偏高的体循环压力。通常采用适当过度通气，吸入高浓度氧，持续静脉输入米力农或吸入一氧化氮。转流即将结束时，通过体外循环机平衡心脏前、后负荷，切勿使右心负荷过重；重症 TOF（右心室流出道梗阻严重，重度发绀）或者术前超声诊断左心室发育较差患儿，根治术后，由于右心室流出道疏通，以及已存在的 MAPCAs 循环，致使停体外循环机后左心回血增加，左心房压易增高，常导致肺出血或肺水肿。此类患儿应密切监测左心房压，缓慢回输机血，调整正性肌力药用量，避免急性左心衰竭的发生。TOF 术后心律失常发生率较高，占根治术患儿的 35%。由于手术的创伤，房室传导阻滞最常见于 VSD 修补术。右心室切开和疏通可引起右束支传导阻滞,在 QRS 间期 >180 毫秒时,易导致室性心律失常。交界逸搏性心动过速常发生于术后 12~24 小时,房室分离,HR 可高达 200~230 次/分。主要处理是降低体温至 34~35℃,使用胺碘酮治疗,以及采用心房起搏超速抑制的方法治疗。使用起搏器维持 HR 可以顺利脱离体外循环机,术后早期,心律可恢复正常,极个别的需要安装永久起搏器。术中食管超声可发现残余心内缺损,判断右心室流出道疏通情况以及心脏功能。

发绀性先天性心脏病患儿由于血液黏稠、动静脉血颜色接近等原因,给深静脉穿刺置管带来一定困难,在临床麻醉中增加了颈内静脉穿刺的并发症。在婴幼儿中锁骨上切迹为标记的低位法,穿刺成功率较高,但是也增加穿刺引起血气胸及误穿动脉的机会。病例二患儿,在发生上述并发症后给予了积极治疗。立即开胸止血,加大乳酸林格液输注速度,把准备预充的全血从外周静脉输入。在大量输血输液的同时,密切监测患儿的心功能,必要时使用小剂量的血管活性药物支持。

点评

1. 重视 TOF 患儿术前评估,缺氧发作频繁患儿,术前禁食时间不可过长,术前适量补充液体。入手术室后避免哭闹诱发缺氧发作。充分准备好应对缺氧发作的药物和措施。

2. CPB 前维持血容量和 SVR 稳定,防治低血压,避免 PVR 的增高。CPB 后积极支持左右心功能以避免发生低心排血综合征。

3. 婴幼儿深静脉穿刺风险高,易引起并发症。严重的发绀性先天性心脏病,有误入颈动脉的可能。需要将超声引导穿刺列入常规。

第四节 完全型肺静脉异位引流手术的麻醉

病例一 完全型肺静脉异位引流（心上型）

一般情况

患儿,男,7 个月,6kg。因间断咳嗽、喘息 17 天,伴口周青紫入院。入院查体患儿精神弱,呼吸急促,前囟平软,无鼻扇,轻度吸气性三凹征,双侧呼吸幅度一致,双肺呼吸音粗,可闻及中小水泡音及喘鸣音,心前区有隆起,心音有力,律齐,可闻及 3/6 级收缩期杂音,四肢肌力、肌张力正常,四肢末梢暖。既往史:出生后 3 天出现黄疸,2 个月时褪去。否认家族遗传病史。辅助检查:血常规:WBC7. 43 × 10^9/L;中性粒细胞占 65%, 淋巴细胞占 26%; RBC 4. 89 × 10^{12}/L; Hb 121g/L。血气分析:pH 7. 423, PCO_2 42. 1mmHg, PO_2 39. 2mmHg, HCO_3^- 27mmol/L, BE 2. 9mmol/L, SaO_2 73. 6%。微量生化: K^+ 4. 6mmol/L, Na^+ 107mmol/L, iCa 1. 23mmol/L。胸部正位片示两肺纹理粗多、模糊,右肺中内带可见斑片状阴影;纵隔增宽,左肺野大部分被遮盖,心影增大,C/T ≈ 0. 63。印象为肺内实质浸润,肺血增多,心影增大,考虑先天性心脏病。ECG 报告窦性心律,左心室肥厚,怀疑右心室肥厚。超声心动图报告:右房室内径重度增大,右心室前壁增厚,运幅增强。左房室内径偏小。室间隔及左心室后壁未见明显增厚,运动尚可。房间隔中上段回声脱失约 14. 2mm。室间隔回声连续完整。主肺动脉及分支内径明显增宽,其分叉处与降主动脉间未见异常通道。各瓣膜形态及活动未见明显异常。主动脉弓部未见明显狭窄。左右肺静脉于左心房后侧上方汇入一共同静脉腔(大小约 31mm × 12mm),形成垂直静脉,经上腔静脉,最终回流入右心房,回流途径未见明显梗阻。上腔静脉内径明显增宽约 16. 0mm。诊断:支气管肺炎,先天性心脏病,完全型肺静脉异位引流(心上型),房间隔缺损(继发孔),肺动脉高压(重度),三尖瓣反流(中～大量)。患儿入院后加强呼吸道管理,限制输液量。阿莫西林舒巴坦抗感染,氨溴索静点及雾化稀释痰液,爱喘乐、喘乐宁雾化止喘,布地奈德雾化减轻气道反应,强心利尿,静点甲强龙抑制炎性反应。入院第 6 天患儿体温大致正常,偶有咳嗽,喘憋症状逐渐好转,肺部病变较前好转。术前准备已完善,准备行低温体外心内直视完全型肺静脉异位引流矫治术。

麻醉过程

入室后,给予 8% 七氟烷,氧气流量 4L/min,患儿 25 秒后入睡,监测 SpO_2 95%,P150 次/分,BP90/58mmHg。静脉给予芬太尼 $15\mu g$,维库溴铵 1mg 后,行气管插管后机械通气。经右侧桡动脉及颈内静脉穿刺测压。于切皮前,主动脉插管后,体外循环中分别给予静脉芬太尼 $5\mu g/kg$;咪唑安定 0.2mg/kg;维库溴铵 0.1mg/kg 维持麻醉。体外循环前泵入多巴胺 $2\sim 6\mu g/(kg \cdot min)$、肾上腺素 $0.02\sim 0.06\mu g/(kg \cdot min)$ 辅助心功能。术中见心脏重度扩大。垂直静脉及无名静脉、上腔静脉增宽明显,上腔静脉直径约 2.8cm;垂直静脉约 2.5cm,四根肺静脉在左心房后侧汇成共腔,约 $3cm \times 1.5cm$,左心房、左心室明显偏小,主肺动脉明显增粗,PDA。切开右心房行修补术,结扎垂直静脉。开放循环,心脏自动复跳,窦性心律。停体外循环后左心房压力不高,心功能正常。总转流时间 77 分钟,主动脉阻断时间 48 分钟。

病例二　完全型肺静脉异位引流(心内型)

一般情况

患儿,女,1 个月,体重 4kg。主因"哭闹不安 3 天,咳嗽、气喘伴水样便 1 天"入院。查体:神志清,精神弱,呼吸浅促,面色及口唇发绀,咽充血。鼻扇阳性,吸气性三凹征阳性,双肺呼吸音粗,可闻及喘鸣音。HR176 次/分,律齐,心音低钝,心前区可闻及 3/6 级收缩期杂音,无心包摩擦音。腹软,肝肋下 4cm,剑突下 2cm。四肢肌力、肌张力正常,四肢末梢凉。血常规:$WBC6.45 \times 10^9/L$;中性粒细胞占 52%,淋巴细胞占 42%;Hb124g/L。静脉血气:pH 7.145,PCO_2 58.9mmHg,PO_2 33.7mmHg,BE -8.1mmol/L。胸片:心影明显增大,肺内实质浸润。超声心动图报告:右房室内径重度增大,右心室前壁增厚,运幅增强。左房室内径偏小。房间隔卵圆窝处回声脱失约 6.9mm。室间隔回声连续完整。主肺动脉内径增宽。左右肺静脉均汇入一共同静脉腔,经扩张的冠状静脉窦,回流入右心房。临床诊断:①肺炎;②呼吸衰竭;③先天性心脏病,完全型肺静脉异位引流(心内型);④肺动脉高压;⑤三尖瓣反流;⑥卵圆孔未闭。患儿入院后即予 NCPAP 呼吸支持,抗炎、化痰、止咳、平喘等对症治疗。前列地尔保持导管血流,缓解低氧血症。入院第 10 天,患儿一般情况明显好转,准备在低温体外循环下行完全型肺静脉异位引流矫正术。

麻醉过程

患儿入室后监测生命体征,P144 次/分,RR25 次/分,BP80/50mmHg,经皮氧饱和度 90%。静脉给予氯胺酮 1mg/kg 后,患儿停止哭闹,继续给予芬太尼 $5\mu g$、维库溴铵 1mg 及咪唑安定 1mg 诱导,插管时发现患儿腭裂、声门位置偏高,三次试插管后成功,插入 3.5mm(ID)气管导管,应用定压模式行机械通气。右侧股动脉和右侧颈内静脉置管测压,术中间断静脉给予芬太尼 $2\mu g/kg$、维库溴铵 0.1mg/kg 及咪唑安定 0.2mg/kg,酌情吸入七氟烷维持麻醉。术中见心脏扩大,右心房、右心室增大明显。四根肺静脉形成共腔,汇入巨大冠状静脉窦,PDA,左心房、左心室明显变小。切开右心房显露房间隔缺损(ASD)及扩大的冠状静脉,用补片连续缝合扩大的房间隔,并将共腔隔入左心房,冠状静脉窦隔入右心房。开放循环后心脏自动复跳,窦性心律及结性心律交替,强心治疗,BP、HR 维持基本满意,但气管导管内可吸出少量鲜血。停体外循环后,定压通气,吸入纯氧,峰压在 $25cmH_2O$,RR 为 30 次/分,PEEP4cmH$_2$O,SpO$_2$98%,间断从气管导管中可吸出鲜血。总转流时间 109 分钟,主动脉阻断时间 64 分钟。手术结束揭去敷料时,发现气管导管脱出,立即行气管插管,患儿口腔内血性分泌物较多,清除后插入气管导管,听诊双肺呼吸音不清、麻醉气体监测仪监测不到呼气末二氧化碳波形,拔出气管导管面罩通气。反复换人插管三次,不能确定气管导管在气道中。插管时患儿脉搏 SpO$_2$ 明显下降、HR、BP 下降,插管后没有明显改善,拔除插管行面罩加压给氧后有所好转。鉴于患儿麻醉诱导插管不顺利,目前生命体征不稳定,心肺功能受限,面罩通气引起胃肠胀气,置入 1.0 喉罩后,生命体征基本稳定,SpO$_2$85%,BP62/34mmHg,HR130 次/分。

急请心脏 ICU 医师会诊,再次气管插管,插管后吸出大量的血性分泌物。加压给氧下,双肺可听到呼吸音并可监测到呼气末二氧化碳波形。患儿一般情况好转,转入 CICU。

讨论

完全性肺静脉异位引流(total anomalous pulmonary venous connection,TAPVC)是一种少见的先天性心脏畸形,发生率约占先天性心脏病的 1%～5%,是少数需行急诊手术的心脏疾病之一,并可引起各种完全不同的生理变化和临床症状,早期诊断且及时采取手术是挽救危重小体重患儿的关键。TAPVC 是一种复杂心脏畸形,左右肺静脉直接或间接同右心房相连接,使上下腔静脉血和经肺静脉的全部氧合血回流至右心房。临床一般以解剖类型分为四类:心上型指肺静脉异位回流连接至心上体静脉系统,包括上腔静脉、左上腔静脉或奇静脉。约占 TAPVC 的 45%,这类畸形大部分为左、右肺静脉在心房后汇合形成汇总静脉,然后通过垂直静脉与左上腔静脉相连,经无名静脉、上腔静脉回流至右心房。也有汇总静脉从右侧上腔静脉后缘直接连接;心内型指肺静脉异位连接至右心房,占 25%。大部分患儿的肺静脉总干与冠状静脉窦连接,也有少量患儿的肺静脉总干直接与右心房连接,或各肺静脉分别开口于右心房内,使肺静脉血直接流入右心房;其他的类型有心下型和混合型。在肺静脉异位引流通路上的任何部位都有可能发生梗阻,当肺静脉梗阻时,肺部小动脉通常伴有形态学改变。肺动脉肌肉化程度增加,并且这种变化常常延及远端更小的动脉。从病理生理学讲,由于肺静脉氧合血的回流全部进入右心房,左心房只接受经右心房内分流的混合血,因此其影响因素取决于 ASD 大小、肺静脉回流是否梗阻和心房内分流量的大小。分流量极小的病儿往往梗阻严重,并发重度肺动脉高压,这种情况直接导致心衰,如果不治疗,会发生不可逆的肺血管梗阻性病变。本组两例术前出现严重呼吸困难、发绀、心功能不全等表现,经迅速抢救,呼吸支持、深静脉置管及药物治疗,积极处理后赢得了宝贵时间,最终紧急手术转危为安。针对 TAPVC 患儿有肺动脉高压、急性充血性右心衰竭和心脏右向左分流的病理生理改变,麻醉过程中要尽量减少各种应激反应所致的血流动力学改变,避免加重缺氧,防止PVR增高,同时降低手术操作引起的全身应激反应。如果小婴儿因恐惧引起哭闹,会加重肺动脉高压,加重发绀,麻醉诱导时力求快速而平稳。对于术前已开放静脉的患儿,可以通过静脉给予氯胺酮1mg/kg开始诱导,术前给予口服咪达唑仑糖浆0.5mg/kg亦能起到良好的术前镇静作用。麻醉诱导药在推注过程中可引起心肌抑制,HR和BP下降,在CPB未建立前BP和HR难以维持,应给予多巴胺、异丙肾上腺素或肾上腺素等正性肌力药支持。如果有低血容量,要注意静脉补液,但不应补得太多太快,维持CVP $5 \sim 7cmH_2O$。主动脉开放后要持续给予正性肌力药,复温达到肛温35℃时,患儿可以尝试脱离体外循环。对于择期手术患儿,这个过程相对平稳,但术前有严重梗阻的患儿,体外循环可使肺血管阻力短暂增加。撤离体外循环后10~15分钟,肺动脉压力有时接近于体循环压力。在这个时期,通气支持非常重要。要给予患儿纯氧及一氧化氮吸入,轻微过度通气。如果吻合口通畅,撤离体外循环后15分钟之内肺动脉压力可明显下降,如果肺动脉压力仍然很高,应考虑到吻合口梗阻的可能。术前肺静脉严重梗阻的TAPVC患儿,肺动脉肌化程度很高,术后几天要给予适当的通气支持以降低肺血管阻力。

病例二患儿术前存在肺动脉高压,体外循环后有肺出血。该患儿在手术结束时意外脱管。当时情况紧急,口腔内有鲜血、量多,患儿处于特殊体位。患儿诱导时插管不顺利,给麻醉医师再次插管造成心理负担,三人三次插管后均不能确定气管导管是否位于气管之中。经过ICU医师会诊后明确患儿有气道出血引起的气道阻塞,清除气管内血块后,患儿化险为夷。此患儿年龄小,头大颈短,而且术前有肺炎,呼吸道分泌物多,气管导管容易脱出。要高度重视脱管的问题。

点评

1. TAPVC患儿年龄小,病情危重。麻醉中要与外科医师积极配合,注意心功能的维护,积极使用血管活性药。

2. 体外循环后会出现持续肺动脉高压、肺出血等情况,另外部分患儿术中腺体分泌物多,增加了术中术后气管导管脱出的风险。密切观察,及时发现,做到从容应对。

第五节　主动脉缩窄矫正术的麻醉

病例一　常温 CPB 技术施行矫正术的麻醉

一般情况

患儿,男,1 岁,体重 10kg,因肺炎于当地医院就诊发现心脏杂音,行心脏彩超检查,发现"先天性心脏病,主动脉缩窄"。为行手术治疗收入我院。一般情况可,双肺呼吸音稍粗。心前区无隆起,叩诊心界无增大,心音有力,律齐,$T_{3\sim4}$ 肋间闻及收缩期 2/6 级杂音,P_2 不亢。股动脉搏动减弱,左上肢 BP123/71mmHg,右上肢 BP125/70mmHg,左下肢 BP98/28mmHg,右下肢 BP96/32mmHg,经皮脉搏 $SpO_2$100%。心脏超声心动图显示先天性心脏病,主动脉缩窄(重度),左心功能不全。心脏 CT 提示主动脉缩窄,侧枝血管丰富,左右冠状动脉起源未见异常。术前患儿血常规、肝肾功能基本正常。

麻醉过程

入室后麻醉诱导给予咪唑安定 2mg,芬太尼 20μg,维库溴铵 2mg 静脉注射,气管插管后连接麻醉机控制呼吸,使用 PCV 通气模式,I∶E = 1∶2,RR 16~20 次/分,常规建立上下肢动脉进行有创 BP 监测,右侧颈内静脉放置 5F 双腔管等。术中用咪唑安定 0.1mg/kg、芬太尼 2~5μg/kg、维库溴铵 0.1mg/kg 间断静注维持麻醉,术中控制性降压用微泵输注硝普钠 0.5~3μg/(kg·min),据 BP 变化情况调节药物速度。主动脉阻断前桡动脉压降至低于平常水平,但下降幅度不应超过原有水平的 40%,且保证阻断过程中股动脉收缩压高于 40mmHg。在手术开始后用变温毯开始体表降温(鼻咽温度 32～33℃)。开放主动脉后,适量输注平衡盐溶液或血浆及血液,维持 BP 稳定,查血气 BE － 8mmol/L,补充 NaHCO$_3$50ml 纠正酸中毒,术后患儿带管回重症监护室。

病例二　体外循环下实施矫正术的麻醉

一般情况

患儿,女,3 个月,体重 5kg,因呛奶,呼吸费力在当地医院彩超检查,考虑 VSD,主动脉缩窄,为行手术来我院就诊。患儿平素汗多,哭闹时青紫较重,体重增加欠满意,大小便无异常。患儿一般状况尚可,口唇未见发绀,眼睑无水肿,双肺呼吸音粗,心前区无隆起,心音有力,心律齐,可触及细小震颤,T$_{3～4}$肋间可闻及粗糙的 3/6 级收缩期杂音向右胸传导,P$_2$亢进。左上肢 BP85/40,右上肢 BP90/52,左下肢 BP58/30,右下肢 BP55/38,经皮脉搏 SpO$_2$100%。心脏彩超示:先天性心脏病,VSD,主动脉缩窄。

麻醉过程

入室后麻醉诱导给予咪唑安定 1mg,芬太尼 10μg,维库溴铵 1mg 静脉注射,气管插管后连接麻醉机控制呼吸,常规建立上下肢动脉有创 BP 监测,右侧颈内静脉放置 5F 双腔管。术中用咪唑安定、芬太尼、维库溴铵间断静注维持麻醉,充分游离主动脉后建立体外循环,升主动脉根部灌注冷停跳液,切开右心房,经三尖瓣显露 VSD,闭合缺损后继续降温,阻断降主动脉远近段,切除缩窄段行端端吻合。主动脉阻断时间 67 分钟,降主动脉阻断时间 11 分钟,体外循环时间 114 分钟。复温期间开始泵入多巴胺 5～10μg/(kg·min),肾上腺素 0.03～0.05μg/(kg·min)和米力农 0.5μg/(kg·min)。停止体外循环后根据术中放置的左心房管监测左心房压,视出血情况补充 PLT,血浆,浓缩 RBC。此患儿术中出血 80ml,输入乳酸林格液 80ml,血浆 100ml,浓缩 RBC80ml。

讨论

主动脉缩窄(coarctation of aorta,COA)是一种先天性主动脉狭窄畸形,心室射血障碍为其显著特征。约占先天性心血管异常的

5%～15%,且常合并其他一些心内畸形,发生率58%～82%,主要有 PDA、VSD、ASD、主动脉瓣二瓣畸形及二尖瓣关闭不全等,手术治疗是矫正畸形的唯一方法。COA 的手术治疗方法很多,以往矫正手术大多采用低温和体外循环技术,主要目的之一是预防术中脊髓神经和肾脏的缺血性损伤。近 10 多年来,随着外科医师对该病的病理生理学认识加深,以及麻醉、外科手术技术的进步,对于单纯性 COA、COA 伴有 PDA、或合并其他心内畸形但准备分期手术者,多主张采用常温 CPB 技术施行 COA 矫正手术。尤其适合导管后型 COA,其优点是手术相对简单、对全身影响较小,术后患儿恢复较快,手术费用也相对较少。对于 COA 合并其他心内畸形准备一期手术者则在体外循环下手术。

　　COA 是指在动脉导管或动脉韧带邻近区域的主动脉狭窄。缩窄范围通常较局限,按照缩窄段与动脉韧带或动脉导管的解剖关系,可分为导管前型(婴儿型)和导管后型(成人型)。COA 的血流动力学改变主要是狭窄近心端 BP 增高,使左心室后负荷增加,出现左心室肥大劳损,从而导致充血性心力衰竭。缩窄远端血管血流减少,严重时出现下半身及肾脏血供减少,下肢氧饱和度降低,造成低氧,尿少,酸中毒,随着侧支循环的建立,症状可改善。CPB 下行 COA 矫形术由于在麻醉过程中既要施行控制性降压又不能使 BP 降得过低,以免发生截瘫及急性肾功能衰竭等严重并发症,因而良好的麻醉管理尤为重要。

　　围术期麻醉处理原则在麻醉诱导期和阻断主动脉前以控制 BP、维护心功能为目标。主动脉开放后注意扩容、纠正酸中毒,维持循环 BP 稳定,同时重视脊髓及重要脏器的保护。

　　麻醉处理的主要问题是如何在手术过程中稳定 BP,使患儿 BP 不发生激烈的波动。主动脉阻断是该手术中一个关键的步骤,由于阻断引起的一系列循环以及内环境的改变对机体造成很大的损害。阻断时近端高血压有导致脑血管意外和急性心衰的可能,远端低血压有导致脊髓损伤和腹腔脏器缺血损伤的可能。主动脉开放后会导致严重低血压、心搏骤停和室颤的发生。这一系列严重的并发症预防的关键在于对 BP 的监控。术中重点了解和保护侧支循环，阻断主动脉时，狭窄部位近心端的血流可以通过锁骨下动脉的分支与胸部和下半身的动脉相沟通，包括乳内动脉、肩胛部动脉网和椎动脉等。术中分离缩窄段时注意保护肋间血管，原则上尽可能不切断缩窄段下方的肋血管。患儿降主动脉侧支循环的建立受多种因素影响，通常 COA 较重、年龄较大，侧支循环建立相对较多。术中主要通过临时性部分或完全阻断缩窄近、远端降主动脉试验来观察和了解侧支循环的建立状况。如阻断后降主动脉远端收缩压下降幅度较小并仍高于 50 ~ 60mmHg，平均动脉压大于 40mmHg，则表明侧支循环良好。有研究表明在这种情况下降主动脉部分完全阻断 30 ~ 45 分钟是相对安全的，围术期通常不会出现明显的脊髓神经和肾脏的缺血性损害。而侧支血流不足者，重点在于降温保护，适当控制性低 BP，以改善阻断期间下肢血供。低温可以减少神经组织的需氧量，降低组织代谢率，稳定细胞膜，从而增加组织对缺血的耐受性，同时低温还可以减少兴奋性神经递质的释放来达到间接保护脊髓的目的。通过体表降温，使鼻咽温度保持在 33 ~ 35℃，同时注意及时纠正酸中毒。开放主动脉后，一方面由于血流重新分布，或急性大量失血，出现 BP 急剧下降；另一方面由于无氧代谢产物进入血液循环，可导致心搏骤停和室颤等。为了维持心功能和血流动力学的稳定，预防措施是在开放前保持正常的酸碱状态，停用硝普钠及吸入麻醉药，预先补充血容量，维持轻度高血容量状态并准备可立即输入的血液。逐步开放主动脉，迅速补充血容量，必要时辅以少量多巴胺泵注。

病例二是 COA 合并心内畸形一期纠治手术，操作复杂，手术时间长，对手术视野要求高。采用深低温低流量体外循环，既保留了脑部循环，防止脑部气栓的发生，又保护了下半身重要脏器的功能。但仍存在一定风险，尤其是脑部及脊髓并发症。降主动脉阻断，引起上半身 BP 迅速升高，加之阻断前的流量和灌注压会增加心脏前、后负荷，CVP 和脑脊液压力升高，使血管内皮细胞损伤产生组织水肿，特别是新生儿，更易产生心脑损伤。因此，一旦降主动脉阻断,应将流量维持在 20～30ml/(kg·min)。矫正完毕后,再恢复流量。肾脏对于缺血、缺氧敏感,可作为反映全身灌注情况的重要指标。术中鼻咽温 18～20℃,直肠温 19～22℃可大大延长肾脏耐受缺血时间,复温后即给予甘露醇及速尿,有利于肾功能的保护。深低温体外循环手术中糖皮质激素的应用可提高手术的安全性,主要作用是抑制氧自由基导致的细胞膜脂质过氧化,可改善细胞膜通透性改变导致的组织水肿。患儿恢复循环时应首先恢复流量,逐级复温,以防在组织负"氧债"的情况下复温。复温时血温不宜超过 37.5℃,否则会引起脑的过度复温。脑高温可能会引起术后意识障碍、脑病及神经病理学损害。复温时应监测静脉 SpO_2,如 < 65%,暂停复温,待其回升后再继续复温。肛温升到 35℃时则停止复温,用温控垫保温至手术结束。由于低温、体外循环易造成低 Na^+、Ca^{2+}和高糖血症,故深低温及复温期宜及时将血气、电解质、HCT、血糖、晶体渗透压等指标调节至正常范围,使心脏复苏处于最佳内环境。体外循环中积极采用传统超滤结合改良超滤。超滤能迅速提高 HCT 和蛋白质浓度。增加血液的携氧能力,保证机体各组织器官的氧供,提高了血浆胶体渗透压,减轻了组织间隙水肿,使术后血流动力学更趋稳定,有利于患儿术后恢复。

　　对于病例一,患儿无需体外循环辅助的手术,手术体位是侧卧位,依据降主动脉的位置决定手术中患儿的体位。降主动脉位于患儿身体的右侧,故麻醉后取左侧卧位。对于 COA 的患儿通常需要上下肢体分别穿刺测压,上肢选择右侧桡动脉或肘动脉,它们是最先发源于升主动脉的外周动脉,术中不受手术操作影响。下肢测压血管可以在双下肢的任意一个肢体。此外,麻醉监测还要注意脉搏 SpO_2 探头放置的位置,有条件的医院可以在右侧上肢和任意一侧下肢分别放置探头,有利于术中观察发现问题及评价手术的矫正效果。我院在行 COA 根治术时,不论是否体外循环,均采用监测右上肢脉搏 SpO_2 的方法。对于体外循环矫正术的患儿,手术采用劈开胸骨入路,有时在停止体外循环操作后,会遇到出血多的问题。原因较多,可能是手术创面较大,深低温低流量体外循环对患儿产生的不良影响,特别是主动脉吻合部位在心脏的后方不宜暴露完成止血操作。特别是当这类患儿存在明显的凝血功能障碍时,要给予积极的辅助治疗,术中输注 PLT 会有明显的效果。

点评

1. 麻醉诱导期、阻断主动脉前以控制 BP、维护心功能为目标。
2. 阻断主动脉期间重视脊髓及重要脏器的保护。
3. 主动脉开放后注意扩容、纠正酸中毒,维持循环 BP 稳定。

第六节 血管环和肺动脉吊带手术的麻醉

病例一 双主动脉弓的麻醉

一般情况

患儿,男,1 个月,3.7kg。喘憋 2 周,进行性加重入院。入院查体患儿神清,精神差,呼吸急促,42 次/分,三凹征阳性,双肺呼吸音粗,可闻及较多哮鸣音,心律齐,心音有力,未闻及杂音,余大致正常。胸片示两肺纹理粗多。胸部 CT 示气管软骨发育不全,气管下段管腔内斜形条索略高致密影,局部管腔狭窄,先天发育异常。彩超示双主动脉弓、卵圆孔未闭。24 小时 ECG 回报可见加速性房性逸搏心律。胸部增强 CT + 气道重建回报双主动脉弓。后弓较细,中部离断,前弓位于气管右侧,右侧降主动脉,双侧主动脉弓形成缺口向左侧的"C"形环,气管主动脉弓以下至隆突水平明显变窄。电子支气管镜提示气管中下段外压性狭窄伴软化,喉软骨软化。入院诊断:气管狭窄原因待查,怀疑先天性气道狭窄和主动脉双弓,肺炎。经过抗炎、平喘及支持治疗后,准备在全麻下行主动脉双弓畸形矫正术。

麻醉过程

常规监测下行静脉麻醉诱导,静脉给予芬太尼 5μg、维库溴铵

1mg 及咪唑安定 0.5mg,插入 3.5mm(ID)的气管导管行机械通气。应用便携式二维超声显像仪辅助血管穿刺,右桡动脉和股动脉及颈内静脉分别穿刺置管。右侧卧位,左侧第四肋间入胸,术中见主动脉形成双弓畸形,左前弓较细,右后弓较粗,环绕气管和食管,汇合形成降主动脉,分别试阻双弓后观察下肢 BP,未见明显变化,阻断并切断左前弓,游离气管周围组织,充分松解气管。术中给予吸入七氟烷维持麻醉,手术麻醉过程顺利。术后带管回 CICU。

病例二 肺动脉吊带的麻醉

一般情况

患儿,男,8 个月,6.5kg。以咳嗽和喘息反复 1 个月,外院检查发现肺动脉吊带入院。入院查体患儿体温 36℃,RR24 次/分,SpO_2 97%,P150 次/分,BP85/42mmHg。一般状态尚可,口唇未见发绀,眼睑未见水肿。双肺呼吸音粗,未闻及明显干湿啰音,心前区稍隆起,胸骨左缘 2、3 肋间收缩期杂音 2/6 级。既往反复呼吸道感染史。心脏 CT 示:肺动脉吊带,彩超提示:肺动脉吊带,房间隔回声脱失 6.0mm 和 3.0mm 两处。CT 回报肺动脉主干 14.1mm,右肺动脉 7.1mm,左肺动脉 7.5mm,左主气管中段受压变窄。电子气管镜检查结果:气管下段环形狭窄。诊断为肺动脉吊带、先天性气管狭窄、先天性心脏病、ASD、上呼吸道感染。入院后第五天在全麻下行低温体外房间隔修补术、左肺动脉移植术。

麻醉过程

静脉诱导予芬太尼 10μg、维库溴铵 1mg、丙泊酚 20mg,插入 4.0mm(ID)气管导管。听诊双肺呼吸音基本对称,设定呼吸机通气条件:峰压在 22cmH$_2$O,RR 为 26 次/分。右桡动脉及颈内静脉置管后监测有创动脉压和 CVP,患儿平卧位,正中开胸,术中间断给予芬太尼 10μg、维库溴铵 1mg、咪唑安定 1mg 维持麻醉。术中见左肺动脉起自右肺动脉向后下绕行气管后进入肺门,修补 ASD,将左肺动脉在右肺动脉起源处离断,将它转移到气管前并与主肺动脉做端侧吻合,升主动脉开放后给予多巴胺强心治疗,手术顺利。带管回 CICU。

讨论

血管环是主动脉弓及其分支的先天性发育异常,可环绕气管和食管造成压迫并产生一系列相应症状。1948 年 Edwards 提出双主动脉弓模型假设,随后被多名学者加以完善。肺动脉吊带(pulmonary artery sling,PAS)亦是一种罕见的先天性心血管畸形,又名迷走左肺动脉,是左肺动脉异常起源于右肺动脉的后方,呈半环形跨过右主支气管向左穿行于食管前和气管后到达左肺门,常合并气管下段、右主支气管和食管不同程度的压迫。此外,动脉导管或韧带向左后方与降主动脉相连,此结构和异常的左肺动脉一起形成的血管环可压迫左主支气管。"PAS"这一名称在 1958 年由 Contro 创造,以此与"血管环"相区别。以后 Berdon 提出了"环-吊带综合征"这一名词,来强调 PAS 经常和完全性血管环畸形同时存在。此畸形有 50% 的患儿还合并有其他先天性心脏病,如 ASD、PDA、VSD;另有报道,患儿合并肛门闭锁、先天性巨结肠、胆道闭锁等其他器官畸形。临床上,气道不全梗阻引起的通气障碍是本病患儿最突出的表现,气管内分泌物的滞留可引起肺不张和肺炎,阵发性呼吸困难和反复肺部感染是患儿就诊的最常见原因。如无外科治疗,本病病死率达 90%。

术前必须保持呼吸道通畅,必要时行气管插管,同时纠正低氧血症、高碳酸血症及酸中毒、电解质紊乱。术中麻醉管理与手术方法密切相关,双主动脉弓选择左后外侧切口,PAS 病例不伴气管狭窄可经左胸切口,否则必须做胸骨正中切口。双主动脉弓病例常离断较小的一侧主动脉弓,离断前先予阻断,并检测上、下肢的 SpO_2 和 BP,通常麻醉诱导时准备右上肢和任一下肢的动脉直接测压,当确定上下肢有创测压数值没有变化时,才能予以离断。一般来说位于前位的左主动脉弓发育较小,因此手术多选择左后外侧切口。在阻断左主动脉弓后麻醉医师要仔细检查两侧颈动脉及桡动脉搏动,保证这些血管的血流正常,BP、SpO_2 亦正常,才可将血管环离断。

此类血管畸形最大的危害在于压迫气管,引起气管狭窄。术前必须经气管镜检查证实,并明确狭窄的程度和范围。如果管径为 2.8mm 的气管镜不能经过狭窄的主气管段,这类患儿会给麻醉管理和术后脱离呼吸机带来困难。气管狭窄的患儿根据其狭窄段长短分为:①短段狭窄:适应于完全性气管环病变段少于 8 环的病例;②长段狭窄:适应于完全性气管环范围在 6～18 环的病例。本组的两例血管畸形引起了相应的部分气管受压,患儿不存在完全性气管环改变,无需进行气管重建手术。

随着便携式超声仪的普及和应用,我院麻醉科在应用超声技术辅助血管穿刺置管工作中做了一些研究。小儿桡动脉穿刺置管术是外科手术中常用的连续监测动脉 BP 的方法。传统的触摸桡动脉穿刺法,因小儿桡动脉管腔细,穿刺置管难度大。首次穿刺置管失败可并发穿刺部位血肿、动脉痉挛,造成再次穿刺置管困难。应用超声技术大大提高了一次成功穿刺率。众多学者的不断研究表明,超声引导下实施桡动脉穿刺在技术上有优势。Stephen 的对照研究表明,与传统方法相比超声引导下桡动脉穿刺更容易成功,所需穿刺时间更短。Shiloh 等人回顾分析了 334 例超声下桡动脉穿刺置管,发现高频超声引导可以提高一次穿刺成功率。我院近年开始应用便携式超声仪辅助桡动脉置管,在一组 60 例择期手术患儿,随机分为超声定位组(B 组)和对照组(C 组)各 30 例。B 组采用便携式二维超声显像仪 micromaxx(sonosite,美国)频率为 13～6MHz 的 SLA 宽频线阵探头,用记号笔标记桡动脉在桡骨茎突旁皮肤上的投影,选择穿刺点和穿刺方向。结果显示超声组一次穿刺成功率,穿刺时间,并发症发生率等都优于对照组。

1 岁以内小儿由于头大颈短,颈部解剖标志不明显,且动脉搏动比较分散,故我院过去主要是依靠锁骨上切迹这个骨性标志定位进行穿刺,虽然穿刺成功率较其他解剖标志稍高,但由于穿刺位置比较低,颈内静脉与颈内动脉位置不明确,导致误穿动脉的发生率升高达 25%。近年来超声定位和实时引导行深部静脉穿刺置管技术被认为可以提高穿刺成功率和降低穿刺损伤并发症,已成为我院的常规技术。采用便携式二维超声显像仪,将探头涂上耦合剂后轻柔地横放在锁骨切迹上 0.5～1.0cm 颈动脉搏动点及外侧,显示屏上可见相邻的两个无回声的圆形、椭圆形黑洞,此为颈内动脉和颈内静脉截面像。调成彩色后动脉内可见红色血流和搏动,并且不易被探头压扁,而静脉内可见蓝色血流,容易被探头压扁,以此辨别颈内动脉、颈内静脉以及相互的位置关系,用记号笔在皮肤上标志颈内静脉在皮肤上的投影。常规消毒铺巾,在颈内静脉定位标记线上,右手持穿刺针与冠状面成30°~45°,针尖指向颈内静脉定位标志线,边进针边回吸,抽到暗红色回血时停止进针,将导丝置入后退针,置入静脉导管并固定。颈内动静脉常常位置发生变异,颈内动静脉相互位置较远时,按照传统的盲穿法很难穿到颈内静脉,反之相互位置较近时,颈内静脉会处在颈内动脉垂直上方附近而完全重叠,盲穿易误穿动脉,这些血管位置关系,使用超声预定位的方法将在操作前发现这些变异,以避免发生并发症和穿刺失败。在应用超声定位要注意以下两点:①为了使超声影像更加清晰,超声的探头要均匀涂抹耦合剂,尽量确保穿刺点皮肤与超声探头的耦合表面之间没有空气;②超声影像定位时探头时刻要保持与地面垂直,以保证超声图像定位的准确性,要注意超声影像定位后不能再改变患儿的体位,以免因为体位的改变而引起颈内静脉位置的移动。

点评

1. 血管环和 PAS 麻醉管理中,要充分了解患儿的病情,进行积极的气道管理,气管插管不要应用过粗的导管,术后力争尽早拔出气管导管、恢复自主呼吸。

2. 对于小婴儿,麻醉时血管穿刺有时非常困难,超声辅助穿刺会降低穿刺难度,减少相关的并发症。

第七节　完全性大动脉转位手术的麻醉

病例一　大动脉调转术的麻醉

一般情况

患儿,女,5 天,2.8kg。因生后发现口周发绀,气促入院。入院查体神清,心前区无隆起,叩诊心界稍增大,可以触及细小震颤,心音有力,律齐,L_2肋间闻及收缩期杂音 3/6 级。P_2稍亢进。经皮氧饱和度 78%。足月顺产,无家族遗传病史。心脏彩超检查提示:完全性大动脉转位、PDA、ASD。入院后即给予多巴胺静脉滴注改善心功能,前列腺素 E_1 静脉滴注保持动脉导管开放。准备在全身麻醉下行大动脉调转术。

麻醉过程

患儿术前 4 小时禁饮禁食,未用术前药。麻醉诱导:50% 氧气面罩吸氧,咪达唑仑 0.1mg/kg,芬太尼 2μg/kg,维库溴铵 0.1mg/kg。经口气管插管,定压控制通气,轻度过度通气以增加肺血,改善氧供,调整 $P_{ET}CO_2$ 25~30mmHg,右颈内静脉穿刺放置 4F 双腔中心静脉导管。麻醉维持采用切皮前、转流前、停止转流后、关胸前分次给予芬太尼 2~5μg/kg 镇痛,按需追加维库溴铵、咪达唑仑维持麻醉深度。手术采用中度低温(鼻咽温 22~28℃)体外循环,体外循环期间血液稀释维持 HCT20%~30%,复温期间平行超滤,停止转流后改良超滤。本患儿心肺转流 218 分钟,主动脉阻断 106 分钟,自动复跳。复温期间开始泵入多巴胺 5~10μg/(kg·min),肾上腺素 0.03~0.05μg/(kg·min)。硝酸甘油 0.3~0.5μg/(kg·min)和米力农 0.5μg/(kg·min),常规留置心脏临时起搏导线,维持 HR>140 次/分。停止转流后术者根据术中放置的左心房管监测左心房压力(LAP)。根据 CVP 及左心房压补充血容量,左心房压控制在 5~8mmHg,术中出血为 80ml,补充血浆 100ml、PLT0.5U,浓缩 RBC50ml,林格液 50ml。关胸后带管转至 ICU。

病例二　完全性大动脉转位停机困难——体外膜氧合器(ECMO)应用

一般情况

患儿,女,19 天,3.4kg。因唇周青紫、皮肤黄染就诊。入院时体温正常,哭声响亮,精神反应弱,全身皮肤黄染,未吸氧下呼吸平稳、35 次/分,发绀明显,$SpO_2$45%~60%,BP80/50mmHg。心音有力,HR140次/分,律齐,心前区听诊可闻及明显杂音,P_2不亢。静脉血气分析提示 PCO_2 44mmHg、PO_2 26mmHg、轻度代谢性酸中毒。心脏彩超检查提示:先天性心脏病,完全性大动脉转位,卵圆孔未闭。诊断:①先天性心脏病,完全性大动脉转位,卵圆孔未闭;②高胆红素血症。入院后患儿 SpO_2 逐渐下降,波动在30%~35%,HR及RR轻度增快,立即静点前列腺素E促使并维持动脉导管开放,SpO_2 逐渐上升、波动在50%~57%之间,但是伴随发生明显呼吸暂停,经口气管插管、应用呼吸机,患儿入院后第二天,生命体征平稳、内环境趋于稳定,准备在全麻下行低温体外心内直视大动脉调转术。

麻醉过程及 ECMO 治疗情况

入室后常规监测,静脉诱导咪唑安定0.5mg、芬太尼5μg、维库溴铵0.5mg,气管插管顺利,右侧桡动脉及颈内静脉置管。于切皮前、主动脉置管时、体外循环开始前静脉使用与诱导相似剂量的药物。阻断升主动脉后,停跳液自主动脉根部灌注后心脏停跳。术中见两根大动脉右前左后排列,主动脉位于前侧与右心室相连,肺动脉明显增粗,位于后侧与左心室相连,左心室偏小,分离缝扎切断动脉导管。补片修补 ASD,行主动脉及冠状动脉移植,肺动脉与原主动脉根部端端吻合,建立新的肺动脉。使用多巴胺、肾上腺素及米力农增强心肌收缩力,硝酸甘油扩张冠状动脉、改善心肌血管功能。监测左心房压偏高,直接测压,肺动脉压力为54/30mmHg,桡动脉测压为61/43mmHg。给予患儿纯氧吸入,过度通气,经胃管给予西地那非4mg,肺动脉压力没有明显下降,气管内出血多。停机困难,几次转流不能停机,考虑到左心功能退化,直接使用 ECMO 辅助,未关胸。五天后成功脱离 ECMO,次日关胸,术后恢复良好。

讨论

大动脉转位(transposition of the great vessels,TGA)是常见的发绀型先天性心脏病之一,病死率居各类先天性心脏病之首。患儿大血管与心室连接不一致,即主动脉来自右心室,而肺动脉来自左心室,体肺循环完全分隔呈并联状态,患儿的生存完全依赖体肺循环间的交通包括 VSD、ASD、未闭的动脉导管等。而体肺循环的混合血量决定了患儿的临床症状和存活时间,如不及时治疗,6 个月内大部分死亡。临床分为四型:Ⅰ型:室间隔完整(IVS)型;Ⅱ型:室间隔完整伴肺动脉狭窄型;Ⅲ型:VSD 型;Ⅳ型:VSD 伴肺动脉狭窄型。其中Ⅰ型多见,Ⅲ型次之,而Ⅳ型预后较好。室间隔完整型:两个循环系统间仅能依靠 ASD(卵圆孔未闭)和未闭的动脉导管进行血液混合,因此新生儿生后不久即出现发绀和呼吸困难。吸氧不能改善症状,如不及时处理就会出现充血性心力衰竭,严重低氧和酸中毒。此类患儿一旦确诊应立即使用前列腺素 $E_1 0.05 \sim 0.1 \mu g/(kg \cdot min)$ 维持动脉导管的开放,前列腺素 E_1 反应不良者,应紧急行 ASD 或卵圆孔球囊扩张术。使用肌肉松弛药,镇静药和机械通气的方法降低氧耗,给予正性肌力药改善心输出量以及治疗贫血改善携氧能力。VSD 型:VSD 较大的患儿,由于两循环间有较大的交通,因而血液混合充分,症状出现相对较晚,但出生数周或数月内可有心力衰竭表现,易发生肺部感染。大动脉调转术(Switch 手术)是根治 TGA 的理想术式,即将主动脉和肺动脉离断交叉对接,将冠状动脉自肺动脉根部转移再植到主动脉根部。大动脉调转术后主要的问题是左心室对体循环的适应,左心室维持体循环压力的能力。由于患儿出生后左心室即变为低压心室,使左心室发育差,故新生儿期是手术的最佳年龄,使左心室还没有足够的时间失去发展为高压心室的能力,否则由于左心室得不到正常发育,影响手术效果。由于新生儿各脏器功能发育尚未完善,手术复杂及 TGA 特殊的病理生理特点,围术期危险大,死亡率高,围术期处理非常重要。

TGA 主要的生理紊乱是肺循环和体循环的血液混合不足,动脉血氧合由以下因素控制:肺循环和体循环之间血液混合的量、心排血量、心室顺应性、SVR、PVR 和肺血流量。而 TGA 手术麻醉处理的目的是维持血流动力学平稳,维持 PVR 和 SVR 平衡,防止 PVR 增加使 SaO_2 进一步降低。麻醉期间应维持 HR、心肌收缩力和心脏前负荷以维持心排血量,维持冠状动脉的灌注。麻醉药物应避免选择抑制心肌收缩力的麻醉剂,避免麻醉药物抑制新生儿的心肌储备。此类患儿心功能极差,对麻醉耐受力较差,应用中等剂量的芬太尼能使血流动力学稳定,不影响心肌收缩力,并能缓解反应性肺动脉高压。小剂量的咪达唑仑对心肌抑制轻微,与芬太尼联合应用能很好地维持患儿的循环稳定,达到满意的麻醉效果。TGA 患儿体肺循环分离,挥发性麻醉药到达体循环和脑时间较长,同时其潜在的心肌抑制降低了它的应用价值。关于血管活性药物,TGA 患儿大多左心室发育差,且 Switch 术中冠状动脉移植术后,心肌均有不同程度的缺血性损伤,加上心肌缺血、左心室容量不足、体外循环主动脉阻断等因素的影响,左心室功能受到抑制,可导致左心室支持全身循环的能力在体外循环后已在边缘状态,故在开放主动脉后应及早应用正性肌力药支持左心室功能和血管扩张药降低后负荷。正性肌力药首选多巴胺和肾上腺素,血管扩张药选用硝酸甘油。由于手术行冠状动脉移植,会发生冠状动脉扭转,可能导致心肌缺血。硝酸甘油除可扩张血管、降低后负荷外,还可以扩张冠状动脉,增加冠状动脉移植术后冠状动脉的血流。米力农是一种非洋地黄类、非儿茶酚胺类的强心药,它避免了儿茶酚胺类药强心同时增加外周阻力和心肌耗氧,加重心肌负担的缺点,因此广泛用于小儿心脏移植的心功能支持及新生儿肺动脉高压的治疗。推荐在 Switch 术中主动脉开放后,使用米力农 $50\mu g/kg$ 负荷量静注后以 $0.5\mu g/(kg \cdot min)$ 维持能有效减小左心房压。Switch 术时间长、术野渗血多,要保证足够的血容量下使用米力农,方可显示明显的强心作用。因为新生儿心肌收缩成分较少,结缔组织成分较多,心室的顺应性较差,收缩力较弱,故新生儿前负荷储备有限,心排血量主要取决于 HR,HR 对于新生儿维持循环稳定至关重要。对于停止体外循环后 HR140 次/分的患儿,常规放置心脏起搏导线,维持 HR > 140 次/分非常重要。

在监测方面,在大动脉调转手术后,如果移植的冠状动脉存在问题,ECG 上将会出现心肌缺血和心律失常的表现。术后左心室功能能否适合体循环,可通过左心房压来判断并指导输血、补液及血管活性药物的应用,CVP 和左心房压的联合监测对于了解术后血容量、心室功能、心肌损害、大出血等情况极有价值,停止体外循环后应进行严密监测,将左心房压维持在 5～8mmHg,避免回输液体过快引起心衰。监测凝血功能,停机后止血是一个非常困难的过程。发绀患儿在术前会有一定程度的凝血功能障碍,术中体外循环对于凝血因子的过度稀释和破坏,主动脉和肺动脉上的过多缝线,这些都给术中止血带来困难。新鲜的全血和两天内的库存全血,对于减少停机后血液的丢失,优于重组的全血(即 RBC、FFP、浓缩 PLT)。新生儿体表面积相对较大,热量易丢失,低体温可使外周血管收缩,组织氧供不足,无氧酵解过程增加。引起代谢性酸中毒;酸中毒又使肺血管收缩,形成恶性循环。患儿入室后,在开始体外循环前应该维持室内温度在 25～30℃,使用变温毯。用棉布覆盖操作以外的皮肤,尤其是新生儿的头部。

病例二患儿体重和年龄小,心肌发育不成熟,心功能代偿差;TGA 矫正术带来的心肌结构改变和心肌损伤严重;主动脉阻断时间长,心肌缺血和其他脏器缺血明显;体外循环后肺的炎症反应加重了心肌的病变。患儿心肌顿抑明显,经过积极的药物治疗、适当的容量维持和一系列心功能维护措施后,低心排血量的状态没有改善,术后长时间不能离开体外循环,给予 ECMO 循环支持。此患儿在 ECMO 辅助下,心功能逐渐恢复,于术后第五天顺利脱机,最终康复。

点评

1. 完全性 TGA 患儿年龄小,全身情况及心功能差,对麻醉耐受力较差,麻醉操作及处理难度较大。

2. 充分的术前准备、平稳的麻醉诱导及维持、正性肌力药及血管扩张药的合理使用是顺利完成手术的关键。

参 考 文 献

1. 张建敏,朱惠英. 高位硬膜外麻醉在婴幼儿动脉导管未闭手术中的应用.

中华麻醉学杂志,1999,4:210-211.

2. 卿恩明. 心血管手术麻醉学. 第 2 版. 北京:人民军医出版社,2006.

3. 郑铁华,张建敏,吕红,等. 体重 8kg 以下小儿完全性肺静脉异位引流矫正术的麻醉管理. 中华麻醉学杂志,2005,25(7):550-551.

4. 龙村. 体外循环学. 北京:人民军医出版社,2004.

5. 晏馥霞,王宇红,王嵘,等. 完全性大动脉转位矫治手术的围术期处理. 实用儿科临床杂志,2009,24:951-953.

6. Lake CL. Fast tracking the pediatric cardiac surgical patient. Pediatr Anaest, 2000,10:231-236.

7. Okubo M,Benson L N,Nykanen D. Outcomes of intraoperative device closure of muscular ventricular septal defects. Ann Thorac Surg,2001,72:416-423.

8. Bacha E A,Cao Q L,Galantowicz ME,et al. Multicenter experience with perventricular device closure of muscular ventricular septal defects. Pediatr Cardiol,2005,26:169-175.

9. Starr JP. Tetralogy of fallot:yesterday and today. World J Surg,2012,34(4):658-668.

10. Nussbaum J,Zane EA. Esmolol for the treatment of hypercynotic spells in infants with tetralogy of Fallot. J Cardiothorac Anesth,1989,3(2):200-208.

11. Pfammatter JP,Wagner B,Berdat P,et al. Procedural factors associated with early postoperative arrhythmias after repair of congenital heart defects. J Thorac Cardiovasc Surg,2002,123(2):258-262.

12. Le Gloan L,Guerin P,Mercier LA,et al. Clinical assessment of arrhythmias in tetralogy of Fallot. Expert Rev Cardiovasc Ther,2010,8(2):189-197.

13. Joyce JJ,Hwang EY,Wiles HB,et al. Reliability of intraoperative transesophageal echocardiography during Tetralogy of Fallot repair. Echocardiography,2000,17(4):319-327.

14. HaglC,ErginMA,GallaJD,et al. Neurologic outcome after ascending aorta-aortic arch operations:effect of brain protection technique in high-risk patients. J ThoracCardiovasc Surg,2001,121:1107-1121.

15. Amir G,RamamoorthyC,Riemer RK,et al. Neonatal brain protection and deep hypothemic circulatory arrest : pathophysiology of ischemic neuronal injury and protective strategies. Ann Thorac Surg,2005,80(5):1955-1964.

16. Yildirim V,OzalE,Cosar A,et a1. Direct versus guidewire—assisted pediatric

radial artery cannulation technique. J Cardiothorac Vase Anesth,2006,20(1):
48-50.

17. Babuccu O,Ozdemir H,Hosnuter M,et al. Cross—sectional internal diameters of radial,thoracodorsal and dorsalis pedis arteries in children:relationship to suhiect sex,age,and body size. J Reconstr Mi-crosurg,2006,22(1):49-52.

18. Stephen Shiver, Michael Blaivas, Matthew Lyon. A Prospective Comparison of Ultrasound guided and Blindly Placed Radial Arterial Catheters. Acad Emerg Med,2006,13(12):1275-1279.

19. Shiloh AL, Savel RH, Paulin LM, et al. Ultrasound-guided catheterization of the radial artery:a systematic review and meta-analysis of randomized controlled trials. Chest,2011,139(3):524-529.

20. McMahon CJ,Murchan H,Prendiville T,et al. Long-term support with miIirone prior to cardiac transplantation in a neonate with left ventricular noncompaction cardiomyopathy. Pediatr Cardiol,2007,28(4):317-318.

21. McNamara PJ,Laique F,Muang-In S,et al. Milirone improves oxygenation in neonates with severe persistent pulmonary hypertension of the newbom. J Crit Care,2006,21(2):217-222.

22. Abuzaid A. The early use of milrinone in arterial switch operations for patients with transposition of the great arteries. The internet journal of anesthesiology, 2008,16(1):1-9.

第五章　儿童肿瘤手术的麻醉

第一节　肝脏肿瘤手术的麻醉

病例一　肝母细胞瘤手术的麻醉

一般情况

患儿,男,1 岁 2 个月,体重 13kg。患儿于入院前 3 个月因食欲缺乏至当地医院就诊,结合临床症状、体格检查和相关检查结果(B 超和 CT),考虑为肝脏肿瘤。我院门诊 B 超提示肝母细胞瘤,大小约为 12.1cm × 9.3cm × 13.6cm,甲胎蛋白(α-fetoprotein, AFP)结果为 1 422 100ng/ml,临床诊断为肝母细胞瘤。予长春新碱 1mg 1 天,氟尿嘧啶 15mg 5 天,顺铂 10mg 5 天化疗,待 4 个疗程后进行评价,B 超及 CT 结果均提示瘤体缩小,大小约为 5.1cm × 5.3cm × 5.8cm,AFP 结果为 68.65ng/ml。为行手术治疗收入院。入院体格检查:神志清,一般状态可,口唇、面色无苍白,皮肤弹性好,皮下脂肪饱满。腹外形膨隆,未及明确肿物,全腹无压痛、反跳痛及肌紧张,肝脾肋下未及,叩诊鼓音,移动性浊音阴性,肠鸣音 3 次/分。血生化:总蛋白(TP)52.9g/L,谷草转氨酶(AST)640.0U/L,谷丙转氨酶(ALT)451.0U/L,CK 556.0U/L,乳酸脱氢酶(LDH)434.0U/L。余化验检查大致正常。予常规术前检查,除外手术禁忌,备血,做好术前准备,于入院后第二天行手术。

麻醉过程

术前于病房行胃肠减压,入室常规监护后行麻醉诱导,静脉给予阿托品0.1mg,甲强龙10mg,芬太尼25μg,丙泊酚40mg,罗库溴铵10mg,待睫毛反射消失,托下颌无体动时,置入带囊4.0mm(ID)气管导管,插管深度12cm,听诊双肺呼吸音对称后固定气管导管,氧流量设为2L/min。机械通气设置V_T120ml,RR 22次/分,控制$P_{ET}CO_2$在35~45mmHg范围内,I:E=1:1.5。另予静脉泵入丙泊酚8mg/(kg·h)及瑞芬太尼0.3μg/(kg·min),维持麻醉深度。后行桡动脉穿刺置管测压,术中持续监测BP变化,指导麻醉深度控制及输血输液。开放颈外静脉通路,以备术中快速大量输液需要。手术时间共6小时,麻醉时间7小时,出血10ml,术中补充病房带入液20ml,复方乳酸山梨醇溶液700ml,羟乙基淀粉溶液150ml。共进行动脉血气检查(arterial blood gases,ABGs)2次,Hb术毕时测大于8g/L,故未给予输血治疗,使用5% $NaHCO_3$溶液25ml,纠正酸中毒。术毕前15分钟停止丙泊酚泵入,降低瑞芬太尼输注速度为0.1μg/(kg·h)于皮内缝合结束后停止。约5分钟后患儿自主呼吸恢复,吸痰时存在呛咳反射,待V_T达到100ml,RR到达25次/分时,脱氧3分钟,观察SpO_2可维持在98%。后充分吸氧、吸除气管及口腔内分泌物,拔除气管导管。患儿睁眼,有自主体动,哭声有力,SpO_2维持好,送入PACU。患儿在恢复室中停留大约30分钟,神志清,言语清晰,镇静评分合格,安返病房。术后第二天访视患儿,一般情况可,体温最高37.3℃,生命体征平稳,无头痛、恶心、呕吐,无腹痛腹胀,已排气、排便。术后对症支持治疗,患儿恢复良好,第7天出院。

病例二　肝母细胞瘤合并肺炎手术的麻醉

一般情况

患儿,男,1岁6个月,体重12kg。患儿于入院前5个月因食欲缺乏、呕吐及腹痛至当地医院就诊,结合临床症状、体格检查和相关检查结果(B超和CT),考虑为肝脏肿瘤。予消炎、保肝及输血等对症支持治疗。我院腹部B超提示肝脏肿瘤,大小约为14.8cm×11.7cm×12.4cm。甲胎蛋白(AFP)结果为1 512 100ng/

ml,临床诊断为肝母细胞瘤。予长春新碱 1mg 1 天,氟尿嘧啶 15mg 5 天,顺铂 10mg 5 天化疗,待 4 个疗程后进行评价,B 超结果提示瘤体较前缩小不明显,大小约为 13.8cm × 10.9cm × 10.3cm。考虑化疗效果不理想,且患儿出现日益剧烈的腹痛,为避免瘤体破裂,需尽快行手术治疗收入院。入院体格检查:神志清,一般状态尚可,口唇、面色无苍白,皮肤弹性好,皮下脂肪饱满。腹部外形膨隆,未及明确肿物,全腹无压痛、反跳痛及肌紧张,肝脾肋下未及,叩诊鼓音,移动性浊音阴性,肠鸣音 3 次/分。肺部听诊右上肺及左肺呼吸音减弱,未及啰音及异常呼吸音。血生化:TP 48.7g/L,AST 440.0 U/L,CK 256.0U/L,LDH374.0 U/L。胸片:右肺上叶及左肺炎症。余化验检查大致正常。入院后予常规术前检查,除外手术禁忌,备血,术前准备,于入院后第二天行手术。

麻醉过程

术前于病房行胃肠减压,入室后行麻醉诱导,静脉给予阿托品 0.1mg,地塞米松 5mg,芬太尼 25μg,丙泊酚 30mg,罗库溴铵 10mg,待睫毛反射消失,托下颌无体动时,置入带囊 4.0mm(ID)气管导管,插管深度 12cm,听诊双肺呼吸音大致对称后固定气管导管,氧流量设为 2L/min。机械通气设置 V_T120ml,RR 22 次/分,I∶E = 1∶1.5。观察气道压力峰值可达 33cmH$_2$O,后调整呼吸条件,改为压力控制模式,气道压力为 25cmH$_2$O 时,V_T 约为 100ml 时,RR 25 次/分,P_{ET}CO$_2$ 可维持在 35 ~ 45mmHg 范围内。麻醉维持,静脉泵入丙泊酚 8mg/(kg·h),及瑞芬太尼 0.3μg/(kg·min),维持麻醉深度。后行桡动脉穿刺和颈内静脉穿刺置管术,术中持续监测 BP 变化,指导麻醉深度控制及输血输液,以满足术中快速大量输液和抢救药物快速起效的需要。继续关注气道压力降至 22cmH$_2$O 时,V_T 可达 100ml,RR 25 次/分,P_{ET}CO$_2$ 可维持在 35 ~ 45mmHg 范围内。手术时间共 6.5 小时,麻醉时间 7.5 小时,出血 40ml,术中补充病房带入液 50ml,复方乳酸山梨醇溶液 500ml,羟乙基淀粉溶液 300ml。共行 ABGs 4 次,当 Hb 含量降至 7g/L 以下时,输悬浮 RBC130ml,后复查 Hb 含量为 6.8g/L 离开手术室。分两次予 5% NaHCO$_3$ 溶液共 30ml,pH 恢复至 7.348。术毕前 20 分钟,停止丙泊酚泵入,降低瑞芬太尼输注速度为 0.1μg/(kg·h)于皮内缝合结束后停药。约 3 分钟后患儿自主呼吸恢复,吸痰时呛咳反射存在,但 V_T 始终仅为 30~40ml,RR 最高可达 65 次/分,持续约 10 分钟,脱氧观察 SpO_2 不能维持在 90% 以上。后充分吸氧、吸除气道及口腔内分泌物,呼吸机控制通气 10 分钟后,自主呼吸 V_T 可达到 80ml,RR 约降至 30 次/分,脱氧后 SpO_2 可维持在 94% 以上,遂尝试拔除气管导管,改为鼻导管吸氧。患儿可睁眼,有自主体动,SpO_2 可达 95%,脱氧亦可达 90%,送入 PACU。患儿在恢复室中停留大约 60 分钟,神志言语清晰,镇静评分合格,SpO_2 99%,脱氧亦可达 94%,遂安返病房。术后第二天访视患儿,一般情况可,体温最高 38.6℃,生命体征平稳,无头痛、恶心、呕吐,无腹痛腹胀,已排气、排便。术后对症支持治疗,控制呼吸道感染。患儿恢复良好,于第 12 天出院。

讨论

肝母细胞瘤(Hepatoblastoma,HB)是小儿肝脏恶性实体瘤,是一种胚胎性肿瘤,恶性程度高,好发于婴幼儿,6 个月以下者多见,发病通常都在 3 岁以前。HB 占小儿肝脏恶性肿瘤的 2/3。多于家长对患儿进行抚触时发现,腹部硬质包块和压痛是主要表现,早期对患儿的生长发育影响不大,食欲正常,晚期患儿除无痛性包块外,另外还伴有食欲缺乏、呕吐、体重减轻、贫血等症状。HB 可分泌 AFP。故临床当中,AFP 既是诊断的标志物,又是评估疗效的主要监测方法。HB 的治疗以化疗与手术治疗相结合为主,通常不需要放疗。

HB 手术通常为限期手术,术前应完善相关检查,除外手术禁忌。在术前访视时应关注患儿的一般情况,是否存在发热、贫血貌,因化疗后的患儿由于抵抗力的降低会容易并发感染性疾病,并且 WBC 及 Hb 会存在不同程度的减低,术前应根据患儿情况给予全血、血浆或白蛋白等,以提高患儿对麻醉手术的耐受力。体格检查时关注 BP、HR、呼吸音以排除并发症;关注生化及影像学检查,评估患儿麻醉风险程度,以及根据肿瘤与周围组织、器官(主要看与下腔静脉、腹主动脉和肾动脉)的毗邻关系,评估手术难易程度和时间,做好麻醉准备。对于与重要血管关系密切的肿瘤手术,术前应常规准备血制品,包括浓缩 RBC、PLT、或冰冻血浆等。HB 常造成胃出口梗阻,造成排空障碍,故麻醉前要放置胃管,减少胃内容物反流和误吸。

　　HB 患儿的麻醉方法通常选择气管插管全身麻醉,麻醉诱导药物方面包括:静脉麻醉药(丙泊酚、咪唑安定等),吸入麻醉药(主要为七氟烷),麻醉性镇痛药(芬太尼、舒芬太尼、瑞芬太尼)以及肌肉松弛药(泮库溴铵、维库溴铵、罗库溴铵等),诱导方式可以为静脉麻醉诱导、吸入麻醉诱导以及静吸复合麻醉诱导。每种方式、方法各有利弊,重要的是麻醉医师合理的安排用药的种类和剂量,使麻醉诱导尽量平稳,应激反应减少。术中麻醉维持可以采用全凭吸入维持、全凭静脉维持以及静吸复合维持。由于肝细胞对缺氧的耐受力仅次于脑细胞,因此在麻醉诱导、维持以及复苏阶段均要给予高浓度的氧气,防止缺氧的发生。因疾病病理生理特点和化疗的影响,HB 患儿多合并肝功能损害及 TP 含量降低。本病例中的 2 个患儿的生化检查均提示肝酶升高,表明肝脏存在不同程度的损害,因此应考虑到肝脏代谢对麻醉药物的影响,应注意对麻醉药物的选择和剂量的适当调整。吸入维持可以维持镇静,提供可靠的镇痛效果,发生意外情况时可以随时调节麻醉深度,而且七氟烷大部分经肺部原型排除,对肝脏功能的影响很小,另外由于HB 的手术时间通常会在 3 个小时以上,而且术中可能会发生大出血等意外情况,因此选择易于调控的药物和方法为好,尤其是对于较小的婴儿,七氟烷吸入诱导和维持不失为最佳选择,对于年龄大于 1 岁的幼儿 TIVA 也可以维持较好的麻醉深度,根据我科经验,1 岁左右的患儿使用丙泊酚复合瑞芬太尼麻醉维持,自主呼吸恢复与年长儿之间的差别无统计学意义。本次两个病例患儿肝损害尚不严重,肝酶升高不显著,故均选择了静脉泵入丙泊酚复合瑞芬太尼的方法。分析病例二患儿拔管时间延长与静脉麻醉药物关系不大,系并发症影响。

病例一患儿术前准备完善,积极控制并发症,故整个麻醉过程除根据动脉血气结果调整血 pH 以外,基本平稳,术后苏醒迅速,安返病房。病例二患儿由于疾病进展迅速,尽管合并的肺炎,但仍施行手术治疗。患儿的临床症状已不明显,仅有咳嗽,不伴发热、咳痰,但其肺部病变尚在恢复期,肺部功能受到很大影响,增加了围术期麻醉管理的难度。我们在麻醉诱导、术中维持及术毕拔管时都需要密切关注患儿的呼吸参数变化情况。此类患儿围术期发生气道不良事件的可能性明显高于其他患儿,故术毕是否拔管及拔管时机都非常重要,要根据患儿各项呼吸参数,脱氧后是否会发生缺氧,以及是否为困难气道等多种因素来进行评估。病例二患儿在术后出现了拔管延迟,患儿自主呼吸恢复时间正常,但 V_T 小,RR 快,气管导管内分泌物多而浓稠,脱氧后 SpO_2 很快降到 90% 以下,$P_{ET}CO_2$ 迅速升至 60mmHg。故未拔除气管导管,改行呼吸机辅助支持治疗,SIMV 模式。如果药物代谢完全后,患儿依然无法通过自主呼吸维持有效氧供,PaO_2 小于 50mmHg,则需转入 ICU 病房,呼吸机支持治疗,待肺部情况好转,评估后再拔除气管导管。

由于现代外科技术的进步及手术器械的改进 HB 术中的出血风险已大大减低,但潜在的危险仍然是致命的,因此对于术中情况我们要注意由于部分患儿的肿瘤位置与第一或第二肝门的位置关系密切,故术中出血的几率仍然是增加的,备血充足,开通上肢的粗大静脉通路,在术中尽早使用 FFP,防止术中患儿的异常渗血,仍然是必不可少的步骤。另外术中如阻断下腔静脉和门静脉,为避免气体进入肝静脉内,麻醉要使用正压通气,尽量减少空气进入静脉破口的速度和量,防止气栓的形成。下腔静脉和门静脉阻断后,不仅使回心血量锐减,同时可引起肝脏缺血性损害,导致严重的酸碱代谢性紊乱,产生代谢性酸中毒,所以在切肝前可使用肾上腺皮质激素和大量的维生素 C,提高机体应激能力,切肝后应用 $NaHCO_3$ 纠正酸中毒。术中 BP 的变动幅度与术者的操作有着极其密切的关系,在切除过程中搬动或牵拉肝脏,可导致下腔静脉扭曲使回心血量骤减,BP 下降甚至导致心搏骤停,因此术中麻醉医师要密切监测生命体征,一旦发生意外,要及时与术者沟通,并及时抢救,待病情稳定后再继续手术治疗。

HB 的患儿由于发病年龄通常较小,因此术中除要尽量调控水电解质及酸碱失衡外,由于创口较大,患儿的体温也要尽量维持,可在术中应用温毯,暖风及液体/血液加温器,术中的低体温可导致术后苏醒延迟等并发症。

点评

1. 肝脏肿瘤手术是限期手术,且手术时间长,损伤大。如果并发症病情严重,对麻醉科是巨大的挑战。

2. 肝脏肿瘤病情进展快,如果瘤体对化疗不敏感,且伴发症状剧烈,或是有瘤体破裂的风险,那么即使有未能治愈的并发症,也需要急诊手术。麻醉术前评估和准备相当重要,必行气管内插管、动脉穿刺置管测压(上肢)和大静脉输液通路(上肢或颈部)建立。另外,还需监测尿量、体温和 ABGs 等。术中注意对症支持治疗,尽量扭转生理失衡,挽救生命。

3. 合并肺炎患儿的麻醉管理特别要考虑患儿围术期缺氧和高碳酸血症的处理,同时减少全麻药呼吸抑制和药物代谢异常对术后拔除气管导管的影响。

4. 术中需要关注的还包括因肝脏功能受损引起的凝血功能障碍;因手术操作造成的牵拉对膈肌运动和肺顺应性的影响;对大血管牵拉造成的回心血量骤降引发的循环风险等。

第二节　神经母细胞瘤手术的麻醉

病例一　婴幼儿神经母细胞瘤手术的麻醉

一般情况

患儿,男,2 岁 4 个月,体重 12kg。患儿家长于 4 个月前发现患儿腹部较前膨隆,活动减少,伴发热、最高可达 38℃,至当地医院就诊,行腹部 B 超检查,提示胆囊炎(继发性),腹膜后较大的非均质团块(神经源性?),右肾上段较大团块(转移性?),诊断为肾母细胞瘤,未行手术治疗,对症治疗后体温降至正常。后为行进一步治疗至 301 医院就诊,行神经元特异性烯醇化酶(NSE)检查,结果为 1 098ng/ml;肺部 CT 提示双侧锁骨上及左侧腋下淋巴结肿大;盆腔增强 CT 提示腹膜、腹膜后多发淋巴结肿大;肾脏穿刺病理检查,结果为小细胞恶性肿瘤,考虑为神经母细胞瘤或肾母细胞瘤。免疫组化提示 CD_{56}(+),CgA(+),Syn(弱 +),NSE(-),S-100(-),Vimentin(-),CK(-),CD_{10}(-),Desmin(-),Ki-67(+ ,<25%),神经母细胞瘤可能性大。诊断为神经母细胞瘤Ⅲ期,行 CDV 方案化疗,共四个疗程,复查 CT 提示瘤体缩小,遂至我院就诊,为行手术治疗收入院。入院体格检查:神志清,一般状态可,BP105/65mmHg,P110 次/分,RR 20 次/分,体温 37.0℃。口唇、面色无苍白,皮肤弹性好。腹外形膨隆,未及明显包块,全腹无压痛、反跳痛及肌紧张,肝脾肋下未及,叩诊鼓音,移动性浊音阴性,肠鸣音 3 次/分。我院 B 超:右腹膜后神经母细胞瘤,范围 6.5cm×5.2cm×5.6cm,紧邻右肾动脉,余腹膜后大动脉未见穿行。腹膜后淋巴结转移位于瘤体周围胰头后方、下腔静脉周围的区域。右肾中上级与瘤体粘连,不除外受累。24 小时尿儿茶酚胺:3.10mg/24h,NSE43.7ng/ml。余化验检查结果均未见明显异常。神经母细胞瘤化疗后,诊断明确,予常规术前检查,备血,于入院后第 2 天行手术。

麻醉过程

术前于病房行胃肠减压,入室常规监护后行麻醉诱导,静脉给予阿托品 0.1mg,地塞米松 1.5mg,舒芬太尼 5μg,丙泊酚 40mg,罗库溴铵 10mg,待睫毛反射消失,托下颌无体动时,置入带囊 4.5mm(ID)气管导管,插管深度 13cm,听诊双肺呼吸音对称后固定气管导管,氧流量设为 2L/min。机械通气设置 V_T120ml,RR 22 次/分,控制 $P_{ET}CO_2$ 在 35 ~ 45mmHg 范围内,I∶E 为 1∶1.5。持续监测 SpO_2、HR、体温。麻醉维持静脉泵入丙泊酚 8mg/(kg·h)及瑞芬太尼 0.3μg/(kg·min),维持麻醉深度。后行桡动脉穿刺置管测压和颈内静脉穿刺置管术,满足术中持续监测 BP 变化及术中快速大量输液需要,指导麻醉深度控制及输血输液。手术过程顺利,术中 BP 较为平稳,仅在分离瘤体时有小幅波动;HR 基本维持在 100 次/分左右,出血 50ml,未输血。手术时间共 5 小时,麻醉时间 6 小时,术中补充复方乳酸山梨醇溶液 400ml,羟乙基淀粉溶液 200ml,悬浮 RBC130ml。共进行 3 次 ABGs,离室时 Hb 含量为 9.5g/L。术毕前 20 分钟停止丙泊酚泵入,降低瑞芬太尼输注速度为 0.1μg/(kg·h)于皮内缝合结束后停止。约 10 分钟后患儿自主呼吸恢复,吸痰时存在呛咳反射,待 V_T 达到 100ml,RR 到达 25 次/分时,脱氧 3 分钟,观察 SpO_2 可维持在 97%。后充分吸氧、吸除气道及口腔内分泌物,拔除气管导管。患儿睁眼,有自主体动,哭声有力,SpO_2 维持好。患儿在恢复室中停留大约 30 分钟,神志言语清晰,镇静评分合格,安返病房。术后第二天访视患儿,一般情况可,体温最高 37.3℃,生命体征平稳,无头痛、恶心、呕吐,无腹痛腹胀,已排气、排便。术后对症支持治疗,患儿恢复良好,第 10 天出院。

病例二　学龄期儿童神经母细胞瘤术后复发手术的麻醉(输液港植入术后)

一般情况

患儿,男,8 岁 2 个月,体重 24kg。患儿于本次入院前 10 个月因腹部膨隆伴腹痛、食欲缺乏至当地医院就诊,结合临床症状、体格检查和相关检查结果,考虑为神经母细胞肿瘤,瘤体有破裂倾向,予消炎及输血等对症支持治疗。为寻求进一步治疗来我院就诊,门诊行 NSE 检查和盆腔增强 CT 检查,提示腹膜、腹膜后多发淋巴结肿大;瘤体大小约为 9.9cm×10.2cm×4.3cm,包绕腹主动脉和下腔静脉,与周围组织界限不清,考虑为神经母细胞瘤。分析免疫组化各项结果,提示神经母细胞瘤可能性大。临床诊断为神经母细胞瘤。入院行化疗,共四个疗程,复查 CT 提示瘤体缩小,遂行手术治疗,手术恢复好,术后常规化疗。本次入院 1 个月前,患儿术后复查发现瘤体再度增大,提示肿瘤复发,为明确病理类型,制定化疗方案,遂收入院行手术治疗。入院体格检查:神志清,一般状态尚可,口唇、面色无苍白,皮肤弹性好,皮下脂肪饱满。腹外形未见膨隆,未及明确肿物,全腹无压痛、反跳痛及肌紧张,肝脾肋下未及,叩诊鼓音,移动性浊音阴性,肠鸣音 3 次/分。肺部听诊未及啰音及异常呼吸音。入院后予常规术前检查,除外手术禁忌,血常规示 Hb 含量偏低,9. 1g/L,遂术前备血 2U,余化验检查大致正常。完善术前准备,于入院后第二天行手术。

麻醉过程

　　术前于病房行胃肠减压,入室后行麻醉诱导,静脉给予阿托品 0. 2mg,地塞米松 2. 5mg,舒芬太尼 10μg,丙泊酚 50mg,罗库溴铵 12. 5mg,待睫毛反射消失,托下颌无体动时,置入带囊 6.0mm(ID) 气管导管,插管深度 16cm,听诊双肺呼吸音大致对称后固定气管导管,氧流量设为 2L/min。机械通气设置 V_T200ml,RR 18 次/分,I:E = 1:2。$P_{ET}CO_2$ 可维持在 35~45mmHg 范围内。静脉泵入丙泊酚 8mg/(kg·h)及瑞芬太尼 0. 3μg/(kg·min),维持麻醉深度。后行桡动脉穿刺置管术,术中持续监测 BP 变化,指导麻醉深度控制及输血输液。因患儿于前次手术时植入输液港,故未行深静脉穿刺置管术。手术时间共 9. 5 小时,麻醉时间 10 小时,出血 90ml,术中补充糖盐钾维持液 50ml,复方乳酸山梨醇溶液 900ml,羟乙基淀粉溶液 500ml。共行 ABGs 5 次,当 Hb 含量降至 7g/L 以下时,输悬浮 RBC130ml,两次共计 260ml,离开手术室时复查 Hb 含量为 7. 1g/L。分两次予 5% $NaHCO_3$ 溶液共 40ml,pH 恢复至 7. 364。术毕前 30 分钟,停止丙泊酚泵入,降低瑞芬太尼输注速度为 0. 1μg/(kg·h)于皮内缝合结束后停药。约 8 分钟后患儿自主呼吸恢复,吸痰时呛咳反射存在,自主呼吸 V_T 可达到 180ml,RR 约 20 次/分,脱氧后 SpO_2 可维持在 99% 以上。拔除气管导管,改为鼻导管吸氧。患儿可睁眼,有自主体动,SpO_2 可达 99%,送入 PACU。手术时间较长,术中根据血气结果调整内环境,并行输血治疗。患儿在恢复室中停留大约 30 分钟,神志言语清晰,镇静评分合格,安返病房。术后第二天访视患儿,一般情况可,体温最高 39.2℃,生命体征尚平稳,无头痛、恶心、呕吐,无腹痛腹胀,未排气、排便。术后对症支持治疗,患儿恢复良好,第 15 天出院。

讨论

神经母细胞瘤是婴幼儿实体瘤发病率最高的肿瘤,也是第三高发的恶性肿瘤,患儿可在 2 岁前发病(50%),大多数在 10 岁之前发病(90%)。胚胎时期,胚胎的表面细胞发育成神经嵴细胞,移行于内外胚层之间形成交感神经节和肾上腺髓质。神经嵴细胞源性的肿瘤主要包括神经母细胞瘤、神经节细胞瘤、嗜铬细胞瘤和副神经节瘤等。这类肿瘤可发生在交感神经系统的任意部位,以腹膜后最为常见,也可出现在颈部、纵隔、盆腔和脊髓交感神经节旁。此类肿瘤来源于交感神经细胞,故多可分泌儿茶酚胺。神经母细胞瘤是一种恶性肿瘤,生长快,对周围结构产生压迫。一般沿腹膜后大血管迅速生长,越过中线包绕下腔静脉或腹主动脉,多为肝转移和骨髓转移,肺转移少见。

神经母细胞瘤临床表现主要根据肿瘤体积大小和生长部位的不同而有所差异,主要表现为各种压迫症状。因瘤体和转移灶所在位置和大小有较大变异,故对周围的重要血管和器官的影响在临床表现上有所不同。应特别注意的是,若颈部的气管食管和纵隔内的大血管神经受压时,应注意评价对气道的影响,会否增加插管难度。需关注巨大的腹部肿瘤对患儿呼吸的影响。另外要着重评价循环系统受影响的程度,由于肿瘤可引起重要血管的受压和移位,引起上腔静脉综合征、肾血管性高 BP 等,应做好积极的准备。另外,若瘤体具有分泌儿茶酚胺的功能,术前测量 BP 十分重要。除此以外,临床中观察患儿不明原因的发热、面色潮红、大量出汗、腹泻、贫血、食欲缺乏等都对发现儿茶酚胺增多有辅助意义。如已合并低钾,则应注意纠正,保证血钾不低于 3mmol/L。病例一和病例二的术前诊断明确,虽然年龄、体重、手术难易程度存在较大差别,但是麻醉术前准备关注点大致相同。

小儿神经母细胞瘤手术的麻醉方法应采用气管内插管全身麻

醉,于常规监护后行麻醉诱导,进行气管插管。在具体有创监护手段上,我们注意到,上述两个病例有所区别。由于神经母细胞瘤生长邻近血管及重要神经,故通常手术组织损伤严重、出血量大,手术时间长。可考虑积极进行血流动力学监测,包括有创动脉穿刺置管和(或)中心静脉穿刺置管测压。中心静脉穿刺位置的选择应考虑到瘤体位置,如瘤体位于腹腔,应尽量选择上腔静脉的穿刺入路,以避免在手术操作时对下腔静脉的压迫或牵拉影响深静脉的使用。同理,若瘤体位置较高,应根据影像学检查结果考虑改为股静脉入路。病例二中的患儿由于是二次手术,本身体内置有输液港,用于术后化疗,故为麻醉监护的实施提供了一定的便利。

对于神经母细胞瘤的麻醉管理,术前可适当给予苯二氮䓬类镇静药品,减少交感神经兴奋性刺激,如合并气道梗阻者,应慎用。如肿瘤组织具有分泌儿茶酚胺的功能,血流动力学情况的评估需要慎重。但分泌的儿茶酚胺在进入循环之前大部分已代谢,故神经母细胞瘤患儿术中高 BP 和心动过速的发生率很低,单纯的 BP 降低可通过合理的输血、输液纠正。术中应观察尿量,注意血气、血糖和电解质检查。如果术中出现高 BP 和心动过速,应及时应用艾司洛尔和硝普钠;瘤体切除后出现的不能通过输血输液纠正的持续性低 BP,应合理使用血管活性药物,如苯肾上腺素、去甲肾上腺素和多巴胺等,避免长时间低 BP 造成的组织器官功能损害。本次所收集的两个病例术中均未发生 BP、HR 剧烈变化的不良事件。另外,由于神经母细胞瘤位于腹部的居多,由于长时间的手术所导致的低体温及体液丢失,要给予足够的重视,尤其是对于病例一的患儿,体温监测必不可少,术中可采取使用温毯、暖风机及用温盐水冲洗腹腔的方式避免体温的下降。术后根据患儿自主呼吸恢复情况,V_T 和 RR 均达正常范围,是否能服从指令点头及睁眼等,慎重拔除气管导管。术后最好将患儿送入恢复室中观察,待意识清醒,自主呼吸稳定,气道通畅无梗阻后可送返病房。术后访视患儿应注意观察患儿血流动力学是否稳定。

输液港是一种完全植入式的可长期使用的血管通路。适用于需要长期或重复给药和使用化疗药物的患儿。能减少感染的风险,提高患儿的生活质量,减少穿刺血管的次数,保护血管,护理简单易行,使用期限长。恶性肿瘤患儿的治疗多需要术前、术后化疗,长期化疗会导致静脉损伤,造成穿刺困难。输液港植入技术还能保证化疗药物的输注安全,降低化疗药外渗等风险,值得在临床推广。

点评

1. 神经母细胞瘤病情变化多样,手术部位不固定,且手术时间长,损伤大,毗邻重要脏器和血管,术中维持麻醉平稳非常关键。

2. 神经母细胞瘤复发瘤体对化疗不敏感,且生长迅速,临床症状明显,疼痛症状剧烈,有瘤体破裂的风险。手术难度增大,麻醉术前评估和准备就更加重要,必须术前充分备血,选择完善的术中监护手段,以提高安全性。术中注意对症支持治疗,尽量扭转生理失衡,挽救生命。

3. 对于手术时间长,年龄较小的患儿,术中观察记录的指标增加,除了常规监护外,还要注意体温、尿量、血糖等指标的变化,提前预估作出处理。

第三节　肾脏肿瘤手术的麻醉

病例一　肾母细胞瘤手术的麻醉

一般情况

患儿,男,2岁4个月,体重11kg。患儿于入院前2个月因受凉后高热(39.4℃),后相继出现腹痛、血尿,伴恶心、呕吐,腹痛为阵发性,持续1~2分/次。同时家长发现患儿腹部渐膨隆,尿中出现少量血凝块,至当地医院就诊。行腹部CT检查示左肾占位性病变,大小约12.4cm×7.7cm,未予特殊治疗,转至上级医院就诊,腹部B超示腹部实性块影,大小约148mm×112mm怀疑,肾母细胞瘤。腹部CT示左腹膜后巨大占位性病变,大小约102mm×112mm×

126mm。特予消炎、补液及化疗治疗,2 个周期后瘤体缩小明显,为寻求进一步治疗来我院就诊。门诊检查患儿有轻度咳嗽,无明显咳痰,无头晕、头痛,无乏力、盗汗,无 BP 升高,无呕血、便血,遂收入院等待手术治疗。入院体格检查:神志清,一般状态可,口唇、面色无苍白,皮肤弹性好,皮下脂肪薄。腹外形膨隆,全腹无压痛、反跳痛及肌紧张,左上腹可触及一直径约 7cm 类圆形包块,质硬、表面光滑,轻微压痛,不能推动;肝脾肋下未及,右腹叩诊鼓音,移动性浊音阴性,肠鸣音 3 次/分,左侧阴囊可触及条索状包块。入院后予常规术前检查,除外手术禁忌,化验检查结果均大致正常。常规备血,术前准备,于入院后第二天行手术。

麻醉过程

术前于病房行胃肠减压,入室后行麻醉诱导,静脉给予阿托品 0.1mg,地塞米松 1mg,芬太尼 25μg,丙泊酚 40mg,罗库溴铵 10mg,待睫毛反射消失,托下颌无体动时,置入带囊 4.5mm(ID)气管导管,插管深度 13cm,听诊双肺呼吸音对称后固定气管导管,氧流量设为 2L/min。机械通气设置 V_T100ml,RR 22 次/分,控制 $P_{ET}CO_2$ 在 35~45mmHg 范围内,I∶E=1∶1.5。静脉泵入丙泊酚 8mg/(kg·h) 及瑞芬太尼 0.3μg/(kg·min),维持麻醉深度。后行桡动脉穿刺置管测压,术中持续监测 BP 变化,指导麻醉深度控制及输血输液。并开放第二条外周静脉通路,以备术中快速大量输液需要。手术时间共 3 小时,麻醉时间 3.5 小时,出血 5ml,术中补充糖盐钾维持液 50ml,复方乳酸山梨醇溶液 300ml。共进行两次 ABGs,Hb 含量下降不明显,出室前 Hb 含量为 10.8g/L,未输血治疗。术毕前 15 分钟停止丙泊酚泵入,降低瑞芬太尼输注速度为 0.1μg/(kg·h) 于皮内缝合结束后停止。约 5 分钟后患儿自主呼吸恢复,吸痰时存在呛咳反射,待 V_T 达到 100ml,RR 到达 25 次/分时,脱氧 3 分钟,观察 SpO_2 可维持在 98%。后充分吸氧、吸除气道及口腔内分泌物,拔除气管导管。患儿睁眼,有自主体动,哭声有力,SpO_2 维持好,送入 PACU。患儿在恢复室中停留大约 30 分钟,神志言语清晰,镇静评分合格,安返病房。术后第二天访视患儿,一般情况可,体温最高 37.9℃,生命体征平稳,轻微咳嗽,无头痛、恶心、呕吐、无腹痛腹胀,未排气、排便。术后对症支持治疗,患儿恢复良好,第 7 天出院。

病例二 右肾横纹肌肉瘤(化疗后)破裂手术的麻醉

一般情况

患儿,男,1 岁 10 个月,体重 12kg。入院前 40 天,家长发现患儿饮食缺乏,右侧腹部膨隆显著,稍用力触及即引起患儿哭闹,诉腹痛,遂至当地医院就诊,行腹部 B 超检查示右肾占位性病变,大小约 11.5cm×8.7cm×10.8cm,未予特殊治疗,遂转至我院寻求进一步治疗。腹部 B 超示右肾母细胞瘤,瘤体陈旧性破裂,少量血腹。门诊已完成 3 个疗程的化疗。患儿于手术当日出现烦躁、哭闹不能安抚,腹部压痛明显。后患儿逐渐精神萎靡,昏睡,临床判断可疑肿瘤破裂,急诊行腹部 B 超检查示右侧肾母细胞瘤,大小约 11.7cm×6.8cm×11.1cm,瘤体陈旧性破裂,较前未见缩小,血腹较前增加明显。考虑肾母细胞瘤破裂加剧,遂急诊收入院,备急诊手术挽救生命。入院体格检查:患儿昏睡,一般状态尚可,口唇、面色稍苍白,皮肤干燥,皮下脂肪正常。腹外形膨隆明显,可见静脉曲张,未见胃肠型及蠕动波,全腹肌紧张、压痛明显,拒按,触诊不满意,移动性浊音阳性,肠鸣音 3 次/分。入院后急查相关术前检查,除外重大手术禁忌。血常规示 Hb 含量 98g/L,余化验检查结果均大致正常。备血 2U,完善术前准备,准备行手术治疗。

麻醉过程

术前于病房行胃肠减压,入室后行麻醉诱导,静脉给予阿托品 0.1mg,地塞米松 5mg,芬太尼 20μg,丙泊酚 30mg,罗库溴铵 10mg,待睫毛反射消失,托下颌无体动时,置入带囊 4.0mm(ID)气管导管,插管深度 12cm,听诊双肺呼吸音大致对称后固定气管导管,氧流量设为 2L/min。机械通气设置 V_T 100ml,RR 22 次/分,I∶E = 1∶1.5。气道压力稍高,25cmH_2O,$P_{ET}CO_2$ 可维持在 35~45mmHg 范围内。术中持续监测生命体征。予静脉泵入丙泊酚 8mg/(kg·h)

及瑞芬太尼 0.3μg/(kg·min)，监测麻醉深度。后行桡动脉穿刺和颈内静脉穿刺置管术，术中持续监测 BP 变化，指导麻醉深度控制及输血输液，以满足术中快速大量输液和抢救药物快速起效的需要。手术过程中，BP 控制不满意，在切除瘤肾时，BP 骤降，由 78/44 降至 51/27mmHg，予静脉泵入多巴胺提升 BP。多巴胺初始用量为 4μg/(kg·min) 静脉持续泵入，最大时加至 8μg/(kg·min)，大约于 13 分钟后，患儿 BP 回升至 66/35mmHg。同时快速输血输液，待 BP 基本稳定后，调低多巴胺用量至 4μg/(kg·min)，后降至 2μg/(kg·min)，术中共吸引出 1500ml 血性腹水。手术时间共 5 小时，麻醉时间 6 小时，出血 300ml，术中补充糖盐钾维持液 20ml，复方乳酸山梨醇溶液 1000ml，羟乙基淀粉溶液 300ml。共行 ABGs 5 次，3 次输注悬浮 RBC 共 390ml，血浆 200ml，离开手术室时复查 Hb 含量为 6.8g/L。分 3 次予 5% $NaHCO_3$ 溶液共 40ml，pH 恢复至 7.29。尿量为 100ml。术毕前 20 分钟，停止丙泊酚泵入，降低瑞芬太尼输注速度为 0.1μg/(kg·h)，于皮内缝合开始时停药。约 10 分钟后患儿自主呼吸恢复，吸痰时呛咳反射存在，但较弱，但 V_T 始终仅为 30~40ml，RR 可上升到为 28 次/分，持续约 10 分钟，脱氧观察 SpO_2 不能维持在 90% 以上。后充分吸氧、吸除气道及口腔内分泌物，呼吸机控制通气 10 分钟后，观察脱氧自主呼吸仍不能保证 SpO_2 维持在 90% 以上，查 $P_{ET}CO_2$ 高达 79mmHg，遂放弃拔除气管导管，建议转入 PICU 继续密切监护，辅助支持治疗。患儿在 PICU 第 4 天拔除气管导管，转回肿瘤病房继续治疗。病理结果为右肾恶性横纹肌肉瘤。患儿于术后 24 天出院，门诊继续化疗。

讨论

肾母细胞瘤（nephroblastoma）又称肾胚胎瘤或 Wilms 瘤，是婴幼儿及学龄期儿童恶性肿瘤当中最常见的，在新生儿出生后体检中的检出率高达 1∶15000，腹部肿块是其最常见的病征，约 1/3 患儿有镜下血尿，10%~15% 有肉眼血尿，约 30%~60% 有高 BP，此外偶见腹痛及低热。肾母细胞瘤生长迅速，可局部浸润至周围淋巴结、肾静脉、腔静脉，甚至血源性转移至其他脏器，肺是肾母细胞瘤最好发的转移部位。横纹肌肉瘤为中胚层恶性肿瘤,胚胎型约占70%,可发生在全身任何一个部位,以头颈部多见。儿童多以胚胎型和腺泡型多见,本病恶性程度高,常有血行转移。以手术、化疗和放疗结合的综合治疗为主,但预后极差。本次两个病例所反映的肾脏肿瘤病理分型不同,恶性度不同,临床表现,治疗效果更是相差很大。病例一的患儿手术时间短,损伤相对较小,术后恢复快,预后良好;而病例二的患儿,手术时间长,损伤大,术后恢复慢,预后不良。所以,病理分型对于术中麻醉管理和麻醉监护手段的选择是有提示作用的。

肿瘤科手术通常为限期手术,术前应完善相关检查,除外手术禁忌。在术前访视时应关注患儿的一般情况,是否存在发热、贫血貌;体格检查时关注 BP、HR、呼吸音以排除并发症;关注生化及影像学检查,评估患儿麻醉风险程度,以及根据肿瘤与周围组织、器官(主要看与下腔静脉、腹主动脉和肾动脉)的毗邻关系,评估手术难易程度和时间,做好麻醉准备。术前对 BP 过高的患儿应适当降压,有电解质紊乱者予以纠正,由于为限期手术,故术前准备不能过分要求而失去手术时机。病例二的患儿病情危急,尽管一般情况差,手术难度大,但仍需实施手术麻醉,术中 BP 骤然变化,麻醉管理的难度增加是必然的。

肾母细胞瘤切除术首选的麻醉方法是插管全身麻醉,并且应在麻醉诱导后放置有创动脉 BP 及中心静脉导管,密切监测动脉 BP 及 CVP 的变化。对于右侧的肾母细胞瘤应考虑到下腔静脉受压以及术中操作可能导致的回心血量骤减,因此应在术前开放上肢较粗的静脉通路或颈内静脉以确保容量的快速补充。对于肾静脉、腔静脉已有瘤栓的患儿,麻醉诱导和维持阶段要确保过程平稳,防止患儿的过度哭闹,引起瘤栓的脱落,术中更要密切监测,一旦瘤栓脱落最易发生肺栓塞,引起呼吸循环衰竭,甚至心搏骤停,因此在瘤栓存在较多且较大,高度怀疑术中可能发生瘤栓脱落的患儿,有时需在手术开始前备体外循环,一旦术中发生紧急情况,则采取紧急体外循环下肺动脉取栓。

病例一患儿术前准备完善,积极控制并发症,故整个麻醉过程基本平稳,术后苏醒迅速,安返病房。病例二患儿受病情进展迅速所限,必须在没有完善术前准备的情况下急诊手术挽救生命,故两例肾脏肿瘤手术麻醉风险截然不同。病例二术中出现了 BP 的变化,分析原因和改进的方法如下:首先,在术前已明确瘤体发生破裂的情况下,尽管术前 Hb 含量为 98g/L,但应考虑是否为补液不足所造成的假象,应该在紧急麻醉的同时开始进行输血及补液治疗,稳定循环血量,避免在开腹时大量的腹腔内陈旧性血液被吸出时,导致 BP 的骤降。对于病例二的这种紧急手术的患儿,手术开始前多巴胺等升压药的准备是必不可少的,因为尽管采取了紧急的输血和补液措施,但由于时间以及病情的限制,术中 BP 的波动有时仍是难以避免的,升压药的应用和积极的补血补液配合,可使术中的循环保持稳定。

点评

1. 肾脏肿瘤手术是限期手术,且手术难度大,极易对循环造成影响,故在处理肾脏肿瘤的麻醉时不能掉以轻心。

2. 横纹肌肉瘤病情进展快,且化疗效果不肯定,一旦合并瘤体破裂,麻醉风险直线上升。故麻醉术前评估和准备相当重要,除了积极开展有创监测以外,较为积极的输血策略也是应该考虑的。术中按需输血输液配合血管活性药物的使用是缺一不可的。

3. 合并有上呼吸道感染的患儿的麻醉管理特别要考虑患儿围术期缺氧和高碳酸血症的处理,避免多重打击造成麻醉苏醒的延迟以及对生命安全的威胁。

第四节 具有内分泌功能肿瘤的麻醉

一、嗜铬细胞瘤及副神经节瘤的麻醉

病例一

一般情况

患儿,男,5 岁,体重 17kg。入院前 4 个月,出现多汗,入睡后明显,无咳嗽、胸痛等症状,伴有易紧张、焦虑。于当地医院就诊发现 BP 升高,最高达 165/105mmHg,行 B 超检查发现右肾上腺占位,性质不明,建议上级医院就诊,于兰州市妇幼保健院测 BP 最高165/105mmHg,增强 CT 提示右肾上腺嗜铬细胞瘤,经酚苄明口服治疗后,BP 控制在 110～120/70～90mmHg,头上出汗减少,但全身出汗仍多,该院考虑手术风险大,建议专科医院就诊,遂来我院。我院 B 超检查提示:右肾上腺嗜铬细胞瘤可能性大。入院诊断:右肾上腺嗜铬细胞瘤,完善术前检查后于入院第三天行右肾上腺嗜铬细胞瘤切除术。

麻醉过程

患儿入手术室,BP145/96mmHg,HR135 次/分,RR20 次/分。常规监测 ECG、外周 BP、SpO_2。麻醉诱导给予丙泊酚 50mg,芬太尼 40μg,罗库溴铵 10mg,待麻醉深度足够时置入 5.0mm(ID)气管导管,连接麻醉机,呼吸条件设置为 V_T170ml,RR 18 次/分,诱导后行桡动脉置管,监测动脉 BP,并开通中心静脉。术中维持给予瑞芬太尼 200μg/h,丙泊酚 200mg/h 持续输注,术中在剥离和切除肿瘤过程中 BP 有两次瞬间的增高,最高 BP 达 180/140mmHg,嘱术者暂停操作,并单次给予硝普钠,待 BP 恢复后继续手术,肿瘤切除后 BP 下降,最低达 68/39mmHg,加快输液速度,同时给予万汶和复方乳酸钠山梨醇液,BP 逐渐恢复至 80～100/50～60mmHg,术毕待患儿呛咳、吞咽反射恢复,呼之睁眼后拔出气管导管。观察患儿吸空气时 SpO_2 维持 97% 以上,且完全清醒后送返病房。手术时间为 3 小时,术中出血 10ml,共给予万汶 150ml,复方乳酸钠山梨醇液 450ml,术中尿量 150ml。

病例二

一般情况

患儿,女,12 岁,体重 26kg。间断呕吐 3 个月,视物模糊 1 个月余。入院时体格检查:BP150/120mmHg,P140 次/分,RR18 次/分,体温 36℃。实验室检查:血尿常规、病毒、凝血等常规检查均未见明显异常。血生化：K^+ 3.06mmol/L。CT 提示：左肾下极肿物。B 超：左腹膜后富血供实性肿物，范围约 5.6cm × 5.2cm × 6.2cm，瘤体内部较多迂曲血管。左肾静脉紧贴包块边缘。MRI 提示：肿物为副神经节瘤的可能。术前未进行充分的药物治疗准备。于入院后第三天全麻下行肿物摘除术。

麻醉过程

患儿入室时测无创 BP 258/140mmHg，HR160 次/分。麻醉诱导给予罗库溴铵 15mg，舒芬太尼 10μg，丙泊酚 50mg 。置入 6.0mm(ID)气管导管。后行股动脉和颈内静脉穿刺置管，过程顺利。加用硝普钠降压。麻醉维持用七氟烷加瑞芬太尼和丙泊酚维持麻醉。术中 BP 波动在 140～200/80～100mmHg，HR 基本维持在 160 次/分。手术开始 2 小时出现一次 BP 骤降，降至 90/45mmHg，予去甲肾上腺素 2.5μg 静脉推注，BP 回升，即停用硝普钠，40 分钟后 BP 再次出现波动，观察手术进程，已行肿瘤血管分离结扎，BP 为 50/35mmHg，停用瑞芬太尼、丙泊酚，保留七氟烷继续麻醉，加用去甲肾上腺素持续泵入，积极扩容，输血及血浆，晶体液等，效果不明显。考虑为体内儿茶酚胺耗竭造成，在 BP 下降 30 分钟时，加用肾上腺素、多巴胺，并加大血管活性药用量，多次复查血气，纠正电解质及酸碱平衡紊乱。8 分钟后 BP 开始恢复，升至 80～110/60～70mmHg，HR 维持在 120 次/分左右，术中分离肿瘤时出血较多。术后带管和血管活性药物送入 ICU 治疗，术中共输入山梨醇 3000ml，盐水 1000ml，悬浮 RBC4U，血浆 500ml。术后第二天晨，曾出现短时间室颤，经抢救后情况平稳。术后第三天拔出气管导管，可行语言交流，意识清晰，无谵妄。术后第十天恢复良好出院。术后病理诊断为：副神经节瘤。

讨论

嗜铬细胞瘤和副神经节瘤在新生儿和婴儿较少见，但可见于儿童、青少年，是以非生理性释放儿茶酚胺为特点的肿瘤，二者均起源于胚胎期的神经嵴细胞，这些神经嵴细胞形成肾上腺髓质和交感神经节，发生于肾上腺髓质的称为嗜铬细胞瘤，发生于肾上腺外的嗜铬组织的称为副神经节瘤。约 90% 嗜铬细胞瘤为良性，90% 发生于肾上腺髓质。肿瘤组织可持续性或阵发性的分泌大量儿茶酚胺，包括去甲肾上腺素、多巴胺和肾上腺素，但肾上腺素少见，临床上常表现为持续性或阵发性高 BP，发生头痛、多汗、心悸及代谢紊乱综合征。在儿童患儿中 75% 表现为头痛，2/3 患儿伴有多汗，1/2 患儿伴有恶心、呕吐，80%～90% 患儿在诊断时有持续性高 BP。以上两个病例均在初诊时体检发现明显的高 BP 体征，进一步的辅助检查提示嗜铬细胞瘤和副神经节瘤的可能。儿童高 BP 中发生嗜铬细胞瘤的可能性相对较成人为高，而且在儿童患儿病情的进展迅速，因此对本病的及时诊断和治疗非常重要，否则会导致死亡。

对于嗜铬细胞瘤和副神经节瘤患儿围术期的麻醉处理是相同的。麻醉前的血流动力学调控为术前准备的重点。调节血流动力学的措施包括术前应用长效 α 肾上腺素受体阻断剂酚苄明，以降低末梢血管床的张力、控制高血压，一般在术前 1～2 周开始服用，初始剂量儿童为 0.25～1.0mg/kg，一日两次，药量应逐渐增加直至患儿的高血压和其他症状得到缓解，应注意刚开始时可导致和加重体位性低血压，应常规在睡前服药。β 肾上腺素受体阻断剂主要用于控制心动过速、心律失常等，因多数嗜铬细胞瘤和副神经节细胞瘤以分泌去甲肾上腺素为主，β 受体阻断剂并非常规使用，只在 α 受体阻断剂发挥作用后，而 β 受体处于相对兴奋，表现为心动过速或心律失常时使用。对于这两类患儿由于长期的高血压导致外周血管收缩，血管床缩小，循环血量一般比正常减少 20%～50%，临床表现为血液浓缩、HCT 及 Hb 增加，因此在外周血管张力缓解的情况下可补充血容量，使因血管痉挛引起的体液相对不足得以纠正和改善，并对术中肿瘤切除后儿茶酚胺分泌骤降的低血压有一定的预防作用。尽管儿茶酚胺性心肌病在儿童并不常见，但在术前仍需仔细评估心功能，若已合并心脏病变，宜内科控制后再行手术治疗。评估术前准备充分的标准包括以下几点：术前 48 小时 BP 小于 160/90mmHg；鼻塞；轻微的直立性低血压，但

BP 超过 80/45mmHg；ECG 没有 ST-T 改变；体重增加；时间通常大于 2 周。现建议时间根据临床表现，多可长达月余。

本章节中的两个病例就是在术前处理上采取不同的方法而结果完全不同的典型的对比。病例一的患儿在术前经过 α 肾上腺素能受体阻断剂酚苄明的系统治疗，BP 基本控制在正常范围之内，因此该患儿术中由于肿瘤切除过程中的挤压导致的 BP 增高，只是通过与术者的密切配合和单次给予硝普钠控制高血压即可，而肿瘤切除后 BP 的降低，并没有应用去甲肾上腺素等药物，积极的扩容和适当的减浅麻醉深度使 BP 维持在稳定的范围内。说明术前的 α 受体阻断剂的合理应用尽管不能避免术者操作所造成的 BP 的短暂升高，但可以使除外肿瘤操作的大部分术中时间 BP 处于较平稳的状态，尤其是术前经过降 BP 和扩容后的处理对肿瘤切除后的低血压状况有明显的缓解。病例二的患儿尽管术前存在明显的持续性高血压症状，但并未积极进行调控，所以术中在肿瘤切除前始终存在着明显的高血压状况，最高收缩压可达 200mmHg 以上，因此硝普钠的应用必不可少，而且由于该患儿术前并没有经过 α 受体阻断剂的降 BP 治疗，所以术前的扩容也没有进行，因此在肿瘤切除后出现了明显的低血压休克，尽管在应用了去甲肾上腺素、多巴胺和肾上腺素及大剂量的晶胶体扩容后 BP 得到提升，但低血压对机体的影响和大抢救等措施必然对患儿的术后恢复产生影响。

术中麻醉方法采用气管插管全身麻醉，麻醉药的应用应尽量避免可以导致儿茶酚胺或组胺释放性药物的应用，例如：吗啡、阿曲库铵等，拟交感神经药物（氯胺酮）或抗迷走神经药（泮库溴铵、阿托品）。诱导过程应尽量迅速、平稳而无兴奋，减小对血流动力学的影响。可以在喉麻以及给予充分镇静镇痛药下完成气管插管，使插管时的应激反应最小化。患儿入室后积极进行血流动力学监测，为防止患儿对针刺疼痛的恐惧和反应，建议在诱导前行无创 BP 监测，诱导后行有创动脉置管和（或）中心静脉置管测压，并且在诱导前即备好血管扩张药，一旦需要应尽快给予。术中麻醉深度的维持是非常重要的,较浅的麻醉可以导致应激反应增强,从而导致儿茶酚胺分泌的进一步增加,应给予足量的镇痛、镇静药物避免恶化状况的发生。术中应提醒术者注意减少机械性刺激操作,如分离、牵拉、挤压肿瘤,尽量较少恶性高血压的发生。术中积极扩容,观察尿量,注意血气、电解质检查,避免严重的缺氧及二氧化碳蓄积,严重的二氧化碳蓄积也可导致儿茶酚胺分泌的增多。

术中患儿的麻醉和手术状况是否平稳,除了取决于麻醉医师对血流动力学的积极监控和处理外,瘤体的大小和周围组织间的关系也起着重要的作用。小儿的嗜铬细胞瘤多为良性的实体瘤,肿瘤的直径大多约为 1~10cm,多小于 5cm,而副神经节瘤多发于腹部,可以沿着椎旁分布,可见于头颈、纵隔、肾上腺及腹膜后,最多见于腹膜后腹主动脉前,直径多 >5cm,肿瘤多与主动脉或大血管有关,血管丰富,瘤体表面血管充盈,极易出血。所以对于嗜铬细胞瘤和副神经节瘤的患儿术前必须常规备血,包括悬浮 RBC、血浆等,由于本身疾病的原因,此类患儿通常都存在或多或少的血容量不足,尤其类似于病例二的患儿,术前已存在着明显的血容量不足,如术中再发生明显的出血,那么二者叠加的结果会导致致命的低血压性休克,因此术中的出血也是不容忽视。

此两类患儿如果术中并没有发生明显的血流动力学的改变,通常可以在术毕拔出气管导管,送返普通病房。而术中发生明显的循环衰竭并且需要血管活性药维持的患儿送入 ICU 应为明智之举。但无论哪种患儿术后均应警惕儿茶酚胺受体脱敏所造成的危险状况发生。

点评

1. 有内分泌医师参与的充分的术前准备是嗜铬细胞瘤和副神经节瘤患儿安全度过围术期的关键。做好充分的术前准备不仅可以使术中循环系统趋于稳定,有利防止高血压状况的发生,而且在肿瘤血管结扎后,激素水平严重不足时机体代偿能力提高。

2. 术中严密的血流动力学监测和处理是非常重要的。嗜铬细胞瘤和副神经节瘤手术具有一定的危险性,特别是副神经节瘤,肿瘤血管丰富和贴近大血管容易出血,且非生理性的去甲肾上腺素及多巴胺的分泌增多,使麻醉和术中 BP 很易波动。有个别书中介绍部分病例即使没有良好的术前准备也能安全出室,也要归功于术中的严密监测和正确处理。

3. 应用 β 受体阻断剂治疗心律失常要慎重。因为没有使用 α 受体阻断剂降 BP,β 受体阻断剂应用会使血管平滑肌的受体去拮抗,BP 会更高。

4. 瘤体切除后要防止低血糖的发生。

二、先天性高胰岛素血症患儿的麻醉

病例一

一般情况

患儿,女,8 个月,体重 9.8kg。慢性病程,间断无发热抽搐,8 个月余。入院后予积极经口喂养(配方奶及葡萄糖水间隔 2 小时喂养),同时静脉输注 10% ~ 12.5% 葡萄糖,速度 8 ~ 11mg/(kg·min)。1 周后患儿血糖仍不能达到正常范围,即给予患儿氢化可的松 5mg/(kg·d)静滴 4 天,患儿血糖维持较好。第 4 天加用二氮嗪 12.5mg,q12h 口服,氢化可的松换成泼尼松 1mg/kg 口服,患儿血糖再次降低,加用胰高血糖素 10μg/(kg·h),同时二氮嗪加量至 12.5mg,q8h,患儿体重增加明显,但血糖仍不能维持正常,低血糖间断发作。根据患儿的病情,需手术切除胰腺病变组织,遂转入外科病房准备行胰腺次全切除术。术前实验室检查:血常规:WBC 16.1×10^9/L,RBC 5.19×10^{12}/L,Hb183g/L,PLT380 $\times 10^9$/L,CRP <8mg/L。血气分析:pH 7.398,$PCO_2$39.2mmHg,PO_2 79.3mmHg,BE −3.3mmol/L。血生化:电解质正常,血糖 1.2mmol/L,胰岛素:15.3IU/ml(血糖 1.41mmol/L,I/G = 0.6);胰岛素:13.6IU/ml(血糖 1.6mmol/L,I/G = 0.5)。三碘甲状腺素(T_3)、甲状腺素(T_4)、促甲状腺素(TSH)大致正常。血清 C 肽 4ng/ml。血清皮质醇 6.7μg/dL。生长激素 7.7ng/ml。CT:胰腺密度尚均匀,未见明确

的胰腺占位。腹部 B 超:形态正常,轮廓清晰,胰区未见明显占位性病变。临床诊断为先天性高胰岛素血症。

麻醉过程

患儿常规禁食禁水,入室时一般状况尚可,体温 37.2℃,HR135 次/分,呼吸 22 次/分,外周 BP 90/50mmHg,持续输注 10%葡萄糖液 30ml/h,检测为血糖 3.0mmol/L。麻醉方法选择插管全身麻醉,麻醉诱导给予阿托品 0.1mg,舒芬太尼 5μg,丙泊酚 30mg,罗库溴铵 5mg,气管内置入 3.5mm(ID)气管导管,气管插管后血糖 3.6mmol/L,术中维持给予七氟烷 3%~4%。手术开始前动脉置管,术中每间隔 30 分钟检测一次血糖,并且根据血糖结果调整输入血糖的速度,手术开始 1 小时后降至 20ml/h,2 小时后降至 10ml/h,最后停止输入葡萄糖液,手术时间为 4 小时,术中出血 10ml,尿量 40ml,共给予 10%葡萄糖 50ml,复方乳酸钠山梨醇溶液 200ml,术毕拔管后送返病房,出室时血糖为 13.5mmol/L。术后随访患儿外科情况好转后转入内科病房进一步调控血糖,治愈后出院。

病例二

一般情况

患儿,女,3 个月 12 天,体重 8.9kg。因发现低血糖 3 个月 12 天而入院,查体:生命体征平稳,营养过剩,眼神欠灵活,其他正常。实验室检查:血常规:WBC 18.3 × 10^9/L,RBC 5.19 × 10^{12}/L,Hb211g/L,Plt171 × 10^9/L,CRP < 20.5mg/L。血生化:电解质正常,血糖 2.0mmol/L,胰岛素:11.58IU/ml,空腹 C 肽:2.15ng/ml;胰岛素 1.88IU/ml,血清 C 肽 4.48ng/ml。辅助检查:CT:胰腺形态正常,密度尚均匀,未见明确的胰腺占位性病变。腹部 B 超:形态正常,轮廓清晰,胰区未见明显占位性病变。临床诊断:先天性高胰岛素血症。

患儿经过积极的经口喂养以及二氮嗪和奥曲肽治疗后,仍不能维持正常的血糖水平,故经家长同意后转入外科行手术治疗。

麻醉过程

患儿为当日第一台手术,凌晨两点禁食,四点禁水,禁食禁水的同时给予 10% 的葡萄糖液,输注速度为 7.5mg/(kg·min),入手术时血糖水平维持在 3.0mmol/L,麻醉诱导采用静吸复合的方式,静脉给予丙泊酚 25mg,舒芬太尼 2.5mg,罗库溴铵 5mg,同时吸入 6% 七氟烷 1 分钟以上,待麻醉深度足够后,插入 3.5mm(ID)气管导管,并连接麻醉机行机械通气,维持 $P_{ET}CO_2$ 在 33~38mmHg,气管插管后行动静脉穿刺,术中连续监测动脉 BP 和 CVP,并每隔 30 分钟监测血糖,根据血糖结果调整术中 10% 的葡萄糖液输注速度。麻醉维持采用七氟烷吸入方式。随着手术的进行,血糖水平逐渐增高,根据结果逐渐减慢葡萄糖的输注速度直至停止,但血糖水平仍升至 16.8mmol/L 以上,达 25.1mmol/L,故术中给予胰岛素输注,起始速度为 0.05IU/(kg·h),同时给予生理盐水。术毕前 5 分钟停止吸入七氟烷,术毕患儿呼吸机呛咳吞咽等反射恢复,睫毛反射明显时,拔除气管导管,观察 SpO_2 维持在 97% 以上,送返病房。手术持续时间为 4 小时 10 分钟,术中出血 10ml,尿量 50ml。万汶 50ml,生理盐水 100ml,10% 葡萄糖液 50ml。术后随访患儿,于手术后转为永久性胰岛素依赖型糖尿病。

讨论

近年来,新生儿低血糖的概念有了变化,凡血糖低于 2.2mmol/L(40mg/dL)的新生儿(不论足月儿、早产儿或低出生体重儿)均可诊断为新生儿低血糖症,其发生率:足月儿为 0.1%~0.3%,早产儿 4.3%,小样儿可达 6%。先天性高胰岛素血症是婴幼儿和儿童期持续性复发性低血糖的重要原因之一。该病由麦夸里(MacQuarrie)于 1954 年首次描述为"婴儿特发性低血糖症"。发病率低,有一定遗传倾向。有相当一部分患儿有家族史,可呈常染色体隐性或显性遗传。在世界范围内,先天性高胰岛素血症在活产婴儿中的发病率约为 3 万~5 万分之一。多在幼婴中发生,极少数至儿童期发病。目前研究表明,先天性高胰岛素血症的发病机制主要与 5 种基因突变有关,它们分别编码下列 5 种蛋白:葡萄糖激酶(GK)、谷氨酸脱氢酶(GDH)、线粒体酶短链 3-羟氨基-CoA 脱氢酶(SCHAD),以及 ATP 敏感性钾通道的两个亚单位即磺脲受体 1(SUR1)和内向整流钾通道蛋白(Kir. 6. 2)。先天性高胰岛素血症的遗传学分型包括:ATP 敏感性钾通道型先天性高胰岛素血症(KATP-CHI),谷氨酸脱氢酶型高胰岛素血症(GDH-CHI),葡萄糖激酶型先天性高胰岛素血症(GK-CHI),短链 3-羟氨基-CoA 脱氢酶型高胰岛素血症(SCHAD-CHI)。先天性高胰岛素血症的诊断标准如下:①高胰岛素血症,血浆胰岛素 >2IU/ml,取决于胰岛素测定的灵敏度;胰岛素/血糖比值 >0. 3 提示存在高胰岛素血症,同时 C 肽 >1. 5ng/ml,提示内源性胰岛素分泌增加,值得注意的是,没有高胰岛素血症并不能排除先天性高胰岛素血症的诊断;②低脂肪酸血症,血浆游离脂肪酸 <1. 5mmol/L;③低酮血症,血浆 β-羟丁酸 <2. 0mmol/L。目前国际上主要应用 18F-左旋多巴(L-DOPA)PET 扫描技术检测和定位病灶。治疗包括内科和外科治疗,需将血糖浓度维持在 70mg/dL(3. 9mmol/L)。内科治疗包括喂养和药物治疗。药物治疗包括:二氮嗪、奥曲肽和胰高血糖素。在所有需要做胰腺切除术的先天性高胰岛素血症患儿中,局灶型约占40% ~70%,其余为弥漫型。外科治疗的转归包括 4 种:①局灶型患儿如果局灶性病变被彻底切除,即可治愈;②在药物辅助(或无需药物)的情况下,血糖可以保持稳定;③仍有持续性低血糖;④永久性糖尿病。因低血糖对中枢神经系统的危害,一旦确诊且内科治疗无效,即应立即手术治疗,但如确诊较迟者则均会有不同程度的智能和运动发育缺陷。

先天性高胰岛素血症患儿的麻醉前准备要注意的是尽量不要采用午夜禁食的标准,尽可能的缩短禁食时间,可在术前禁食 6 小时,禁水 4 小时。本文中的两个病例均被安排为手术当日的第一台,就是考虑到患儿的疾病特点而采取的相应措施。另外由于每隔 2 个小时的经口喂养停止,为防止严重的低血糖发生,因此在禁食禁水的同时通过外周静脉持续给予 10% 葡萄糖维持液,输液速度为 5 ~8mg/(kg·min),维持血糖水平在 60 ~90mg/dL(3. 3 ~

5mmol/L）。

由于患儿通常为小婴儿,故麻醉选择以全麻气管插管为佳,可辅助椎管内麻醉。麻醉诱导及术中维持尽量保持平稳,应避免一切可能引起血糖波动的因素,因为术中随着手术进程的进展,胰腺组织被切除,血糖水平会发生明显的改变,把麻醉的因素降低到最低水平,以利于术中对胰腺切除状况的评估。全麻静脉诱导药物可应用丙泊酚、芬太尼或舒芬太尼以及非去极化肌松药,吸入诱导药物为七氟烷。有研究显示诱导时延长瑞芬太尼或七氟烷的静脉输注或吸入时间,可有效地抑制气管插管时引起的应激反应,防止交感神经兴奋,胰高血糖素分泌增多,胰岛素分泌减少,导致血糖水平明显升高。我院对近十年北京儿童医院先天性高胰岛素血症患儿行外科治疗时的麻醉诱导采取延长瑞芬太尼及七氟烷的输注和吸入时间的观察得出的结论与以上的结果是相符的。

此手术术中的难点为麻醉期间血糖水平的调控。由于低血糖相对于高血糖对小婴儿的危害是巨大的,所以对于先天性高胰岛素血症的患儿术中较常采取的方法是维持较高的血糖水平。通常除新生儿外,对于术前血糖水平正常的患儿,术中不需补糖,但由于先天性高胰岛素血症的患儿的内科治疗特点就是通过过度喂养以及给予高剂量的葡萄糖以维持血糖水平,因此先天性高胰岛素血症的患儿术中应常规补糖,而且要连续的监控血糖的变化,因为随着手术的进行,血糖水平可发生逆转,甚至有时需加用短效胰岛素控制高血糖。对于血糖水平的变化麻醉方面即使做到在用药、操作、补液以及监控等全方面的调控,由于存在个体差异也很难使所有患儿达到预期结果。病例一与病例二的患儿就是很好的对比。随着手术的进展,病例一血糖有所升高,但仍在可接受的范围内,而病例二由于发生严重的高血糖,而采用了胰岛素控制,那么低血糖和高血糖的交替出现使术中的调控更加复杂。

另外,先天性高胰岛素血症的患儿由于疾病类型和过度喂养等原因导致营养过剩,体型过度肥胖,病例二的患儿3个月就已经为8.9kg,所以动静脉置管以及外周静脉的建立都具有一定的难度,并且此种手术的时间通常在3小时以上,创伤面积较大,故麻醉过程中应密切监控体温、出血量及尿量的变化。

点评

1. 此类患儿在术前准备上不能等同于其他手术的患儿,应根据疾病特点做好充分术前准备,在禁食禁水的同时必须输注10%葡萄糖液,维持血糖水平,防止严重的低血糖发生。

2. 诱导时延长瑞芬太尼和七氟烷的持续输注和吸入时间,应可有效的避免血糖波动。

3. 术中动态的监测血糖的变化是麻醉的重点。每隔30分钟监测血糖一次,使血糖的改变量化,为术中的血糖调控提供了可靠的依据。

4. 术中的葡萄糖液的输注速度要随时调整。如术中血糖高于300mg/dL(16.8mmol/L),则要给予胰岛素调控血糖,起始速度为0.05IU/(kg·h)。

5. 此类患儿均为婴幼儿,由于过度喂养等原因体型均肥胖,虽然外周静脉的建立及动静脉置管比较困难,但仍应进行动静脉脉监测,一方面可以随时监控BP的变化,另一方面可以随时监测血气以及血糖的变化。

6. 术中应对出血量、尿量以及体温进行监测,为患儿安全出室提供了良好的保障。

参 考 文 献

1. 陈煜. 实用小儿麻醉技术. 北京:科学技术出版社,2011.

2. 陈煜,连庆泉. 当代小儿麻醉学. 北京:人民卫生出版社,2011.

3. 孟庆云,刘顺锁. 小儿麻醉学. 北京:人民卫生出版社,1997.

4. 张建敏,王芳,辛忠,等. 丙泊酚复合雷米芬太尼静脉麻醉用于小儿的临床观察. 临床麻醉学杂志,2008,2(24)123-125.

5. 秦红,祝秀丹,王焕民,等．小儿肝脏未分化胚胎性肉瘤 14 例诊治分析．中华肿瘤防治杂志,2009,14(16):1108-1110.

6. 黄建成,钱若筠,党亮,等．气管狭窄患儿的手术麻醉处理．临床麻醉学杂志,2011,11(27):1123-1124.

7. 王芳,张建敏,訾婷婷,等．先天性高胰岛素血症婴幼儿行胰腺次全切除术的麻醉管理．首都医科大学学报,2012,33(6):844-866.

第六章 骨科手术的麻醉

第一节 先天性马蹄内翻足手术的麻醉

病例一 先天性马蹄内翻足石膏矫形麻醉

一般情况

患儿,男,2 个月,3.3kg,出生即发现双足内翻。患儿为孕 36 周早产,出生体重 2.2kg。查体:双侧踝部跟腱挛缩,双足背屈较困难,双足内翻明显。诊断为双侧马蹄内翻足。术前化验检查未见异常,准备门诊行双侧马蹄内翻足石膏矫形。

麻醉过程

入手术室后常规心电监护,SpO_2 98%,HR142 次/分,BP86/50mmHg,RR24 次/分,体温 36.6℃。将七氟烷挥发罐设定浓度为8%,新鲜气流量 8L/min,排空呼吸囊,打开逸气阀,阻塞呼吸环路接头,完成环路内七氟烷预充。使用潮气量法给患儿面罩吸入七氟烷,待患儿意识消失,托下颌无体动反应时,挥发罐浓度降低到3%,新鲜气体流量调低至 2L/min 维持麻醉,随即开始实施石膏固定术,手术期间双手扣紧面罩,防止漏气。为了预防患儿发生气道梗阻,需放肩垫开放气道。手术历时约 10 分钟,术毕关闭挥发罐,调高新鲜气体流量促使七氟烷排出,约 3 分钟后患儿苏醒并转至恢复室,2 小时后出院。

病例二　先天性马蹄内翻足经皮跟腱切断松解术 + 石膏矫正麻醉

一般情况

患儿,男,3 个月,5.1kg,出生即发现双足内翻。查体:精神反应好,心前区Ⅱ～Ⅲ级收缩期喷射样杂音。双侧踝部跟腱挛缩,双足背屈较困难,踝部活动可,双足内翻明显,双下肢等长。曾于出生后 10 天于当地医院就诊,给予石膏矫形治疗 3 次。以"双侧马蹄内翻足"收入院。入院后完善术前化验检查,心脏彩超提示:ASD 或卵圆孔未闭,余结构大致正常。心内科会诊,目前无需特殊处理,半岁后复查。入院后第 3 天,行双侧经皮跟腱切断松解术 + 石膏矫正术。

麻醉过程

入室后连接常规监护,患儿生命体征平稳,体温 36.7℃,HR138 次/分,呼吸 25 次/分,BP80/50mmHg,$SpO_2$97%。静脉注射丙泊酚25mg,舒芬太尼2μg,随后置入 1.0 喉罩,3% 七氟烷吸入维持麻醉,机械通气 V_T50ml,频率 24 次/分,I∶E = 1∶1.5,术中行双侧经皮跟腱切断松解和石膏矫治。手术历时 35 分钟,停麻醉约 5 分钟后患儿恢复生理反射、拔除喉罩,安返病房。

讨论

先天性马蹄内翻足是一种常见的出生畸形,发生率在我国为新生儿的1‰,男性多于女性,可单足,亦可双足累及。引起先天性马蹄内翻足的病因许多,目前尚无定论,可能与遗传、环境、子宫内胎儿位置等因素有关。患儿出生时即表现出足的畸形,不同程度的下垂,形似马蹄,足尖内指,足心内翻,内侧软组织挛缩,严重者可呈"蟹钳样"畸形。通常就诊年龄越小治疗效果越好,总的治疗原则:依据不同年龄、不同类型选择不同治疗方案。根据就诊的年龄,分为六个月之前的保守治疗和六个月之后的手术治疗。先天性马蹄内翻足早期多采用连续石膏矫形,部分患儿需要结合经皮跟腱切断术。

　　某些骨骼畸形的患儿可能同时伴有身体其他部位的畸形,如先天性马蹄足的患儿可合并并指、多指畸形。如合并先天性心脏病,如 ASD 或 VSD,心功能在Ⅰ~Ⅱ级者能耐受一般性手术。但对出血量较多的大手术,对出血量要进行精确的估计,严格掌握液体的出入量。若同时伴有肺动脉高压,则麻醉风险显著增加,一般应延缓手术。

　　婴儿石膏矫形曾采用清醒无麻醉方式,如哺乳、给玩具等让患儿安静。但实际上,效果不佳,石膏往往被蹬踏而损坏或变形,导致矫正力度不够。为增加患儿对治疗的依从性,更好地实施治疗,我院采用了全凭吸入七氟烷麻醉的方式。全麻大大提高了治疗的依从性,Ponseti 手法复位和石膏矫形的要求和目的都能够很好地实现。七氟烷诱导和苏醒同样迅速,单纯石膏矫形没有强刺激,不需要开放静脉,减少了患儿的恐惧感,它是我院门诊手术的常用麻醉方法。因经皮跟腱松解术刺激较大、时间稍长,所以病例二患儿采用喉罩全麻的方式,诱导应用短效镇静和少量镇痛药物,可不用肌松剂,维持用七氟烷,此种方法便于控制气道,并可以提供较强麻醉镇痛,较局麻有明显优势,如局麻下行跟腱切断,可增加手术难度,容易损伤内踝血管神经,甚至误将腱膜全部切断,不利于跟腱愈合。

　　七氟烷是近年来用于临床的新型吸入麻醉药,具有血气分配系数(0.63)低,吸收、清除快和刺激性小等优点,适用于小儿麻醉诱导。由于小儿的肺泡通气量及心排血量按体表面积计算大于成人,组织血液循环丰富,且小儿的血/气、油/气分配系数更低,吸入药物更易到达血供丰富的脑组织,故在小儿的临床麻醉实施中,已经越来越多地运用七氟烷吸入诱导。采用七氟烷吸入诱导,患儿呼吸暂停发生率低,对 BP 和 HR 的影响较小,血流动力学亦较为稳定,诱导更平稳。高浓度的七氟烷预充在环路内可运用于儿童患儿的快速诱导。

点评

　1. 对于孕龄满 40 周的婴儿,可以行先天性马蹄内翻足石膏矫形门诊手术麻醉。

2. 对于合并某些特殊疾病患儿术前要行系统检查和认真的
准备。

第二节 先天性斜颈手术的麻醉

病例一 氯胺酮麻醉行右侧胸锁乳突肌切断松解术

一般情况

患儿,女,2岁8个月,体重16kg。颈部右偏1年余,以右侧斜颈收入院。体格检查心肺未见异常;专科情况:头偏向右侧,下颌左偏,右颈部可及紧张质硬的胸锁乳突肌,胸骨头及锁骨头左转部分受限。常规检查均未见明显异常,颈部B超示右侧胸锁乳突肌痉挛。入院当日行右侧胸锁乳突肌切断松解术。

麻醉过程

患儿入室清醒,BP102/50mmHg,HR112次/分,SpO$_2$100%。麻醉诱导给予氯利东合剂氯胺酮2ml(100mg)+2%利多卡因5ml(100mg)+东莨菪碱1ml(0.3mg),0.15ml/kg静推,切皮前静脉给予芬太尼1μg/kg,术中间断静推丙泊酚1~2mg/kg,鼻导管吸氧。术中BP波动在90~100/50~65mmHg,HR基本维持在110~120次/分,SpO$_2$维持100%。手术时间约25分钟,麻醉平稳,术毕麻醉恢复室观察20分钟,患儿苏醒、认识父母,安返病房。

病例二 静吸复合气管插管全麻下行右侧胸锁乳突肌切断松解术术中出血

一般情况

患儿,男,10岁,体重36kg。发现头右偏9年余要求行手术入院,近一年症状加重。体格检查BP105/68mmHg,P90次/分,RR18次/分,体温36.8℃。专科情况:头右偏,下颌左偏,右面部发育差,右颈部可及紧张质硬的胸锁乳突肌,胸骨头及锁骨头左转时部分受限。血常规,血生化,尿常规、凝血等常规检查均未见明显异常。ECG、胸片基本正常。入院后第二天全麻下行右侧胸锁乳突肌切断松解术。

麻醉过程

患儿入室时常规监测,生命体征平稳。依次静脉给予阿托品0.2mg、丙泊酚80mg、罗库溴铵20mg及芬太尼80μg完成诱导,置入6.0mm(ID)加强型气管导管,听诊双侧呼吸音对称后固定气管导管。机械通气维持 $P_{ET}CO_2$ 36～40mmHg。静脉持续泵入丙泊酚8～10mg/(kg·h),瑞芬太尼0.15～0.3μg/(kg·min)维持麻醉,2%七氟烷吸入麻醉维持。术中连续监测生命体征,术中分离颈静脉鞘时,组织粘连严重致使颈静脉撕裂,出血100ml左右。患儿BP下降为78/44mmHg,HR达到110次/分。加快输液,同时输入复方乳酸钠山梨醇注射液和万汶,抬高床头,外科医师迅速阻断修补颈静脉,约15分钟后修补完毕。术毕10分钟前停止七氟烷吸入,缝皮时停止静脉麻醉用药。术毕后待患儿自主呼吸恢复,肌力恢复后拔管。整个手术时长约55分钟,麻醉时间65分钟。术后伤口沙袋加压止血12小时。

讨论

先天性肌性斜颈超过1岁以上患儿,或经保守治疗1年未改善者,应考虑行胸锁乳突肌松解术治疗,5岁内可单纯行锁骨头和胸骨头切断松解术,手术相对简单,手术30分钟内即可完成。大于6岁则需加做乳突头松解,通常为两个切口。

术前准备是手术麻醉的重要环节,骨科医师有时只注意患儿的局部病变而忽略全身情况。麻醉医师应及时提醒和协助做好术前准备工作。访视患儿要特别注意是否有呼吸道疾患,小儿呼吸道的口径狭小、黏膜层富含淋巴组织和血管、分泌腺旺盛且易受环境影响发生炎症。有炎症的患儿、特别是婴幼儿,气道黏膜充血水肿,呼吸道阻力增加。若实施全麻,呼吸道分泌物增加,会给呼吸管理带来困难,导致气道痉挛、梗阻。因此对术前呼吸道有炎症的患儿应经抗炎治疗后再手术。

氯胺酮是小儿全麻较常用的药物,氯胺酮易溶于水,无刺激性。有良好的止痛作用,麻醉作用时间短,苏醒较快,可反复给药。

与其他药物配合静脉应用可满足上述手术的需要,氯利东合剂在我院应用时间较长。单纯应用氯胺酮静脉麻醉会产生一些副作用,诸如用药后口咽部分泌物明显增加,生理反射存在但不能防止发生反流误吸,麻醉较浅时可引起气道痉挛,苏醒期间幻觉、噩梦和躁动等。东莨菪碱抑制分泌物,利多卡因有一定的全麻效果,还有防治气道痉挛的效果。病例一患儿我们选用了氯利东合剂静脉麻醉,术中麻醉平稳,操作管理简单,麻醉恢复快,此麻醉方法特别适合门诊手术的麻醉。术中松解后需要摆动头部观察松解情况,麻醉医师应注意保持患儿呼吸道通畅,防止缺氧发生。

病例二患儿采用静吸复合气管插管全麻,主要考虑是患儿体重大,应用氯利东静脉麻醉效果不佳,另外手术相对复杂,需做乳突头松解及颈静脉鞘松解,术中多次摆动头部观察松解情况。颈静脉鞘的松解极易撕裂颈静脉造成大出血,气管插管全麻有利于术中麻醉管理。病例二患儿术中颈静脉鞘撕裂,麻醉适当降低BP,抬高床头减少静脉回流,利于术者颈静脉修补。

点评

1. 幼儿可在保留自主呼吸,静脉全身麻醉下完成胸锁乳突肌切断松解术。近期有上呼吸道感染、咳嗽、流涕病史患儿禁用此麻醉方法。术中活动患儿颈部来判断胸锁乳突肌切断松解的效果时,保持患儿呼吸道通畅。

2. 学龄儿童手术操作相对复杂,麻醉选择气管插管全麻为宜。术中活动患儿颈部判断胸锁乳突肌松解的效果,所以气管导管要固定牢靠,术中活动颈部时要特别留意,避免发生气管导管脱出及扭曲。

第三节　四肢骨折的阻滞及多发伤的麻醉

病例一　桡骨颈骨折的麻醉

一般情况

患儿,男,8 岁 7 个月,33kg。右肘部摔伤 13 小时。外院就诊

X线片提示右桡骨颈骨折合并右尺骨鹰嘴骨折。患儿发育正常，营养良好，神志清楚，精神反应好，自主体位，右上肢石膏固定，手指远端皮肤颜色可，无明显青紫苍白表现，手指可轻微活动。入院后诊断为右桡骨颈骨折合并右尺骨鹰嘴骨折。完善各项化验及检查，血常规及凝血功能等均未见异常。于入院第二日行桡骨近段骨折切开复位髓内针内固定术。

麻醉过程

麻醉采用基础麻醉＋臂神经丛阻滞（肌间沟入路），术前访视时与患儿及家长充分沟通，力求患儿的积极配合。入室后常规连续监测 SpO_2 100%，HR20 次／分，BP96/58mmHg。患儿仰卧，肩垫衬托颈部，头偏向左侧，手臂贴身体旁，尽量下垂以暴露颈部。定位穿刺点，先找到前、中斜角肌间沟，并于锁骨上约 1cm 处可触及横向走行的肩胛舌骨肌，该肌与前、中斜角肌共同构成一个三角，该三角靠肩胛舌骨肌处即为穿刺点。若沿沟下摸，可在锁骨上窝触及锁骨下动脉搏动，并向肌间沟内深压，患儿诉手臂麻木、酸胀，有异感，进一步证实定位无误。常规消毒铺巾，穿刺点处做皮丘，以 3～4cm、22G 穿刺针垂直刺入，略向脚侧推进，直至患儿出现异感或触及横突为止，回抽无血和脑脊液，注入 2% 利多卡因 5ml＋0.75% 布比卡因 5ml＋生理盐水 2ml，共 12ml 混合药液。注药时压迫穿刺点上部肌间沟，可促使药液向下扩散，则尺神经阻滞可较完善。数分钟后，患儿右上肢出现麻木，无法抬高等表现，无其他不适，并用塑料细针碰触前臂，无疼痛时开始手术，此时患儿右下侧面部潮红，为 Horner's syndrome 表现，未做处理，术后 2 小时恢复正常。术前静脉推注芬太尼 50μg，丙泊酚40mg，鼻导管吸氧，手术过程顺利，患儿生命体征平稳，$SpO_2$100%、呼吸 20 次／分、BP 维持在 90～100/50～55mmHg。术中间断追加丙泊酚 4 次，每次40mg。补液晶体250ml，出血2ml，手术时间约 1.5 小时，术毕前 10 分钟患儿清醒，大叫其姓名睁眼，术毕时完全清醒，可回答简单问题，安返病房。

病例二　尺骨骨折的麻醉

一般情况

患儿,男,6 岁,26kg,左腕摔伤 15 小时,患儿自己玩耍时不慎摔伤左腕,肿痛,不能活动,遂来我院急诊,X 线片提示左尺骨骨折,并予石膏固定,手指远端皮肤颜色可,无明显青紫苍白表现,手指可轻微活动。入院后诊断为左尺骨骨折,给予患肢制动,完善各项术前检查,未见异常,于入院当日急诊行髓内针固定术。

麻醉过程

麻醉采用基础麻醉 + 臂神经丛阻滞(腋窝入路)。术前访视,因患儿紧张害怕,不能配合清醒情况下进行臂神经丛阻滞,故入室后首先静脉给予咪唑安定 5mg,芬太尼 40μg,鼻导管吸氧,常规连续监测 SpO_2 100%、HR120 次/分、BP95/55mmHg。患儿仰卧位,左肩胛下垫一薄枕,左上肢外展外旋 90°,肘部适当屈曲,前臂外旋,手臂贴床且靠近头部作行军礼状,暴露腋窝。在腋窝顶部触摸腋动脉搏动,再沿动脉上行摸到胸大肌下缘动脉搏动消失处,略向下取动脉搏动最高点作为穿刺点。取 22G 穿刺针在腋动脉搏动最高点与动脉呈 10°~20°夹角,偏向动脉下方刺入皮肤,缓慢进针直至出现刺破鞘膜的落空感,松开持针手指,针随动脉搏动而摆动,即可认为已入腋鞘内。注射器回抽无血后可注入 2% 利多卡因 4ml + 0.75% 布比卡因 4ml + 生理盐水 2ml 共 10ml 混合药液。数分钟后,患儿左上肢皮肤表面血管扩张,针扎无疼痛反应,即可表明麻醉成功。手术历时约 40 分钟,手术过程顺利,输晶体液 120ml,出血 2ml。患儿生命体征平稳,安返病房。

病例三　车祸伤行肢体骨折复位术麻醉

一般情况

患儿,女,5 岁,体重 16kg,以"车撞伤 9 小时"急诊收入院。患儿病情危重,HR156 次/分,RR50 次/分,SpO_2 97%,BP95/55mmHg,左侧卧位,右肺呼吸音粗,未闻及明显干湿性啰音,左肺未闻及呼吸音,心脏浊音界右移,腹平坦,未见胃肠型及蠕动波,无明显腹肌紧张。四肢动脉搏动可触及,左上肢红肿、畸形,可触及骨擦感,右下肢肿胀,双手手指活动可。血常规:WBC:21.95 × 10^9/L,RBC:4.36 × 10^{12}/L,Hb:119g/L,HCT:33.8%,中性粒细胞:19.11 × 10^9/L,N%:87.2%。血生化:GLU:6.79mmol/L,尿素氮(BUN):9.26mmol/L,AST:530.5U/L,ALT:342.4U/L,CK:726U/L,LDH:1239U/L。凝血:凝血酶原时间(PT):19.1秒,尿常规、乙肝五项等正常。血气提示存在呼吸性酸中毒,右腿 X 线:右股骨转子间骨折。腹部超声:肝脏挫裂伤。颅脑、胸部、上腹部 CT 平扫:左侧胸腔巨大囊泡伴液平,考虑膈肌损伤、胃泡上膨可能性大,纵隔心影明显右移,心影偏小,左肺不张、挫裂伤,左侧气胸,少量纵隔积气,右下肺可疑挫伤,双侧少量胸腔积液,左肱骨骨折,断端重叠、成角;肝脏、脾脏密度欠均匀;小网膜囊肿,伴少量积液,胰腺实质显示欠连续;腹部可疑少量游离气体;颅内未见新鲜出血,颅骨未见骨折。诊断:①车祸伤;②左膈疝;③右股骨转子间骨折;④左肱骨骨折;⑤肝挫裂伤;⑥颅脑损伤。

患儿入院后,给予常规心电监护,胃肠减压,导尿,补液,吸氧,降颅压,纠正酸碱失衡等相关对症治疗。于第二天,全麻下行开胸探查 + 膈肌折叠修补术。入院第三天,患儿生命体征趋于平稳。于术后第四天行右股骨颈、左肱骨骨折切开复位内固定术。

右股骨颈、左肱骨骨折切开复位内固定术麻醉过程

入室后连接心电监护,HR110 次/分,BP98/55mmHg,SpO_2 99%,RR18 次/分。麻醉诱导,静脉给予阿托品 0.15mg、丙泊酚 50mg、芬太尼 35μg、罗库溴铵 7.5mg,面罩加压给氧,置入带囊 5.0mm(ID)气管导管机械通气。麻醉维持为静吸复合麻醉,吸入 1%~2% 七氟烷,持续静脉泵入丙泊酚 150mg/h 和瑞芬太尼 0.1~0.2μg/(kg·min)。连续监测 SpO_2、HR、BP、体温,手术历时约 3 小时,术中输入晶体液 500ml、尿量 250ml、出血量 5ml。术毕后待患儿自主呼吸恢复,不耐受气管导管时拔管。

讨论

臂丛神经来自 C_{5-8} 及 T_1 神经的前支,也可有 C_4 及 T_2 神经参与其中。这些神经穿出椎间孔后,在前、中斜角肌之间向前下外延伸。前斜角肌起自颈椎前结节,向外下移行附着于第一肋骨的斜角肌结节;中斜角肌则起自颈椎后结节,在锁骨下动脉后方穿过并附着于第一肋骨,而锁骨下动脉沿锁骨下肌沟穿行于两斜角肌之间。覆盖前、中斜角肌的椎前筋膜向外融合包裹臂丛神经形成鞘膜。上述神经根在斜角肌间隙内合成上干(C_5 与 C_6)、中干(C_7)和下干(C_8 与 T_1),穿出肌间沟后于锁骨下动脉的后上方沿第一肋骨上缘穿行。此三支神经干依次排列,冠名为上、中、下干。在第一肋的外缘,每一干又发出前、后股,于锁骨中段后方进入腋窝。各股在腋窝形成三束,并依据其与腋动脉第二段的位置关系命名为外侧束、后束和内侧束。由上干和中干的前股组成外侧束,由上、中、下三干的后股组成后束,而下干的前股继续延伸形成内侧束。在胸小肌外缘,此三束神经分出形成上肢的外周神经。

儿童骨折的临床特点:除了具有骨折的主要症状外,由于儿童软组织疏松,筋膜富有弹性,骨折后肿胀早、范围广、常有瘀斑。在全身症状中,骨折后体温升高较成人明显,可达38℃上,尤以婴儿突出,常持续3~5天,这是因血肿吸收,变性蛋白进入血液循环所致。骨折后X线检查是不可缺少的诊断方法,不仅可以确定诊断,还可以明确骨折类型、移位情况,以及是否存在原发病变如骨囊肿、成骨不全等,同时又是骨折愈合的客观标志。

尽管大多数骨折可以等待足够的禁食时间,但开放性骨折,肘部骨折以及骨折后动脉搏动消失应立即处理。以上两个病例均不是开放性骨折,患儿一般情况尚好,所以应等待足够的禁食时间。

前两例手术均采用臂丛神经阻滞麻醉方式,此麻醉方式被广泛应用于各种手术的麻醉以及创伤后疼痛、术后疼痛和慢性疼痛综合征的治疗。儿童对于疼痛的有害应激反应是成人的3~5倍,而神经阻滞麻醉能有效降低这些应激反应。但是由于幼儿不能合作,恐惧打针,常可增加操作难度,而且患儿在清醒状态不配合的

　　情况下操作会相当危险,因而大多数小儿实施神经阻滞时常辅以基础麻醉或良好的镇静。

　　关于麻醉前准备,必须详尽了解病史并详细体检,还应特别注意医嘱及对神经阻滞麻醉实施有禁忌的治疗,比如抗凝治疗。熟悉患儿的解剖,对小儿来讲,神经至皮肤的距离较短,故进针要慢而精确。尽量用能让患儿理解的语言和技巧进行术前访视,使患儿及家长对此种麻醉方式有基本了解,争取得到患儿的配合以利实施。下列情况下不考虑臂丛神经阻滞:穿刺部位有感染;败血症者;所有凝血功能异常、PLT 减少及正进行抗凝治疗者;患侧出现神经损伤的症状的患儿。

　　肌间沟入路臂神经丛阻滞的优点:易于掌握,对于肥胖者和不合作的儿童适用;上臂、肩部和桡侧阻滞效果好;高位阻滞不会引起气胸。缺点:尺神经阻滞较迟,效果欠佳;有误入蛛网膜下腔或硬膜外腔的危险;有损伤椎动脉的可能,不宜同时双侧阻滞;星状神经节阻滞引起 Horner's syndrome,如病例一患儿,但不需处理,自行恢复;肌间沟入路臂神经丛阻滞注药时压力不要过大,药量不易过多,以免出现暂时性喉返神经麻痹,声音嘶哑。病例一是桡骨骨折,适合采用肌间沟入路臂神经丛阻滞。

　　腋窝入路臂神经丛阻滞的优点:位置表浅,动脉搏动明显,易于阻滞;不会阻滞膈神经、迷走神经、喉返神经;无误入硬膜外腔或蛛网膜下腔的危险。缺点:不适合上肢不能外展、骨折无法移动或腋窝有感染、肿瘤的患儿;局麻药毒性反应发生率较其他入路高;不能同时进行双侧阻滞;个别会出现动静脉瘘。肘部以下的手术麻醉效果满意,肱骨部位手术欠佳。病例二是尺骨骨折,所以采用腋路法。

　　准确用药和精确计算药物剂量相当重要,计算药物剂量并加以核对。当确定了局麻药物总量后,调整药物浓度是唯一预防局麻药中毒的方法。所有患儿在接受神经阻滞麻醉时必须进行监测。

　　局麻药毒性反应,尤以酰胺类可能会致命,在婴幼儿早期,对酯类代谢能力已经发育成熟。循环衰竭、中枢神经系统毒性反应常与血管内误注布比卡因这种高蛋白结合率的长效酰胺类局麻药有关。小儿心率快,局麻药中毒风险更易发生,QRS波增宽、PR间期延长、早期后除极、心肌收缩力下降和尖端扭转型室性期前收缩均提示酰胺类局麻药中毒。镇静药和全麻药均有可能掩饰小儿局麻药中毒的早期征象。年长儿出现烦躁不安、畏光、肌肉抽搐、头痛、易激惹、口周麻痹、发音困难、耳鸣、疲劳等症状时应引起麻醉医师关注。由于年幼儿不能用语言表达不适,因此较难发现局麻药中毒。烦躁、易激惹、不安等症状常可能被误认为疼痛,甚至会使用更多药物。

局麻药中毒的治疗,目前尚无统一标准,但及时的治疗可以取得相当不错的效果。出现严重的中毒反应,立即按照标准实施心肺复苏。维持气道通畅并立即停用引起局麻药中毒的药物。寻找助手进行心肺复苏,同时应用强心、缩血管药物支持心血管功能。应立即经静脉注射20%脂肪乳剂,这是局麻药中毒治疗方案的一个重大进步,脂肪乳剂能从组织及血浆中结合、抽取和清除局麻药,目前的推荐方案是:在3分钟内完成静脉注射脂肪乳剂1ml/kg,根据需要,最大剂量可达3ml/kg,随后以0.25ml/(kg·min)的速度静脉维持,直至循环恢复稳定。然而当输注速度超过8ml/kg时,效果不再增加。丙泊酚可替代脂肪乳剂,但需要考虑其对心血管有抑制作用。对解剖知识的熟悉,对患儿病情的了解,局麻药的缓慢注射,应用适当的工具仪器及适当的剂量,都可以提高局麻药及局部阻滞技术的安全性。

严重创伤主要包括头颈部、胸腹部和脊柱外伤,病例三患儿车祸造成严重创伤,危及患儿生命安全。对患儿行诊断和检查的同时,急救复苏措施不得中断,重点应维持患儿呼吸道通畅及呼吸功能。病例三患儿入院时存在创伤性膈疝,在积极抗休克治疗的情况下,紧急开胸行膈疝修补术。在严重创伤的患儿,常有多部位或多系统外伤,麻醉医师要注意对患儿进行全面评估。头面部外伤常有呼吸道梗阻,入院后应立即面罩给氧。对有意识障碍的患儿,如普通体位不能保证呼吸道畅通,应行气管插管。影响循环系统稳定的因素很多,其中大量失血可引起休克造成心肌缺血。创伤时可产生心肌抑制因子,可致心肌收缩力减弱。处理以迅速恢复有效循环血量和保证血液携氧能力正常为原则。儿童补液应从三方面考虑:日需量、失衡量及额外丢失量。补液量以补充失衡量为主,日需量以低标准补偿,额外丢失量以等量补充。所用晶体液以复方乳酸钠山梨醇溶液、生理盐水、糖盐钾和 MG3 溶液为主;胶体液为万汶及右旋糖酐。在补液扩容的基础上输入全血,以维持HCT 在 30%～45%之间。注意观察患儿的全身情况,如四肢末梢皮肤苍白、发凉是否有所改善。尿量是一个重要的观察指标,如尿量大于 1ml/(kg·h),提示肾灌注好,血容量基本正常。此患儿入院第四天时,呼吸循环功能稳定,行肢体骨折复位术。术前积极对症治疗,为手术麻醉提供了安全保障。

由于小儿骨骼尚未发育完善,钙化程度低,骨膜血管丰富,与骨附着差,周围组织尚未发育完善。这些特点导致了一些小儿特有的创伤与骨折。小儿多发性、混合性骨折较少见,而不完全骨折或青枝骨折常见。在多发性创伤中,除非伴有严重出血,肌肉骨骼损伤很少会威胁生命。骨折引起的出血很快会局限,但是头部和胸部的损伤可以危及生命应优先处理。病例一患儿有股骨骨折,由于股骨间隙较大、出血在此不易局限、不易被察觉,此患儿行开胸手术前要监测血细胞比容,并要在麻醉诱导前补充足够的血容量,以免在诱导时发生循环衰竭。

点评

1. 儿童骨折后产生恐惧、疼痛,较难与麻醉医师配合完成清醒下神经阻滞,这就要求麻醉医师术前访视时做出正确的评估。部分患儿同意配合,可清醒下共同完成操作。

2. 患儿骨折后有出现神经损伤的可能,麻醉应避免神经阻滞操作,以免引起误判。麻醉首选气管插管全麻。

3. 即使患儿清醒下完成神经阻滞,术中也应辅用全身麻醉,减少患儿的恐惧,避免手术的恶性刺激。

4. 超声引导完成神经阻滞,特别是臂丛神经阻滞,优势明显,是未来发展的方向。

5. 单纯的四肢骨折手术,可以采用基础+臂丛神经阻滞的方法。对于四肢合并多发、危重创伤的患儿,术前评估要考虑患儿的全身状况,通常骨折手术时机为患儿一般情况趋于平稳后。

第四节 髋关节手术的麻醉

病例一 左髋、股骨发育不良手术麻醉

一般情况

患儿,女,3 岁,体重 16.5kg。主诉:产前 B 超发现左下肢异常至今 3 年。双髋无红、肿、热、压痛及活动痛,右髋外展无受限,左髋外展 45°受限,左下肢跛行,左侧阿里斯(Allis)征阳性,左髋-内踝间距较对侧短 5cm,左膝、踝关节活动无受限。X 线:左股骨近端较对侧细小,左股骨颈骨质不连续。右股骨长 24.5cm,左股骨长 17.0cm;右胫骨长 20.0cm,左胫骨长 20.0cm。血常规:Hb124g/L,RBC4.71×10^{12}/L,WBC6.60×10^9/L,PLT299×10^9/L,APTT29.9 秒。ECG:窦性心律,大致正常。胸片:两肺纹理多。诊断为左髋、左股骨发育不良;左髋内翻;双下肢不等长;左股骨短缩、外旋。准备在全麻下行左侧骨盆 Dega 截骨、左股骨近端外翻、去旋转截骨、钢板内固定术。

麻醉过程

入室行常规监测,体温 36℃,P100 次/分,RR18 次/分,BP90/60mmHg。静脉依次给予阿托品 0.2mg、丙泊酚 50mg、舒芬太尼 5μg、罗库溴铵 5mg,气管插管后行机械通气。行左侧桡动脉穿刺置管,留置导尿。再经颈外静脉开放一通路。手术开始前静脉再次给予舒芬太尼 10μg,术中吸入七氟烷 1%~3%、静脉泵入丙泊酚及瑞芬太尼维持麻醉并行控制性降血压处理。术中给予邦亭、氨甲苯酸、酚磺乙胺和维生素 K 等,应用 Cell saver 自体血液回收

机。手术顺利,手术时间 180 分钟,麻醉时间为 240 分钟。术中给予病房液 200ml、平衡液 300ml、万汶 300ml,自体回收血 77ml,出血 150ml,尿量 250ml。术中间断查血气,切皮前动脉血气结果为: pH7. 398,PCO$_2$ 34mmHg,PO$_2$ 513mmHg,HCT34%,Hb11. 2g/L。术后动脉血气结果: pH7. 442,PCO$_2$ 33.7mmHg,PO$_2$ 540mmHg,HCT26%,Hb8. 5g/L。术后静脉给予舒芬太尼 1μg/(kg·d)行术后镇痛。

病例二　髋脱位手术麻醉

一般情况

患儿,女,1 岁,体重 9kg。主诉:发现右下肢跛行 2 个月余。查体:神清,心肺腹无异常。专科检查:右下肢跛行,双下肢不等长,Allis 征阳性,右侧下肢较左侧短约 1.0cm。右下肢轻度外旋,皮肤无红肿。右髋屈曲位外展受限,最大外展 60°。血常规: Hb107g/L,RBC4. 70 × 10^{12}/L,WBC6. 39 × 10^9/L,PLT231 × 10^9/L。 ECG:窦性心律不齐。胸片:大致正常。诊断为右侧髋脱位。准备在全麻 + 硬膜外阻滞下行骨盆切开复位石膏固定术。

麻醉过程

入室时已静脉给予丙泊酚,患儿安睡状。连接心电监护,面罩吸入 8% 七氟烷,流量 8L/min,1 分钟后停药并插入 1.5 喉罩,给予机械通气。桡动脉穿刺有创血流动力学监测。右侧卧位行硬膜外阻滞,选择 L$_{1-2}$椎间隙穿刺,经硬膜外腔给予 2% 利多卡因 2.5ml、 0.75% 布比卡因 2.5ml 及注射用水 2ml 的混合液,药液中不加入 1:200 000 肾上腺素(有利于血压控制)。麻醉满意后手术开始,术中吸入七氟烷维持麻醉。手术顺利,手术历时约 75 分钟,清醒后拔出喉罩。总入量 150ml,出血量 50ml,尿量 50ml。术后应用芬太尼 10μg/(kg·d),2 天,连续静脉输入持续镇痛。

讨论

发育性髋脱位(developmental dislocation of hip,DDH),即过去称之为先天性髋关节脱位,是一种比较常见的畸形。本病女性患儿多见,约占发病率的60%～80%。单侧脱位较双侧的多两倍。单侧者又以左侧者较多。病理改变有骨骼、关节面、髋周软组织的变化。治疗越早,效果越好。治疗的方法按患儿的年龄以及病理变化的情况而有所不同。一般6个月以下的婴儿使用石膏分期治疗,4～7岁的儿童一般需要手术切开复位。根据病理变化可采用关节盂唇切除以加深髋臼,骨盆截骨术(salter)等方法。对于病例一患儿手术采用了左侧骨盆Dega截骨、左股骨近端外翻、去旋转截骨、钢板内固定术。此类手术的主要特点是创面大、范围广,需大块截断骨盆,同时截断股骨,致使骨松质大面积暴露,渗血凶猛且不易止血,因而增加了手术麻醉的危险性。

　　术前应详细了解患儿的营养、发育情况,有无贫血及上呼吸道感染。认真检查患儿的心肺功能,术前应交叉配血并备血。开放畅通的静脉通路。对于和父母分离困难的患儿,在离开父母前可以给予丙泊酚使患儿入睡,静脉用药量为3mg/kg。麻醉方法依据患儿的病情,病例一患儿手术时间长、术中要采取控制BP的方法减少术中失血,气管插管全身麻醉的方法较为合适。病例二预计患儿手术时间较短、手术创伤范围小,故采用了喉罩全麻＋硬膜外阻滞的麻醉方式。该类手术对肌肉松弛要求不高、患儿年龄小,可以不使用肌松药放置喉罩。麻醉中可以选用吸入麻醉或静吸复合用药,其优点是便于术中呼吸道管理,麻醉苏醒快。小儿呼吸和循环系统对椎管内麻醉代偿良好,且骨盆截骨术无需麻醉平面过高,T_{10}以下足以满足手术要求,因此,椎管内麻醉是该类手术的良好适应证。对较小不能合作的患儿,过去采用较多的是在基础用药下完成麻醉。如应用小剂量的γ-羟丁酸钠及安定等,通过鼻导管吸氧。此法具有操作简便,镇痛完善及麻醉平稳的优点,完善的椎管内麻醉,可显著减少基础麻醉的用药量。小儿行椎管内麻醉应注意局麻药的浓度和剂量。我院使用单次硬膜外腔给药法,局麻药用量较大,应严格计算局麻药用量。此外,基础麻醉下行椎管内阻滞,麻醉平面不易测出,要求麻醉医师有熟练的椎管内麻醉的操作经验和管理技术。基础麻醉＋硬膜外阻滞的麻醉方式现在已经基本不再使用。

为减少手术出血量,术中可行控制性降血压处理,良好的控制性降血压处理和手术医师的积极止血可使手术出血量减少达50%以上。为保证输血补液,通常应用较粗的静脉套管针,并开放两条静脉通路,至少有一条是上肢的静脉通路。为减少手术早期切口和组织暴露、剥离带来的出血,防止发生严重低血容量或出血性休克,麻醉诱导完成后即先按20ml/kg快速补液,同时给予止血药。术中密切监测脉搏、有创动脉压,同时注意观察尿量,以指导输血输液。病例一是一名生长发育良好的患儿,其血容量估值为1155ml(70ml/kg)。判断小儿的血容量需考虑小儿之间的个体差异,对于一个瘦弱儿童,估计其血容量为60~65ml/kg。根据以上数值,结合小儿的血细胞比容值,可以推算出该患儿允许丢失血液的最大值(MABL)。正常小儿可以耐受低于30%的血细胞比容。一般以25%作为血细胞比容的最低值。MABL=估计患儿血容量1155ml×(34-25)/34=305ml,对于病例一患儿麻醉成功后给予适当的血液稀释,患儿完全可以耐受术中150ml的失血量。据北京儿童医院统计,儿童患儿大剂量输血者绝大多数是创伤引起,减少手术创伤引起的失血,可以积极应用自体血液回收技术。

由于儿科患儿体重小,总血容量少,对失血耐受能力差,因此储存式自体输血在儿科手术患儿中应用较少。急性等容血液稀释和术中术后RBC回收,在择期外科手术中可作为替代或额外的自体献血,对减少RBC的丢失,减少异体血的应用很有帮助。血液回收式自体输血在儿外科应用多年,技术趋于成熟。在Cell saver自体血液回收机中,儿童常用离心杯有两种规格,70ml及125ml。在自动模式下,70ml小杯能够把术中失血及时回收清洗并快速回输。

儿童髋关节手术创伤大,镇痛要求高。病例一患儿行左侧骨盆Dega截骨、左股骨近端外翻、去旋转截骨、钢板内固定术。术后给予舒芬太尼镇痛,24小时及48小时镇痛评分(CRIES行为学评分)0~1分,效果满意。48小时后试图停用阿片类镇痛药,患儿出现疼痛反应，CRIES 评分达到 4 分以上，继续给予舒芬太尼镇痛。阿片类镇痛药连续应用 4 天后，患儿活动肢体仍感疼痛难耐，考虑长时间应用阿片类可能引起的副作用，停用舒芬太尼、给予曲马多静脉镇痛。术后静脉镇痛共维持 6 天，第 7 天患儿平稳出院。

点评

1. 髋关节手术行骨盆股骨截骨，创伤大，术中适度控制性降血压、给予氨甲苯酸等止血药、切皮前血液稀释，术中自体血液回收技术对血液保护非常重要。

2. 髋关节手术术后疼痛剧烈，镇痛可以考虑采用多种模式。在儿童中，可以采用阿片类镇痛药、区域神经阻滞技术、对乙酰氨基酚及非甾体抗炎药（NSAIDS）类药物相结合的方式，病例二患儿，术后镇痛应用的是静脉芬太尼和硬膜外阻滞相结合的方式，术后镇痛完善、效果非常满意。

第五节　先天性脊柱侧弯手术的麻醉

病例一　特发性脊柱侧弯的麻醉

一般情况

患儿，女，12 岁，体重 39kg。入院前 1 年余发现患儿端坐时背部不平，当地医院就诊，诊断为特发性脊柱侧弯，功能训练后，逐渐出现双肩不等高，进一步检查后发现脊柱侧弯加重，遂来我院就诊。患儿身高 156cm，臂展 158cm，行走未见明显跛行，双肩基本等高，脊柱于胸腰段向左弯曲，左腰部突出，Adam 征阳性，脊柱活动度无明显受限，骨盆略倾斜，右侧稍高，双下肢基本等长，关节活动好，肌力肌张力正常。未见牛奶咖啡斑。Cobb 角约 72°，术前诊断为特发性脊柱侧弯。入院后完善血常规、肝功、血生化、凝血功能、ECG、肺功能等相关检查，无明显异常。作好术前准备行脊柱侧弯后路矫形内固定术。

麻醉过程

患儿术前生命体征平稳,入室后常规心电监护,HR90 次/分,RR18 次/分,BP120/70mmHg,SpO₂100%,使用脑电双频指数(BIS)监测麻醉深度,BIS 值 97。快速诱导麻醉,依次静推阿托品 0.3mg、舒芬太尼 12.5μg、丙泊酚 100mg、罗库溴铵 20mg、地塞米松 5mg,面罩加压给氧 1 分钟,下颌松弛后插入带囊 7.0mm(ID)气管导管,插管深度 20cm,听诊双肺呼吸音对称,固定气管导管。机械通气 RR 20 次/分,I:E=1:2,调节 V_T 维持 $P_{ET}CO_2$ 30~35mmHg。桡动脉穿刺监测血流动力学变化,开放一条下肢静脉连接自体血液回收,两条上肢静脉分别输入晶体液 + 麻醉药物,胶体液或血浆。导尿用于监测术中尿量变化。术中麻醉维持瑞芬太尼 0.1~0.5μg/(kg·min)、丙泊酚 5~12mg/(kg·h)持续静脉泵入,暴露棘突前吸入 1% 七氟烷降低血压。取俯卧位,术中调节麻醉用药维持 BP100/60mmHg 左右,BIS 值 50 左右。手术 3 小时后由于出血多,约 700ml,患儿血压降低为 80/50mmHg,减少麻醉药用量,加快输入晶体液和胶体液,开始输入自体血,并输入异体血 1U,测血气轻度代谢性酸中毒。患儿短时间内出血量大,造成血压不稳定,最低 70/45mmHg,HR125 次/分,通过加压输血浆、多通路输液、自体血液回收、必要时暂停手术压迫止血等方法,解决失血问题。术中多次测量血气,予 5% NaH-CO₃纠正代谢性酸中毒,葡萄糖酸钙补充血钙。手术历时 6 小时,术中输自体回收血液 935ml,异体血 2U,血浆 400ml,平衡液 2000ml,生理盐水 500ml,万汶 1000ml。患儿术中进行脊髓神经电生理监测,未进行唤醒实验。术中尿量 650ml。手术结束后平卧位 10 分钟,患儿不耐受气管导管,自主呼吸及呛咳反射恢复良好,拔除气管导管,观察双下肢及脚趾活动情况正常,转入 PACU,术后 30 分钟后患儿完全清醒,回答自己姓名,安全送回病房。术后 10 天出院。

病例二 马方综合征脊柱侧弯的麻醉

一般情况

患儿,女,13 岁,体重 41kg。因发现脊柱弯曲半年余入院。其父亲患有"马方综合征",患儿自生后定期查体。2 岁时于外院骨科中心检查发现"漏斗胸",5 岁时于我院保健中心行智力、视力、听力等检查未发现明显异常。自 10 岁起体育课后曾间断诉腰痛,未予诊治。入院前 2 个月于心脏专业门诊就诊,超声心动示主动脉窦扩张,二、三尖瓣反流(少量)建议观察,未予治疗。家族史中,患儿父亲 53 岁,确诊为"马方综合征",33 岁时行心脏升主动脉瓣膜置换术,目前右眼晶状体韧带部分断裂,视力下降。10 岁发现脊柱侧弯后未予治疗。患儿曾祖父、祖父、父亲均患有"马方综合征",患儿姑姑正常,但患儿堂兄、堂姐均患病。专科情况:患儿身材修长,手指、足趾明显。身高 163cm,臂展 168cm。脊柱于胸段向右侧弯曲,Adam 前屈试验阳性。血常规 Hb101g/L,HCT32.9%,CT 提示脊柱以 T_8 为中心右凸弯曲,Cobb 角 43°。动态 ECG 报告:窦性心律;加速性房性逸搏心律。脉冲振荡肺功能报告:气道阻力未见明显异常,功能残气量降低。诊断:马方综合征合并脊柱侧弯;漏斗胸。入院后第四天在全麻下行脊柱侧弯后路矫形术。

麻醉过程

患儿术前生命体征平稳,入室后常规监测 ECG、经皮 SpO_2 和无创 BP,BP112/72mmHg,HR102 次/分,SpO_2 98%,BIS 值 97。麻醉诱导采用快速诱导,依次静脉给予阿托品 0.2mg、舒芬太尼 15μg,丙泊酚 100mg,罗库溴铵 25mg,供氧去氮后,置入 6.5mm(ID)气管导管,听诊双肺呼吸音对称,牢固固定气管导管,机控定容呼吸,新鲜气体补充以 70% ~ 100% 的氧气,空氧混合为主,流量在 1.5 ~ 2.5L/min,频率根据患儿年龄调整,气道压维持在 10 ~ 20cmH_2O,V_T 维持在 6 ~ 8ml/kg,$P_{ET}CO_2$ 维持在 30 ~ 35mmHg。桡动脉穿刺监测血流动力学变化,术中监测血气,根据 HCT 决定扩容输液量。开放一条下肢静脉连接自体血液回收,上肢静脉分别输入晶体液 + 麻醉药物,胶体液或血浆。术中采用 cell saver 血液回收机。麻醉维持:静脉持续泵入瑞芬太尼 0.1 ~ 0.5μg/(kg·min),丙泊酚 5 ~ 12mg/(kg·h),间断吸入 1% ~ 3% 七氟烷,间断追加舒芬太尼。维持 BP 波动在 80~95/50~70mmHg，HR 维持在 80~90 次/分，BIS 值 50 左右。俯卧位后机械通气 RR 20 次/分，I：E＝1：2，调节 V_T 维持 $P_{ET}CO_2$ 30~35mmHg。手术过程顺利，生命体征较平稳，总出量 1100ml（出血 900ml，尿量 200ml），总入量 2309（晶体液 1200ml，胶体液 400ml，自体血液 509ml，血浆 200ml）。手术 3 小时，开始唤醒实验准备，停七氟烷吸入，加大氧气流量至 3L/min，促进患儿体内七氟烷排除。减少丙泊酚和瑞芬太尼泵入量使 BIS 值逐渐升高，如 BP 升高较大，适当吸入 1：1 N_2O。唤醒实验前 5 分钟停止所有麻醉药物使用，手术 3.5 小时开始唤醒实验，命令活动下肢及脚趾，患儿下肢活动良好，此时 HR115 次/分，RR25 次/分，BP125/85mmHg，SpO_2 100%。唤醒实验前 BIS 值达到 75~80，唤醒实验历时 5 分钟，患儿无躁动，唤醒实验结束后丙泊酚、瑞芬太尼加深麻醉，恢复全麻状态。术毕平卧后，吸除口腔内分泌物，加压膨肺，使双肺呼吸音良好。患儿 3 分钟不耐受气管导管，自主呼吸及呛咳反射恢复良好时拔除气管导管，观察双下肢及脚趾活动情况正常，转入 PACU，10 分钟后患儿完全清醒，回答自己姓名，安全送回病房。手术结束前血气 pH 7.392，K^+ 4.1mmol/L，Hb 8.2g/L，HCT 24%。术后引流较多，复查血常规，Hb 较低，给予输血等对症治疗，于术后第七天出院。

讨论

脊柱侧弯是最常见的脊柱异常，常常由于椎体旋转而形成剃刀背型，胸廓畸形，侧弯 Cobb 角超过 65°，同时病程较长者，患儿通常有发育不良及心肺功能受损。此病为进行性加重的过程，畸形越严重，重心偏离中心越多，少数脊柱侧弯患儿同时合并脊柱后凸。脊柱侧弯可分为先天性或特发性两大类。先天性脊柱侧弯常因正常椎体发育受阻而成，常合并泌尿生殖系、心脏及脊髓的发育异常。70% 的患儿为特发性脊柱侧弯，它又分为两种类型：早发型，为婴幼儿期发病；另一类为青少年发病的晚发型。特发性脊柱侧弯多发生于女性，常于患儿童年的中后期发生，原因未明，但其发生有遗传倾向。胸椎右侧弯比较常见,可合并胸椎后突。10 岁以前发病有 95% 的可能为进展性的,同时 65% 需手术融合。发病时间与疾病进展有关,早发型患儿骨骼发育进行性畸形且影响肺的发育,慢性低氧可导致肺动脉高压。5 岁以前已有明显脊柱侧弯的患儿,肺的发育较差,在脊柱侧弯弧度最大处可见肺萎缩现象。5 岁以后发病者,对心肺功能影响较小。患儿病理生理特点,呼吸受限导致呼吸性酸中毒,代偿性的代谢性碱中毒,低氧,RBC 增多症,低蛋白血症,胶体渗透压降低,营养较差,血容量不足。

术前评估对于麻醉医师很重要:①脊柱侧弯患儿多合并有多种先天性疾病,麻醉医师认真了解相关病理生理,关注患儿呼吸、心血管、中枢神经系统的功能。例如病例二中的患儿,存在马方综合征,应该通过影像学的检查来评估患儿的心脏及大血管情况;②重度脊柱侧弯患儿可伴有心脏移位,肺脏发育不全,呼吸功能受损,临床表现有 HR 增快、RR 增快、呼吸幅度减小,化验检查 ECG 波形改变,血 PO_2 下降,PCO_2 上升,更严重者出现肺动脉高压。麻醉医师要了解患儿心肺功能情况;③评估气管插管难易程度,了解颈部活动度(脊髓受损时禁止检查),有无小颌畸形、张口困难、巨大舌等,脊柱侧弯常常伴发颈椎椎体融合,限制颈部的活动度,后仰受限,如果术前忽视了阅片,会给气管插管带来很大的麻烦,要准备好各种气道建立的器具,包括可视喉镜、Airtraq、光棒、纤维支气管镜等;④术前检查必须完善,血常规、肝肾功能、血生化、凝血检查、血气分析、胸片、ECG、超声心动图、肺功能测定;⑤术前与较大患儿沟通,使其了解手术、麻醉操作及术中必要时活动下肢及脚趾的重要性,可减少术中唤醒时患儿的恐惧及躁动,减少唤醒时应激反应的幅度。病例二患儿唤醒实验时表现出较好的合作,保证了手术的顺利进行,达到理想的矫形效果。另外,我院曾有实验,术前录制患儿父母让其活动下肢、鼓励患儿的语言声音,唤醒实验时,患儿耳机反复播放,有较大的帮助,尤其对方言较重的患儿更有益处;⑥与患儿必要的沟通,能使患儿消除恐惧感及不必要的担忧。本院曾有一患儿术后当日诉说头顶部疼痛,查体未见异常,但触痛明显,范围4cm×1cm,而围术期并无头顶受压、碰擦情况,也无外用药物史,术后第二天头顶部疼痛部位出现头发脱落,皮科会诊未见异常。术后无任何治疗情况下,患儿3个月后长出新发,考虑是"精神性斑秃"。

脊柱侧弯矫正术,患儿需俯卧位,俯卧位手术注意事项:①术中采用俯卧位,对呼吸及循环系统均有一定的影响,术中应监测有创动脉BP、$P_{ET}CO_2$。心肺功能不好的患儿,俯卧位对其影响更大。患儿胸腔压力增高,肋骨活动受限,术中易加大RR,适当减少V_T,降低气道内压力,有利于肺的保护。在$PaCO_2$相同情况下,$P_{ET}CO_2$较仰卧位低5~10mmHg;②俯卧位气管导管固定好,防止术中脱管。麻醉诱导时通常要给予干燥剂如盐酸戊乙奎醚或阿托品,俯卧位前要用吸引器吸净口腔内和气管内的分泌物。必须使用牙垫,尤其使用带有加强导丝的气管导管,以防唤醒实验时患儿咬死气管导管,无法通气;③注意保护眼睛和身体受力点,长时间俯卧位眼部受压导致角膜损伤,视网膜损伤。本院曾有一名13岁患儿术后出现右眼视物不清,检查眼压正常,眼底未见明显异常,考虑是缺血性神经病变,予烟酸、维生素B_{12}、维生素B_1口服,一周后好转。需要注意的是术中长时间低BP或角膜暴露,脱水、磨损可以导致视网膜动静脉回流障碍引起缺血性神经病变;④患儿取俯卧位,要保持腹部悬空,避免腹部受压造成静脉充血,并有利于CPAP。术中应控制性降压;⑤有气栓形成可能;⑥脊柱畸形患儿胸廓、肺发育均受影响,俯卧位手术进一步影响通气功能,术中应通气充足,及时吸出气管内分泌物,监测血气变化,避免缺氧和二氧化碳蓄积。术后拔除气管导管前充分膨胀双肺,使术中萎陷的肺泡复原。

在术中脊髓功能的监测是通过唤醒实验和电生理实验来完成的,监测的目的是尽早发现手术对脊髓的损伤,防止发生术中截瘫。唤醒实验是在脊柱手术中,麻醉医师通过减浅麻醉的方式使患儿意识恢复,并完成指令性动作的过程,满意的结果是患儿配合麻醉医师,在指令下双侧脚趾有力屈伸。唤醒实验是一种可靠、简便易行的检查方法,至今在临床中仍广泛应用。电生理实验是通过脊髓诱发电位监测仪来完成的,包括体感诱发电位(SSEP)和运动诱发电位(MEP)。SSEP 是刺激胫、腓神经,并分别记录刺激后大脑皮质、脊髓反应的波形。大脑皮质对刺激的反应以及对吸入麻醉药的敏感程度超过脊髓反应。若 SSEP 振幅下降超过 50%,应提醒外科医师需警惕,严重时要松开或取出矫形固定物。MEP 可以监测脊髓运动通路,但受多种麻醉药物(N_2O、七氟烷以及肌松剂)的影响,术中麻醉维持要应用 TIVA 方法。脊髓诱发电位监测更加科学、准确,但也会出现假阳性或阴性的结果,特别是在操作者经验水平有限的情况下。把 SSEP 和 MEP 结合,提高了监测的准确性,但要考虑麻醉药物对检测仪正常工作的影响。MEP 可以持续监测脊髓运动功能,做到实时动态监测。但有些脊柱外科中心仍然把术中唤醒实验和脊髓诱发电位监测联合使用,当高度怀疑脊髓受损时,及时唤醒患儿活动足趾。术前应向患儿进行有关的宣教指导,必须告诉患儿,术中被唤醒时不会有疼痛,患儿在术中被唤醒后应根据指令紧握测试者的手指并活动脚趾。唤醒时患儿尽量无躁动,在外界声音指导下活动左右下肢及脚趾;BP 轻度升高;患儿耐受气管导管。舒芬太尼有强镇痛性及呼吸遗忘作用,麻醉诱导 $0.5\mu g/kg$ 静推,唤醒时起到良好的作用。若要追加镇痛药物,根据距离唤醒的时间考虑追加阿片类镇痛药。唤醒前气管导管喷注利多卡因局部麻醉,使患儿较好的耐受气管导管,如病例二患儿。唤醒实验只对脊髓前索的运动功能提供参考,不能表达脊髓后索的感觉功能,也不适用于有心理问题或精神迟缓的患儿。唤醒实验实施时,建议有两个助手,一位与麻醉医师在头侧,另一位在患儿脚侧手术铺巾下观察脚趾的活动。一般在唤醒实验前 30 分钟停用吸入麻醉药物,并且实验前尽量使患儿体内无吸入麻醉药残留,以减少患儿的躁动。N_2O 可于唤醒实验前 1~3 分钟停用。静脉持续泵入丙泊酚根据 BIS 值进行调整,唤醒实验时应达到 80 以上。麻醉医师可用坚定语气轻轻唤醒患儿,必要时轻托下颌加以刺激,要求患儿握拳并活动脚趾。当唤醒实验完成后,立即加深麻醉,使患儿重新进入全麻状态,此时应注意患儿的容量情况,并同时检查患儿的体位,因为不少患儿在唤醒实验时除手脚外身体其他部位也可能活动,尤其注意患儿的气管插管位置,防止术中脱管的发生。

唤醒实验是最早用于术中监测脊髓功能的方法,曾经是判断脊柱手术中"脊髓损伤"的金标准。有研究表明患儿对术中唤醒有较高的知晓率。McCann 等使用异氟烷、N_2O、芬太尼维持麻醉的患儿,术中知晓的发生率为 17.6%,Blusse 等使用 TIVA 的患儿没有发生术中唤醒知晓。徐璐瑶等总结北京儿童医院 34 例 5~15 岁脊柱侧弯患儿使用七氟烷、N_2O、瑞芬太尼维持麻醉,于麻醉前和术中唤醒结束后通过特殊听觉干预(60dB,15S)判断术中唤醒和特殊听觉干预的知晓情况。术中唤醒知晓为 4 例,占10%,其中只有 1 例对特殊听觉干预发生知晓,唤醒时的 BIS 值约 76,低于 McCann 等研究中的 88。所有患儿没有述及术中疼痛。

控制性降压的应用:决定脊柱手术中出血量多少的因素主要有患儿疾病种类、凝血状况、手术涉及节段多少、术中 BP 控制情况和手术时间的长短等。其中血压控制有着重要的意义,一方面可以减缓出血速度,减少患儿出血;另一方面可以为脊柱外科医师创造清晰的手术视野以利于手术进行和节约手术时间。因此控制性降压对脊柱外科手术的节约用血有重要的意义,可以有效减少出血量和提高手术视野的清晰度,提高手术速度和节约手术时间。脊柱矫形手术创伤大,出血多,在保证充足血容量的情况下,有效地控制血压,使血压低于基础值 10% 左右。术中采用静吸复合麻醉,实施控制性降压,尤其在纵裂切除,椎体切除,放置固定钉时有效的减少出血。在切皮时开始进行控制性降压,降压目标为动脉平均压不小于60mmHg,减少分离操作的失血量,但降压应在脊柱矫正前停止,使血压维持在基础水平或稍高,以防脊髓缺血,加重脊髓损伤。暴露完毕后逐步提升血压,特别是在植入内固定物时,动脉的平均压不低于 70mmHg,以保证脊髓的充分供血。目前控制性降压的药物和方法有许多,我科历史上曾使用过硝普钠、硬膜外麻醉、使用全麻药等方法来进行。还没有方法评价哪一种更好,但一个基本的原则是控制性降压时 HR 不能偏快。而且控制性降压过程中必须保证脊髓与脑等重要脏器血供充足。另外脊髓型颈椎病患儿术中不应该使用控制性降压技术来减少出血,主要是由于低血压会对脊髓功能造成威胁,另外低血压对于静脉出血或骨创面渗血基本无效果。脊柱畸形手术术中出血多,持续时间长,麻醉医师要及时处理。对于 2~3 岁幼儿,血液回收机可洗出回输血时,有时已达到失血性休克状态,所以幼儿手术需及时查血气,HCT 低于 25% 就需要输异体血,切不可因回收自体血未洗出而延误。脊柱手术术中低血压,主要是大量出血造成,输血是唯一的治疗选择,心血管药物如多巴胺慎用,虽可暂时升高血压,但收缩血管,增加出血,使心、脑、肾等重要器官缺少血液供应,出现相应并发症。

我科是国内最早将硬膜外麻醉技术用于脊柱侧弯手术中的单位,由于当时设备简单和药物匮乏等条件因素,硬膜外麻醉复合全麻可以提供完善的镇痛、镇静,气管插管有助于麻醉维持,静脉组全麻药使用 γ-羟基丁酸钠和安定,吸入组使用异氟烷和 50% N_2O,均可以减少全麻药的用量,多次唤醒实验时镇痛效果好,患儿只动脚趾而无躁动。但是在行硬膜外麻醉时,由于脊柱畸形,麻醉操作相对困难,加大了脊髓损伤的可能。为解决这个问题,硬膜外穿刺注药可以在手术暴露椎体后,由外科医师执行。值得思考的是,我院出现硬膜外麻醉后脊髓功能暂时损伤的数例中没有脊柱侧弯手术的患儿,当时我院每年完成脊柱手术近百例。随着麻醉新药的不断涌现,硬膜外麻醉已不再使用于脊柱侧弯手术中,主要以气管插管静吸复合全麻为主,舒芬太尼良好的强镇痛性及呼吸遗忘作用,瑞芬太尼的短效作用,唤醒实验时患儿表现出较好的合作,如病例二患儿,BP、HR 虽有轻度升高,但对手术麻醉影响不大。

术中脊髓电生理实验监测的应用,唤醒实验已较少进行。麻醉医师应减少吸入麻醉药、低血压、低体温等对诱发电位监测的影响,术中维持患儿血流动力学、体温、麻醉深度的稳定。虽然有脊髓功能监测,但术中纵裂切除、椎体撑开过程中,麻醉应适当减浅,做好唤醒实验的准备。因为瞬间的手术操作即可造成脊髓的损伤,脊髓诱发电位监测仪器显示后,外科医师往往要求唤醒实验来做最后的决定是否拆除固定器,应用甲基强的松龙。此时,麻醉医师应短时间内进行唤醒实验,以便不时之需。

脊柱畸形患儿常合并有其他畸形,较多见的有马方综合征,麻醉医师术前应了解相关病情,对症处理。马方综合征(Marfan syndrome)为一种遗传性结缔组织疾病,为常染色体显性遗传,患病特征为四肢、手指、脚趾细长不匀称,身高明显超出常人,伴有心血管系统异常,特别是合并心脏瓣膜异常和主动脉瘤。该病同时可能影响其他器官,包括肺、眼、硬脊膜、硬腭等。骨骼肌肉系统畸形主要有四肢细长,蜘蛛指(趾),双臂平伸指距大于身长,双手下垂过膝,上半身比下半身长。长头畸形、面窄、高腭弓、耳大且低位。皮下脂肪少,肌肉不发达,胸、腹、臀皮肤皱纹。肌张力低,呈无力型体质。韧带、肌腱及关节囊伸长、松弛,关节过度伸展。有时见漏斗胸、鸡胸、脊柱后凸、脊柱侧凸、脊椎裂等。眼部症状主要有晶体状脱位或半脱位、高度近视、白内障、视网膜剥离、虹膜震颤等。男性多于女性。约80%的患儿伴有先天性心血管畸形,常见主动脉进行性扩张、主动脉瓣关闭不全,由于主动脉中层囊样坏死而引起的主动脉窦瘤、夹层动脉瘤及破裂。二尖瓣脱垂、二尖瓣关闭不全、三尖瓣关闭不全亦属本征重要表现。可合并先天性 ASD、VSD、TOF、PDA、COA 等,也可合并各种心律失常如传导阻滞、预激综合征、房颤、房扑等。马方综合征患儿行非心脏血管手术时,其危险主要是心血管系统和肺部累及情况,治疗与术前准备也主要针对有心血管系统和肺部病变进行处理。患儿术前应进行严格的体格检查。马方综合征患儿心血管受累严重,经术前评估不能耐受非心脏手术者,应先行心脏手术治疗;能耐受非心脏手术者,或情况紧急必须先行非心脏手术者,麻醉各阶段应维持氧供需平衡,尽量减少耗氧量;维持血流动力学的稳定,才能顺利完成手术。诱导一般选择静脉诱导,插管时不要导致血流动力学的剧烈波动。麻醉维持,选择深浅调节容易、苏醒快的麻醉方法,手术时间长和有较重并发症的患儿,可采用静吸复合麻醉,麻醉深浅适度,尽量做到血流动力学平稳。术中监测,除常规监测外,血流动力学监测非常必要,一般选择左侧桡动脉进行穿刺置管。温度监测在切口大、时间长的手术也属必要。可能的情况下尽早拔管,避免麻醉过浅时拔管对患儿的刺激,导致血流动力学指标剧烈波动。

脊柱侧弯患儿术后镇痛需要麻醉医师认真对待,一方面创伤大,椎体撑开时疼痛剧烈,理论上需要加大镇痛药的剂量;另一方面,术中出血多,打击大,患儿术后虚弱,应减少镇痛药的使用,麻醉医师要具体情况具体分析。本院曾有一名 13 岁女性患儿,31kg,术中出血 1400ml,术后镇痛舒芬太尼 60μg + 100ml 生理盐水,2ml/h 静脉泵入。术毕患儿完全清醒,生命体征平稳回病房。但术后 7 小时,患儿突然心搏骤停,经气管插管、心外按压等抢救,2 分钟内心肺复苏成功,气管导管内吸出大量分泌物。心搏骤停前患儿已嗜睡 3 小时,期间除镇痛药没有应用其他药物。综合分析此病例,由于舒芬太尼代谢慢,量大时出现呼吸遗忘、嗜睡症状,而患儿复苏后自诉咽喉部有分泌物,但咳嗽时伤口不适,父母也怕咳嗽致使伤口裂开,不许其咳嗽,导致分泌物阻塞呼吸道引发呼吸、心搏骤停。提示麻醉医师镇痛用药应个体化,并充分了解镇痛药特性,术后镇痛需定时查看,根据患儿情况及时调整镇痛方案。

点评

1. 脊柱侧弯手术,术前评估对于麻醉医师很重要,病变严重的患儿心肺功能多有变化。与患儿必要的沟通,能使患儿消除恐惧感及不必要的担忧,也有利于术中唤醒实验的进行。

2. 麻醉医师要了解俯卧位对呼吸循环的影响,作出合理的调整。有的患儿需要术中唤醒,插管的位置有可能变动或脱落,需特别注意。体位由平卧位变成俯卧位前要吸净口腔和气管内的分泌物。给予干燥剂。

3. 控制性降压要具体情况具体分析,减少术中出血,有利于麻醉管理。

4. 术中脊髓诱发电位监测的应用,唤醒实验已较少进行。但唤醒实验的不可替代性要求麻醉医师即使不进行唤醒实验,术中也要做好基本准备,以便不时之需。

5. 术后镇痛做到个体化调整,要考虑患儿心肺功能、手术打击、镇痛药特性等,术后定时查看,根据患儿情况及时调整镇痛方案。

第六节　儿童颈椎手术的麻醉

病例一　寰枢椎不稳合并不全瘫痪行头环安装固定术麻醉

一般情况

患儿,女,4岁,体重18.5kg。入院前6个月出现颈部偏斜疼痛,未予重视,1个月前症状逐渐加重,四肢逐渐感觉无力,可站立行走,无大小便失禁,颈椎CT检查提示:寰枢关节及寰枕关节不稳。为进一步诊治收入院。查体:神清合作,心肺腹无明显异常体征。专科检查:头颈部向右侧偏斜,颈后部压痛,颈椎活动受限。双侧上肢肌力5级,双侧下肢肌力3级,四肢肌张力增高,双侧腹壁反射减弱,肛门反射未引出,双侧膝反射及踝反射亢进。双侧病理征:踝阵挛阳性、巴宾斯基征阳性,四肢关节被动活动良好。血常规:WBC5.69×10^9/L,RBC5.12×10^{12}/L,Hb150g/L。ECG:窦性心律不齐。复查颈椎CT提示:齿状突及寰椎前移,寰椎后弓缺如;寰枢关节及寰枕关节脱位。诊断为寰枢椎不稳合并不全瘫痪,入院后予颈托固定,抗炎及支持治疗。于入院后第二周在全麻下行头环安装固定术。

麻醉过程

患儿入室时安静,穿着带有颈托的矫形上衣。连接监测后,静脉给予丙泊酚 50mg、芬太尼 30μg、罗库溴铵 10mg 诱导,100% 氧气行去氮给氧。左侧磨牙入路,用套有气管导管的光棒(light wand)试插管未成功,换二线医师用光棒插入气管导管 4.5mm (ID)。观察呼吸末二氧化碳波形不明显,手捏皮球感到阻力较大。但 SpO_2 仍在 100%,使用定容型机械通气。设置 V_T160ml,RR 22 次/分。准备固定气管导管时,发现插管过深,气管导管退至距门齿 14cm 处。但 SpO_2 开始进行性下降,适当松开紧身上衣,听诊双肺呼吸音呈管状、可闻及痰鸣音。此时气道压 42cmH$_2$O,呼末二氧化碳波形出现,$P_{ET}CO_2$78mmHg。经静脉给予丙泊酚 50mg,吸入高浓度七氟烷后,患儿气道痉挛症状很快缓解,术中继续吸入七氟烷维持。气道压在 16~20cmH$_2$O,$P_{ET}CO_2$ 维持在 32~38mmHg。手术时间为 1 小时,完全清醒后拔除气管导管。

病例二 先天性寰枢椎脱位

一般情况

患儿,男,3 岁,体重 14kg。主诉:肢体活动障碍 3 年,发热、气促 3 天,惊厥 1 次。慢性病史,家长发现患儿发育过程中运动功能较同龄儿童差。10 个月始会抬头,3 岁才会翻身,至今不能独自站立与行走。2 年前在当地医院就诊,查 CT 及 MRI 均提示:寰枢椎脱位(椎管变窄)、脑发育不良。嘱予颈托固定治疗,用营养神经药物治疗效果不明显。3 天前患儿开始发热,咳嗽,有痰不易咳出。伴有惊厥 1 次,表现为四肢强直,双眼凝视,持续约三分钟,予地西泮后停止惊厥发作。近 1 天症状加重,经急诊室心肺复苏、气管插管后收入院。查体:发育落后,营养欠佳,气管插管深度镇静下呼吸平稳。颈托固定体位,双肺呼吸音粗,可闻及痰鸣音。心律齐,心音有力,未闻及杂音。四肢肌肉萎缩,肌力无法检查,肌张力高,肌腱反射正常引出,双侧巴氏征阴性。浅表反射均可引出。胸片提示：右侧肺炎，并胸膜牵拉粘连。复查 CT 提示：寰枢椎脱位（椎管变窄），寰枢椎及余下多个颈椎前缘骨化不全，颅缝早闭。头颅 MRI：脑发育不良，椎管入口处前后径变窄，延髓、颈髓交界处脊髓受压变性。诊断：先天性寰枢椎畸形伴脱位；发热、抽搐原因待查；肺炎，Ⅱ型呼吸衰竭；心肺复苏后。患儿入院后，在局麻下行床边头环牵引术。给予抗感染，纠正酸中毒，雾化祛痰等对症支持治疗。患儿住院近 2 周，仍持续高热，不能撤离呼吸机。经全院会诊后决定，在全麻下行后路寰枢椎脱位矫正、颈枕固定术和气管切开术。术后 3 个月撤机，患儿基本情况稳定后转入当地医院继续康复治疗。

麻醉过程

患儿在咪达唑仑镇静下，手控呼吸推入手术室。连接呼吸机，设置容量控制模式，V_T 120ml，频率 22 次/分，$P_{ET}CO_2$ 维持在 30～35mmHg 之间，听诊双肺呼吸音对称。静脉给予咪达唑仑 1mg，丙泊酚 10mg，芬太尼 10μg，罗库溴铵 7.5mg，地塞米松 5mg，盐酸戊乙奎醚 0.15mg。待患儿自主呼吸消失后，用吸引器吸净气管及口腔内分泌物，吸入 3% 七氟烷维持麻醉。重新牢固固定气管导管。行桡动脉穿刺，监测血流动力学及血气变化；股静脉穿刺置双腔管。小心翻身、摆放合适的手术体位。切皮前给予芬太尼 10μg，静脉泵入瑞芬太尼及吸入七氟烷维持麻醉。术中 HR 波动在 110～130 次/分，BP 在 80～100/45～65mmHg 之间，整个手术时间持续约 4 小时，总入量 400ml（晶体 250ml，胶体 150ml），失血量 30ml，尿量 100ml。术毕平卧位，吸净气管内分泌物，加深麻醉，带管转送 ICU。

讨论

颈椎具有多种功能，相互协调以实现主要的两种功能：头部在躯干上的多维运动和保护脊髓及由椎间孔穿出的神经根。这些功能是通过在椎体、椎间盘和小关节、韧带及肌肉间良好的力学平衡而得以实现的。解剖学、生理学的改变可能导致多种不同的临床症状。上颈椎（$C_0～C_2$）和下颈椎（$C_3～C_7$）有各自独特的解剖特征和功能。上颈椎由枕骨部 C_0、寰椎 C_1 和枢椎 C_2 共同构成。上颈椎没有椎间盘、黄韧带，而具有齿状突。从解剖和功能方面来看，寰枕关节和寰枢关节是最复杂的骨性关节，且两者的运动是相互的。在儿童的先天性颈椎病中，有齿状突畸形、齿状突发育不全和缺失。文献报道，大多数患儿，齿状突的病变是由于后天性损伤所致。患儿的临床症状不尽相同。一般有三种情况患儿前来就诊：①是因为其他原因拍 X 线片时偶然发现的；②因颈部疼痛 X 线片后发现损伤；③还有些患儿出现颈髓上段受压的间歇性症状和体征。目前对有齿状突和颈椎失稳的患儿，推荐行关节固定术。上述两例患儿，存在不同程度的齿状突和颈椎不稳，特别是病例二中的患儿寰枢椎脱位造成颈髓损伤。

7 岁以下儿童的颈椎损伤中，75% 涉及头颈部连接处。在头颈部可容纳脊髓的椎管空间是最大的，但是该部位的高速损伤是致命的，因为该部位颈髓接近脑干的呼吸心跳中枢。急性脊髓损伤主要涉及原发和继发损伤两个过程。原发损伤主要是由颈椎脱位或碎骨片移位造成的脊髓受压。原发损伤各自程度不同，从受压脊髓挫伤到由脱位引起的持续的脊髓压迫。大多数脊髓损伤不会造成脊髓的横向断裂。损伤的形态学特征和临床表现受压迫强度、持续时间、骨性结构的移位和创伤能量等情况影响。残余的脊髓位移是在脊髓损伤发展过程中继发机制中的一个重要因素。在急性挫伤以后，脊髓出现一系列病理变化包括出血、水肿、神经细胞的坏死、轴突变性、脱髓鞘和最终空洞形成。急性脊髓损伤的早期表现有神经源性休克，心动过缓、低血压和心输出量降低，这些变化归因于交感神经紧张减少和心肌效应的共同作用。寰枢椎不稳或脱位，可引起不同程度的四肢瘫痪，甚至呼吸功能受累。治疗原则是牵引、复位、减压及重建稳定性。牵引的目的是为了复位与制动，即使达不到完全复位，也能有效地减缓脊髓受压。牵引治疗受压神经完全恢复或基本恢复者，予外固定或行寰枢椎或枕颈融合术。

麻醉前准备应了解患儿基本情况，包括既往史及目前状态。

病例二患儿一般状态较差,存在颈髓压迫受损症状、严重的肺部感染和呼吸衰竭、内环境紊乱及营养状态差,麻醉风险极高。仔细检查、评估患儿有无困难气道。一般情况下寰枢椎不稳或脱位,诊断后即给予颈托固定治疗。颈部活动受限制,造成不同程度的插管困难。当患儿存在上呼吸道感染时,要仔细检查、正确评估。颈髓受损使肋间肌和膈肌受累,脊髓损伤后气道分泌物增加,呼吸功能减弱直至麻痹。

全麻诱导气管插管的管理对颈椎手术患儿全麻诱导是关键,因为困难插管的发生率高、风险大、气管插管时有损伤脊髓的危险,插管后神经功能恶化的发生率约为 10%,插管过程中应注意保护脊髓,操作轻柔,避免移动颈椎。类似于病例一中的患儿,过去是在外科医师固定头位的情况下,使用喉镜插管。这样做增加了脊髓损伤的危险。病例二患儿,就诊时出现了呼吸衰竭,在气管插管过程中,出现了心搏骤停,进行了心肺复苏。颈椎过度后伸,使脊髓受到挤压而加重患儿脊髓损害,甚至导致患儿瘫痪或死亡。现在,使用光棒气管插管,可以不移动颈部,较小的开口度就可顺利完成气管插管操作。颈椎损伤的患儿不宜使用清醒状态下行纤维支气管镜引导下经鼻插管,插管操作中患儿头部活动亦会造成危险。搬动患儿时应固定好头颈部,防止麻醉后肌肉松弛,头颈部失去支撑而发生过度偏转加重脊髓的损伤。对行俯卧位手术,分泌物明显增多的患儿,术中气管导管应固定牢靠,以防术中脱落,导管应选用螺纹钢丝气管导管,防止体位造成导管扭折或者塌陷;气管导管也应当偏细,提高光棒盲探插管时的成功率。导管偏小可以减轻术中牵拉摩擦致术后咽喉疼痛或不适感;对颈前正中入路手术者,术中牵动气管导管,易造成气管的损伤、水肿,在术后 24~72 小时容易发生呼吸困难,故术中辅用地塞米松,必要时延期拔管。对高位截瘫患儿,全麻诱导禁用去极化肌松剂琥珀胆碱,尤其在截瘫后 3~8 周的敏感期,也有作者认为病程在 1 个月以上者为敏感期。血钾升高多在注入琥珀胆碱 15 分钟达到高峰,平均 6.6mmol/L,足以使心搏骤停,故应选用非去极化肌松剂以防意外。

颈椎手术部位常涉及颈髓及延髓等重要区域，故对手术和麻醉技术要求较高，特别是对颈椎稳定性差、头颈部活动受限、脊髓受到不同程度压迫的患儿，麻醉和手术操作不慎均可能引起一些严重的不良反应或并发症，这些并发症可在术中或术后危及患儿生命，颈椎手术围术期麻醉处理对减少颈椎手术并发症至关重要。术前急性颈髓损伤的患儿，应给予颈托制动、颅骨牵引，并给予甘露醇和地塞米松或甲基泼尼松龙静滴，以减轻颈髓水肿。如因颈髓受压致通气功能不全及肺部感染，腹壁肌麻痹、咳嗽能力降低，应行气管切开术，这样既有利于吸痰、控制肺部感染，又有助于改善通气状况。急性颈髓损伤后，可因交感与副交感系统平衡失调，出现持续高热，宜用物理降温或中枢性降温药。

颈椎病变患儿，因肢体行动不便或者长期卧床，体质较差，则对麻醉药耐受性较差，故应酌情确定麻醉药用量以维持血流动力学的稳定。颈椎病变可影响血管的自身调节功能，因此当术中发生低血压，在排除麻醉过深和容量不足后，应给予血管活性药物以维持循环稳定，特别要防止盲目大量扩容，否则会加重心脏前负荷，继发肺水肿。术中如突然发生心动过缓、BP降低，考虑与手术牵拉脊髓、颈动脉窦及迷走神经有关时，要及时告知术者暂停手术，并给予相应对症处理。

术毕应掌握好拔管时机，待患儿完全清醒、通气功能及各种反射恢复方能拔管。尽可能不用拮抗剂，以免引起患儿躁动。特别是高位脊髓损伤的患儿，术前常伴有不同程度膈肌和肋间肌功能受累，手术区域渗血、创伤水肿，可进一步影响咽、喉反射，因此术后气管拔管时应更谨慎。对插管困难、术中出血多、手术时间长和高位截瘫患儿最好延迟拔管。为防止有些患儿拔管后有再次插管的可能，拔管前应准备好各种插管用具，一旦拔管后患儿呼吸不能支持可快速插管或用喉罩通气。

特别强调术毕拔管以后生命体征的监测，因颈部损伤患儿由于自主神经反射异常,对于血管调节的能力降低,循环功能代偿差,在剧烈的体位变动过程中会发生严重低血压,严重者可危及生命。另外,颈部损伤的患儿,呼吸功能由于其辅助呼吸肌、肋间肌肌无力,呼吸减弱,造成呼吸功能不全,代偿功能降低,所以搬动患儿或护送推车时应严密监测患儿 BP、SpO$_2$并吸氧。拔管患儿,需要在 PACU 恢复,直至生命体征平稳,患儿安全苏醒才能送回病房。不拔管患儿转运至 ICU 时需要注意上述转运及搬运事项。

总之,颈椎的手术和麻醉风险很高,所以对手术和麻醉技术要求也较高,而麻醉是手术成功与否的重要保证,严格遵循操作规程是保证麻醉成功的关键,良好有效的麻醉既可保证手术中患儿无痛,又有利于患儿术后恢复。

点评

1. 小儿颈椎手术麻醉应选用气管插管内全麻,部分合并颈髓受损的患儿心血管系统功能降低,为使麻醉诱导过程平稳,麻醉诱导用药应适当减少,并备好肾上腺素等血管活性药。

2. 光棒是这类患儿气管插管较好的工具。麻醉前准备要充分,由于颈部活动受限,做好困难插管准备。

3. 颈椎损伤的患儿迷走神经张力高,分泌物较多,基础 HR 较慢。可以在给予足够的阿托品后,再充分吸痰操作。一方面避免吸痰引起 HR 进一步降低、甚至心搏骤停;另一方面,减少气道分泌物的增加。

第七节　骨科手术中的特殊并发症——伊氏架拆除术中脂肪栓塞

一般情况

患儿,男,8 岁,体重 18kg。主诉:自幼发现全身多处关节畸形,逐渐加重。诊断为多关节挛缩症,脊柱前凸畸形。患儿于半年前,在气管插管全麻下行双下肢伊氏架固定术,术中平稳、术后恢复顺利,可下地活动。本次入院后,常规化验及检查未见异常。准备在气管插管全麻下拆除伊氏架、足下垂手法矫正治疗。

麻醉过程

入手术室测 HR140 次/分,RR25 次/分,BP110/70mmHg,SpO$_2$ 100%。常规麻醉诱导,依次静脉缓慢推注阿托品 0.15mg、芬太尼 40μg、丙泊酚 50mg、罗库溴铵 10mg,气管插管顺利。容量控制呼吸设置 V$_T$130～160ml,RR20 次/分,I:E＝1:2。麻醉维持瑞芬太尼 0.15μg/(kg·min)、丙泊酚 8～10mg/(kg·h),并吸入 50% 的 N$_2$O。术中拆除伊氏架、行足下垂手法矫正治疗,手术历时 35 分钟,术中患儿生命体征平稳。术毕前 5 分钟停丙泊酚、瑞芬太尼输注,术毕时停 N$_2$O 吸入,并加大氧流量促进体内 N$_2$O 排除。术毕 2 分钟吸痰时,患儿皮肤突然"发花",以上肢、前胸显著,患儿偶有呛咳反应但耐受气管导管。此时患儿 SpO$_2$100%,HR140 次/分,考虑室温低造成,予保温。2 分钟后 HR 下降至 90 次/分,考虑可能是吸痰导致迷走神经反射,予阿托品 0.2mg 未见好转,HR 持续下降至 50 次/分,SpO$_2$降至 70%,"发花"皮肤青紫明显。立即心肺复苏,静推 1:10 000 肾上腺素 1.8ml,持续胸外按压,手控辅助呼吸。此时患儿 HR 降至最低 41 次/分,建立有创动脉血压监测,BP 为 60/30mmHg,SpO$_2$40%～60%。静脉泵入多巴胺 4～8μg/(kg·min)、肾上腺素 0.1～0.3μg/(kg·min)。考虑"过敏性休克"给予抗休克治疗,扩容、纠正酸碱平衡紊乱、应用激素(甲泼尼龙 500mg,半小时内静点滴入)、脏器保护(护心通 1g)。"休克"20 分钟测血气 pH 7.236,PCO$_2$ 35.9mmHg,PO$_2$ 302mmHg,BE －10mmol/L,SpO$_2$100%。予 5% NaHCO$_3$50ml 纠正酸中毒。静点甘露醇 100ml 降颅压,头部冰袋降低颅脑温度,进行脑保护。"休克"50 分钟时血气:pH 7.094,PCO$_2$ 43.1mmHg,PO$_2$ 451mmHg,BE －17mmol/L,SpO$_2$100%。追加 5% NaHCO$_3$100ml。心肺复苏进行 90 分钟时,监测 HR 维持在 150 次/分,BP86/50mmHg,SpO$_2$ 100%,血气分析:pH 7.206,PCO$_2$ 45.5mmHg,PO$_2$ 403mmHg,BE －10mmol/L,SpO$_2$100%。转入 PICU 继续治疗。

ICU 初步诊断为多脏器功能衰竭（休克、心力衰竭、呼吸衰竭、脑功能障碍、肝功能损伤）。血常规：Hb 107g/L，PLT275 × 10^9/L。凝血检查：PT27. 9 秒、纤维蛋白原定量（FIB）1. 09g/L、APTT 72. 5 秒。胸片：两肺纹理粗多、模糊，右下肺大片状阴影，肺门显著，提示右下肺实变。血生化：Cl$^-$ 92. 00mmol/L、总胆固醇 1. 70mmol/L、AST326IU/L、CK304IU/L、CK-MB135. 2IU/L，LDH 605IU/L。继续给予抗休克及支持治疗。11 小时后，患儿 HR、BP 突然下降，SpO$_2$ 降至 70%，行心肺复苏 160 分钟未成功，临床死亡。

讨论

患儿在麻醉恢复期出现危象，初步分析为：①过敏性休克：患儿迅速出现呼吸循环衰竭，伴有皮肤改变，类似于"速发型过敏性休克"表现。疑惑是发病前未输入可疑药物、未更换输液，且过敏性休克皮肤多呈现红疹、丘疹，出现发花表现的不多见；②肺栓塞：患儿第一次手术后长期卧床，下地活动减少，有下肢深静脉血栓形成的可能，但患儿术前未做 D-二聚体检查；另外膝关节伊氏架通过股骨胫骨固定，有可能出现骨髓腔内脂肪入血导致脂肪性的栓子形成。小儿肺栓塞的病例罕有报道，当时未引起足够重视。

心肺复苏后进一步分析：本例患儿生长发育迟缓，身高体重与 5 岁儿童相仿，且第一次手术后长期卧床，脊柱前凸，心肺功能相对欠佳。术前各项检查大致正常，ECG 大致正常；心脏听诊无杂音；胸片示心脏大小正常。术前心肌酶检查正常。无心肌炎病史。无家族遗传病史。整个手术过程中，在"危象"出现前液体入量并不多，心源性休克可能性不大。"危象"出现突然，无明显诱因；上肢、前胸皮肤紫癜明显。此时我们暂时考虑"过敏性休克"不除外"血栓性肺栓塞"可能，纠正"危象"同时急拍胸片。胸片示两肺纹理粗多、模糊，右下肺可见大片状阴影，心影不大，双膈未见异常。诊断为右下肺实变。急查 D-二聚体 13. 0mg/L，高于正常值 0. 4mg/L，不排除肺栓塞。

患儿于第一次心肺复苏 11 小时后 HR、BP 突然下降，再次心肺复苏 160 分钟未成功,临床死亡。经协商家属同意尸检,尸检结果:①弥漫性肺栓塞(脂肪性);②心内膜弹力纤维增生症。

心内膜弹力纤维增生症病因未明,可能是心内膜下血流不足和(或)出生前、出生后炎症或感染。此类患儿通常 2 个月至周岁时出现症状,心脏增大,心力衰竭反复发作,多于 2 岁前死亡。合并心内膜弹力纤维增生症的患儿心功能较差,对心肌缺氧敏感,易发生恶性心脏事件,心肺复苏困难。患儿术前没有心功能不全的表现,ECG 检查正常,说明心内膜弹力纤维增生症不是患儿的直接致死原因。

脂肪栓塞综合征(fat embolism syndrome,FES),是此患儿死亡的主要原因。此综合征多见于严重创伤后,例如长骨骨折、脂肪组织严重挫伤、烧伤等。有报道吸脂术、髓内钉固定术及全髋置换等手术术中亦可发生 FES。儿童发生 FES 少见,因为儿童骨髓油酸脂含量少,造血组织多,脂肪成分少。从病理学角度讲,少量脂肪入血可被吞噬细胞吞噬,大量(>9g)或大体积的脂肪滴入血,可广泛栓塞于肺小动脉,引发肺水肿。直径 <20μm 的脂滴可通过肺泡毛细血管经肺静脉到达脑内或其他脏器,出现相应症状。FES的临床表现多发生损伤后 12 ~ 48 小时,说明除脂肪滴机械阻塞外,还有继发性化学炎性反应。FES 的临床表现:轻者呼吸急促、心动过速,重者左心衰竭、肺水肿、低氧血症、休克;围术期多有HR、BP 下降,血氧下降,表现为三联征:肺(低氧血症,弥漫性肺浸润)、脑(昏迷)、皮肤病变(头颈、前胸、腋下出血性紫癜)。FES 的特异性检查有 D-二聚体增高,它是已交联的纤维蛋白降解产物,其增高反映体内凝血与纤溶系统的活性及血液的高凝状态。其他的异常有 PLT 计数呈进行性减少;血浆游离脂肪酸增高;血浆纤维蛋白原增高;X 线胸片"暴风雪"样改变。

FES 的治疗,目前无特效治疗手段。治疗原则主要是支持和对症治疗,保护重要脏器功能,防止各种并发症。保持呼吸道通畅,降低 PLT 聚集性、粘附性,可应用阿司匹林。应用血浆白蛋白维持胶体渗透压,防治肺水肿、脑水肿。应用烟酸降低血清甘油三酯。激素对 FES 有明显治疗作用。激素保持细胞微粒体膜的稳定性,阻止脂肪酸引发的炎性反应,降低毛细血管通透性,稳定肺泡表面活性物质。早期大量使用,症状缓解后逐渐减量,7 天内停药。另外可以高压氧治疗。

点评

1. FES 在儿童虽然罕见,但不应忽视。对于手术前长期卧床的患儿,无论是否应用预防性抗凝治疗,建议行外周血管超声,以排除深静脉血栓的可能。

2. FES 麻醉中机械通气,起病症状以低 BP、HR 慢、外周循环差、皮肤发花等休克症状表现为主,另外由于患儿被无菌单覆盖,皮肤表现不易发现,另外皮肤发花在小儿还多见于低体温,诊断困难。

3. 早期及时诊断、积极心肺脑复苏、对症治疗。防治 48 小时内继发性化学炎性反应,是这类患儿救治成功的关键。

参 考 文 献

1. 郝唯,张建敏. 七氟烷在新生儿全身麻醉中的应用[J]. 临床麻醉学杂志,2009,25(3):235-236.

2. 徐璐瑶,张建敏,岳云. 特殊听觉干预评估小儿术中知晓的准确性. 中华麻醉学杂志,2010,30(7):769-771.

3. 郝唯,张建敏,朱慧英. 舒芬太尼与七氟烷对儿童脊柱侧凸矫形术唤醒的影响. 临床麻醉学杂志,2008,24(5):443-444.

4. Weinberg G,Ripper R,Feinstein DL,et al. Lipid emulsion infusion rescues dogs from bupivacaine-induced cardiac toxicity. Reg Anesth Pain Med. 2003,28:198-202.

5. Rosenblatt M,Able M,Fischer G,et al. Successful use of a 20% lipid emulsion to resuscitate a patient after a presumed bupivacaine-induced cardiac arrest. Anesthesiology,2006,105:217-218.

6. Weinberg GL,Ripper R,Murphy P,et al. Lipid infusion accelerates removal of bupivacaine and recovery from bupivacaine toxicity in the isolated rat heart. Reg Anesth Pain Med,2006,31:296-303.

7. Weinberg G, Hertz P, Newman J. Lipid, not propofol, treats bupivacaine over-dose. Anesth Analg, 2004, 99 (6): 1875-1876.

8. McCann ME, Brustowicz RM, Bacsik J. The bispectral index and explicit recall during the intraoperative wake-up test for scolisis surgery. Anesth Analg, 2002, 94 (6): 1474-1478.

第七章　五官科手术的麻醉

第一节　耳部手术麻醉

病例一　分泌性中耳炎鼓膜切开置管的麻醉

一般情况

患儿,男,4岁,体重17kg。主诉:听力下降一年。专科检查:耳廓外观无畸形,耳道通畅,鼓膜未见充血,略向外凸,液平不明显,光锥标志不清。听力检查提示左耳传导性耳聋,其他术前常规检查无明显异常。入院后诊断为分泌性中耳炎,于入院当日行鼓膜切开置管术。

麻醉过程

术前禁食6小时,禁水4小时,患儿清醒入室,常规吸氧,监测HR110次/分,RR 20次/分,BP100/60mmHg,SpO_2 100%。采用静脉非插管全身麻醉,氯胺酮30mg静脉推注,丙泊酚20mg,阿托品0.2mg,约1分钟后患儿意识消失,保持自主呼吸,对疼痛刺激无反应后进行手术,手术时间10分钟,麻醉时间20分钟,术中生命体征平稳,未追加麻醉用药。出血1ml,术中补糖盐钾溶液50ml,术后将患儿转送恢复室,15分钟后等患儿意识恢复,可回答自己姓名后送返病房,当日出院。

病例二　慢性化脓性中耳炎行乳突根治术的麻醉

一般情况

患儿,女,8岁,体重32kg。入院前半年左耳反复流脓,自述无明显听力下降。多次在当地医院诊断为化脓性中耳炎,经常规治疗无明显好转。一周前来我院行颞部 CT 检查为左耳中耳乳突炎,取病理检查考虑为"胆脂瘤"。专科情况:双侧耳廓外形正常,左耳外耳道畅,可见部分残存鼓膜、前上及后下可见大穿孔,后上可见白色"胆脂瘤样"上皮堆积,同时见肉芽组织,表面附着脓性分泌物。颞骨 CT 示左侧外耳道软组织影增厚,左侧上鼓室软组织密度,鼓窦入口较对侧扩大,盾板消失,部分听小骨显示不清,内耳道及面神经未见明显异常,右侧中耳及内耳未见异常。其他术前检查未见明显异常。入院诊断为左耳慢性化脓性中耳炎胆脂瘤型,于入院第三日全麻下行乳突根治术。

麻醉过程

患儿清醒入室,常规监测体温 36.6℃ ,HR95 次/分,RR22 次/分,BP118/70mmHg,SpO$_2$ 99% 。麻醉诱导依次缓慢静推阿托品 0.25mg,丙泊酚 100mg,舒芬太尼 15μg,罗库溴铵 20mg,面罩吸氧,手控呼吸 1 分钟,患儿睫毛反射消失、无体动、下颌松弛后,置入气管导管 6.0mm(ID),插管深度 18cm。机械通气 V_T 240～270ml,RR18 次/分,I∶E=1∶2。维持 $P_{ET}CO_2$ 30～36mmHg,根据 $P_{ET}CO_2$ 适当调节呼吸机参数。术中麻醉维持使用静脉持续泵入罗库溴铵 200～300mg/h,瑞芬太尼 300～400μg/h,吸入七氟烷 1%～2%,维持 BP100/60mmHg 左右。距离手术结束前半小时停止吸入七氟烷,手术前 10 分钟停止使用罗库溴铵和瑞芬太尼,追加舒芬太尼 3μg。患儿于手术结束后 5 分钟恢复自主呼吸,吸痰后拔除气管导管。患儿术中生命体征平稳,手术时间 5.5 小时,麻醉时间 6 小时,出血 20ml,术中输复方山梨醇液 1000ml,万汶 400ml,尿量 450ml。

讨论

中耳炎是患儿中耳因细菌性感染而引起的疾病,先天性咽鼓管狭窄或腺样体肥大引起的,慢性咽鼓管阻塞是诱发中耳炎的主要原因。鼓膜置管术是在鼓膜上开孔并放置专用导管,持续引流中耳内液体的手术。乳突根治术适用于慢性中耳炎或胆脂瘤性中耳炎。手术取耳后切口,暴露耳道和鼓膜,扩大耳道,部分乳突切除,鼓膜修整,切除胆脂瘤。儿科手术需要借助于显微镜来完成。中耳炎常继发于呼吸道感染、鼻炎鼻窦炎以及腺样体肥大的患儿,麻醉诱导和拔管时均应考虑气道问题,此类患儿易发生呼吸道应激反应,因此术前应充分评估气道情况。

一般情况下,鼓膜切开置管手术时间不会超过 30 分钟,出血很少,可作为日间手术处理,麻醉以短效静脉药物或吸入麻醉即可完成手术,可不行气管插管,保留自主呼吸即可,如手术时间较长或有腺样体肥大、呼吸道感染等情况,可选择七氟烷合并瑞芬太尼气管插管静吸复合麻醉。婴儿外耳道几乎全部由软骨构成,随着年龄的增长逐渐形成三分之一骨性结构的 S 形通道,麻醉必须考虑的重要问题是如何提供条件便于在有限的手术野和外耳道实施手术操作。鼓膜紧张部的神经支配较丰富,有下颌神经的耳颞支、迷走神经的耳支和舌咽神经的鼓室支,故麻醉镇痛需完善,否则可诱发咳嗽或体动反应,需注意的是手术医师往往在鼓膜置管后要检查患儿的口咽部情况,此时需要保持一定的麻醉深度以免出现喉痉挛。

中耳手术麻醉维持应慎用 N_2O,这是由于 N_2O 的弥散率大于氮气,血气分配系数是空气的 34 倍,吸入患儿体内可使含气腔隙容积增大,压力增高,而停止吸入后,N_2O 排出时又造成腔隙内压下降,这种变化在体积狭小的中耳鼓室危害尤其明显,可导致鼓膜移植片的移位,影响手术效果。另外,中耳内压力的波动还增加术后的呕吐发生率。如必须应用 N_2O,应在放置鼓膜移植片前 30 分钟停止吸入 N_2O,并加大氧流量促进其排出。

中耳手术操作视野狭小,为减少出血对术者的影响,术中可加大使用麻醉药量如七氟烷、瑞芬太尼等进行辅助降压。儿童不建议使用降压药降压。另外,采取头高位、术中采用低浓度肾上腺素局部收缩血管也可减少视野渗血,利于术者操作。

中耳手术重点是呼吸道感染的控制和心理交流。儿科患儿大多数有听力减弱,术前加强与患儿的沟通,可以消除患儿紧张情绪,必要时术前给予镇静剂。由于中耳手术时间较长且需要特殊体位,因此必须使用气管插管全身麻醉,术中维持使用静吸复合或TIVA均可,患儿手术一般取仰卧位,头偏向健侧,麻醉状态下动作应轻柔,不要过分牵拉颈部,以免造成寰枢关节脱位,由于头部被遮挡,而且大部分中耳手术需要显微镜下操作,所以头部及气管导管需固定好,并密切监测各项生命体征,如有条件,最好同时进行面神经监测。恶心呕吐是中耳手术后的常见并发症,主要与手术刺激前庭迷路有关,同时应用阿片类药物进行术后镇痛亦可增加恶心呕吐的发生,术后应给予止吐药,如恩丹司琼减少恶心呕吐,防止术后苏醒期误吸。

点评

1. 耳部手术常伴有呼吸道感染、腺样体肥大等气道问题,术前应充分评估气道情况,选择适合的麻醉方法,防止呼吸道并发症发生。

2. 大多手术需要在显微镜下进行,术中患儿头与颈部被手术巾完全覆盖,给气道管理带来不便,应将头部及气管导管固定好,麻醉机呼吸回路应具有足够长度。

3. 耳部手术宜采用静吸复合全身麻醉,适当增加麻醉深度,减少肌松药使用,不建议吸入 N_2O。

4. 术后主要问题是恶心呕吐,可预防性使用止吐药。

第二节　阻塞性睡眠呼吸暂停低通气综合征手术的麻醉

病例一　常规腺样体扁桃体切除手术的麻醉

一般情况

患儿,男,4岁,体重20kg。入院前1年,出现入睡打鼾,有张口呼吸,无呼吸暂停现象,无腺样体面容,白天无嗜睡。查体:神清,营养发育好,呼吸平稳,肺部呼吸音清,咽部无充血,双侧扁桃体Ⅱ°肥大,双侧鼻黏膜无充血肿胀,睡眠监测:睡眠呼吸暂停低通气指数(AHI)11.5,最低 SpO_2 75%。入院后诊断为阻塞性睡眠呼吸暂停低通气综合征,扁桃体肥大,腺样体肥大。入院后完善相关术前检查,于第三天行扁桃体、腺样体切除手术。

麻醉过程

术前半小时静脉滴注立止血 1U,入室后常规吸氧、监测 BP、P、ECG、SpO_2。采用快速诱导气管内插管全身麻醉,经静脉给予地塞米松 5mg、阿托品 0.2mg、舒芬太尼 7.5μg、罗库溴铵 7.5mg 及丙泊酚 60mg,待意识消失,托下颌无体动时,置入带囊 5.0mm(ID)加强气管导管,插管深度 14cm。听诊双肺呼吸音对称。机械通气设置 V_T150ml,RR 使 $P_{ET}CO_2$ 在 30~40mmHg 范围内,I:E=1:2。静脉持续泵入丙泊酚 180mg/h,瑞芬太尼 400μg/h 维持。手术时间 40 分钟,麻醉时间 50 分钟,出血 30ml,术中补液 200ml 糖盐钾溶液,拔管后转送至术后恢复室,等患儿意识恢复,自主呼吸平稳后送回病房。

病例二　重度阻塞性睡眠呼吸暂停低通气综合征手术的麻醉

一般情况

患儿,男,4 岁,17kg。主因"打鼾二年,加重半天"入院。在外院行气管插管,由急诊科医护人员平车推入重症病房。入院时呈睡眠状态,体温 37℃,P114 次/分,RR30 次/分,BP85/56mmHg,未见鼻扇,吸气性三凹征阳性,漏斗胸,双肺呼吸运动一致,呼吸音粗,可闻及散在湿啰音。心音有力,律齐,HR114 次/分,可闻及2~3 级收缩期杂音。腹略膨隆,肝肋下 2cm 触及,四肢肌力、肌张力正常。入院后监测生命体征,机械通气。颅脑 CT 显示双侧豆状核、双侧大脑脚及中脑密度减低灶,考虑缺氧灶可能。胸部 CT 显示右肺下叶、左肺上叶及左肺下叶斑片,考虑炎性病变。超声心动:右房室内径中度以上增大,左心室内径正常高限,肺动脉高压(轻度以上),肺动脉瓣反流、三尖瓣反流少量。胸腹 CT:心影丰满,胸骨下端距脊柱前缘约 5.1cm,同层面胸廓左右径为 17.2cm。

ECG:窦性心律,P 波形态异常、T 波改变,右心房扩大,不完全性右束支传导阻滞,怀疑右心室肥厚。入院诊断为:①腺样体肥大,阻塞性睡眠呼吸暂停低通气综合征;②肺炎;③呼吸衰竭;④心大待查:缺氧可能;⑤漏斗胸。入院后行机械通气,第四日行腺样体、扁桃体切除术。

麻醉过程

患儿入室气管插管安静状,体温 36.6℃,HR106 次/分,RR26 次/分,BP92/54mmHg,SpO$_2$ 94%,连接麻醉机呼吸回路,静脉给予芬太尼 30μg,罗库溴铵 5mg,丙泊酚 40mg,定容控制呼吸,V$_T$ 150ml,RR20 次/分,SpO$_2$ 98% ~ 100%,麻醉维持选择丙泊酚 120mg/h 和瑞芬太尼 250μg/h 静脉泵入。手术时间 50 分钟,术毕带管返回重症病房。患儿恢复顺利,术后次日拔除气管导管,五天后出院。

讨论

小儿鼾症是指因部分或完全性上气道阻塞而导致睡眠中出现低氧血症,而致生长发育停滞、心肺功能异常、神经损害、行为异常等临床表现。医学上又称儿童睡眠呼吸暂停低通气综合征(OSAHS)。腺样体及扁桃体肥大是 OSAHS 的重要原因。多导睡眠监测(PSG):被认为是诊断 OSAHS 的金标准,每夜睡眠过程中阻塞性睡眠呼吸暂停指数(OAI)≥1 或 AHI≥5 为异常,最低 SpO$_2$ 低于 92% 定义为低氧血症。儿童 OSAHS 病情程度判断依据见表 7-1。

表 7-1 儿童 OSAHS 病情程度判断依据

病情程度	AHI 或 OAI	最低 SpO$_2$
轻度	5 ~ 10 或 1 ~ 5	≤91
中度	10 ~ 20 或 5 ~ 10	≤85
重度	>20 或 >10	≤75

在没有睡眠监测时,麻醉医师通过仔细的询问病史来了解患儿的病情,严重的患儿经常出现睡眠中憋醒和不能深睡的情况,个别患儿影响进食。对于合作的患儿,在闭嘴时不能用鼻腔通气。术前访视时注意患儿有无颌面部解剖异常,当存在颌面畸形时,不仅可能插管困难,有时麻醉后、特别是使用肌松药后,喉部肌肉松弛,塌陷,更加重气道阻塞甚至无法维持面罩通气。扁桃体、腺样体慢性炎症或肥大的小儿,发生上呼吸道感染的比例要明显高于行其他部位手术者。上感时气道异常及气道高反应性,易致喉痉挛、气道痉挛等呼吸道相关并发症,出现插管或拔管后的低氧血症,因此,如患儿有发热、咳嗽时应考虑暂缓手术,如仅有轻度咳嗽和流清涕,肺部听诊无明显下呼吸道感染的征象,可适当放宽手术指征。

腺样体、扁桃体摘除术的麻醉处理包括患儿术中无活动、苏醒快而平稳、术后镇痛和控制恶心呕吐。麻醉诱导后,经口插入异形气管导管或加强气管导管,将气管导管固定于舌正中,以最大限度暴露口咽部。无论插哪类气管导管,均需注意导管有否受压或打折,特别是当手术医师放置开口器时,要留意气道压力及 $P_{ET}CO_2$ 的变化,一旦发现导管受压扭曲,即刻通知术者重新放置开口器。为了减少术中血液、组织碎片流入气道,应选择有套囊的气管导管。

腺样体摘除术止血部分需要压迫性止血,这就要求麻醉医师尽可能降低 BP,以利于止血。方法可采用加大麻醉药用量,加深麻醉以降低 BP。而手术结束前停止麻醉应使患儿 BP 恢复正常或稍高,观察是否有因控制性降压而止血不完善的地方,使术者止血充分,防止拔除气管导管后创面再出血。

扁桃体、腺样体摘除术后有两种拔除气管导管的方法:完全清醒下拔管或深麻醉下拔管。清醒拔管的优点是,处于完全清醒状态的患儿已具备保持气道通畅的能力。清醒拔管的缺点是苏醒期容易因呛咳引起手术部位的凝血块脱落,导致出血。病例一患儿采用的是完全清醒下拔管。深麻醉拔管可以避免因苏醒期呛咳引起的出血,还可加快手术室的周转。但是深麻醉拔管可能发生呼吸抑制,不能保持下呼吸道通畅。半清醒状态时,如患儿喉部存在分泌物或血液,可能触发喉痉挛。患儿气管导管拔除后,应仔细观察片刻,以保证不托下颌仍能维持下呼吸道通畅和自主呼吸,且不吸氧下无低氧血症发生。如出现舌后坠、呼吸不畅等现象,可以留置口咽通气道,转送至术后监护室。患儿头部置经典"扁桃体体位",即患儿侧卧,头部低于躯干,以有助于保持下呼吸道通畅和引出口内分泌物和血液,尤其是尚未清醒的患儿。但是临床上却极少采用这种经典体位。因为在转送期间平卧位下更容易进行气道处理。

扁桃体、腺样体摘除术后最重要的问题是上呼吸道梗阻的处理。上呼吸道梗阻的确切原因尚不清楚,可能与上呼吸道水肿、全身麻醉药物残留作用等因素有关。3 岁以下或原有睡眠呼吸暂停的患儿容易发生上呼吸道梗阻。上呼吸道梗阻多发生于术后 30 分钟内,延迟性上呼吸道梗阻不多见。需要将头颈置于能使呼吸道通畅的位置、吸入氧气、必要时给予类固醇激素。经上述处理仍不能缓解低氧血症时,可加深麻醉行气管插管,呼吸机支持一段时间后,再试行拔管。对于病例二患儿,重度 OSAHS 已出现心肺功能受损,术后带管转重症监护室逐渐脱机更加安全。

点评

1. 小儿 **OSAHS** 的特征是气道狭窄,潜在有上呼吸道梗阻的风险,术前应详细了解病情,评估气道狭窄程度及术前氧合情况。

2. 术前要求患儿无流涕、咳嗽等呼吸道感染症状,降低呼吸道应激反应,减少麻醉诱导期和术后拔管时诱发喉痉挛和支气管痉挛的机会。

3. 选择好拔管时机,对于术前有严重呼吸道阻塞的患儿应在完全清醒下拔管,并做好再次插管的准备。

第三节 气管异物取出术的麻醉

病例一 单纯气管异物的麻醉

一般情况

患儿,男,1岁,体重10kg。入院前阵发性咳喘1天,有花生米呛咳史,伴高热,查体:右侧呼吸音较左侧减低,可闻喘鸣音。X线胸透显示右侧阻塞性肺气肿,少许肺炎。血常规:WBC10.92 × 10^9/L,其他生化检查、凝血功能及ECG未见异常。入院后诊断为右侧支气管异物,于入院当日行气管异物取出术。

麻醉过程

术前禁食6小时,禁水4小时,患儿清醒入室,常规吸氧,BP98/63mmHg、P142次/分、$SpO_2$97%,给予8%七氟烷,6L/min氧流量面罩吸入诱导,约1分钟后意识消失、下颌松弛,3分钟后将HOPKINS气管镜插入气道内,患儿稍有呛咳,给予丙泊酚20mg并接上呼吸回路,用4%七氟烷吸入维持,保留自主呼吸下,完成取出术。手术时间在20分钟左右,没有明显出血,术中补充50ml糖盐钾溶液。术后停止吸入七氟烷,同时插入4.0mm(ID)气管导管以方便吸痰。患儿于手术结束后8分钟出现不能耐受气管导管情况,充分吸痰后拔除气管导管。转送至术后恢复室,等患儿意识恢复,自主呼吸平稳后送回病房。

病例二 有并发症气管异物取出术的麻醉

一般情况

患儿,男,4岁,体重16kg。因误吸笔帽致咳嗽、气喘、呼吸困难6h入院。患儿神清、精神差,吸氧下$SpO_2$94%,面色轻度发绀,右侧胸壁塌陷,听诊右侧呼吸音消失,胸片显示右侧完全肺不张,并可见致密异物影(图7-1)。入院诊断气管异物合并急性阻塞性肺不张,入院后患儿因呼吸困难加重行气管插管,于入院当日急诊行气管异物取出术。

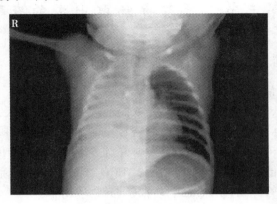

图 7-1 患儿术前胸片,见右肺不张

麻醉过程

患儿带气管导管入手术室,连接麻醉机保留自主呼吸,HR135次/分,BP128/60mmHg,SpO$_2$93%,半清醒状态,有自主呼吸。采用七氟烷加深麻醉,静脉给予丙泊酚 20mg、地塞米松 5mg,待患儿体动消失,麻醉深度足够,BIS 值在 40~60 范围内时,快速拔除气管导管,将 HOPKINS 气管镜插入气管内,将麻醉机与气管镜侧口连接行高频率辅助通气,RR 在 40 次左右,4%七氟烷 1.5L/min 氧流量吸入维持,当 SpO$_2$下降至 80%以下时,将气管镜退至主气道,待 SpO$_2$上升至 90%以上时继续手术,经过反复几次夹取,笔帽被钳夹至声门下,此时无法通过声门,给予罗库溴铵 2.5mg,待肌肉稍松弛时将笔帽取出,迅速插入 4.5mm(ID)气管导管,进行机械通气,V$_T$150ml/min,RR30 次/分,同时开大氧流量至 6L/min,患儿于手术结束后 10 分钟出现不能耐受气管导管情况,充分吸痰后,确保气管内无大量分泌物及出血后拔除气管导管。转送至术后恢复室,等患儿意识恢复,自主呼吸平稳后送回病房。术后经过抗感染治疗,第二天复查胸片如图(图 7-2)。

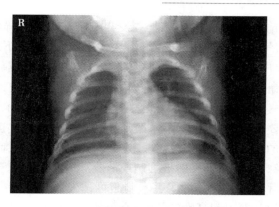

图7-2　患儿术后第2天胸片,已见患侧肺复张

讨论

小儿气管、支气管异物(foreign bodies in the trachea and bronchi)为外界物质误入气管、支气管内所致。气管是呼吸的通道,假如异物较大堵住主气管,患儿可在几分钟内因窒息而死亡。因此是小儿耳鼻喉科最常见危重急诊之一,常发生于5岁以下儿童。异物进入气管、支气管后所引起的病理反应与异物的性质、大小、形状及停留时间和有无感染密切相关:①异物的性质,某些植物类异物如花生、豆类因含游离脂肪酸,可刺激呼吸道黏膜引起弥漫性炎症反应,如黏膜充血、肿胀、分泌物增多,临床症状比较严重,如病例一中患儿术前已有肺炎,而金属类异物引起的炎症反应较轻;②异物的大小与形状,光滑细小的异物刺激性小,尖锐、形状不规则异物可穿透组织,容易引起并发症;③异物存留的时间,存留越久危害越大,尤其以刺激性强,易变位或在气道内形成梗阻的异物为严重;④异物引起的梗阻程度不同,可导致不同的病理变化。异物小可造成不全阻塞,局部黏膜肿胀轻,呈呼气瓣状阻塞,吸气时支气管扩张,呼气时收缩,出现阻塞性肺气肿,严重者肺泡破裂形成气胸与纵隔气胸。异物较大或局部黏膜肿胀明显时可导致主气管或一侧支气管的完全性阻塞,引起阻塞性肺不张或呼吸道梗阻,严重者导致患儿死亡。例如病例二中的笔帽可造成整个右侧肺不张。

气管异物的风险很高,和其并发症有密切关系。异物引起气管穿孔后,气体可经穿孔处外溢,潜入颈部、胸腹部皮下组织或纵隔内,造成皮下气肿;进入到胸腔,可引起气胸,若出现双侧气胸可以危及生命。其他的问题有气管周围炎、纵隔炎及溃破大血管等。

小儿气管异物取出手术麻醉风险性较大,此类手术对于麻醉的要求主要有以下几点:①手术医师和麻醉医师共用气道,增加了气道管理的难度;②麻醉要达到一定的深度,使患儿下颌松弛,咽、喉、声门及气管的生理反射被抑制或消除。但是全麻过深,极易抑制患儿的呼吸,加重缺氧;③手术刺激可诱发气道痉挛,在有呼吸道感染的患儿要引起高度的关注,充分的口、咽、喉、气管以及主支气管表面麻醉至关重要;④对于生命垂危的患儿,可以不用麻醉,视需要在术中随时辅助表面麻醉,患儿的头、肩及双下肢、身躯须由专人加以固定。

小儿新陈代谢旺盛,为了减少呼吸道分泌物及对抗由于缺氧导致的迷走神经兴奋,患儿术前应给予麻醉前用药如阿托品或东莨菪碱。七氟烷吸入诱导是较常用的麻醉方法,能使患儿迅速进入麻醉状态,对呼吸循环功能影响小,而且具有一定的肌松作用,使下颌松弛,支气管镜容易置入,有效避免了因反复多次挑咽喉,置入支气管镜而造成的气管、支气管黏膜充血、水肿等加重损伤。七氟烷作用可逆并能持续地进行气道控制,可以使患儿自主通气,气胸的风险小,异物移动范围小。由于此手术对喉头的刺激强烈,可引起呛咳、屏气、躁动等加重缺氧,副交感神经兴奋和缺氧可反射性引起 HR 减慢,甚至心搏骤停,七氟烷具有一定的镇痛作用,能减轻咽反射,可有效避免上述并发症的发生。静脉麻醉的优点是平稳而且快速,快速控制气道,咳嗽和屏气少,其缺点是小儿从自主呼吸到控制呼吸转换困难;控制通气时肺过度膨胀,易致气胸,异物移位等问题。丙泊酚复合瑞芬太尼麻醉是儿童气管异物较常用的麻醉方法。丙泊酚具有起效快、作用时间短、镇静良好、可控性强且无蓄积的特点;瑞芬太尼具有起效快,消除快的特点。研究表明,丙泊酚复合瑞芬太尼相比于 γ-羟基丁酸钠复合氯胺酮更能有效抑制咽喉反射,使下颌松弛、声带外展固定、呛咳发生率低,置镜条件好;同时咽喉、气管反射很快恢复,喉痉挛和术后恶心、呕吐发生率低,麻醉苏醒时间明显缩短。由于丙泊酚复合瑞芬太尼对循环和呼吸抑制较强,必须注意给药速度,切忌快速推注,尤其是瑞芬太尼应泵注为宜。一旦出现明显的循环、呼吸抑制,及时停止给药,充分供氧对症处理,可迅速恢复。因此应加强围术期循环呼吸监测,与术者密切配合,手术开始前以面罩充分给氧,延长缺氧耐受时间,术中支气管镜侧孔持续高频通气给氧,必要时麻醉机辅助呼吸或面罩加压供氧。关于静吸复合麻醉,有研究表明,七氟烷吸入复合丙泊酚-芬太尼静脉用于小儿支气管异物取出术,置镜条件满意,术中气道反应轻,SpO₂下降不明显,无明显的屏气,患儿的苏醒时间大大缩短,减少了滞留复苏室的时间,提高了安全系数,三种药物的协同作用有效减少了丙泊酚的用量,减轻了其对循环、呼吸的抑制等不良反应,是一种安全、有效的麻醉方法。这两个病例都为七氟烷吸入复合丙泊酚-芬太尼复合静脉的全身麻醉,对呼吸循环功能影响相对较小,而且能够达到满意的麻醉深度。

关于自主通气与控制通气,以往认为置入支气管镜时以保持自主呼吸为好,且自主呼吸的存在,相当于保存人体对呼吸的自我调节能力,且从呼吸情况也可以判断麻醉深浅。但也有研究发现保持自主通气,会增加术中患儿咳嗽的发生率,通气不完全,呼吸做功更高,术中易发生低氧血症和高碳酸血症,术后也容易引起喉痉挛等并发症。近期研究认为自主通气和机械通气各有利弊,两种通气方式对于患儿的预后没有明显差异,故选择自主通气或是控制通气主要取决于麻醉医师个人的经验、外科医师的术式以及患儿异物阻塞的位置。当异物特殊、取出困难或气道高反应影响手术医师操作时,要果断给予肌松剂实现控制通气状态。

麻醉中可能出现的并发症轻重不等,较常见的缺氧及气道痉挛的处理方法如下:①缺氧,术中SpO₂高于90%无需处理,如果低于90%则需暂停手术,应立即将支气管镜退至主气管,充分供氧,必要时采用麻醉机控制或辅助呼吸,保证氧供;②气道痉挛,术中由于麻醉过浅,患儿则会因异物尚未取出或气管镜在气管内的刺激,发生呛咳、喉痉挛。如若发生,应立即停止手术操作,加深麻醉;效果不佳时,退出气管镜,并面罩加压给氧。

点评

1. 术前应充分了解病史资料,了解异物的性质、形态、形状。

2. 麻醉前经面罩吸纯氧或加压辅助呼吸,增加血氧含量,为进一步实施麻醉及手术提供安全保障。

3. 取异物时间不宜过长,SpO_2 下降至 80% 以下应立即通知术者将气管镜退至主气道,待氧储备充足时再行手术。

4. 肌松药应用要谨慎。

第四节 喉乳头状瘤手术的麻醉

病例一 气管内插管全身麻醉下行喉乳头状瘤切除术

一般情况

患儿,男,9 个月,体重 9kg。声嘶伴呼吸困难 3 个月,逐渐加重,入院查体神清,RR 偏快,25 次/分。声音嘶哑明显,轻度三凹征。咽部无充血,咽后壁洁。双肺呼吸音清。无干湿啰音。辅助检查:电子喉镜显示双侧声带前联合处有乳头状增生物,随呼吸上下运动,遮盖声门,基底较宽。动脉血气分析:pH7.250,PCO_2 54.5mmHg。其他生化检查、凝血功能及 ECG 未见异常。入院后诊断为喉乳头状瘤,于入院第三天行喉乳头状瘤切除术。

麻醉过程

术前禁奶 4 小时,禁水 2 小时,患儿清醒,坐位被推入手术室,吸氧下 P165 次/分,经皮 $SpO_2$95%。在手术医师将器械准备就绪后,麻醉医师开始使用七氟烷吸入麻醉,给予 8% 七氟烷,6L/min 氧流量面罩吸入诱导,约 1 分钟后患儿意识消失,患儿从坐位改为仰卧位,下颌松弛后,继续给予 4% 七氟烷,2L/min 氧流量继续吸入,经过 2 分钟左右,患儿对抬下颌等强刺激无任何反应后,给予静脉药物芬太尼 10μg、丙泊酚 10mg、地塞米松 5mg,在保留自主呼吸下,置入喉镜,将会厌挑起,用 1% 利多卡因进行声门及声门下表面麻醉,经过表面麻醉后,插入 3.0mm(ID)带囊气管导管,固定牢固,连接呼吸回路,插管过程顺利,经皮 SpO_2 100%。随后实施机械通气,V_T 80ml,RR25 次/分,I∶E = 1∶2。用 4% 七氟烷吸入维持,完成喉乳头状瘤切除术。手术时间在 30 分钟左右,出血 1ml,术中补充 50ml 糖盐钾溶液。术后停止吸入七氟烷,同时开大氧流量至 6L/min,患儿于手术结束后 8 分钟出现不能耐受气管导管情况,充分吸痰后,确保气管内无大量分泌物及出血后拔除气管导管。转送至术后恢复室,等患儿意识恢复,自主呼吸平稳后送回病房。

病例二　非气管内插管保留自主呼吸全身麻醉下行喉乳头状瘤切除术

一般情况

患儿,男,3 岁,体重 14kg。因夜间鼾声,声嘶 8 个月就诊,患儿家属述患儿平日体健,白天活动不受影响,而在睡觉后可闻及鼾声,并有呼吸困难的表现。喉 CT 检查示假声带前联合壁一软组织肿块影,向上突入喉前庭,与周围组织边界清楚。纤维内镜示左声带肿物,花生粒大小,表面不光滑。ECG 示窦性心律不齐,HR107 次/分,动脉血气分析:pH7.359,PCO_2 37.0mmHg,其余生化电解质、血常规、凝血常规无异常。入院诊断喉乳头状瘤。于入院第三天在全麻下行支撑喉镜喉乳头状瘤激光冷切术。

麻醉过程

术前禁食 6 小时,禁水 4 小时,患儿清醒入室,常规吸氧,监护 BP、HR、ECG、SpO_2 大致正常。采用七氟烷吸入诱导,给予 8% 七氟烷,6L/min 氧流量面罩吸入诱导,约 1 分钟后意识消失、下颌松弛,继续给予 4% 七氟烷,2L/min 氧流量继续吸入,经过 2 分钟左右,患儿对抬下颌等强刺激无任何反应后,给予静脉药物芬太尼 15μg、丙泊酚 20mg、地塞米松 5mg,同时持续静脉泵注丙泊酚,120mg/h,在保留自主呼吸下,置入支撑喉镜,用 1% 利多卡因进行声门及声门下表面麻醉。经右侧鼻孔处放一根 3.0mm(ID)带囊气管导管到声门附近,接呼吸回路持续供氧。若在手术过程中出现缺氧,可直视在最短时间内完成气管插管。手术开始,在最清晰的术野中切除喉乳头状瘤。手术时间在 15 分钟左右,出血 1ml,术中补充 100ml 糖盐钾溶液。术后停止泵注丙泊酚,患儿仍处于自主呼吸状态,但呼吸幅度不规律,经过 10 分钟,患儿逐渐苏醒,呼吸恢复平稳后转送至术后恢复室,等患儿意识恢复后送回病房。

讨论

喉乳头状瘤是喉部的一种良性肿瘤,临床较常见。虽然喉乳头状瘤在组织学上是良性肿瘤,但其具有多发性、易复发等特征,易造成呼吸道梗阻,多次手术可引起喉狭窄和发声障碍,给患儿及其家庭造成沉重的经济和心理负担。其发病部位一般认为有其组织学特点,即易发生于呼吸道纤毛上皮和鳞状上皮交界处。有这种组织学特点的主要解剖部位有软腭的鼻咽面、会厌喉面中央、喉室上下缘、声带下面、气管隆突、支气管树等。大体观察典型的乳突状瘤病变具有特征性的肉色菜花状外观,显微镜下为良性鳞状上皮乳突状增生。乳头结构整齐,不侵犯基底膜,复发肿瘤的组织形态仍保持良好。

小儿喉乳头状瘤可发生于任何年龄的儿童,多集中于 4 岁以内,最小发病年龄为 1 日龄。最常见的症状是进行性声嘶,肿瘤较大时可出现喉喘鸣甚至失声,严重者导致呼吸困难。喉镜检查可见多发或单发、淡红或暗红色、表面不平、呈菜花或乳头状的肿瘤。乳头状瘤可以发生在鼻前庭至肺部呼吸道的各个部位,喉是最常受累的部位,其中约有 96% 的患儿累及喉,声带又是喉部最易被侵犯的部位,在发声时影响声带的正常闭合,从而导致声嘶。

术前评估重点在于了解气道梗阻的程度,有无喘鸣、发绀和三凹征,长期持续性气道梗阻可引起胸骨下陷,甚至肺动脉高压、肺心病。病例一的患儿已经出现呼吸困难症状,术前要避免应用麻醉性镇痛药,以免加重呼吸困难,可应用抗胆碱药减少呼吸道分泌物。

麻醉诱导:①麻醉诱导时务必要有有经验的手术医师及麻醉

医师在场,准备好气管切开等紧急抢救措施。麻醉药物主要以吸入药物为主,避免使用呼吸抑制作用较强的药物,对于重度喉阻塞(Ⅲ度)的患儿,清醒时已存在部分气道梗阻,在麻醉后可能转变为完全梗阻,甚至无法进行面罩正压通气,从而造成插管困难,不能通气的危急情况,所以麻醉需谨慎,如何实现气管内插管解除喉梗阻是首先要考虑的问题;②对于轻度喉阻塞(Ⅲ度以下)的患儿,例如病例二中的患儿,麻醉中保持自主呼吸,由手术医师行喉支气管内镜检查,以确定喉部病变范围,悬吊喉镜进行声带部位肿瘤彻底切除,减少正常组织的损伤;③由于瘤体生长部位及程度不同,插管前无法估计声门裂大小,因此诱导前必须准备好多种型号的导管,暴露声门后再根据窥视所见选择合适的导管型号,导管应尽量选择加强气管导管,并放置硬质管芯,从声门裂瘤体的间隙插入,严重喉阻塞患儿无法窥视声门裂,可由麻醉助手按压患儿胸部,使呼出气流冲开瘤体,来判断声门裂的位置,如果采用上述方法仍无法窥见声门裂,可由手术医师迅速钳取部分瘤体,暴露声门裂再行插管,但这是最危险的做法,必须争分夺秒。导管还应选择带气囊的,可以保护气道,避免声门上瘤体碎块和血液流入气道;④麻醉维持可采用三种通气方式:第一是保留自主呼吸,使用吸入麻醉、静脉麻醉或两者结合维持麻醉深度,在无气管插管麻醉下完成手术;第二种方法是喷射通气法,使用 TIVA 辅以肌松药。喷射通气途径包括声门上喷射通气和声门下喷射通气两种方式,声门上喷射通气可能会造成胃内积气,或将带有病毒颗粒的组织播散到气道远端造成气道内播散,而声门下喷射通气,由于肿瘤导致气道部分阻塞而使得气体流出道受阻导致高压肺损伤的风险增加。喷射通气在我院很少使用;第三种是气管内插管控制通气,应作为重度喉阻塞的常规麻醉方法。如使用激光手术则应使用特制的抗激光气管导管,成功的气管插管是挽救生命的关键步骤;⑤与其他气道手术一样,术中应给予激素和阿托品以减轻气道水肿和减少气道分泌物,麻醉诱导时如有时间应给予喉头和气管内喷洒利多卡因液,有助于减轻气道应激反应和维持平稳的麻醉;⑥麻醉诱导中可根据患儿症状和电子喉镜等检查结果决定是否使用肌松药，喉乳头状瘤部分或完全阻塞气道尽量避免使用肌松药，防止气道建立困难时发生呼吸困难危象。

手术后是否需要留置气管导管要根据患儿的气道恢复情况而定，大多数患儿因气道梗阻明显改善，拔管并无困难。不应在深麻醉下拔管，以免分泌物、血块、肿瘤碎片流入气道，患儿又无力咳出，再次造成气道梗阻或诱发喉痉挛。拔管后还要密切监护，严重气道梗阻的患儿在拔管后，应警惕有反应性呼吸暂停的可能，这是由于长时间缺氧导致二氧化碳蓄积，使得呼吸中枢兴奋性阈值提高，一旦梗阻解除，中枢神经系统对相对较低的二氧化碳刺激反应性降低而导致呼吸暂停。

点评

1. 喉乳头状瘤切除术是麻醉风险较高的手术，术前需详细了解瘤体的生长部位，以及气道梗阻程度，避免应用抑制呼吸的术前药物。

2. 当选择保留自主呼吸的全身麻醉，常选择吸入诱导方式，备好低于正常同龄患儿型号的气管导管，并做好气管切开解除梗阻的准备。

3. 麻醉维持尽量选择对呼吸循环影响小的药物，在保证手术麻醉深度的同时，尽量维持自主呼吸。

4. 术后拔管需谨慎，需等患儿完全清醒，呼吸平稳后拔管，常规应用激素，防止手术刺激部位水肿。

第五节　唇腭裂手术的麻醉

病例一　唇裂手术的麻醉

一般情况

患儿，女，8 个月，体重 9kg。生后发现患儿左侧上唇裂开，查体：神清，精神好，呼吸平稳，双肺呼吸音清，心脏未闻及杂音。左侧上唇自红唇至上唇中部全层裂开，鼻小柱基底向左侧偏移，右侧鼻翼略塌陷,鼻孔较健侧略大。化验及检查无明显异常。诊断为左侧先天性唇裂Ⅱ°,入院第四天行唇裂修复术。

麻醉过程

患儿清醒入室,常规吸氧、监护 BP、HR、ECG 和脉搏 SpO_2,静脉给予地塞米松 5mg,阿托品 0.1mg,芬太尼 15μg,罗库溴铵 5mg,丙泊酚 25mg,约 1 分钟后下颌松弛,置入带囊 3.5mm(ID)异形气管导管,插管深度 11cm。听诊双肺呼吸音对称。机械通气设置 V_T 70ml,RR25 次/分,使 $P_{ET}CO_2$ 在 30~35mmHg 范围内。麻醉维持应用 3%~4% 七氟烷,氧流量 2L/min。手术时间 3 小时左右,术中出血 5ml,补糖盐钾溶液 200ml。术后使用镇痛泵,连续静脉输入阿片类药物,芬太尼 200μg 加入 100ml 生理盐水,48 小时内,2ml/h,在麻醉诱导后连接上。

病例二　腭裂手术的麻醉

一般情况

患儿,男,4 岁,体重 18kg。出生后发现上腭裂开。查体:神清,精神反应好,面部发育正常、无畸形。腭部见自悬雍垂软硬腭交界处裂开,裂隙最宽约 1.5cm,可见硬腭后缘部"V"形缺损。软腭活动度可。心肺听诊大致正常,骨骼肌肉系统无异常。诊断为先天性腭裂Ⅱ°,入院后完善相关术前检查未见异常,于第三天行腭裂修复术。

麻醉过程

患儿经静脉给予丙泊酚 40mg 镇静后推入手术室,监测 BP95/58mmHg,P110 次/分,RR18 次/分,$SpO_2$98%。继续静脉给予阿托品 0.2mg,瑞芬太尼 40μg,罗库溴铵 7.5mg,舒芬太尼 7.5μg,置入带囊 4.5mm(ID)异形气管导管并固定。听诊双肺呼吸音对称。机械通气设置 V_T 150ml,RR20 次/分。麻醉维持给予丙泊酚 160mg/h,瑞芬太尼 350μg/h 静脉泵入,吸入 66% N_2O,术中调节丙泊酚泵入量维持 BIS 值在 40~60。手术时间在 2 小时左右。术中出血 15ml,术中补糖盐钾溶液 400ml。术后使用镇痛泵,连续静脉输入阿片类药物,舒芬太尼 40μg 加入 100ml 生理盐水,48 小时内,2ml/h,在麻醉诱导后连接上。

讨论

　　唇裂是口腔颌面部最常见的先天性畸形,正常的胎儿,在胚胎发育第 5 周开始由一些胚胎组织突起逐渐互相融合形成面部,如未能正常发育便可发生畸形。腭裂是在 7～12 周胚胎发育过程中,前腭突和侧腭突的正常发育和融合受到阻挠造成,可发生一侧或两侧相应程度的牙槽裂、腭裂。大部分腭裂患儿伴有不同程度的骨组织缺损和畸形,使患儿在吮吸、进食及语言等生理功能障碍方面远比唇裂严重。腭裂患儿由于颌骨生长发育障碍还常导致面中部塌陷,下颌骨发育不全等,可以表现为颅颌面部畸形,也就是说,当患儿存在腭裂需要手术时,麻醉医师要警惕是否并存有颌面部的其他畸形,它们会对麻醉实施产生重大的影响,如 Pierre Robin syndrome、Crouzon syndrome 等。近年来,多数医疗中心主张单侧唇裂修复术在患儿 3～6 个月实施,双侧唇裂修复术实施的最适时间为 6～12 个月。腭裂修复术在 12～8 个月进行,以尽早开始语言功能训练和改善喂养困难。

　　由于喂食后反流入鼻咽,唇腭裂的患儿常有鼻溢液,有时很难与上呼吸道感染症状区分。当出现发热、流脓涕、咳嗽和 WBC 计数增加时,有助于鉴别慢性鼻溢液和鼻窦炎、上呼吸道感染等疾病。若确诊为急性上呼吸道感染,应暂停手术。虽然儿童困难气道非常少见,但在唇腭裂等颌面部畸形患儿中比例会增加,据报道唇腭裂与近 150 种综合征有关,其中部分合并发生困难气道。腭裂患儿术前需注意有无夹杂其他的疾病情况并进行气道通畅程度的评估。6 个月以上且无呼吸道梗阻的患儿术前可使用适量的镇静药物。病例二患儿在病房已开放静脉通路,可以在换车间患儿与父母分离前,给予静脉丙泊酚镇静。一小部分唇腭裂的患儿会伴有先天性心脏病,术前完善心脏功能检查,对可疑患儿心脏彩超检查有助于心功能评估。新生儿至生后 3 个月期间,体内胎儿型 Hb 渐渐转变为成人型 Hb,故出生后 2～3 个月时会出现生理性贫血,但通常不会很严重。一般认为 Hb 10g/dl,完全可以耐受手术。

　　早期,唇裂患儿麻醉方法曾经采用硫喷妥钠或氯胺酮等基础麻醉加眶下神经阻滞,术中间断静注氯胺酮 1mg/kg,弥补阻滞的不完善。鼻导管法吸氧,监测 SpO_2,确保患儿不缺氧。

　　20 世纪 90 年代,随着麻醉条件的改善,唇裂患儿的麻醉中已完全使用气管插管。使用 Bain 呼吸回路进行儿童呼吸管理,Bain 呼吸回路是 Malleson D 的改良装置,用于儿童麻醉有较多优点,它的设计是同轴双管的塑料螺纹管,内管为吸入气流,外管为呼出气流,没有呼吸活瓣的阻力,呼吸囊距离气管导管在 50cm 以外,操作远离手术野,便于管理。自主呼吸或控制呼吸都可以,在自主呼吸通气不足时可以辅助呼吸。麻醉药由呼吸囊尾端经吸引器减压装置,将多余麻醉废气排出室外,减少麻醉药对手术室空气的污染。使用 Bain 呼吸回路需注意通气量不足引起二氧化碳的蓄积。使用较多的麻醉药物为 γ-羟丁酸钠、安定及氯胺酮或芬太尼等静脉药或吸入麻醉药异氟醚。γ-羟丁酸钠及安定属于长效镇静药,氯胺酮是短效镇痛药,给麻醉管理带来了诸多不便。尤其是氯胺酮引起呼吸道分泌物增加,诱发喉痉挛等副作用使它在全麻中应用受限。

　　随着麻醉设备的更新和麻醉技术、药物的广泛使用,循环呼吸回路逐渐代替了 Bain 呼吸回路,γ-羟丁酸钠及安定已被丙泊酚所取代。镇痛药物可使用舒芬太尼、瑞芬太尼。吸入麻醉药为七氟烷。由于唇腭裂患儿常有喂养困难,其整体的营养和生长发育情况较正常同龄儿差,甚至伴有慢性轻度脱水,当患儿术前禁食、禁饮后,其脱水情况会进一步加重,在腭裂修补术中需要引起注意,失血情况下有可能导致循环血容量估计不足。气管导管可选择异型导管或加强气管导管,异型导管的优点:①该导管具有符合口腔解剖的弧度,适用于口腔手术;②导管弯曲处有一黑线标记,正好置于唇缘。此时此尖端恰好在隆突之上;③因导管尖端已深入隆突之上,即使头颈弯曲,也不易将导管拔出声门。放置加强气管导管时需注意由于手术常采用过度后仰的头位,在放置手术体位和术中移动头位时还可使导管产生 1cm 左右的移动,故插管深度应比常规手术更深一些,并将导管固定牢固。

手术后由于创面水肿、舌后坠易造成急性气道梗阻的发生。在术中应用适量阿片类药物以防拔管后发生呼吸道梗阻。为避免损伤修复创面,应尽可能减少口内吸引和放置口咽通气道,因此,应待患儿确定气道保护性反射和通气功能恢复良好后才能拔除气管导管,俯卧位或侧卧位有助于减少因舌根下坠引起的呼吸道梗阻。为避免术后出现剧烈恶心呕吐,应预防性应用止吐药。

点评

1. 对于先天性唇腭裂患儿,术前访视非常重要,明确唇腭裂范围以及有无其他合并畸形,尤其是判断插管是否困难。

2. 术中保持血流动力学平稳,减少出血,密切监测生命体征以及注意及时补液。

3. 由于手术在口腔内操作,气管导管固定尤其重要,手术时间长时注意防止术中脱管。

4. 术后待患儿自主呼吸恢复良好后拔管,防止口腔内组织水肿造成呼吸道梗阻,可预防性应用激素和止吐药。

5. 注意手术后合理应用术后镇痛。

第六节　食管异物手术的麻醉

病例一　食管异物的麻醉

一般情况

患儿,女,5岁,18kg,因玩耍时将一枚硬币置入口腔中,嬉戏时不慎吞入硬币收入院。入院后钡餐造影示食管入口处有一圆形高密度影,血常规、凝血功能等检查未见明显异常。诊断为食管异物,于入院当天急诊行食管异物取出术。

麻醉过程

患儿入室清醒,体温37.4℃,HR115次/分,RR25次/分,BP121/72mmHg,SpO$_2$99%,采用快速诱导气管内插管全身麻醉方式,静脉推入阿托品0.15mg、地塞米松5mg、丙泊酚50mg、芬太尼

35μg 及罗库溴铵 5mg，患儿睫毛反射消失、无体动、下颌松弛后，置入有囊加强气管导管 4.0mm(ID)，插管深度 15cm。听诊双肺呼吸音对称。麻醉维持给予丙泊酚 150mg/h 和瑞芬太尼 300μg/h，机械通气 V_T140ml，RR20 次/分，I:E = 1:2。连续监测生命体征，维持 $P_{ET}CO_2$ 30～40mmHg，根据 $P_{ET}CO_2$ 适当调节呼吸机参数，放入食管镜，取出硬币后停止静脉麻醉药，手术时间 15 分钟，患儿于手术结束后 10 分钟拔除气管导管。术后转送至恢复室，等患儿意识恢复，自主呼吸平稳后送回病房。

病例二　异物取出合并食管出血的麻醉

一般情况

患儿，女，9 个月，体重 9kg。入院前 3 小时，突然哭闹，伴呕吐血性分泌物，量不多，无呼吸困难及流涎，于当地医院拍胸片(见图 7-3)：

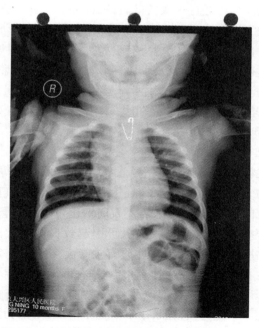

图 7-3　患儿术前胸片显示：别针位于胸廓入口处

胸廓入口见纵形别针影,别针敞开。入院查体神清,呼吸平稳,咽部无充血,未见唾液潴留,黏膜有损伤,有少量血性分泌物,双肺呼吸音清,未闻及干湿啰音。血常规 WBC10.92×10⁹/L,其余检查未见明显异常。入院诊断为食管异物,于入院当天急诊行食管异物取出术。

麻醉过程

患儿清醒入室,哭闹,常规监测体温 37.6℃,HR146 次/分,RR23 次/分,BP102/58mmHg,SpO₂99%,面罩吸氧,采用快速诱导气管内插管全身麻醉,静脉推注地塞米松 5mg、阿托品 0.1mg、芬太尼 15μg、罗库溴铵 5mg 及丙泊酚 25mg,约 1 分钟后插入 3.5mm (ID)加强气管导管,深度 10cm。定容模式机械通气,V_T80ml/min,RR24 次/分,4% 七氟烷麻醉维持,1.5L/min 氧流量吸入。手术开始后,食管镜下可见到别针尖端已刺入食管壁,试取两次未见活动,有血液渗出,再经过几次尝试后,别针尖部与食管壁分离,最终钳夹住别针尖端取出,但出血逐渐增多,术野中有活动性出血,经过纱布压迫止血效果不佳,考虑有食管损伤,与胸外科联系紧急行开胸食管修补术,开胸前行桡动脉穿刺,进行有创 BP 监测,股静脉置入 5F 双腔中心静脉导管,手术过程顺利,停止吸入七氟烷,清醒后拔管,术毕查血气:Hb9.5g/dL。术中输入糖盐钾 200ml,万汶50ml,出血 30ml。

讨论

儿童误将小玩具咽下滞留于食管,如硬币、纽扣等,形成食管异物。异物多嵌在食管狭窄处,在第一狭窄即食管入口处多见,为临床最多见的食管异物类型,若不及时取出可引起食管周围炎、纵隔炎及食管瘘等,如果穿破大血管可引起致命性的大出血。临床特征与异物所在部位、大小及性质有关。大多数患儿发生食管异物后即有症状,但有研究统计有 10% 左右可无任何症状。通常症状的严重程度与异物所在部位及食管壁的损伤程度有关。

食管上 1/3 处为横纹肌,下 1/3 为平滑肌,中部为两者的移行部分。因此麻醉需要达到一定深度,使横纹肌和平滑肌都保持松弛。食管的腺体丰富,浅层的贲门腺和深层的黏液腺均有旺盛的分泌作用,在异物和食管镜的刺激下,分泌更甚,有碍于手术的进行,因此麻醉前应给予抑制腺体分泌药物。食管缺乏浆膜层,容易造成穿孔,穿孔后不易修复,故如果术前考虑异物不易取出,应做好开胸准备,以及发生大出血的抢救准备。

根据异物形状的不同可有不同的处理方式:圆形或球形的异物以金属硬币及玻璃球为主,例如病例一中的异物,一般卡在食管入口处,嵌顿时间较长,会引起食管入口水肿,压迫气道引起呼吸困难,应尽早取出。一般金属硬币都以冠状位卡在食管入口处,食管与异物之间有缝隙,因此手术操作简单,时间也较短,一般可以在10分钟内完成,无副损伤,可选择短效全麻药,采取气管内插管全身麻醉,气管导管偏细有利于异物取出。此方法更适于婴幼儿,避免术中食管镜压迫气管而发生窒息,同时全麻能使食管上端的环咽肌、咽下缩肌松弛,有利于食管镜的插入,减少黏膜损伤。如遇到球类异物与食管嵌顿紧、无缝隙,或有球类异物表面光滑,不易钳住,反复夹取会引起食管黏膜水肿,加之异物机械刺激,如异物卡在入口处,使环咽肌收缩甚紧,造成异物嵌顿加重,强行钳夹,无疑会损伤食管黏膜及环咽肌,造成食管穿孔。因此,在无法取出时,可在明视下用食管镜向下推送至胃内,使其从肠道自然排出。

病例二为别针异物卡在食管入口上,采取气管内插管全身麻醉是取复杂异物确保安全的前提。尖锐嵌顿异物,特别是怀疑扎入食管壁内者绝不能强取。食管异物引起食管黏膜损伤最常见,并发食管穿孔是引发进一步感染的病理基础,食管异物最严重的并发症是食管-主动脉瘘形成的假性动脉瘤,可突然破裂大出血。病例二患儿,异物取出时出现食管损伤出血,情况紧急,在准备急诊开胸的同时,积极做好围术期监测,开放有创动静脉通路,备血导尿等,为患儿的安全做好了充分的准备。

点评

1. 小儿食管异物术前应明确异物的形状、性质以及嵌顿的位置,做好麻醉预案。

2. 气管插管选择加强气管导管,以防止食管镜插入后压迫导管影响呼吸,并将导管固定牢固,以免食管镜取出异物时将导管带出。

3. 对于简单食管异物,选择短效全麻药,以便于术后快速苏醒,对于特殊食管异物,应做好充分抢救措施,正确处理复杂食管异物是预防食管穿孔及其引发严重并发症的关键,及时准确诊治严重并发症是防止死亡发生的重要措施。

第七节　先天性会厌囊肿手术的麻醉

病例一　麻醉诱导时喉痉挛

一般情况

患儿,女,21 天,体重4kg,因"嗓子呼噜3 周"入院。曾于当地医院按先天性喉软骨软化治疗无效,足月剖宫产。入院查体无其他先天性畸形,安静时呼吸音稍粗,可闻及轻度哮鸣音,哭闹时加剧,有轻度三凹征,无缺氧及发绀。电子喉镜提示先天性会厌囊肿。颈部 B 超显示舌根区域囊肿 1.3cm × 1.1cm × 1.0cm。入院诊断为先天性喉软骨软化;先天性会厌囊肿。入院后行穿刺抽液未能抽出液体,吸氧及对症治疗后3 天拟行会厌囊肿切除术。

麻醉过程

患儿入手术室后 SpO_2 95%(吸空气),HR142 次/分,RR25 次/分,静脉注射丙泊酚 10mg,患儿入睡,面罩辅助呼吸无气道梗阻,吸入 8% 七氟烷,氧流量 8L/min,1 分钟后行气管插管,第一次直喉镜置入未能窥视声门退出,另一高年资麻醉医师第二次在会厌下盲探气管插管,插入后未见胸廓起伏,$P_{ET}CO_2$ 不显示,听诊无呼吸音。于是拔除气管导管。此时 SpO_2 开始迅速下降,最低至 20% 左右,HR 逐渐下降最低达 40 次/分。迅速加压给氧,心肺复苏,静脉注射阿托品 0.2mg,HR 无明显改善,随即静脉注射肾上腺素

0.4mg。1 分钟后,HR 上升至 180 次/分,SpO_2 上升至 98%,第三次通过直喉镜成功插入 3.0mm(ID)普通气管导管(无套囊)。听诊双肺呼吸音清晰,$P_{ET}CO_2$ 显示 65mmHg。术中吸入七氟烷浓度 3%,手术时间 10 分钟,术毕入麻醉后恢复室。30 分钟后患儿完全清醒,顺利拔除气管导管。患儿术后 5 天治愈出院,随访无麻醉相关并发症。

病例二　麻醉过程平稳

一般情况

患儿,男,27 天,体重 4.2kg,因"呼吸困难 3 天"急诊入新生儿重症病房。电子喉镜提示会厌囊肿,颈部 B 超提示:舌根区域囊肿 0.6cm×0.5cm×0.4cm。足月顺产。呼吸急促,可见明显吸气性三凹征,可闻及喘鸣音。入院诊断为先天性喉软管软化Ⅱ型呼吸衰竭;先天性会厌囊肿。入院后行持续正压辅助通气治疗 3 天,会厌囊肿穿刺抽液治疗 1 次。入院第 6 天拟全麻下行会厌囊肿切除术。

麻醉过程

入手术室后 SpO_2 97%(吸空气),HR135 次/分,RR 25 次/分,静脉注射丙泊酚 8mg,待患儿安静后吸入 8% 七氟烷,氧流量 6L/min,手控辅助呼吸无明显气道梗阻,1 分钟后拟行气管插管,第一次直喉镜窥视后发现声门显露不佳,继续吸入 8% 七氟烷。2 分钟后,第二次直喉镜成功插入气管导管 3.0mm(ID,无囊),术中吸入 3% 七氟烷维持麻醉,手术时间 13 分钟,术毕带气管导管送 ICU 呼吸支持治疗,约 3 小时后顺利拔管。术毕 3 天治愈出院。

讨论

先天性会厌囊肿是引起新生儿呼吸困难比较罕见的原因,发病率在 2/100 000。由于新生儿肌力弱、生理反射不完善,气道狭窄,会厌囊肿患儿更易发生上呼吸道梗阻及威胁生命的并发症。因此,合理的麻醉与气道的管理对于减少相关并发症及死亡率至关重要。现结合上述两例经典病例资料加以讨论。

新生儿会厌囊肿,由于肿物占据气道,造成呼吸道部分梗阻。患儿的症状由囊肿的大小和部位决定。通常就诊的年龄越小,囊肿会越大。这类患儿麻醉诱导后,肌力下降、囊肿移位遮挡声门,造成面罩通气困难。同时,因囊肿阻挡视线无法清晰暴露声门,麻醉医师行气管插管时相当困难。可见,麻醉医师在会厌囊肿切除术麻醉时,必将面临困难气道及插管困难。曾有报道在清醒、喉部表面麻醉下行气管插管的方法,1% 丁卡因或者 2% 利多卡因充分表面麻醉下清醒插管。对于困难气道的儿童, Thomas Markus Weiss 等建议给予吸入麻醉并保留自主呼吸,使用纤支镜完成气管插管。他们认为能够通过面罩或喉罩通气的患儿,可以应用肌松剂,而应用肌松剂的好处是减少了纤支镜插管时诱发的气道并发症,诸如支气管痉挛。他们还指出对于困难气道,通常正确的面罩通气和直接喉镜插管是行之有效的。对于新生儿困难气道,可应用的插管工具十分有限,光索是一种盲探插管工具,对喉部解剖结构异常的患儿不太适合。会厌囊肿的新生儿,理论上讲,盲探插管成功率低,操作时间长,易造成患儿缺氧损伤。可视喉镜如 Airtraq 即使使用了弯曲的喉镜片,对于此类患儿也不能充分暴露声门,应用上受到限制。

患儿术前评估应包括患儿的一般情况,呼吸系统评估,疾病治疗情况等。患儿如果是早产儿,要警惕是否合并呼吸窘迫综合征、PDA。合并呼吸系统感染的患儿要给予积极的抗炎治疗,术前的呼吸功能维护和支持非常重要。麻醉前应该进行缜密的准备,麻醉前要建立静脉通道。无静脉通道下,冒然吸入七氟烷诱导会导致灾难性后果;要准备好不同型号气管导管、喉罩及环甲膜穿刺等紧急气道工具,急救复苏药物如阿托品、肾上腺素稀释后备用亦十分必要;至少两名经验丰富的麻醉医师参与;手术医师与巡回护士必须到场参与麻醉诱导。

与成年人相比,解决新生儿困难气道的手段非常有限,目前最主要的方法还是直喉镜下气管插管。因此,诱导的方法与常用全麻药物的选择至关重要。此类患儿麻醉诱导的基本原则是应用麻醉药后保留患儿自主呼吸,同时患儿能达到满足气管插管的麻醉深度。会厌囊肿的患儿如果应用清醒插管,喉部肌力存在,插管时患儿挣扎,声门暴露困难,反复插管会引起喉部水肿、囊肿破裂,加重面罩通气困难,甚至面罩无法通气。临床中多采用吸入七氟烷诱导方法,也可选用静脉注射小剂量丙泊酚 2mg/kg 或氯胺酮等方法。原则上讲,保留自主呼吸、充分表面麻醉下气管插管是较安全的诱导方案。要尽量减少气管插管次数,有助于减少诱导期呼吸系统紧急事件的发生。采用何种安全的麻醉诱导方法,要根据患儿的病情,选择最熟悉的药物和插管方法,减少对患儿的损伤。该类患儿术中麻醉维持阶段要保持气管导管正确的位置,防止过深至单肺通气或过浅至导管脱出。新生儿会厌囊肿患儿术后可能发生喉头水肿等并发症引起再次严重的上呼吸道梗阻,因此苏醒期拔管务必要谨慎,严格把握拔管指征,待患儿完全清醒、呼吸功能完全恢复、全麻作用消退后方能拔除气管导管,必要时建议继续呼吸支持。

此两例患儿采用静吸复合麻醉诱导,丙泊酚常规剂量对新生儿呼吸功能不会产生抑制,通常患儿入睡后,要对患儿是否可以面罩通气进行评估,如果面罩通气大致正常,就可以进一步加深麻醉。如果麻醉深度不够,一方面不利于声门暴露;另一方面,浅麻醉下插管操作会诱发插管不良反应。大剂量吸入七氟烷在新生儿麻醉诱导中应用是比较安全的。从病例资料以及纤支镜检查图片中可以看出,病例一会厌囊肿体积较大,术前穿刺后效果不明显,该患儿诱导插管时相对较困难。病例二术前给予了 NCPAP 治疗与穿刺抽囊液治疗,术前呼吸功能有所改善,增加了围麻醉期缺氧耐受能力及气管插管成功率。对于术前呼吸功能不全的患儿,麻醉恢复期要给予重视,同时术后进一步治疗降低了麻醉并发症发生几率。

点评

1. 对于先天性会厌囊肿这类困难气道的麻醉,要注意气道操作的时机如气管插管时适宜的麻醉深度,可防止气道痉挛的发生。

2. 充分的术前准备可以提高新生儿会厌囊肿患儿麻醉实施的安全性。

3. 纤支镜检查结果是麻醉医师了解患儿喉部情况的重要资料,没有影像资料时,麻醉医师可以在麻醉诱导前,表面麻醉下窥喉,对咽喉部结构有一定了解,提高插管成功率。

第八节 舌系带切开术的麻醉

病例一 气管内插管全身麻醉下行舌系带切开术

一般情况

患儿,男,2 岁,13kg,发音不清,伸舌较困难,舌尖伸出时"W"形就诊。入院查体神清,精神好,呼吸平稳,心肺腹查体未见明显异常。颌面部丰满,双侧对称,无红肿及压痛点。口内黏膜未见红肿、疱疹、溃疡及出血点。舌系带附着近舌尖,系膜较厚。伸舌上抬略受限,伸舌舌尖呈"W"形,系带无溃疡。辅助检查:血尿常规,凝血功能,生化检查,ECG,胸片均无异常,入院后诊断为舌系带过短,于入院当天行舌系带切开术。

麻醉过程

术前禁食 6 小时,禁水 4 小时,于麻醉开始前半小时口服咪唑安定 6.5mg。患儿清醒入室,常规吸氧监护,HR115 次/分,RR24 次/分,BP102/60mmHg,SpO$_2$100%。吸入 8% 七氟烷约 2 分钟后患儿入睡,开放静脉。静脉给予阿托品 0.1mg,芬太尼 20μg,瑞芬太尼 25μg,丙泊酚 40mg,待患儿意识和体动消失,置入带囊 4.0mm(ID)气管导管,插管深度 12cm。听诊双肺呼吸音对称。机械通气设置 V$_T$100ml,RR 使 P$_{ET}$CO$_2$在 30~40mmHg 范围内,I:E = 1:2。麻醉维持给予静脉持续泵入瑞芬太尼 250μg/h。手术时间 10 分钟,距离手术结束前 3 分钟停止瑞芬太尼泵注。麻醉时间 20 分钟,出血 1ml,术中补充 100ml 糖盐钾溶液,拔管后转送至术后恢复室,等患儿意识恢复,自主呼吸平稳后送回病房。

病例二 非气管插管全身麻醉行舌系带切开术

一般情况

患儿,男,3 岁,15kg,发音不清,伸舌较困难入院,患儿神清,精神好。伸舌上抬受限,伸舌舌尖呈"W"形,发音不清楚。血尿常规、凝血功能、生化检查、ECG 和胸片均无异常,入院后诊断为舌系带过短,于入院当天行舌系带切开术。

麻醉过程

术前禁食 6 小时,禁水 4 小时,患儿清醒、开放手背静脉后入室,表情自然。常规吸氧,HR98 次/分,RR25 次/分,BP105/63mmHg,SpO$_2$100% ,采用静脉麻醉,分别推注氯胺酮 40mg,丙泊酚 20mg,阿托品 0.15mg,约 1 分钟后患儿意识消失,保持自主呼吸,对疼痛刺激无反应后进行手术,手术开始 5 分钟患儿突然出现屏气、呼吸道梗阻,SpO$_2$迅速下降至 45%,紧急揭开手术巾,患儿面部青紫,面罩加压给氧,同时给予丙泊酚 20mg 加深麻醉,SpO$_2$迅速上升至 100%;患儿自主呼吸恢复正常,手术继续进行。手术时间 15 分钟,麻醉时间 30 分钟,出血 1ml,术中补糖盐钾溶液 100ml,术后将患儿转送恢复室,20 分钟后等患儿意识恢复,检查口腔内无活动性出血后当天出院。

讨论

舌系带过短是患儿出生后舌系带没有退缩到舌根下,导致舌头不能伸出口外,舌尖不能上翘。舌系带过短也属于先天性畸形,术前应了解患儿是否有其他畸形,口腔内插管是否困难。此类手术患儿年龄偏小、普遍存在术前紧张焦虑的状态。术前访视时要认真询问患儿的饮食生活习惯和喜好。解决患儿术前焦虑状态的方法有以下几种:①肌内注射氯胺酮,这种古老的方法正在被麻醉医师所摒弃;②经鼻、口或肛门用药,是目前采用较多的用药方法;③在父母配合的情况下,使用吸入麻醉剂,七氟烷等,在中国的多数医院中无法实施;④另外可以根据患儿的喜好,用一些玩具、贴画,看患儿喜欢的视频及和患儿做游戏的方式使其配合完成麻醉诱导。比较常用的麻醉用药有咪唑安定,有的麻醉医师加用芬太尼、氯胺酮等辅助用药,可以选用口服或滴鼻等方式。通常的做法是把药物与患儿喜好的无渣饮料相混合,对于病例一,使用1.3ml的咪唑安定加1.7ml的苹果汁混合后口服,20分钟时患儿表现出松弛状态。对于病例二的患儿,麻醉医师很容易和他相处,患儿随我们的医护人员走入手术室。

舌系带切开手术是在口腔内进行,会给呼吸道管理带来一定难度,虽然使用氯胺酮静脉麻醉简单方便,但是氯胺酮本身可以引起分泌物增多,如果手术中出血吸引不及时,都可以刺激咽喉部引起喉痉挛,病例二没有选择气管内插管,术中出现了喉痉挛。另外手术时间短小,麻醉偏浅也容易发生喉痉挛。有的患儿舌系带较厚,需要切开缝合,麻醉方法最好选择气管插管全身麻醉,气管插管需选择带气囊的导管,以防止血液及分泌物流入气道造成气道痉挛。病例一的患儿使用气管插管全麻可以安全地管理呼吸道,即使有些患儿有上呼吸道感染,也能避免呼吸道并发症的发生。另外短小手术选择丙泊酚和瑞芬太尼静脉诱导麻醉,避免使用肌松药,顺利实现气管插管,保障患儿的镇静满意、镇痛完全。可以使术后患儿迅速清醒,尽早拔管和出院。但有一点要注意,气管导管要使用小一号的为宜,因为此时声门的开放程度通常不会很大,要防止患儿插管后气道损伤。现在,有种一次性设计的可弯曲喉罩面世,可弯曲的手柄类似于加强气管导管管壁。但这种喉罩手柄发软,插入喉罩时需要把操作者手指放入患儿口腔辅助插入完成。麻醉医师根据手术医师的要求把喉罩固定在任意位置。麻醉诱导及维持药物应选择短效静脉药,舌系带切开术时间一般在10分钟内完成,故静脉诱导以后,可不需要静脉泵注丙泊酚,直接选择泵注瑞芬太尼可在术后迅速苏醒,且苏醒完全。舌系带手术多为门诊手术,当天出院,术后可不采取术后镇痛,但应防止术后口腔内出血及恶心呕吐。

点评

1. 舌系带手术多为门诊手术,麻醉医师术前访视时要问清是否禁食禁水,近期有无呼吸道感染情况,设计合适的麻醉方案解除患儿焦虑状态。

2. 虽然手术时间很短,但仍需选择气管内插管全身麻醉,选择短效静脉药物维持。

3. 术后患儿完全清醒,检查口腔内无出血后方可让患儿离院。

参 考 文 献

1. 罗义骏,张毅,王海鹰,等.巨大会厌囊肿困难插管一例体会.临床麻醉学杂志,2003,12:733.

2. J. Benjamin McIntire, Lawrence Simon. Epiglottic and arytenoid cyst in a pre-term infant. International Journal of Pediatric Otorhinolaryngology, 2012, 7: 144-146.

3. Markus weiss, Thomas engelhardt. Proposal for the management of the unexpected difficult pediatric airway. 2010, 20(5):454-464.

4. Johannes Kalbhen, Aike K. Prospective model-based comparison of different laryngoscopes for difficult intubation in infants. Pediatric Anesthesia, 2012, 22: 776-780.

第八章 急症、烧伤专科手术的麻醉

第一节 急性阑尾炎手术的麻醉

病例一 蛛网膜下腔阻滞行阑尾切除术

一般情况

患儿,女,12岁,47kg。急性起病,持续性右下腹痛8小时,伴发热,体温38.7℃。全腹压痛,以右下腹为著,局部肌紧张,反跳痛明显。B超显示右下腹可见增粗阑尾,外径最粗0.6cm,壁厚0.2cm,管壁周围可见低回声渗出。提示阑尾炎症。血常规:WBC13.68×10^9/L,中性粒细胞占80.1%。诊断为急性阑尾炎,入院后抗炎输液、物理降温,进行术前准备,入院后4小时急诊行开腹探查阑尾切除术。

麻醉过程

入室监测生命体征 HR82 次/分, RR18 次/分, BP110/68mmHg,SpO$_2$100%,体温37.5℃。患儿左侧卧位行蛛网膜下腔阻滞,取 L$_{3-4}$ 间隙为穿刺点,0.5%普鲁卡因2ml局部浸润后,使用22号穿刺针垂直皮肤进针,针尖斜面朝向患儿头侧,见脑脊液流出后向蛛网膜下腔注入0.2%布比卡因6ml,注药速度1ml/s。穿刺后取平卧位,穿刺注药5分钟后麻醉阻滞平面达 T$_8$;10分钟后阻滞平面达到 T$_6$。静脉给予氟哌利多2.5mg、芬太尼50μg后患儿入睡,面罩吸氧。术中患儿生命体征平稳、肌松效果满意,无腹膜牵拉反应。术毕可唤醒患儿,无不适。手术时间50分钟,麻醉时间 60 分钟,术中给予复方乳酸钠山梨醇 400ml,出血 2ml。术后镇痛使用静脉泵,芬太尼 900μg 加入生理盐水 100ml,2ml/h。患儿回病房后去枕平卧 6 小时,术后 2 天随访诉腰部略酸胀,4 天时无不适,7 天出院。

病例二 腹腔镜阑尾切除术的麻醉

一般情况

患儿,男,12 岁,40kg。急性起病,持续性右下腹痛 14 小时,伴发热、呕吐,体温 39.0℃。查体全腹压痛,以右下腹为著,局部肌紧张,反跳痛可疑。B 超示右下腹可见增粗阑尾,外径最粗 0.7cm,壁厚 0.2cm,阑尾与周围组织轻度粘连。追问病史近 2 年内反复发作类似症状 3 次,均经抗炎治疗好转。入院诊断为慢性阑尾炎急性发作,当日行腹腔镜阑尾切除术。

麻醉过程

入室监测生命体征 HR75 次/分,RR18 次/分,BP110/60mmHg,SpO$_2$100%,体温 36.5℃。面罩吸氧,麻醉诱导依次静脉缓慢推注丙泊酚 80mg,芬太尼 80μg,瑞芬太尼 50μg,罗库溴铵 20mg,下颌松弛后置入带囊 7.0mm(ID)气管导管,插管深度 20cm,听诊双肺呼吸音对称。麻醉维持泵入丙泊酚 8 ~ 10mg/(kg·h),瑞芬太尼 0.25 ~ 0.3μg/(kg·min),维持 BP100/60mmHg 左右;容量通气模式 RR 16 次/分,I:E = 1:1.5,调节 V$_T$6 ~ 8ml/kg,维持 P$_{ET}$CO$_2$35 ~ 40mmHg。手术开始时,腹腔内二氧化碳气腹压力控制在 13 ~ 15mmHg,容量控制呼吸改用压力控制模式,RR 16 ~ 20 次/分,I:E = 1:2,调节峰压为 16 ~ 20cmH$_2$O,保持 P$_{ET}$CO$_2$40mmHg。阑尾切除顺利,腹腔镜检查术野无渗血,放出腹腔内二氧化碳气体,此时加大患儿通气量维持 P$_{ET}$CO$_2$30mmHg。术毕前 5 分钟停止静脉麻醉药。待患儿自主呼吸恢复,不耐受气管导管时拔管。手术时间 65 分钟,二氧化碳气腹时间 55 分钟,麻醉时间 75 分钟,术中补充复方乳酸钠山梨醇液 500ml,出血 2ml。术后镇痛舒芬太尼 60μg 加入生理盐水 100ml,2ml/h 持续静脉泵入。

讨论

小儿急性阑尾炎是小儿腹部外科常见的急腹症,6~12 岁为发病高峰。消化道症状明显而突出,呕吐常为首发症状。严重呕吐患儿,加之高热、进食水少,就诊时可伴有脱水和酸中毒症状,术前应充分补液、纠正酸中毒。小儿急性阑尾炎尤其是并发腹膜炎时,胃肠蠕动减慢,甚至出现逆蠕动,导致胃排空时间延长。患儿情绪紧张、疼痛使胃动力减低,所以急诊阑尾炎患儿麻醉前应放置胃管减压。高热是小儿急性阑尾炎常见表现,高热不退可致惊厥,这是由于小儿体温中枢不稳定和炎症反应剧烈的缘故。术前体温超过38.5℃时,应积极降温处理,严重的腹膜炎患儿,使用多种降温措施效果也不明显,只有去除病灶、清洗腹腔炎性渗液后才能控制体温。对严重的高热患儿,以杜冷丁、异丙嗪和氯丙嗪组成的冬眠合剂配合冰盐水灌肠通常有明显的效果,不可因降温时间过长而耽误手术时机。

小儿阑尾切除术过去应用较多的麻醉方法是基础加硬膜外阻滞及基础加蛛网膜下腔阻滞,椎管内阻滞操作及麻醉管理相对简单,对患儿生理环境干扰小,曾是阑尾切除术的主要麻醉方式。但是,脊髓神经阻滞不完善、术后腰背不适感,以及并发暂时性神经症状(transient neurologic symptoms,TNSs),术中需辅助基础麻醉等限制了椎管内阻滞的应用。在椎管内麻醉中,轻比重腰麻在开腹阑尾切除术中曾被广泛应用,它具有以下的特点:①阻滞起效快,操作简单;②患儿注药后无须调节体位,麻醉平面能满足手术的需要;③血流动力学稳定;④双侧阻滞均衡,避免硬膜外阻滞后引起的一侧躯体麻痹出现。我院麻醉科观察的一组患儿中,蛛网膜下腔注药过程中无颅压突然增高不适表述,术中、术后无头痛、呕吐等症状。近年,由于麻醉技术和设备的改进,麻醉方法趋向于气管插管静吸复合全身麻醉。它的优点是麻醉深度维持稳定,神经阻滞完善,术中牵拉反射少。避免了椎管内麻醉引起的不适,提高了麻醉安全性。病例二患儿于回病房时已清醒,3 小时后下地活动。术后随访患儿无明显不适。

急性阑尾炎患儿麻醉诱导时,面罩去氮给氧时采用低气道压力法,减少不必要的吸痰操作,以防刺激咽喉导致呕吐。术中二氧化碳气腹导致高腹压对患儿循环功能有较大的影响,腹压升高使静脉回心血量减少,心脏前负荷减少,后负荷增加,心输出量减少。同时心血管代偿反应使交感神经兴奋,一方面 HR 加快,心肌耗氧增加,另一方面 BP 增高,心肌供氧不足,导致心肌缺血,易发生心律失常。病例二患儿术中严格限制二氧化碳气腹压力小于15mmHg,减少气腹对循环的影响。二氧化碳气腹对患儿呼吸系统的不利影响,一方面是膈肌上抬使 V_T 降低,气道内压力升高,通气受限,V/Q 比值失调,降低血氧含量,二氧化碳潴留。另一方面是二氧化碳通过腹膜吸收导致高碳酸血症。病例二患儿术中为增加二氧化碳排除,预防高碳酸血症发生,气腹后改用 PCV 模式,它的优点是降低吸气峰压,减轻高气压对肺泡的损伤。在通气条件中适当增加 RR,保持 $P_{ET}CO_2$ 在 40mmHg 左右。腹腔镜手术优点很多,创伤小,疼痛轻,更好地维持机体内环境稳定等。但二氧化碳气腹也有较多问题需要麻醉医师关注如低氧血症、高碳酸血症和酸中毒、高血压、心动过速等,麻醉医师要及时发现及时处理。有研究表明腹腔镜手术后高达50%的患儿出现恶心呕吐,远高于开腹手术,这与二氧化碳气腹有一定的关系。减少二氧化碳气腹压和麻醉中适当过度通气,可减少恶心呕吐的发生。

点评

1. 急诊阑尾炎患儿麻醉前应行胃肠减压,围麻醉期做好处理呕吐、预防误吸的准备。

2. 高热患儿,术前应积极降温处理。体温下降效果不明显者,应尽早手术清除病灶,冲洗腹腔,去除发热根源。

3. 轻比重腰麻是神经阻滞在开腹阑尾切除术麻醉中较好的应用,不受麻醉设备及手术室条件的限制,是临床麻醉医师应该掌握的一种麻醉技术。

4. 腹腔镜手术临床应用越来越广泛,麻醉医师要了解二氧化碳气腹导致的病理生理变化,术中及时处理相应并发症。

第二节　小儿肠套叠的麻醉

病例一　气灌肠复位的麻醉

一般情况

患儿,男,10个月,9kg。因呕吐、哭闹6小时伴果酱样血便就诊。腹部平片提示肠套叠。清醒下气灌肠未复位。查体一般情况可,精神好,神志清,BP82/48mmHg,HR110次/分,RR24次/分,体温37℃。腹部稍胀,尚柔软,右上腹可触及一包块。其他化验检查未见明显异常。以急性肠套叠入院,准备在全身麻醉下行气灌肠。

麻醉过程

术前访视患儿,评估其一般情况,询问禁食时间、近期是否合并呼吸道感染、既往病史等。向患儿家属说明放射科麻醉的风险性并签署知情同意书。麻醉方式选择静脉镇静。患儿平卧于操作台,予鼻导管吸氧,用负压吸引器吸除胃内容物。给患儿连接便携式SpO_2监测仪,$SpO_2$99%。静脉给予阿托品0.1mg、丙泊酚30mg,患儿安睡,用肩垫使头部后仰、偏向外侧,保持呼吸通畅。将Forly氏气囊导管置入患儿肛门中,导管的另一端连接灌肠机气泵,嘱家长操作开始时,双手夹紧肛门减少漏气。麻醉医师可以进入监测室,通过观察X线屏幕及透过视窗观察患儿的呼吸情况,当患儿长时间屏气大于2分钟、存在呼吸困难或体动明显时要暂停操作进行处理。此患儿X线透视下可见右上腹杯口状包块影,气灌肠压力达到10kPa时复位。操作历时8分钟,SpO_2维持正常,未追加丙泊酚。检查结束,刺激患儿有体动反应,吸氧监护下送回病房。

病例二　气管插管全麻下肠套叠手法复位术的麻醉

一般情况

患儿,男,10个月,体重9kg。主因"呕吐伴发热2天,血便3

天"入院。查体体温 38.5℃,P187 次/分,RR25 次/分,BP80/45mmHg。轻度脱水貌,腹稍膨隆,未见胃肠型及蠕动波,触诊腹较软,压痛、反跳痛不明显。左腹部可及一包块,肠鸣音不亢进。血常规 WBC12.45×10^9/L,中性粒细胞占 47.1%,Hb 10g/L。B 超示左下腹肠管探及同心圆征,病变累及肠管从左下腹至右下腹,套入头端位于回盲部,腹腔可见游离液平面,符合肠套叠征象。入院后积极治疗,胃肠减压,补充体液丢失量,于入院当天行剖腹探查术。

麻醉过程

入室监测生命体征:SpO$_2$ 99%,HR155 次/分,RR25 次/分,BP90/45mmHg,体温 37.8℃。面罩纯氧吸入,依次静脉缓慢推注丙泊酚 20mg,芬太尼 15μg,罗库溴铵 5mg,去氮给氧,下颌松弛后置入 3.5$^#$气管导管,插管深度 12cm。麻醉维持选择吸入 2.5% 七氟烷,静脉持续泵入瑞芬太尼 0.2μg/(kg·min),维持 BP90/60mmHg 左右。机械通气,RR 为 25 次/分,I:E=1:1.5,调节 V$_T$维持 P$_{ET}$CO$_2$35~40mmHg。术中见腹腔内淡黄色渗液约 100ml,肠套叠包块位于右中腹,为大小约 10cm×5cm×3cm 的回-回-结套。套入肠管为回盲部及远端结肠,鞘部充血水肿明显。手法顺利复位套入的肠管,修补破损的肠壁浆膜层。手术时间 35 分钟,麻醉时间 45 分钟,术中补液糖盐钾 100ml,万汶 100ml,出血 2ml,尿量 50ml。患儿恢复顺利,术后 6 天出院。

讨论

肠套叠指部分肠管及其肠系膜套入邻近肠腔所致的一种病变,是婴幼儿时期常见的急腹症之一。80% 患儿在 2 岁以内发病,发病季节与胃肠道病毒感染流行一致,以春秋季多见。常伴发于中耳炎、胃肠炎和上呼吸道感染。肠套叠多为顺行性套叠,与肠蠕动方向相一致,套入部随着肠蠕动不断继续前进,该段肠管及其肠系膜也一并套入鞘内,颈部束紧不能自动退出,由于鞘层肠管持续痉挛,致使套入部肠管发生循环障碍,初期静脉回流受阻,组织充血水肿,静脉曲张。黏液细胞大量分泌黏液,进入肠腔内,与血液及肠内容物混合成果酱样大便排出。随着肠壁水肿,静脉回流障碍加重,肠系膜动脉受累,致使肠壁缺血坏死并出现全身中毒症状,严重者可并发肠穿孔和腹膜炎。患儿早期一般情况尚好,体温正常,无全身中毒症状。随着病程延长,病情加重,并发肠坏死或腹膜炎时,全身情况恶化,会有严重脱水、高热、嗜睡、昏迷及休克中毒症状。急性肠套叠是一种危及生命的急症,一旦确诊需立即进行处理,是否采取手术治疗根据病情决定。非手术复位套叠的肠管,可以采用水压、气压和钡剂灌肠,临床上以气灌肠为主。对于病史大于 48 小时,或虽时间不长但病情严重、疑有肠坏死或穿孔,小肠套叠以及患儿合并严重呼吸循环系统疾病时通常不适合气灌肠。上述气灌肠禁忌的患儿要采取手术治疗方式,大部分患儿套叠肠管复位后血运正常,通常手法复位即可;对于手法复位困难或复位肠管存在缺血坏死时,需要采取肠切除吻合的术式;个别腹膜炎合并严重的全身中毒反应的患儿,要采取肠切除外置的手术方式。

我院气灌肠麻醉经历了以下几个阶段:①开放式吸入麻醉是最原始的麻醉方式。此种吸入麻醉是在纱布罩上滴洒液态挥发性麻醉剂甲氧氟烷实施麻醉的过程,此方法对患儿呼吸及循环功能影响较小,但麻醉中气道分泌物较多,有诱发喉痉挛和气道梗阻的危险,同时带来环境污染、影响医护人员健康,在二十世纪九十年代之后废弃;②基础麻醉或复合单次硬膜外阻滞阶段,基础麻醉常用的药物为氯胺酮及安定。根据我院早期肠套叠经直肠注气治疗标准,收集了 2504 例肠套叠患儿,选择 2487 例施行气灌肠,2141 例清醒灌肠复位成功,复位率达 86.1%。未复位者开放滴入甲氧氟烷后,二次施行气灌肠病例中,186 例复位,复位率提高至 93.6%。剩余患儿剖腹探查前予以硬膜外麻醉后,三次施行气灌肠病例中,16 例复位,最终复位率达 94.2%。结果显示,在镇静和麻醉状态下,复位率从 86.1% 提高到 94.2%。但是硬膜外穿刺是一种有创操作,考虑到相关的风险性,气灌肠麻醉中应用已逐渐减少。氯胺酮是一种强效镇痛药,对呼吸和循环功能影响轻微,但其可增加气道分泌物诱发喉痉挛、产生致幻谵妄等副作用,应用大剂量氯胺酮可引起苏醒延迟,临床上常和安定配成氯安合剂以便减少氯胺酮的用量及其副作用。随着新型静脉麻醉药研发,氯胺酮已经很少应用于气灌肠麻醉;③丙泊酚静脉镇静是目前气灌肠麻醉常用的方法。丙泊酚作用迅速,一次臂-脑循环时间即可产生麻醉作用,清除半衰期较短,反复用药几乎无蓄积作用,苏醒迅速,具有抗呕吐作用。在气灌肠麻醉中,其良好的镇静催眠作用,能消除患儿的恐惧、焦虑和不适,首次静脉注射 2 ~ 3mg/kg,丙泊酚除偶有一过性呼吸抑制外,对呼吸功能没有明显影响,维持静脉泵入 6 ~ 8mg/(kg·h)安全而有效。丙泊酚对外周血管有明确的扩张作用,可导致 BP 下降,HR 减慢,甚至出现房室传导阻滞。其对呼吸的影响表现为 V_T 降低和 RR 减慢,引起 SpO_2 的短暂降低。在灌肠过程中如发生心动过缓,静脉注射阿托品能拮抗丙泊酚的心肌抑制作用,是一种快速有效的治疗方法。麻醉过程中如出现呼吸抑制或 SpO_2 低于 90% 时,应立即停止操作,托起患儿下颌保持呼吸道通畅,必要时予以吸痰及面罩加压吸氧,待患儿呼吸平稳、SpO_2 恢复正常范围后再继续进行操作。

病例二患儿病史长,入院时有轻度贫血及脱水,入院后在完善术前检查的同时,积极进行补液治疗,入手术室前,已给予 2:1 液(2 份生理盐水加 1 份 5% $NaHCO_3$)200ml,平衡液 400ml,尿量达 150ml,患儿精神反应好,脱水基本纠正。采用静吸复合气管插管麻醉,患儿血流动力学稳定。术中输液原则是先快后慢,在麻醉诱导期间输液速度适当放快,维持阶段控制液量。晶体液胶体液同时输注,晶胶液量比为 1:1,最大输液速度可达 15 ~ 25ml/(kg·h)。术中根据尿量的变化,调节输液量。

点评

1. 手术室外麻醉环境和设备条件对麻醉安全性至关重要。

2. 麻醉后恢复到患儿情况绝对稳定后才能转运。

3. 对于术前存在脱水的患儿,麻醉前积极补液是术中麻醉平稳的关键。

第三节 小儿肠梗阻手术的麻醉

病例一 粘连性肠梗阻的麻醉意外

一般情况

患儿,男,5个月,8kg。急性起病,间断呕吐4个月。曾于生后因呕吐行十二指肠膈膜切除术,入院时查体生命体征平稳,听诊双肺呼吸音粗、未闻及干湿啰音,心音有力,心律齐,各瓣膜听诊区未闻及杂音,上腹部轻压痛,余大致正常。术前血常规、血生化正常。胸片示双肺纹理模糊,ECG示ST段略低。入院诊断为粘连性肠梗阻。入院后给予禁食水、胃肠减压、补液等治疗,于入院第3天行剖腹探查术。

麻醉过程

入室时生命体征平稳,SpO$_2$ 100%,HR130次/分,RR25次/分,BP90/50mmHg,体温36.8℃。面罩吸氧,依次静脉缓慢注射芬太尼20μg,丙泊酚20mg,罗库溴铵5mg,地塞米松2.5mg,气管插管顺利。术中吸入2.5%七氟烷,静脉持续泵入瑞芬太尼0.2~0.3μg/(kg·min)维持麻醉。外科医师松解粘连肠管后,为检测手术效果请求麻醉医师通过胃管向肠道内注气。麻醉医师用墙壁氧以5L/min的流量向胃管间断吹气。第一次注气后,术者诉胃胀,肠道不过气;胃管吸引后,再次注气后小肠进气满意,冲洗腹腔、准备关腹。约1分钟后发现麻醉机显示气道压由16cmH$_2$O迅速上升至32cmH$_2$O,麻醉医师手控呼吸感到气道略有阻力。此时发现患儿头面部及上胸部发绀、HR下降,BP测不出。先后两次给予阿托品0.1mg无效,心搏骤停;迅速给予心肺复苏,静脉分次推注肾上腺素共0.3mg、5% NaHCO$_3$(20ml+40ml+40ml),心外除颤(20瓦秒×3次),患儿恢复窦性心律。继续给予利多卡因10mg,葡萄糖酸钙1g,肾上腺素0.02~0.05μg/(kg·min)泵入,甘露醇40ml降颅压等治疗。股动脉穿刺置管测压、间断查血气。

复苏成功后动脉血气：pH7. 103，$PCO_2$68. 1mmHg，$PO_2$31mmHg，Na^+108mmol/L，K^+8. 6mmol/L，Ca^{2+}0. 85mmol/L，HCT15%，BE — 8mmol/L，$SaO_2$31%。出室前动脉血气：pH7. 242，$PCO_2$58. 5mmHg，$PO_2$248mmHg，Na^+138mmol/L，K^+3. 7mmol/L，Ca^{2+}1. 34mmol/L，HCT32%，BE — 2mmol/L，$SaO_2$100%。术中胸片示左侧少量气胸，手术结束、生命体征平稳后送 ICU。术中给予糖盐钾 70ml、生理盐水 200ml。

病例二 绞窄性肠梗阻的麻醉

一般情况

患儿，女，8 岁，29kg。腹痛、呕吐 6 小时入院。入院查体精神反应差，体温 38. 0℃，P172 次/分，RR30 次/分，BP90/66mmHg，全腹膨隆，压痛明显，肌紧张存在。腹部超声示小肠内大量积气积液，肠淤胀。血常规：WBC16. 28 × 10^9/L，Hb85g/L。入院诊断为绞窄性肠梗阻。入院后给予禁食水、胃肠减压、抗炎补液、纠正酸中毒及电解质紊乱，积极抗休克治疗 3 小时后行急诊开腹探查术。

麻醉过程

入室监测患儿生命体征，脉搏 $SpO_2$96%，HR150 次/分，RR30 次/分，BP85/40mmHg，体温 36. 8℃，意识淡漠。面罩吸氧下，依次静脉缓慢注射丙泊酚 30mg，芬太尼 30μg，罗库溴铵 15mg，面罩手控呼吸 1 分钟，下颌松弛后置入带囊气管导管，使用 PCV 呼吸模式，调节气道压力维持 $P_{ET}CO_2$35 ~ 40mmHg。行桡动脉穿刺置管监测 BP，开放颈外静脉和上肢静脉通路。在 30 分钟内快速补充复方乳酸钠山梨醇注射液 600ml，继予羟乙基淀粉、悬浮 RBC 维持补液。根据 BP 变化情况，调节吸入七氟烷浓度在 0. 5% ~ 2%，静脉间断泵入丙泊酚 3 ~ 10mg/（kg·h），瑞芬太尼 0. 05 ~ 0. 2μg/（kg·min），使 BP 维持在 90/60mmHg 左右。术中见部分空肠嵌顿于肠系膜裂孔处，嵌入坏死小肠 180cm，行肠切除吻合术。手术顺利，手术时间 88 分钟，麻醉时间 112 分钟，术中补充复方乳酸钠山梨醇注射液 700ml，羟乙基淀粉 250ml，悬浮 RBC120ml，出血

10ml,尿量 180ml。根据血气监测予 5% $NaHCO_3$ 100ml。术毕动脉血气:pH 7.385,PCO_2 36.5mmHg,PO_2 376mmHg,BE −3mmol/L,Hb104g/L。患儿恢复顺利,术后 11 天出院。

讨论

　　小儿肠梗阻是外科常见的急腹症之一,引起肠梗阻的原因有两大类,一类为机械性肠梗阻,多由于肠腔闭锁、肠管的粘连压迫等原因所致;另一类为功能性肠梗阻,多由于炎症、功能紊乱等原因引起的肠麻痹所致。部分患儿经过胃肠减压、抗炎补液、促进肠蠕动等保守治疗可好转。保守治疗效果不明显时,需要择期行外科手术,如病例一患儿,术前 ASA 分级为 II 级,麻醉处理与普通择期腹部手术麻醉大致相同。绞窄性肠梗阻是机械性肠梗阻中最危重的一类,患儿伴有肠管的缺血坏死,随着病情的进展,全身中毒症状明显,可以导致感染中毒性休克。只有去除坏死肠管根除毒素来源,休克才能彻底纠正。这就要求麻醉医师术前与外科医师相互沟通,了解患儿病史、诊断、治疗情况,制定麻醉方案。病例二就诊时已有中毒性休克症状,如 HR 快、BP 低、发热、意识淡漠,入院后经过外科抗炎、补液、纠正酸碱电解质紊乱,患儿中毒性休克症状有所减轻,立即行急诊手术治疗。此类患儿因存在中毒性休克的症状,循环功能处于代偿状态,不宜行硬膜外阻滞,病例二麻醉选择静吸复合气管插管全麻。考虑休克患儿对麻醉药物较敏感,常规剂量的麻醉药会使血管扩张,心肌抑制,BP 下降,出现循环衰竭的表现,固给予丙泊酚 1mg/kg、芬太尼 1μg/kg 均小于正常使用量。此患儿腹胀明显,膈肌上抬,气管插管后使用 PCV 模式,设置 RR 28 次/分、气道压 25cmH₂O,预防呼吸道压伤的发生。严重肠梗阻的患儿,开腹时腹压急剧下降,使下腔静脉回流减小,心脏前负荷减少,会出现 BP 下降。病例二患儿采取了以下预防措施,开腹前快速补液扩容;开腹后根据 BP 变化加快输液速度,必要时使用小剂量多巴胺辅助升高血压;切开腹膜操作速度要减慢,防止腹腔内压力的明显变化,必要时提醒外科医师腹部加压。

　　病例一中患儿术前一般情况尚可,生命体征平稳。患儿年龄偏小,选用气管插管全麻。此患儿术中行注气试验,使用高流量氧气向胃管吹气后,患儿出现呼吸循环衰竭,经过 10 余分钟的心肺复苏,患儿心搏恢复,最终病情趋于平稳。分析术中危象发生的原因,不是很明确,但可能存在以下两方面原因:一方面,胃管不通畅会在食管内扭转,注气后,扩张的胃管形成索条压迫大血管及气管引起呼吸循环功能障碍;另一方面,梗阻肠管已存在微循环的病变,大量气泡进入病变的小血管后形成气栓,通过肠系膜血管、进入门脉系统、再通过下腔静脉到达心脏及大血管,产生呼吸循环功能衰竭。该患儿在 ICU 住院期间行胸部 CT 及超声心动检查,未见明显的心肺异常。

点评

1. 对于病史短,临床症状体征不符的肠梗阻患儿要警惕绞窄发生的可能。麻醉医师术前准备要充分,积极的抗休克治疗是患儿围术期安全的保障。

2. 有循环功能障碍的肠梗阻患儿麻醉选择气管插管全麻较为安全。避免硬膜外阻滞对循环功能的影响。

3. 术中注气试验需谨慎,可使用 50ml 注射器缓慢向胃管中注气,不要使用高压、高流量气体。

第四节　烧伤烫伤小儿的麻醉

病例一　中度烫伤小儿的麻醉

一般情况

患儿,男,1 岁 5 个月,体重 13kg。2 小时前被热水烫伤,急诊收入院。伤后患儿无昏迷,无呕吐,无发热,二便未解。入院查体患儿哭闹,神志清楚,精神反应弱,前胸、右侧大腿前外侧及右脚背可见烫伤创面。烫伤创面新鲜发红,有水疱,部分表皮脱落,基底红白相间,渗出中等,触痛明显。血常规:WBC19.8 $\times 10^9$/L,RBC7.13 $\times 10^{12}$/L,Hb155g/L。入院诊断为 10% 前胸、腹部、右腿

Ⅱ°烫伤。入院第三天行换药和自体植皮术。

麻醉过程

入室监测生命体征：SpO_2 99%，HR120 次/分，RR25 次/分，BP95/55mmHg，体温 36.8℃。面罩吸氧，静脉给予阿托品 0.1mg，丙泊酚 40mg，舒芬太尼 4μg，罗库溴铵 5mg，置入带囊气管导管。术中吸入 1% 七氟烷，并持续静脉泵入丙泊酚 6～8mg/(kg·h)、瑞芬太尼 0.1～0.2μg/(kg·min) 维持麻醉，容量控制机械通气 RR20 次/分，I：E = 1：1.5，维持 $P_{ET}CO_2$ 35～40mmHg。术中见创面新鲜，有少量渗出，取 5% 面积的头皮植入烫伤部位。术毕前 5 分钟关闭七氟烷，术毕时停止静脉麻醉药，此时加大氧气流量至 8L/min 洗去呼吸回路中残留七氟烷。待患儿自主呼吸恢复，吸痰后拔出气管导管，观察 5 分钟，SpO_2 能维持正常后出室。手术时间 85 分钟，麻醉时间 95 分钟，术中补液复方乳酸钠山梨醇液 100ml，万汶 50ml，出血 15ml。

病例二 特重度烧伤合并呼吸道受累的小儿麻醉

一般情况

患儿，女，3 岁，体重14kg，主因"煤气爆炸后烧伤 2 小时，伴呼吸急促"由急诊护士面罩给氧下直送病房。查体：体温 39.3℃，RR37 次/分，P192 次/分，BP102/77mmHg。神志不清，烦躁不安，精神反应弱，呼吸浅促。头面部、颈胸背部、四肢、右臀部、阴部处深达Ⅱ°～Ⅲ°烧伤创面，可见大量表层皮肤脱落，真皮质暴露，创面干燥，渗出少。双侧眼睑浮肿，右侧明显，对光反射灵敏。双肺呼吸音粗，无干湿啰音，HR192 次/分，律齐，心音弱，心前区未闻及杂音。四肢屈曲，右手极度挛缩，手掌皮肤完全脱落，左手及双足见部分皮肤脱落，均可见真皮质，渗出少。四肢肢端凉，上肢凉至肘关节，下肢凉至膝关节。辅助检查：WBC25.38 × 10^9/L，RBC6.03 × 10^{12}/L，Hb165g/L，淋巴细胞占 70.3%，APTT 54.1 秒，BUN 8.70mmol/L，GLU6.78mmol/L，AST133U/L，CK4053U/L，CK-MB 72U/L。静脉血气分析：pH7.181，PCO_2 53.6mmHg，PO_2

13.8mmHg，HCO_3^- 15.6mmol/L，BE -7mmol/L。微量血生化：K^+ 3.9mmol/L，Na^+ 146mmol/L，iCa 1.35mmol/L，血乳酸 3.9mmol/L。入院后诊断为重症烧伤(面积55%)，Ⅲ°达到20%以上，呼吸道烧伤，低血容量休克。入院后给予以下治疗：面罩吸氧，心电监测，扩容补液纠正酸中毒及抗休克治疗，入院后 8 小时，补充生理盐水 300ml，10% 糖盐钾溶液 200ml，新鲜血浆 200ml，万汶 300ml，5% $NaHCO_3$ 100ml，排出血色尿液量 600ml。入院后呼吸困难症状逐渐明显，13 小时行喉镜检查提示喉部水肿严重，16 小时在局麻下行气管切开术。给予压力控制方式机械通气，设置气道压为15cmH_2O，RR20 次/分，PEEP4cmH_2O，FiO_2 35%。患儿在 PICU 治疗第 6 天，病情逐渐平稳，行烧伤削痂植皮术。

麻醉过程

在吗啡、安定镇痛及镇静下送到手术室，患儿已气管切开，连接麻醉机实施机械通气。SpO_2 96%，HR120 次/分，BP90/45mmHg，体温 37.8℃。停用静脉吗啡及安定，静脉缓慢注射阿托品 0.2mg，丙泊酚 30mg，芬太尼 50μg，罗库溴铵 10mg。麻醉维持给予吸入 1% ~3% 七氟烷，静脉持续泵入瑞芬太尼 0.1 ~ 0.3μg/(kg·min)。术中行烧伤创面清创及左上肢削痂植皮术，患儿术中生命体征平稳，术毕在控制呼吸状态下送回 PICU。手术时间 90 分钟，麻醉时间 105 分钟，术中补液复方乳酸钠山梨醇液 200ml，万汶 100ml，出血 20ml。住院第 15 天，第二次麻醉下行右下肢切痂植皮及右上肢、左手削痂术，其后十余次行全麻手术，住院两个月后痊愈出院。

讨论

烫伤和烧伤是儿童时期较常见的意外伤害事故，造成此类事故的原因多种多样，如电力、明火、高温蒸汽等，小儿烫伤或烧伤面积及深度与治疗及患儿预后密切相关。小儿身体特点是头大，下肢短小，计算面积采用基于成人九分法基础上加以改进的实用公式：头颈为 9 +(12 - 年龄)；下肢为 46 -(12 - 年龄)；躯干和上肢与成人的面积估计方法相同。另外，手掌法可以用于小面积烧伤的面积测定或作为九分法的补充。烫伤或烧伤深度判断如下：Ⅰ°在表皮质;浅Ⅱ°可达表皮及真皮浅层,深Ⅱ°可达表皮及真皮深层;Ⅲ°时已深达表皮及真皮全层;Ⅳ°为筋膜、肌肉及骨骼的大范围受累。依据以上小儿烫伤或烧伤面积及深度可以评估患儿病情并作出诊断,病例一患儿为中度烫伤;病例二为重度烧伤。轻至中度烫伤(面积≤10%)患儿通常不需急救复苏,3~5天内进行清创、植皮覆盖伤口等手术治疗,对麻醉影响不大。重度烧伤(面积>50%)患儿存在严重生理功能紊乱,必须先行紧急抢救,病情平稳后方可手术麻醉。

　　由于小儿各器官发育尚未成熟,特别是神经系统发育更不完善,总血容量相对较少,因此小儿的调节机能以及对体液丧失的耐受性均较成人差。烫伤或烧伤后由于疼痛、脱水、血浆成分丢失,水电解质失衡等造成的全身紊乱,远较成人重。烫伤或烧伤休克发生率也较成人高。休克发生率与年龄有关,一般随着年龄的增大,机体的调节机能及对体液丧失的耐受性也逐步增强。对烧伤面积超过40%的患儿,休克发生率很高。小儿烫伤或烧伤休克常表现为口渴、烦躁不安、甚至谵妄或惊厥,尿少或无尿,四肢厥冷,面色苍白,发绀,毛细血管充盈迟缓、严重者全身皮肤蜡黄、并有花纹出现,P快而细弱,可以增至每分钟180~200次/分以上,BP变低弱,最后测不出来,继之心音变钝、减慢等。病例二患儿入院时神志不清,烦躁不安,精神反应弱,呼吸浅促,HR192次/分,四肢肢端凉,上肢凉至肘关节,下肢凉至膝关节。这些症状与体征表明患儿存在严重的休克。抗休克补液原则为烧伤后第一个24小时输入胶晶体液量=烧伤面积(Ⅱ°+Ⅲ°)×体重(kg)×1.8(婴儿为2.0);另加小儿生理需要量为60~80ml/kg;婴儿为100~120ml/kg。胶体和晶体的比例为1:1或1:2。输液速度在伤后8小时内均匀输入总液量的1/2,另1/2量在伤后16小时内均匀输入。第二个24小时补入的胶晶体量为第一个24小时的一半,加上日需量;第三个24小时输入的胶晶体量则为第二个24小时的一半加日需量;经常维持尿量大于1ml/(kg·h)。病例二患儿经过积极的抗休克治疗,逐渐脱离生命危险。

严重烧伤的患儿,麻醉危险性明显增高,ASA 分级可达Ⅲ级以上。患儿创面广泛,如果削痂、取皮的范围大、手术时间会延长;患儿正常皮肤少,术中麻醉医师难以进行常规监测。而此类患儿麻醉耐受力差,切痂时短时间内失血量多,需要迅速补充。重度烧伤的患儿血管明显破坏,开放静脉困难,往往难以满足失血量的补充,麻醉过程往往也是进行液体治疗的过程。病例二第一次手术选择在病情已基本稳定的时期,手术前给予一系列治疗,诸如补血、补液纠正酸中毒、抗感染、补充电解质、能量,保护肾功能效果显著,术中限定了切痂范围和手术时间,所以手术麻醉过程顺利。烧伤患儿切痂、植皮手术的麻醉不需要很深,也不需要肌松,但需要完善的止痛。如果患儿没有面部烧伤、通气不受影响时,可以采用保留自主呼吸的方法——静脉氯胺酮复合麻醉。对于体质衰弱的患儿,术中麻醉用药及体位变化可导致血流动力学的变化,最好插入气管导管。麻醉后需要翻身的患儿,要先纠正低血容量,将BP、P 维持在比较稳定的状态;翻身后要及时观察 BP、P,发现问题及时处理。

严重烧伤的患儿呼吸功能均有不同程度的减退,其原因为盔甲胸及胸部水肿使呼吸运动受限,呼吸肌的烧伤则进一步加重了限制性通气障碍;颜面部水肿压迫气道;气管、支气管黏膜损伤、水肿、上皮组织脱落以及肺部炎症等。小儿呼吸功能的代偿能力有限,因此术前应充分评估呼吸功能,给予气管插管或切开。

小儿的血管纤细,烧伤后难以找到通畅的血管。小儿的血容量绝对值小,严重烧伤破坏相当数量的 RBC,而且呈进行性,严重烧伤后 12～24 小时内可发生溶血而引起血红蛋白尿,并可因大片肌肉烧伤释放出肌红蛋白引起肌红蛋白尿,造成急性肾功能衰竭。切痂手术暴露创面大,渗血多,止血困难。因此手术前必须至少建立两条通畅的液路,病例二患儿在第一次切痂手术时,麻醉医师应用体表超声定位,建立颈内静脉置管。在输液的同时,监测 CVP的变化。

点评

1. 充分了解烧伤的病理生理变化是安全麻醉的保障。严重烧伤患儿,病理生理变化复杂,麻醉医师术前做好充分准备。

2. 颜面部重度烧伤要考虑合并呼吸道受损的可能,必要时气管插管或切开。重度烧伤患儿需要多次麻醉,在病情许可时,要减少气管插管的次数,从而减少气道损伤。

3. 大面积严重烧伤的患儿多次麻醉时,要注意采用的镇痛方式,可使用阿片类、非阿片类镇痛药及神经阻滞相结合的联合镇痛方式,减少阿片类药物引起的副作用。

参 考 文 献

1. 辛忠,张建敏. 轻比重腰麻快速注药在儿童急性阑尾炎患儿手术中的应用. 临床麻醉学杂志,2004,11:687-688.

2. 安刚. 婴幼儿麻醉学[M]. 北京:人民卫生出版社,2002.

3. 吴在德,吴肇汉. 外科学[M]. 第6版. 北京:人民卫生出版社,2003.

4. 杨凤清. 丙泊酚联合氯胺酮用于大面积烧伤患儿的麻醉. 临床合理用药杂志,2009,2(5):57.

5. Blakely ML,Spurbeck W,Lakshman S,et al. Current status of laparoscopic appendectomy in child. Curr Opin Pediatr,1998,12:315-317.

第九章　先天性心脏病行非心脏手术的麻醉

　　儿童疾病手术的特点与成人存在明显的不同,小儿手术的种类多以先天性畸形为主,而且有部分为多发畸形,在多发畸形的某些疾病中有两种或两种以上的疾病存在明显的相关性,例如肛门畸形的患儿中大约 30% ~40% 可并发先天性心脏病,因此在临床上儿科的麻醉医师与成人麻醉医师相比遇到先天性心脏病实施非心脏手术的几率会明显增加。先天性心脏病的患儿行非心脏手术,其围术期并发症及死亡率显著高于无先天性心脏病的患儿。因此要求儿科麻醉医师要对所遇到的先天性心脏病的种类、疾病的病理生理特点、手术部位和手术时间长短能够详尽地了解和掌握,并在非心脏手术过程中尽可能地调整患儿呼吸、循环和肝肾功能,使心脏病变和非心脏病变之间的相互影响达到最小,确保患儿安全地渡过围术期。

第一节　非发绀型先天性心脏病行非心脏手术的麻醉

　　非发绀型先天性心脏病通常分为梗阻性和左向右分流性病变,梗阻性病变包括 COA、主动脉瓣狭窄和异常血管环,左向右分流性病变包括 ASD、VSD、PDA、心内膜垫缺损、永存动脉干、主动脉肺动脉间隔缺损,临床上一般以左向右分流者较常见。

病例一　合并 ASD 的先天性肥厚性幽门狭窄患儿的麻醉

一般情况

患儿,女,24 天,体重 3.2kg。间断呕吐 5 天入院。患儿出生后 2 周开始出现喷射性呕吐,多于吃奶后发生,不含胆汁,吐后食欲好,无黄疸,体重无明显减轻。患儿足月顺产,出生时体重 3kg。查体精神反应可,无脱水貌,无营养不良,腹平坦,平软,右上腹可触及一橄榄样包块。腹部 B 超显示幽门管长 1.7cm,肌层厚 0.4cm,诊断为先天性肥厚性幽门狭窄。心脏彩超显示房间隔中断可见筛孔样回声脱失,总长约 7.0mm,提示 ASD。患儿入院时血气分析 Na^+123mmol/L,Cl^-88mmol/L,pH7.49,出现低氯低钠性碱中毒,给予对症补液治疗。入院第二天做血气分析 K^+3.2mmol/L,Na^+128mmol/L,Cl^-101mmol/L,继续对症补液治疗,做相应术前准备,准备行腹腔镜下幽门环肌切开术。

麻醉过程

患儿入室后常规监测 SpO_2、BP、ECG,采用气管插管全身麻醉,静脉给予芬太尼 $5\mu g$,丙泊酚 10mg,罗库溴铵 0.5mg,插入 3.0mm(ID)带囊的气管导管,调节呼吸参数,V_T30ml,RR25 次/分,I:E = 1:1.5,麻醉维持为吸入 2.5% 的七氟烷,手术过程顺利,术毕拔管,生命体征平稳,睁眼后送返病房。手术时间 25 分钟,术中出血 1ml,共给予葡萄糖氯化钾液 40ml。

讨论

ASD 小于 3mm 通常能自发闭合,80% 中等大小的 3~8mm 缺损能自发闭合,但大于 8mm 的缺损一般闭合的可能性大大减低。其中 92% 自行闭合的患儿多在 1 岁以内,2 岁是目前公认的最佳手术时间。因此儿童患儿尤其是 1 岁以内的婴儿,在临床中遇到合并 ASD 的非心脏手术的麻醉几率是增加的。

大多数 ASD 患儿到成年早期才出现症状,因此 ASD 患儿的初次诊断大多数是因为上呼吸道感染就诊,听诊时发现杂音。术前访视时要仔细询问患儿的喂养、活动以及生长发育等情况,对于新生儿和婴儿喂乳时的情况很重要,哺乳时是否出汗、呼吸急促、激动、易疲劳等,这些都表示心肺功能有所损害。尽管合并 ASD 的患儿大多数无明显症状,但仍有很少的婴儿会发展为充血性心力衰竭。另外巨大的 ASD 患儿会出现劳力性呼吸困难,右心衰竭和反复的肺部感染等症状,了解这些情况可为术前充分的评估提供有利依据。

　　合并 ASD 的患儿行非心脏手术的麻醉前准备包括:常规的禁食水,ASD 合并瓣膜病变的患儿需要术前 30 分钟给予抗生素预防感染性心内膜炎。对于此类患儿要尽量纠正酸碱平衡及电解质紊乱,以增加患儿术中的代偿能力。

　　ASD 是单纯的分流,经缺损的分流量的多少取决于缺损的大小、左右心房的压力阶差和左右心室的相对顺应性。直径达 2cm 的缺损会导致肺血流的增加。早期右心室的顺应性低,左向右的分流量小,随着患儿年龄增大,肺动脉压力下降,右心室顺应性增加,当右心房压力低于左心房压力时分流增加,并且左心室的顺应性正常下降,进一步增加左向右分流。因此对于该新生儿病理性的分流是小的,对麻醉的影响并不明显。术中麻醉管理的关键是针对肺血增多的病变制定麻醉策略,即增加前负荷、PVR、降低 SVR,维持正常 HR 及心肌收缩力。麻醉诱导采用静脉和吸入麻醉诱导均可。对于没有静脉通路的小婴儿可选择吸入诱导,待患儿安静后,再开通静脉通路。理论上左向右分流的患儿吸入诱导应更为迅速,目前临床上最常用的吸入诱导药为七氟烷。有静脉通路的患儿可给予静脉诱导,诱导药物包括丙泊酚、咪唑安定、麻醉性镇痛药(芬太尼、舒芬太尼以及瑞芬太尼)和肌松药,复合用药可以使气管插管顺利,减小血流动力学的波动。麻醉维持对于新生儿或小婴儿可以采用吸入维持,但要根据手术刺激及血流动力学的改变随时调整吸入浓度,在适当减低体循环压力的同时确保足够的心输出量。较大的患儿术中可采用吸入麻醉并静脉复合小剂量的芬太尼或舒芬太尼,既能维持术中循环的稳定,又能保证术后早期恢复室内拔除气管导管。术中应用控制通气调控 PVR,可以采用减低吸入氧浓度,应用 PEEP 以及维持 $P_{ET}CO_2$ 45 ~ 55mmHg 等措施增加 PVR。

　　术中监测包括 ECG、脉搏 SpO_2、$P_{ET}CO_2$、体温及有创 BP,但对新生儿来讲有创 BP 监测的建立较难,所以应根据手术创伤的大小、手术时间以及患儿的心功能状态进行权衡,对于手术时间短、创伤小、心功能较好的患儿可以使用无创 BP 监测。

手术操作对心脏病变的影响也要引起足够的重视,腹腔镜手术患儿,应用二氧化碳气腹,所以最好应用压力控制模式,防止由于腹压增加导致 V_T 的减低,另外术中要根据情况及时的补充出血及液体丢失,由于新生儿耐受能力低,对于成人微不足道的出血量和体液不足都会给患儿造成严重的循环紊乱。对于合并 ASD 的患儿在操作上还要注意排净液体通路里的气体,防止反常空气栓塞发生。

点评

1. ASD 为单纯分流,婴儿期的左向右分流较少,随着年龄的增大,分流逐渐增多。因此对于新生儿来讲,在心脏病变方面对麻醉的影响并不大。

2. 对于合并 ASD 的患儿,儿科麻醉医师制定麻醉策略要避免 SVR 的持续增加,减少心房水平左向右的分流,维持正常 HR 及心肌收缩力。

3. 术中控制通气的调控可以很好的调节 PVR。

4. 对于合并充血性心力衰竭的患儿要应用正性肌力药物。

病例二　合并 VSD 的颅内占位患儿的麻醉

一般情况

患儿,女,2 岁 10 个月,体重 14.5kg。入院前 9 天,患儿不慎撞到头部后出现头疼,进食后出现呕吐,表情淡漠,精神弱。到当地医院就诊,行头颅 MRI 检查偶然发现右侧顶枕叶混杂信号占位伴脑组织水肿,脑膜强化,为进一步治疗来我院就诊。发病以来食欲缺乏,体重无减轻。查体一般情况良好,神志清,表情自然,步入病房。头部外形正常,双侧瞳孔等大等圆,对光反射正常引出,四肢关节活动好,肌力Ⅳ级,肌张力未见明显异常。腹壁反射正常引出,双侧膝腱反射正常引出,踝阵挛阴性,布氏征、克氏征、巴氏征阴性。实验室检查无异常。MRI 检查发现右侧顶枕叶混杂信号占位伴脑组织水肿,脑膜强化,怀疑多纤维性婴儿节细胞胶质瘤。心脏彩超室间隔脱失 3.9mm,提示 VSD。临床诊断为右侧大脑半球占位病变,VSD。准备择期行右颞枕部开颅肿物切除术。

麻醉过程

患儿入室后常规监测脉搏 SpO_2、ECG、无创 BP。采用气管内插管麻醉,静脉诱导给予芬太尼 40mg,丙泊酚 40mg,罗库溴铵 5mg,地塞米松 5mg,长托宁 0.2mg,待麻醉深度足够后气管内插入 4.5mm(ID)带囊导管。呼吸条件设置为 V_T 120ml,RR20 次/分,I:E=1:2,使 $P_{ET}CO_2$ 维持在 35~45mmHg 之间。行桡动脉穿刺,监测动脉 BP,股静脉穿刺置入双腔管,另外再开通一条外周静脉,保证足够的静脉通路以便术中急用。麻醉维持采用静脉泵入丙泊酚 150mg/h,瑞芬太尼 240μg/h,复合吸入七氟烷维持。术中切除肿物时出血较多,BP 有所下降,停止静脉泵入麻醉药,以间断吸入七氟烷来维持。手术历时 3.5 小时,失血 400ml,尿量 250ml,静脉输入平衡液 550ml,生理盐水 100ml,RBC200ml,血浆 100ml,手术过程较平稳。出室前测血气显示 Hb、电解质、酸碱度基本正常。术毕手术室内拔管,安返病房。

讨论

VSD 居先天性心脏病的首位,约占 20%~50%,发病率为 1.5‰~3.5‰活产婴儿。解剖学上分为膜周型、干下型、流入道型和肌部型。其中 70% 发生在膜周部。VSD 年龄在 5 岁之前,小于 5mm 的缺损可以自发闭合,但大于 6.5mm 的缺损通常需要手术治疗。所有需要手术的 VSD 患儿,即使只有轻度的肺动脉高压也应在 6 个月内手术闭合,最迟也应在 2 岁之前进行。因此在对合并 VSD 的非心脏手术的患儿进行评估时应考虑非心脏病变和心脏病变的主次关系,对于择期的非心脏手术如果患儿的心功能较差,那么建议先解决心脏病变问题,而对于急诊或择期心功能较好的非心脏手术,如果创伤较小,手术时间较短可以在充分的术前准备和严密的监护下行非心脏手术,此患儿合并的 VSD 为 3.9mm,在临床上属于可以自发闭合的小缺损,所以不需要心脏手术解决,但该患儿为颅脑占位病变,由于外伤已引发症状,虽然手术的创伤较大,但在密切监测和对症治疗下也可确保手术的安全实施。

VSD 的病理生理改变包括:左向右的分流、肺动脉高压和心力衰竭。缺损的大小、PVR 的高低会随着年龄的增长而变化,患儿的心功能会发生变化。婴幼儿由于 PVR 高,所以分流量较少,小的缺损不影响生长发育,而中到大的缺损伴随 PVR 的降低会出现生长发育迟缓和左心衰竭。临床上表现为呼吸急促、出汗以及食欲缺乏等,严重的左向右分流可增加患儿的呼吸道感染的几率,出现肺水肿,导致呼吸困难,在婴幼儿期,甚至新生儿期死于肺炎或心力衰竭。因此术前访视时应详细询问病史,并结合心脏超声结果评定患儿的心功能状况,如患儿术前即存在左心衰竭,应给予正性肌力药物多巴胺等。术前合并呼吸道感染的患儿应在非心脏手术之前给予诊治,尽可能恢复良好后再行手术。对于呼吸困难要区分是肺部感染引起还是肺水肿或心力衰竭引起,因治疗不同会导致结果迥然。

术前准备包括常规的禁食禁水,VSD 的患儿应当预防发生细菌性心内膜炎的发生。术中的麻醉管理应重点调节分流,适当地减低体循环压力,增加 PVR,维持正常的 HR 和心肌收缩力。平衡 PVR 和 SVR 是麻醉成功的关键。对于心功能较好的患儿,静脉麻醉和吸入麻醉诱导均适用,而对于分流量大,肺血增多的患儿,尤其是术前已经存在或怀疑存在充血性心力衰竭的新生儿及婴幼儿应采用静脉麻醉诱导,如无静脉通路应谨慎应用小剂量吸入诱导,待患儿平稳后迅速建立静脉通路。麻醉维持一般采用小剂量的阿片类药物和肌松药物复合小剂量的吸入麻醉,这样既可以维持术中的循环状况稳定,也可以使心功能良好的患儿在手术室内拔除气管导管,即使对于需要 ICU 停留的患儿也可以早期脱离呼吸支持。

术中监测应按心脏手术对待,脉搏 SpO_2、$P_{ET}CO_2$、ECG、体温、动脉 BP 及 CVP 最好全部建立。全面监护是安全的麻醉所必须的。

任何非心脏手术的手术打击对于心脏本身的病变的影响都是不容忽视的。此患儿为开颅手术,手术时间长,创伤大,术中的出血通常会较多,对于左向右分流的患儿,血容量不足所致体循环压力的过度降低,可引起心肌收缩力的降低,而血液稀释可以引起PVR 降低,导致分流增多。因此对于此类患儿应术前积极备血,术中及时补充悬浮 RBC、血浆等。

点评

1. VSD 是先天性心脏病中最常见的病变。病理生理的改变主要是左向右分流、肺动脉高压和心力衰竭。术前应通过病史询问、体格检查以及辅助检查明确心功能状态,评估非心脏手术的可行性及风险性,尤其是对于存在心力衰竭的新生儿及婴幼儿。

2. 合并 VSD 的患儿行非心脏手术的麻醉管理重点是调控体循环和肺循环的压力,减少心室水平的左向右分流。

3. 麻醉诱导对于心功能差的患儿建议应用静脉诱导,维持应采用小剂量的阿片类药、肌松药复合低浓度吸入诱导维持麻醉,以便术后早期拔管。

4. 非心脏手术的打击也是不容忽视的。应在术中积极调控机体的内环境,通过输血、补液以及血气监测等措施确保患儿术中安全。

5. 对于创伤较大、风险较高的非心脏手术应术前做好充分准备,包括:多条通路、完善的监测手段和足够的晶、胶体和血制品。

6. 对于需要快速输血和补液的患儿尤其是小婴儿,术中要注意体温的变化,输血一定要用加温器,防止低温血制品快速进入引发室颤。

病例三　合并 PDA 的后鼻孔闭锁的麻醉

一般情况

患儿,女,30 天,体重 2.8kg。出生后因呼吸急促,口角歪斜在当地医院就诊。给予气管插管辅助呼吸,在 NCPAP 呼吸支持下全身仍反复青紫,不能撤机。发热,痰多,痰培养提示鲍曼不动杆菌,抗感染、丙种球蛋白免疫支持及对症输血治疗,但撤机后患儿仍有呼吸困难表现,经皮脉搏 SpO_2 76%,全身青紫发绀明显。4 天后来我院就诊。入院查体体温 36.6℃,RR78 次/分,P162 次/分。神清,精神萎靡,面色略苍白,呼吸急促,节律明显不规整,可见明显吸气性三凹征,无明显鼻翼煽动。周身皮肤发绀,无明显黄染,皮肤弹性差。前囟平软,张力不高,双侧面纹不对称,右侧鼻唇沟较左侧浅,右侧额纹消失,左侧额纹未见异常,平静状态下右侧眼裂明显大于左侧,哭闹及睡眠时患儿右侧眼裂不能闭合,患儿平静状态下口角无明显向下,哭闹时口角左下方倾斜。鼻梁塌陷,鼻腔无分泌物,双肺可闻及广泛痰鸣音,无明显湿啰音。心前区可闻及杂音。辅助检查:胸片示双下肺内中带可见斑片状阴影,心影增大。心脏彩超:左心房内径中度增大,左心室内径轻度增大,右房室内径尚可,室间隔及左心室后壁未见明显增厚,房间隔膨向右心房侧,卵圆窝处回声脱失约 4.9mm,室间隔回声连续完整。主肺动脉内径增宽,其分叉处与降主动脉间可见一宽约 6.0 ~ 7.0mm,长约 4mm 的粗大异常通道,各瓣膜形态及活动未见明显异常。主动脉弓降部未见明显狭窄,EF76%。提示:PDA(粗),肺动脉高压(中度),卵圆孔未闭。耳鼻喉内窥镜:双侧后鼻孔闭锁病灶。临床诊断:后鼻孔闭锁,PDA。拟行后鼻孔成形术。

麻醉过程

患儿由 NICU 转入手术室,一般情况尚可,HR156 次/分,脉搏 SpO_2 91%。常规监测脉搏 SpO_2、ECG、无创 BP,给予全麻气管内插管麻醉,吸入诱导应用 6% 七氟烷,待麻醉深度足够后气管内插入 3.0mm(ID)带囊的气管导管,连接麻醉机控制通气,呼吸参数设置为 V_T 25ml,RR28 次/分,I:E = 1:1.5。吸入 3% ~ 4% 的七氟烷维持术中麻醉深度。术程顺利,麻醉平稳,手术历时 1 小时 15 分钟,出血 2ml,术后带管入 ICU。

讨论

PDA 是小儿先天性心脏病常见类型之一,占先天性心脏病发病总数的 15%,胎儿期动脉导管被动开放是血液循环的重要通道,在出生后大约 15 小时左右即发生功能性关闭,80% 在生后 3 个月解剖性关闭。1 岁时在解剖学上应完全关闭。PDA 病理生理学改变主要是通过导管引起的分流,与 VSD 或其他有明显左向右分流的病变相似。左向右分流的程度决定于很多因素,包括分流面积和 SVR、PVR 之比。分流面积决定于动脉导管的内径和长度,短而粗的动脉导管阻力小,分流量较大。分流量小的动脉导管对血流动力学影响较小,而分流量大的动脉导管,可以导致患儿出现充血性心力衰竭、肺动脉高压、甚至出现右向左分流。该患儿所合并的动脉导管为短而粗的通道,所以分流量大,容易引起充血性心力衰竭,术前应给予足够的重视。

PDA 轻者无症状,查体时发现,重者可有呼吸急促、呼吸困难、反复发作的肺部感染、发绀、晕厥等,年长儿可有生长发育迟缓。临床上应在访视时详细询问病史,并结合心脏超声、ECG 等辅助检查,正确评估心功能。

合并 PDA 患儿非心脏手术的术中处理原则与其他左向右分流的疾病的处理原则相同,要适当的减低体循环压力,增加 PVR,维持正常的 HR 和心肌收缩力。在麻醉诱导和维持方面选择药物的种类并不是主要方面,而药物间的互补与平衡是需要麻醉医师调节的。七氟烷是非常适合于新生儿的一种诱导与维持药物,对于新生儿患儿,尽管高浓度的七氟烷有可以引起心肌抑制的顾虑,但小剂量的七氟烷诱导和维持可以适度的降低体循环压力,减少分流量,对心功能的维持是有益的。

术中监护如患儿一般状况良好,可采用常规监测:ECG、SpO$_2$、无创 BP 和体温。如术前判断患儿心功能状况较差且非心脏手术的情况无法估计,则要行有创动脉监测和中心静脉置管。在术前要给予抗生素预防细菌性心内膜炎,操作或给药时防止气泡的进入。

非心脏的病变与手术,对心功能的影响也要注意区分和给予足够的重视。患儿为先天性后鼻孔闭锁,是一种少见的鼻部畸形,属家族遗传性疾病。先天性后鼻孔闭锁者,约 90% 为骨性及混合性,且双侧者多见。其症状的轻重缓解与闭锁的程度和年龄有关。因出生时新生儿一般在3周之内只会用鼻呼吸而难以用口呼吸,所以先天性双侧完全性后鼻孔闭锁的患儿,出生后即出现严重的呼吸困难、发绀甚至窒息,呼吸困难常随着吃奶或闭口呈周期性发作。新生儿需经历约3周才逐渐习惯用口呼吸,但吃奶时仍有憋气和发绀症状。诱导时在患儿口内放入口咽通气道,这样可以有效地防止患儿闭口而无法通气。后鼻孔闭锁的手术,时间较长、出血会较多,新生儿术中要注意补液,必要时输血。要注意术中保温情况,体温过低,术后可延长手术室内的停留时间。

点评

1. 大多数 PDA 患儿对麻醉的影响较小,但对存在充血性心力衰竭和肺动脉高压的患儿要给予足够的重视。

2. 麻醉处理上要防止体循环压力的过度增加,引起左向右分流的增多。适当的降低体循环压力,增加肺循环的压力对 PDA 的患儿非心脏手术的麻醉管理是有益的。

3. 对于合并 PDA 的患儿术前30分钟要常规给予抗生素,操作及给药时防止气泡的进入。

第二节 发绀型先天性心脏病行非心脏手术的麻醉

发绀型心脏病是一类病情严重而复杂的先天性心脏病,以发绀为临床症状,血流动力学存在着右向左分流或以右向左分流为主的双向分流,其发病率大约占先天性心脏病的15%左右,以 TOF 最常见,约占10%。心血管畸形大多复杂多样化,常数种畸形并存,对血流动力学的影响很大,临床症状重,易致心肺功能衰竭,并常合并其他心外畸形,如唐氏综合征、默比厄斯综合征等,使麻醉难度增加。

一、合并 TOF 的非心脏手术麻醉

病例一　合并 TOF 的先天性无肛患儿的麻醉

一般情况

患儿,女,年龄 1 岁,体重 8kg。生后无肛行横结肠双腔造瘘,此次入院准备行肛门成形术。入院查体:体胖,口唇颜色略青紫,有杵状指。安静状态下 $SpO_2$87%。血常规:Hb125g/L,RBC5.5 × 10^{12}/L,WBC7.9 × 10^9/L。凝血三项:PT39.38 秒,FIB2.42g/L,APTT43.8 秒。ECG:窦性心律,不正常 ECG,右心室肥厚,右心房扩大。超声心动图:先天性心脏病 TOF。

麻醉过程

术前常规禁食禁水。入室时常规监测 BP,ECG 和脉搏 SpO_2。由于患儿哭闹,HR 达 170 次/分,BP85/40mmHg,SpO_2 82%。患儿较胖,建立外周静脉通路时间长,20 余分钟。麻醉诱导给予氯胺酮 20mg、丙泊酚 10mg、维库溴铵 1mg,诱导期间 SpO_2 不能维持、HR 持续下降,外周 BP 测不到,紧急行气管插管后加压给氧不能缓解,HR 降至 60 次/分,SpO_2 达 30%,间断应用肾上腺素、阿托品静推,进行胸外按压抢救,同时行股静脉穿刺,开通第二条静脉通路,并泵入多巴胺以及给予 $NaHCO_3$ 纠正酸中毒,在此期间 SpO_2 最低至 19%,停止胸外按压没有自主 HR,心肺复苏进行 100 分钟后,家长放弃,患儿死亡。

病例二　合并 TOF 的脊膜膨出患儿的麻醉

一般情况

患儿,女,6 个月,6.5kg。患儿出生时发现骶尾部有一核桃大小的包块,皮肤颜色正常,局部无破溃,不伴发热、呕吐、抽搐等表现,家长未予治疗。入院前 2 个月,患儿骶尾部皮肤包块渐增大至苹果大小,且患儿双下肢不喜欢活动,不能扶站等,遂来我院就诊。脊柱 CT、MRI 检查,考虑"脊柱裂,脊髓栓系,脂肪脊髓脊膜膨出,

并腰段脊髓中央管扩张"。胸片示:靴型心。ECG 示:右心室高电压。入院诊断:脊髓脊膜膨出。

麻醉过程

患儿入手术室,建立常规监测,体温 36.8℃,HR158 次/分,RR24 次/分,BP85/45mmHg,SpO_2 99%。给予静脉诱导丙泊酚15mg,芬太尼 10μg,罗库溴铵 2.5mg,阿托品 0.1mg,待麻醉深度足够时插入 3.5mm(ID)气管导管,连接麻醉机给予机械通气,呼吸条件设置为 V_T60ml,RR24 次/分,I:E=1:1.5,维持 $P_{ET}CO_2$ 在 35～36mmHg。麻醉维持给予 2.5% 七氟烷,瑞芬太尼 0.3μg/(kg·min)。因手术术式的原因,术中患儿体位为俯卧位,当手术进行30 分钟时,患儿突然出现心电图 ST 段明显压低,$P_{ET}CO_2$ 降至12mmHg,SpO_2 开始降低至 93%,紧急无菌敷料覆盖创口后,将患儿转至仰卧位,听诊双肺呼吸音清,机械通气无异常,HR、BP 开始下降,BP 降至 40/20mmHg,患儿出现发绀,ECG 示室颤,遂开始胸外按压,同时给予肾上腺素 0.1mg,阿托品 0.1mg,开通股静脉给予 10ml $NaHCO_3$ 及地塞米松 5mg。10 分钟后,HR 升至 160～180次/分,BP 至 78/42mmHg,ST 段压低状况逐渐好转,$P_{ET}CO_2$ 逐渐恢复,SpO_2 升至 96%。抢救期间追加肾上腺素两次,各 0.1mg。急查动脉血气结果显示 pH7.178,PCO_2 43.5mmHg,PO_2 200mmHg,HCT18%,Hb 6.1mg/dL,SaO_2 100%,根据血气结果,再次给予$NaHCO_3$ 35ml。手术室床旁 X 线显示:心脏扩大。心脏彩超示:TOF,ASD。持续纠正酸中毒、强心等支持治疗 1 小时 20 分钟后,患儿在左侧卧位下行快速的脊膜膨出修补,手术持续大约 50 分钟,术中生命体征尚平稳。术毕患儿转运至 PICU。

患儿于术后第 2 天拔除气管导管,应用 CPAP 辅助通气治疗。于 PICU 期间出现缺氧发作,SpO_2 最低降至 50% 左右,请心脏外科会诊,鉴于刚刚行神经外科手术,故建议 3 个月后再行 TOF 根治术。患儿于术后第 10 天出院。

讨论

TOF 是最常见的发绀型先天性心脏病,其特点是 VSD、主动脉骑跨、右心室流出道梗阻和右心室肥厚。TOF 的心内分流为复合分流型，主要病变是流出道狭窄，75% 的 TOF 属漏斗部合并肺动脉瓣狭窄。最初表现取决于右心室流出道梗阻的程度。通常出生时仅轻度发绀，随年龄增长由于右心室漏斗部肥厚的进展而加重。如果肺动脉瓣环和肺动脉分支发育良好，这些病例可发生体循环极度低氧引起的特征性缺氧发作。TOF 的患儿常常有蹲踞现象，因为蹲踞可以使腹股沟区大血管发生扭曲，SVR 增加来减少右向左分流的水平，从而增加肺血流，增加动脉氧合。

在访视时要重视病史的了解，向患儿父母询问病史时，应详细了解发绀出现的时间和程度，有无蹲踞史及昏厥史，有无易发作发绀缺氧危象。活动强度大和活动持续时间长的患儿，说明心功能较好。相反，活动受限，增强活动量，活动时间延长则气促和呼吸困难，出现发绀，提示心脏呼吸储备受限。另外，喂养困难、生长发育迟缓和活动减少均是心脏储备功能不足的表现。呼吸系统方面应注意有无急性感染、支气管痉挛或合并其他与气道异常有关的疾病。系统的神经系统检查也十分必要，特别是严重发绀、高血细胞比积的患儿，应注意有无弥漫性或局灶性神经系统损伤的体征。

合并 TOF 行非心脏手术的患儿，应首先评估手术的可行性。如为急症手术，维持生命安全是第一位的，临床中急症手术例如先天性无肛、先天性食管闭锁合并 TOF 的患儿，由于缺乏充分的术前准备或患儿病情较重，比起择期手术存在更大的风险。麻醉医师在制定麻醉计划前，应全面掌握病变和右向左分流所造成的血流动力学变化以及影响因素，目前的心肺功能和全身情况，并与外科医师共同商讨手术方案。

诱导期应尽量减小对血流动力学的影响。有资料显示 20% ~ 70% 未治疗的 TOF 患儿有阵发性发绀和缺氧发作，发作的频率呈增加趋势，在 2 ~ 3 个月可达高峰。哭闹、喂食或排便为其诱发因素，病因不明确，但各种原因引起的氧需增加、pH 降低和 PCO_2 升高起着重要作用。低氧所致的 SVR 降低使病情加重，发作通常可自行缓解或当患儿安静下来后得到缓解，然而，也有患儿因严重的缺氧发作不缓解而死亡。

病例一是九十年代发生的死亡病例。此患儿出生时虽然有过安全的麻醉史,但随着年龄的增长,心脏的病理生理改变逐渐加重的,二次手术在麻醉处理上应不同于普通患儿。另外,该 TOF 患儿,因长期发绀,可伴杵状指、气急、运动耐力差和伴脑栓塞的 RBC 增多症。术前长时间的禁食、禁水造成了脱水和血液黏滞度增加,在麻醉诱导期间任何可能影响右向左分流增加的刺激都会导致肺血流减少和 PaO_2 的下降。该患儿由于静脉建立时间过长,低氧血症加重导致缺氧发作,最后抢救无效而死亡。因此对合并 TOF 的患儿麻醉诱导过程应尽量避免长时间哭闹以及严重的疼痛刺激,当时的条件可以在肌注氯胺酮后建立静脉通路,这是避免脱水和缺氧发作的良好方法。氯胺酮能增快 HR,升高 BP,增加心输出量,从而维持循环稳定。对右向左分流的发绀患儿,氯胺酮还能通过增加全身血管阻力来维持肺血流量和 SpO_2。

近些年,七氟烷的广泛应用给无静脉通路的患儿提供了一个更加安全和有效的吸入诱导方式。七氟烷由于血气分配系数低,诱导速度快,因此备受推荐。然而因肺血减少,麻醉药由肺泡向血内弥散进入体循环速度减慢,加之体静脉血右向左分流进入动脉循环进一步降低动脉血麻醉药的分压,从而延迟脑内麻醉药分压上升的速度,因此麻醉诱导速度会减慢,提高麻醉药吸入浓度,则可加快诱导速度。对于高浓度高流量的七氟烷诱导应格外注意其对心肌的抑制作用会导致体循环压力的明显降低,导致缺氧的进一步加重。临床上可采取七氟烷低浓度诱导,待患儿安静后,迅速建立静脉通路,加用芬太尼或舒芬太尼及肌松药物联合诱导。

如果患儿入室时已开通外周通道,则给予静脉诱导,此方法最为舒适、便捷、确切,多为首选。因为心内分流的原因,药物经体静脉绕过肺循环直接进入体循环,使静脉诱导起效时间缩短。我院常用的静脉诱导药为咪达唑仑,另外,诱导期应该加用适量的阿片类药如芬太尼 $2 \sim 4\mu g/kg$,以避免气管插管所造成的强烈应激反应,因为应激反应可导致漏斗部的痉挛。肌松药可用非去极化肌松药罗库溴铵、维库溴铵以及潘库溴铵等。潘库溴铵是最早应用于心血管手术的非去极化肌松药，但由于其具有增快 HR 的作用，使用时应慎重。维库溴铵特别适合心肌缺血患儿的麻醉，但由于其缺乏自主神经作用，当应用迷走神经兴奋药、β 受体阻断药或钙通道阻断药时容易产生心动过缓，严重者可发生心搏骤停。罗库溴铵可用于各种心血管手术的麻醉，特别适合进行麻醉诱导和快速气管插管。

对于择期手术，可结合患儿的心血管疾病风险和手术本身风险两方面进行评估，心脏疾病风险较高的择期手术患儿原则上应先解决心脏问题，然后再行其他部位的手术，心脏疾病风险属中、低度的患儿则可以行择期手术。病例二的患儿在术前评估上存在着致命的疏忽，首先在胸片提示有靴形心的改变时，未引起外科医师和麻醉医师的足够重视，没有及时的申请心脏彩超完善术前检查，其次由于对心脏状况了解不充分，故在体位的选择上，没有充分考虑到手术体位对心脏的影响，因此在患儿存在严重的发绀型心脏病时仍采用俯卧位手术，导致心脏做功增加，耗氧加大，最终出现室颤。

对于大龄儿童，术前访视应安慰他消除紧张不安情绪，取得积极主动配合。术前可预防性使用抗生素防止细菌性心内膜炎，常用药物为青霉素类和先锋霉素类。

麻醉前给药应根据年龄和生理情况决定，新生儿和小婴儿一般不需要镇静剂，以免影响呼吸，年长儿可口服咪唑安定 0.2～0.3mg/kg，入手术室时保持安静，有助于避免患儿诱导期哭闹和挣扎，否则将增加右向左分流而加重缺氧。

对合并 TOF 的非心脏手术患儿，全麻插管麻醉是经常采用的麻醉方法。由于患儿的心脏病情严重、心功能储备较差，即使手术并不复杂，术中也会引起显著的血流动力学不稳定，采用气管内全麻可维持呼吸道畅通，有效的给氧和通气，术中遇有意外事件发生，抢救复苏均较方便。

合并 TOF 的患儿麻醉维持一般采用以芬太尼为基础，通常用

量控制在 $8\mu g/kg$ 之内,术中可按麻醉深浅,血流动力学变化情况随时调整吸入全麻药为最佳方式。经研究证实,大剂量的芬太尼可以安全的用于心血管手术的患儿。但术中用量即使高达 $40\sim50\mu g/kg$,在遇有强烈刺激,血流动力学仍会引起波动,进一步追加用量也未必完全有效,少数麻醉期间意识并不能保证完全消失,且用量大。在心脏病患儿进行非心脏手术,术后发生长时间的呼吸抑制而需机械通气的机会多,增加术后呼吸管理的难度。因此复合应用七氟烷吸入,可以使呼吸迅速恢复,避免了在 ICU 长时间的呼吸支持。

TOF 的患儿均存在不同程度的凝血功能障碍,且多伴有 PLT 功能低下,因此术中可能会出现异常的渗血导致低血容量,所以术前应根据非心脏手术的创伤程度,积极准备悬浮 RBC、血浆和 PLT。

合并 TOF 的患儿行非心脏手术,麻醉处理的关键就是维持 PVR 和 SVR 的平衡,应尽量减少麻醉对心脏病理生理的影响,任何引起 SVR 降低和 PVR 增加的因素都应避免。由于在诱导期和苏醒期易于发生重度缺氧,所以麻醉医师应重视术前镇静和术后镇痛的管理,减少儿茶酚胺的释放。治疗重度缺氧可以采用以下几种办法:①输注液体缓解容量过少;②应用吸入性麻醉药和(或)艾司洛尔可增加麻醉深度减轻心肌的过度收缩;③应用芬太尼减慢 HR,减少儿茶酚胺的释放;④应用去氧肾上腺素、腹部加压或屈腿增加体循环压力;⑤吸纯氧、过度通气以降低 PVR;⑥静注吗啡,改善流出道痉挛状态;⑦输注 $NaHCO_3$,纠正代谢性酸中毒,以恢复正常的体循环压力。

外科手术对于合并 TOF 患儿的影响也是不容忽视的,首先术中的失血和失液导致的低血容量会加重右向左的分流,应该立即加以纠正。保证一个相对较高的血细胞比容,确保氧的供给,是非常必要的,一般来说手术后的血细胞比容应该与手术前保持一致。术后只要患儿能保持良好的呼吸,就应可以给予良好的镇痛,防止术后的剧烈疼痛诱发重度缺氧。

对于合并 TOF 患儿的非心脏手术的麻醉处理应达到以下目的:①在任何操作过程中静脉管道都需要充分排尽空气,并有滤过装置;②保证足够的麻醉和(或)镇痛以避免应激反应诱发低氧发作;③避免过度心肌抑制导致右心室衰竭;④维持气道通畅,保证足够的氧供。

点评

1. 对于合并 TOF 行非心脏手术的患儿,术前的麻醉评估非常重要,在全面了解心脏病变后应作出合理的判断,并给外科医师提出合理的建议,以减少手术风险。

2. 与普通的患儿不同,TOF 患儿并不是随着年龄增大,耐受麻醉和手术的能力增加,而是随着年龄的增大右心室漏斗部的梗阻进一步加重,麻醉管理所面临的心血管风险是增加的。因此即使出生时有过安全的麻醉及手术史,也应当引起麻醉医师足够重视,充分了解病理生理的改变而实施麻醉。

3. 诱导时避免长时间的哭闹,因为长时间的哭闹及反复的疼痛刺激对患有 TOF 患儿有时是致命的。诱导方式的选择决定着患儿的安危,要根据情况灵活多变。对于年龄较小的患儿,静脉诱导并不是唯一的方法,可以采取肌内注射氯胺酮、吸入七氟烷的方式使患儿尽快进入安静状态,避免不利状况发生。

4. 对于缺氧大发作,麻醉的处理决定预后。重度缺氧发生后,静脉通路建立首要的要给予能够解除流出道梗阻的药物吗啡,缓解漏斗部的痉挛,去氧肾上腺素的使用也可以提高体循环压力,减少右向左的分流,积极纠正代谢性酸中毒,也可以有助于恢复正常的体循环压力。

二、合并 TGA 患儿行非心脏手术的麻醉

病例　合并 TGA 的上消化道穿孔患儿的麻醉

一般情况

患儿,男,14 天,体重 2430g,系双胎之 B。急性起病。血便半

天,伴反应弱、发热,体温最高37.8℃,无抽搐,无呕吐。体格检查:体温36℃,RR56次/分,P170次/分,BP70/51mmHg,神清,营养中等,精神反应弱,面色发绀。双肺听诊呼吸音粗,闻及粗湿啰音,心音尚有力,胸骨左侧2~3肋间可闻及3级收缩期杂音。腹膨隆,腹部张力高,未闻及肠鸣音。四肢肌张力低,新生儿反射引出不完全,周围动脉搏动有力。血常规:WBC3.63×10^9/L,RBC4.48×10^{12}/L,Hb154g/L,PLT467×10^9/L,CRP47mg/L。动脉血气分析:PH 7.280,PCO_2 40.8mmHg,PO_2 37.1mmHg,HCO_3^- 18.1mmol/L,BE -7.0mmol/L。胸腹平片两肺纹理模糊,未见具体片影,肺门不大,心影大,心胸比为0.57,腹外形胀,肠气多,有一定张力,可见肠外壁及肝脏下缘显影,结肠含气少,肠壁模糊。腹部未见钙化影。盆腔气少。提示消化道穿孔。结肠含气少,肠壁模糊。腹部B超:肝前缘及前腹壁可见多发条状强回声后伴彗星尾,肝脾周围及腹腔肠间可见游离混浊积液,最大深度2.6cm,部分肠腔内积气明显,未见异常扩张肠襻,直肠及乙状结肠肠壁稍厚,约0.3cm。提示消化道穿孔,液气腹。心脏彩超:TGA,VSD,卵圆孔未闭,PDA。建议急诊行开腹探查术,患儿家长反复考虑后签字同意手术治疗。

麻醉过程

患儿带气管导管于NICU转入手术室。入室时,一般情况差,反应弱,HR165次/分,BP65/40mmHg,吸入氧浓度为35%时,SpO_2 50%~70%,静脉维持多巴胺6μg/(kg·min),前列腺素 E_1 5μg/(kg·min)。麻醉诱导给予1%~2%七氟烷吸入,罗库溴铵2.5mg,术中应用1%七氟烷维持麻醉,呼吸条件设置为压力模式,吸气峰压为10cmH_2O,RR30~35次/分,维持 $P_{ET}CO_2$ 38~40mmHg。吸入氧浓度设置为30%,SpO_2维持在75%~90%。术中麻醉维持尚平稳,术中见肠穿孔,肠坏死,行结肠造瘘术,手术时间1.5小时,术中出血2ml,尿量5ml,共给予生理盐水30ml。术毕SpO_2为75%,HR153次/分,BP59/28mmHg,术毕查动脉血气pH 7.110,PCO_2 48.4mmHg,PO_2 23.8mmHg,HCO_3^- 12.8mmol/L,BE -13.1mmol/L,微量生化:K^+7.3mmo/L,Na^+148mmo/L,iCa1.62mmol/L, cLac7.9mmol/L,带气管导管送返 NICU。

患儿于 NICU 经积极的纠正酸中毒、强心、调节电解质紊乱及血液支持等治疗后,仍反应差,发绀和代谢性酸中毒不能纠正,遂向家长交代病情后,家长要求终止一切治疗,出院。

讨论

TGA 是一组复杂的先天性畸形,其发病率约占所有的先天性心脏病的 5% ~7% ,仅次于 VSD 成为第二种最多见的先天性心脏疾患。分为完全型 TGA 和矫治型 TGA 两种类型。完全型 TGA 又称 D-型 TGA。矫正型 TGA 又称 L-型 TGA。D-型 TGA 和 L-型 TGA 在新生儿先天性畸形中各占 2% ~3% ,男女比例为 4:1,是新生儿期出现严重症状的最常见的紫绀型先天性心脏病之一。

TGA 的死亡率很高,45% 于出生后 1 个月内死亡,90% 生后 1 年内死亡,缺氧和顽固性的充血性心力衰竭是死亡的两个重要原因。矫正型 TGA 可能数十年不被察觉,也可在新生儿期就出现症状,这取决于所合并的心内畸形。因此在临床上合并 TGA 的患儿行非心脏手术基本上是急诊手术的患儿,而且均为新生儿,这是由疾病特点决定的。通常新生儿是从 NICU 直接转运到手术室,一般不需要麻醉前的用药,对于前列腺素 E_1 依赖的患儿,必须维持持续输注前列腺素 E_1 直到手术结束。大于 6 ~8 个月的患儿可给予口服咪达唑仑 0.5mg/kg,防止哭闹、挣扎等情况发生,避免机体耗氧量急剧增加,另外,此年龄段患儿容易并发重度 RBC 增多症,导致自发性脑血管意外的发生几率增加,因此术前静脉应充分补水。慢性发绀的患儿通常多存在凝血功能障碍,为防止术中的异常渗血及出血,应在术前积极准备 FFP 以及 PLT。预防性应用抗生素也是术前必不可少的措施。

对于 TGA 患儿行非心脏手术时最大的风险就是不能确保体-肺循环间有足够的血流混合,不能维持适量的肺血流。因此对于麻醉医师而言很好的了解 TGA 的病理生理改变是非常关键的。TGA 的病理生理学改变在矫正型患儿,房室连接不协调与心室大动脉连接不协调并存,使血液循环符合正常的生理状况,即连续循环。矫正型 TGA 合并 VSD 的生理改变与正常心脏合并 VSD 者完全相同。完全型的 TGA 的房室连接协调,但心室大动脉的连接不协调,导致体-肺循环呈平行状态而非正常的连续循环,除非在平行的体肺循环之间存在着一处或多处交通使平行循环之间的血流得以混合,否则这种循环模式是不能维持生命的。完全型的 TGA,两循环之间的血流混合可以在心内(卵圆孔未闭、ASD、VSD),也可以在心外(PDA,支气管肺动脉侧枝)。

　　不同类型的完全型 TGA 的临床表现是不同的。大多数室间隔完整的 TGA 新生儿在出生后 24 小时内出现缺氧表现(SaO_2 小于 60%),一部分患儿由于有效体肺循环血流量严重减少,导致动脉血 PO_2 低于 20mmHg、高碳酸血症,以及组织供氧不足造成的代谢性酸中毒,应用前列腺素 E_1 可使 PDA 扩张并保持开放。这一措施对于增加有效的体肺循环血流,提高 SpO_2,改善组织供氧很有效,但前提条件是:①PVR 小于 SVR;②存在非限制性或轻度限制性房间交通。VSD 型 TGA 患儿有轻度的发绀和充血性心力衰竭症状。肺血流量增多,循环间的血流混合较大。TGA/VSD 患儿通常临床缺氧症状不严重,发绀为中等程度,但充血性心力衰竭多见。本病例中的患儿就是一个 TGA/VSD 的患儿,由于存在室间隔上的交通,所以缺氧状况尚可,SpO_2 维持在 60%~70%。VSD 合并左心室流出道狭窄的 TGA 患儿发绀的程度取决于左心室流出道狭窄的程度。左心室流出道狭窄使肺血流量和循环间血流混合量减少,可保护肺血管,避免高血流量、高体循环压力造成的阻塞性肺血管病变。左心室流出道狭窄越重,通过降低 PVR 来增加肺血流量的效果越差。如果左心室流出道狭窄很重,患儿会出现重度发绀和进行性 RBC 增多症。

　　对于肺血流减少或血流混合差的患儿,应通过减低 PVR 来提高肺血流量,增加体肺循环间的血液混合。最简单的方法是通过干预通气来调节 PVR,提高吸入氧浓度,降低 PCO_2 至 25~35mmHg,使 pH 维持在 7.50~7.56 之间,可使婴幼儿的 PVR 有效降低。新生儿和婴幼儿心脏储备功能有限,高碳酸血症、代谢性酸中毒及低氧血症可进一步增加 PVR,应予以避免,特别是体循环供氧稀少的 TGA/IVS 型新生儿,以及出现左心室超负荷的 TGA/VSD 患儿。本例患儿为 TGA/VSD 型,属于肺血流增多,混合血量大的新生儿,对于此类患儿不主张通过干预通气来降低 PVR,因为对 SaO_2 的改善收效甚微,而且会加重心脏的负担,甚至导致心力衰竭。而通过给予多巴胺等强心药维持 HR、心肌收缩力保持稳定的心排血量和适当的体肺循环压力比为较好的方法。

静脉诱导是心血管功能严重受损的先天性心脏病患儿的较好的诱导方式,同样也适用于合并 TGA 的危重患儿的非心脏手术的麻醉诱导,但要避免过快的注药速度和过大的剂量而导致的血药浓度的增加而导致分流的改变。一般采用芬太尼或舒芬太尼辅以罗库溴铵等非去极化肌松药,芬太尼或舒芬太尼即使大剂量的使用也无明显的心肌抑制作用,而且可以减轻反应性的肺动脉高压,但术后发生长时间的呼吸抑制而需机械通气的机会增多,延长患儿在重症监护室的时间,所以可以采用小剂量芬太尼辅以七氟烷或咪达唑仑的联合用药方式。

麻醉维持通常使用芬太尼或舒芬太尼,但术中强烈的刺激即使给予大剂量的阿片类药物有时也难以降低 BP 的增高,此时可以给予小剂量的咪达唑仑 0.025 ~ 0.05 mg/kg,但咪达唑仑与阿片类药物联合应用可降低外周血管阻力的协同作用必须引起充分注意。另外小剂量的七氟烷的吸入麻醉也可以起到降压作用,但未成熟心肌储备有限,对七氟烷等吸入麻醉药的心肌抑制与血管扩张的耐受性差,也要警惕 BP 降低的协同作用。小剂量的芬太尼或舒芬太尼联合小剂量的七氟烷吸入以及足够的肌松药不失为一种较好的方法。

此类患儿在麻醉准备和监护的配备上应按照心脏手术来对待,诱导前的监护应包括无创 BP、ECG、脉搏 SpO_2 以及呼气末二氧化碳浓度。诱导后,应行动脉穿刺置管和颈内静脉或股静脉的双腔管的置入,以便测压、给药和液体及血制品的补充。由于多为低年龄的婴幼儿,所以体温的监测也不容忽视。

需急症手术的 TGA 新生儿,通常存在术前准备不充分、化验检查不齐全等情况,并且患儿术前由于其他系统的疾患所产生的酸碱失衡、电解质紊乱很难得到即时纠正,重度缺氧和代谢性酸中毒使患儿对麻醉的耐受力进一步减低,因此,术中要及时纠正高碳酸血症、代谢性酸中毒和电解质紊乱,并且维持充足的有效循环血容量和一定的体循环压力,保证足够的氧供。

点评

1. 消化道穿孔的 TGA 新生儿,无论是 TGA,还是消化道穿孔均可以危及生命,但此患儿为 TGA/VSD 型的完全性 TGA,心脏病情属 TGA 中比较稳定的,而消化道穿孔是随时可以危及生命的疾患,故急诊下行剖腹探查术是必须采取的措施。消化道穿孔可以导致严重的腹膜炎,中毒性休克等并发症,即使是其他器官发育正常的新生儿也会导致病情危重,而此患儿还合并严重的心脏疾患,所以对麻醉医师来讲如何调整心功能,减轻两种疾病的互相影响是至关重要的。

2. 麻醉的诱导采用小剂量的七氟烷辅以罗库溴铵,是一种非常好的麻醉药物选择,高浓度的七氟烷会导致心肌抑制,而且和肌松药配合后会导致严重的外周 BP 的下降,混合血量减少,SpO$_2$ 下降,所以小剂量的七氟烷是明智的选择。术中维持依然采用小剂量的七氟烷,可以随时调整麻醉深度,而且术后也能及时的恢复自主呼吸,避免了术后长时间应用呼吸机辅助通气。

3. 本次麻醉的不足之处是术中未对代谢性酸中毒给予积极处理,高碳酸血症、代谢性酸中毒对于 TGA 患儿可以增加肺血流的阻力,导致肺血减少,由于新生儿的心力储备有限,所以可导致 SpO$_2$ 的降低,另外,在酸中毒的情况下,机体对强心药的敏感度会降低。

4. 术中液体量给予的偏少,通常对于肠穿孔、腹膜炎伴发中毒性休克的患儿,应该积极扩容,而且对于发绀型的患儿通常会有 RBC 增多症,重度的 RBC 增多症会导致脑血管意外和凝血系统功能障碍,因此术中充分补液也是必不可少的措施。

三、合并完全性和部分性肺静脉异位引流患儿行非心脏手术的麻醉

病例一　合并完全性肺静脉异位引流的先天性食管闭锁患儿的麻醉

一般情况

患儿,男,生后 23 小时,体重 2kg。患儿系孕 37 周,足月小样儿,生后因吐沫在当地医院行上消化道造影检查发现食管闭锁。我院以"食管闭锁"急诊收入病房。患儿查体:神清,精神反应可,呼吸平稳,节律规整。急诊查血常规、生化后行食管吻合术。术前诊断:先天性食管闭锁,食管气管瘘(IIIA 型);尿道下裂。

麻醉过程

患儿入室时 HR138 次/分,RR30 次/分,BP 82/41mmHg,体温 36.4℃,SpO₂83%。采用静脉诱导,阿托品 0.05mg,丙泊酚 5mg,芬太尼 3μg,待下颌松弛后插入 3.0mm(ID)气管导管。麻醉维持给予七氟烷吸入,浓度根据患儿血流动力学调整,范围在 2%～4%。术中 HR 波动在 115～140 次/分,BP 为 82/41～65/42mmHg。术中因 SpO₂ 的降低,数次中断手术,SpO₂ 最低降至 60%。手术历时 2 小时 45 分钟,术中出血 2ml,输注无钾糖维 10ml。术毕于恢复室内拔除气管导管,SpO₂ 波动在 85%～90% 之间,但观察呼吸幅度及频率均可,且患儿已完全清醒,遂送返病房。

术后 2 天患儿出现呼吸困难,且进行性加重,于第 4 天转入 NICU 病房,术后心脏彩超示:先天性心脏病:完全性肺静脉异位引流(心内型),PDA,肺动脉高压(中度),卵圆孔未闭。患儿于 NICU 病房积极的抗感染、强心、纠正酸中毒治疗后,状况仍不见好转,向家长详细交待病情后,于术后 10 天放弃治疗出院。

病例二　合并部分性肺静脉异位引流的先天性肺囊肿患儿的麻醉

一般情况

患儿，女，8岁，体重24kg。初次入院为急性起病，病史15天，以发热、咳嗽为主要表现。胸片示：右中上肺野可见一类圆形囊性病灶，其内可见液平，周围可见炎性浸润。增强CT：部分性肺静脉异位引流（右上中肺静脉异位引流入上腔静脉），右肺裂变异；右上叶实变伴多发脓肿坏死形成，纵隔淋巴结肿大。ECG及Holter：预激综合征（B型）。经呼吸内科29天的积极抗感染、营养心肌治疗后，患儿体温降至正常，复查肺CT提示肺内实变范围较前略有缩小，右上肺囊性病变较前未见明显变化，两次复查ECG均未见预激综合征。二次入院，血常规：WBC13.5×10^9/L，RBC4.75×10^{12}/L，Hb12.9g/L，PLT490×10^9/L，CRP<8mg/L。入院诊断为先天性肺囊肿合并感染，先天性部分性肺静脉异位引流，右肺裂变异，预激综合征（B型），于入院第2天行先天性肺囊肿切除术。

麻醉过程

患儿入手术室后，HR115次/分，RR18次/分，BP110/66mmHg，静脉诱导给予阿托品0.3mg，舒芬太尼15μg，丙泊酚90mg，罗库溴铵15mg，待麻醉深度足够时插入6.0mm（ID）气管导管。麻醉机采取容量控制模式，V$_T$280ml，RR18次/分，维持P$_{ET}$CO$_2$在33~35mmHg。诱导后行桡动脉和股静脉置管，术中持续监测动脉BP和CVP。麻醉维持采用静吸复合的方式，瑞芬太尼0.4μg/（kg·min），七氟烷2%~3%，术中BP维持在110/65~99/65mmHg，HR115~120次/分。手术时间为3小时，术中输注平衡液1000ml，羟乙基淀粉溶液100ml，术中出血20ml，尿量200ml。术毕前10分钟停七氟烷吸入，术毕停瑞芬太尼静脉输注。患儿于术毕10分钟后呛咳、吞咽反射恢复，并呼之睁眼，拔除气管导管，于恢复室内待完全清醒后送返病房。

讨论

肺静脉异位引流，大约占先天性心脏缺损的2.6%，分为完全性(TAPVC)或部分性(PAPVC)两类。完全性肺静脉异位引流的患儿占78%,部分性的占22%。1/3的完全性肺静脉异位引流或部分性肺静脉异位引流的患儿合并肺隔离症和其他先天性心脏畸形。完全性肺静脉异位引流按解剖学可分为四种类型:心上型、心内型、心下型或混合型。完全性肺静脉异位引流的存活是依赖于心房间的交通,通常是卵圆孔未闭或 ASD。对于病例一的患儿由于不存在 ASD,那么未闭的卵圆孔是决定此患儿存活的房内交通,此类患儿全部的左向右分流通过这种较小和受限的房内交通代偿为右向左的分流是较少的,左心房的血流量有限,心排血量减少,而右心房由于容量负荷过重引起扩张和衰竭并且肺动脉压增高,术后的心脏超声提示患儿存在中度的肺动脉高压,证明了这一点。

完全性肺静脉异位引流患儿通常在生后一个月以内起病,梗阻型患儿是小儿心胸外科中唯一有意义的急诊心脏手术。因此在术前已明确新生儿急症手术合并完全性肺静脉异位引流,应全面了解完全性肺静脉异位引流的类型以及严重程度,不能仅从急症手术的本身考虑,还要考虑非心脏病变解决后心脏病变的转归、术后在 NICU 停留的时间以及患儿家长的经济能力等多方面因素,术前应向家长详细交待非心脏病变与心脏病变之间的相互影响和由此产生的严重后果,让家长根据自身情况作出正确选择。

完全性肺静脉异位引流的患儿如果存在肺动脉高压、肺静脉梗阻以及肺血流量减少,那么在婴儿早期即可呼吸急促和发绀,而无肺动脉高压、肺静脉梗阻以及肺血流量增多的患儿仅有轻微的发绀和有限的症状。呼吸急促是部分新生儿唯一的症状。先天性食管闭锁患儿均为出生时发现口吐白沫或第一次喂养后发现呕吐、呛咳等症状后就诊,此类患儿通常会并发肺部的感染而导致呼吸急促,因此麻醉医师在术前访视时对于新生儿期出现的呼吸急促,在考虑原发疾病引发的基础上还应排除是否合并循环系统的病变,由于新生儿期的手术有相当大的一部分为急症手术,尽管急症手术本身要求手术尽快进行,但对于可能危及患儿生命的完全性肺静脉异位引流的急诊心脏超声筛查还是非常必要的。

对于合并完全性肺静脉异位引流的患儿保持 HR、心脏收缩力和前负荷的稳定以维持心排血量是麻醉处理的关键。对于有静脉通路的患儿,静脉麻醉诱导是首选,可使用小剂量的麻醉性镇痛药、神经肌肉阻断剂以及咪唑安定,由于合并完全性肺静脉异位引流的婴儿病情通常较严重,因此对强效吸入麻醉药可能不耐受,因此采用吸入诱导时要格外小心。而部分性肺静脉异位引流患儿在开通静脉前可使用吸入诱导。麻醉的维持采用麻醉性镇痛药和肌松剂。类似病例一的患儿由于代偿的右向左分流量小,导致右心衰竭的可能性增大,因此在手术过程中应准备多巴胺等正性肌力药物支持右心功能。通气管理应采用适当的呼吸末正压以减少肺血流,尤其是对于有肺水肿表现的患儿。术中应严密监测循环变化,监测手段应等同于完全性肺静脉异位引流患儿行心脏手术,包括动脉 BP、CVP 及体温等。

完全性肺静脉异位引流患儿在术前通常存在明显的酸中毒,而且心脏情况可快速恶化,所以此类患儿行非心脏手术时应注意通气的调节,可给予轻度的过度通气以及积极的纠正酸中毒治疗,并且给予强心药支持。术中的输液依据新生儿的输液需求,防止给液过快,引起心脏的负荷加重,心肌耗氧增加,导致心衰和肺水肿的发生。我院郑铁华等通过对体重 8kg 以下 13 例完全性肺静脉异位引流患儿的术中输液的总结提出维持 CVP 在 5～8cmH$_2$O 即可。由于患儿本身就处于混合静脉血供氧的状况,所以术中的出血情况也要及时补充,防止由于有效循环血量的减低而导致低氧血症的进一步加重。

点评

1. 完全性肺静脉异位引流患儿通常在生后一个月内发病,而且心血管功能恶化迅速,因此合并此病的患儿要充分评估非心脏手术的可行性。

2. 对于合并完全性肺静脉异位引流的患儿术中麻醉的管理应尽量保持肺循环与体循环的血流比例的平衡,应用多巴胺等强心药维持心脏功能。对于肺血增多的患儿,可给予呼吸末正压减少肺血流。轻度的过度通气可能有利于酸中毒及 PVR 的调节。

3. 鉴于完全性肺静脉异位引流的特点,行非心脏手术的患儿大多为新生儿且为急症手术,术前的准备一定要尽可能的全面,术中的准备也要按心脏手术来对待,输液要谨慎,防止肺水肿和心衰的发生。

4. 严密的监护及有效的对症治疗有助于患儿安全地渡过手术期。

参 考 文 献

1. 晏馥霞,李立环. 小儿心脏麻醉学. 第 4 版. 北京:人民卫生出版社,2008.
2. 郑铁华,张建敏,吕红. 体重 8kg 以下患儿完全性肺静脉异位引流矫正术的麻醉管理. 中华麻醉学杂志,2005,25(7):550-551.
3. 丁文祥,苏肇伉. 小儿心脏外科学. 济南:山东科学技术出版社,2000.

第十章　眼科手术的麻醉

第一节　斜视手术的麻醉

病例一　喉罩通气下斜视手术的麻醉

一般情况

患儿,男,2岁,体重13.4kg。因"发现眼斜2年"入院。查体:一般情况好。眼位:查眼位基本正位,交替遮盖双眼内至正,互为高位。眼球运动:双眼可见上飘现象,遮盖单眼时对侧眼球震颤较明显。既往史、家族史:无特殊。术前辅助检查:未见明显异常。

入院后诊为共同性内斜视。常规术前准备,拟全麻下行"双眼下斜肌转位 + 双眼内直肌减弱 + 右眼外直肌加强术"。

麻醉过程

入室体温37℃,SpO_2 100%,RR24次/分,HR110次/分,BP 105/65mmHg。麻醉诱导:面罩吸氧,静脉缓慢注射阿托品0.1mg,芬太尼25μg,丙泊酚40mg,罗库溴铵5mg。待患儿自主呼吸消失,下颌松弛,手控通气顺利后,置入2.0喉罩。手控通气胸廓起伏好,$P_{ET}CO_2$波形满意,听诊双肺呼吸音对称,固定喉罩。麻醉维持:容量控制通气模式,V_T120ml、RR20次/分,恒速泵入丙泊酚100~200mg/h,瑞芬太尼260μg/h。适当调节呼吸机参数维持$P_{ET}CO_2$ 35~45mmHg。术中麻醉平稳。术毕前3分钟停用丙泊酚及瑞芬太尼。术后静脉镇痛泵:芬太尼0.3mg + 昂丹司琼2g + 生理盐水

100ml,2ml/h 恒速泵入。手术时间 70 分钟,麻醉时间 80 分钟,出血 1ml,术中输入糖盐钾溶液 100ml。术毕 1 分钟拔除喉罩,手控面罩通气 1 分钟,患儿自主呼吸恢复,术毕 10 分钟患儿哭闹,呼吸空气 SpO_2 >99%,送返病房。术后无恶心呕吐、剧烈哭闹,2 天后出院。

病例二 恶性高热(MH)患儿斜视手术的麻醉

一般情况

患儿,女,12 岁,体重 38kg,身高 145cm。因"生后发现右眼斜"入院。一般情况好。既往史、家族史:患儿 2 岁时曾在全身麻醉下行双侧上睑下垂矫正术,手术顺利,术中用药不详。否认 MH 家族史及其他遗传代谢疾病史。

入院后诊为右眼间歇性外斜视,完善术前检查,血、尿常规,肝、肾功能未见异常,拟全麻下行斜视矫正术。

麻醉过程

入室测 BT36.7℃,SpO_2 97%,RR 19 次/分,HR 80 次/分,BP100/70mmHg。麻醉诱导:面罩吸氧,吸入 8% 七氟烷 2 分钟,患儿自主呼吸减弱、提下颌无反应后置入 3.0 喉罩。手控通气胸廓起伏好,$P_{ET}CO_2$ 波形满意,听诊双肺呼吸音对称,固定喉罩,机械通气:V_T 300ml、RR16 次/分、I: E = 1: 2。麻醉维持:术中吸入 3% 七氟烷,持续监测 SpO_2、HR 和 BP。麻醉后 5 分钟手术开始,麻醉开始后 18 分钟,HR 增至 110 次/分,自主呼吸逐渐加强,出现呼吸机对抗,加深麻醉无效,改为人工辅助通气。麻醉开始后 30 分钟,HR 增至 180 次/分,BP92/51mmHg,考虑液量不足,加快输液速度。麻醉开始后 32 分钟手术结束,关闭七氟烷。撤掉术野孔巾后发现患儿大汗淋漓、皮肤苍白,HR 200 次/分,BP87/45mmHg,RR 60~70 次/分,触摸钠石灰罐烫手,立即监测 $P_{ET}CO_2$ 为 70mmHg,口腔温为 39℃。抢救过程中不慎改变喉罩位置,调整喉罩发觉患儿咬肌紧张、开口困难,重置喉罩及气管插管均失败,改为面罩吸入高流量纯氧辅助过渡通气。静脉快速输注生理盐水,静脉注射地塞米松 5mg,采用头部冰袋、35% 乙醇擦浴及降温毯降温。停用七氟烷 15 分钟,口腔温升至 41℃,HR 210 次/分,BP88/49mmHg,静脉注射地塞米松 5mg,冰盐水 750ml 灌肠,抽血行血气分析。停用七氟烷后 25 分钟,口腔温 39.4℃,HR 200 次/分,采用对乙酰氨基酚 750mg 栓塞肛。停用七氟烷 36 分钟,HR 降至 170～180 次/分,BP89/45mmHg,但 ECG 显示 ST 段下降,静脉注射维生素 C 2g、磷酸肌酸钠 2g。停用七氟烷后 28 分钟患儿完全清醒,自述双下肢疼痛。停用七氟烷后 43 分钟,口腔温 37℃,ECG 显示 ST 段改变恢复。导尿后见 30ml 残余尿,继续扩容并予呋塞米 10mg。血气分析结果:pH7.31、$PaCO_2$ 37.7mmHg、PaO_2 60mmHg、BE－7mmol/L、血糖 8.7mmol/L、Na^+141mmol/L、K^+5.0mmol/L;尿常规:pH6.0、酮体 +、蛋白质 +、潜血 3 +、RBC1～2 个/HP;CK:1282IU/L。停用七氟烷后 3 小时,口腔温 36.5℃,HR 120 次/分,BP109/49mmHg,末梢循环尚好。撤降温毯及冰袋,给予四肢保暖后转入 ICU。转归:入 ICU 后 12 小时,CK 活性达峰值 35 158IU/L,AST、ALT 及 CK-MB 活性在入 ICU 后 36 小时,达峰值 1426IU/L、407IU/L、457IU/L。入 ICU 后 13 小时,凝血功能 PT 19.1 秒,APTT 46.3 秒,FIB 130.8。入 ICU 后 36 小时,尿常规示血尿、蛋白尿。入 ICU 后 76 小时,血肌红蛋白定量 >1000ng/ml。入 ICU 后第 4 天,患儿化验以上各项指标结果基本正常,未做肌肉活检和基因测试,双下肢乏力、酸痛感明显好转,可站立行走,出院。

讨论

斜视可分为内斜视、外斜视、"A"型和"V"型斜视以及垂直斜视。非麻痹性(共同性)内斜视是儿童中最常见的类型,病例一中的患儿就是这一类型。外斜视发生率比内斜视低,特别是在儿童,随着年龄增大,发生率升高。外斜视的发生有明显的遗传性,为染色体显性遗传。外斜视通常分为固定性和间歇性,病例二的患儿即为后者,间歇性外斜视约占所有外斜视病例的一半,通常发病年龄在 1 岁左右,5 岁左右时表现明显。而固定性外斜视发生率较低,通常需要手术矫正。

在斜视手术中,需要关注的情况是眼心反射,该反射通常发生在手术最开始的牵拉眼肌(主要是内外直肌)阶段,此外压迫眼球、手术缝合巩膜以及眼眶内血肿张力较大时都可触发该反射,引起患儿心律失常,其中以窦性心动过缓最为常见,有时还可见交界区逸搏心律等其他类型的心律失常,引起 BP 下降等血流动力学变化,诱导时应用阿托品也不能完全避免眼心反射的出现。采用球后阻滞的方法本身也可引起眼心反射,有时还可出现球后出血及视神经损伤。术中若出现显著的心动过缓或非窦性心律,应嘱术者暂停操作,必要时予阿托品静脉注射。

斜视手术由于患儿面部被手术敷料遮盖,不易观察患儿情况及保护气道,因此多采用喉罩或气管插管的方法。有研究比较了喉罩和气管插管通气用于患儿斜视矫正术中对呼吸动力学及血流动力学的影响,发现插管组吸气峰压(Pip)、吸气平台压(Pplateau)、平均气道压(Pmean)、生理无效腔(V_D)占 V_T 的比(V_D/V_T)和呼气阻力均高于喉罩组,且插管组的咽痛、呛咳和肌肉酸痛发生率也高于喉罩组。这里要强调对喉罩或导管的妥善固定,牢固连接呼吸回路的各个部分。在应用喉罩时,笔者曾 2 次遇到过术中操作时对喉罩有所按压导致喉罩移位,影响通气,患儿 SpO_2 不能维持的情况,其中一例重新置入喉罩,一例改为气管插管。因此建议,依据个人习惯及掌握程度选择麻醉方法,置入喉罩时,位置务必确切,且术中要维持足够的麻醉深度。

近年来,随着喉罩在小儿眼科手术中的广泛应用,有关拔除喉罩时间的选择也成为了研究的重点之一,能否找到一个合适的时机既能减少麻醉转浅时并发症的发生率,又要便于气道管理,在保证安全的前提下缩短患儿在手术室的停留时间。陈丽丽等观察了七氟烷全凭吸入麻醉小儿斜视手术中不同 BIS 值时拔除喉罩的血流动力学变化及并发症情况,结果证实:$75 \leqslant BIS < 85$、$65 \leqslant BIS < 75$、$55 \leqslant BIS < 65$ 三组中,最后一组喉痉挛、低氧血症、咳嗽及屏气的发生率明显低于前两组。总结起来,多数学者的研究结论都支

持深麻醉下拔除喉罩更合适,在管理眼科或其他手术时,我们更倾向于术毕麻醉较深时就拔除喉罩。

　　行斜视矫正术的患儿术后更易发生呕吐,因此术前应严格禁食、禁水,术中可给予抗呕吐的药物,并注意阿片类药物的用量。

　　病例二涉及临床麻醉工作中十分罕见又非常凶险的 MH。MH 是一种具有家族遗传性的亚临床肌肉病,主要是由吸入麻醉药和琥珀胆碱所触发的骨骼肌异常高代谢状态。表现为全身肌肉强烈收缩、体温急剧上升及进行性循环衰竭的代谢亢进危象,发病率为 1∶16 000～1∶100 000。脊柱侧弯、膈疝、疝气、唇腭裂等患儿都属于 MH 的易感人群,眼科疾病中斜视、上睑下垂患儿也是本病的易感人群。

　　本病例中,患儿既往虽接受过全身麻醉并且行眼科手术治疗,但具体所用麻醉药物不详,若用药以静脉麻醉药物为主则不一定诱发 MH 表现。对本例患儿进行 CSG 评分(表 10-1,10-2),符合以下指征:未应用琥珀胆碱麻醉后 CK > 10 000IU、血清肌红蛋白 > 170μg/L、在合适的控制呼吸条件下 $P_{ET}CO_2$ 55mmHg、异常的呼吸过速、围术期体温出现异常快速的升高、异常的心动过速,总计为 63 分,级别为 6 级,几乎肯定为 MH,但确诊仍需行肌活检术。本例患儿诱发药物为七氟烷,由于缺乏特效药物丹曲洛林,主要采取停用七氟烷、降温、利尿及纠正电解质紊乱等措施对症处理、支持治疗,预后良好。

　　通过本例患儿总结经验如下:对于 MH 易感人群应详细询问患儿既往史及家族史,尽量避免使用诱发药物;完善术中监测,尤其是体温、ECG 和 $P_{ET}CO_2$;密切观察患儿表现,一旦发生咬肌痉挛、HR 异常增快、体温升高等,应立即对症处理,并与甲亢等高代谢疾病鉴别;一旦发生 MH,应及时有效进行对症支持治疗。

表 10-1　MH 评分

临床表现得分	
1　肌肉僵硬	
（1）全身肌肉僵硬 15 分	（2）静脉注射琥珀胆碱后咬肌痉挛 15 分
2　肌溶解	
（1）静脉注射琥珀胆碱后 CK >20 000IU 15 分	（2）未应用琥珀胆碱麻醉后 CK > 10 000IU 15 分
（3）围术期出现肌红蛋白尿 10 分	（4）尿肌红蛋白 >60μg/L 5 分
（5）血清肌红蛋白 > 170μg/L 5 分	（6）全血/血清/血浆钾离子浓度 > 6mEq/L 3 分
3　呼吸性酸中毒	
（1）在合适的控制呼吸条件下，$P_{ET}CO_2$ 55mmHg 15 分	（2）在合适的控制呼吸条件下，$PaCO_2$ 60mmHg 15 分
（3）在自主呼吸条件下，$P_{ET}CO_2$ 60mmHg 15 分	（4）在自主呼吸条件下，$PaCO_2$ 65mmHg 15 分
（5）异常的高碳酸血症 15 分	（6）异常的呼吸过速 10 分
4　体温升高	
（1）围术期体温出现异常快速的升高 15 分	（2）围术期体温出现异常升高（38.8℃） 10 分
5　心律失常	
异常的心动过速，室性心动过速或室颤 3 分	
6　家族史	
（1）直系亲属中有 MH 家族史 15 分	（2）非直系亲属中有 MH 家族史 15 分
7　其他	
动脉血气显示 BE < −8mEq/L 10 分	

表 10-2　MH 临床评分结果与发生 MH 可能性

得分范围、级别、发生 MH 的可能性

0 ~ 2	1 级	几乎绝对不可能	3 ~ 9	2 级	不可能
10 ~ 19	3 级	接近于可能	20 ~ 34	4 级	较大的可能性
35 ~ 49	5 级	很可能	50 +	6 级	几乎肯定

点评

1. 斜视为儿童眼科较常见手术,术中牵拉眼肌时眼心反射明显,术者操作时麻醉医师应密切关注患儿 HR 变化,及时处理。

2. 手术时间较短的眼科手术可尝试喉罩全麻,但由于眼科手术中敷料遮盖患儿面部,不利于观察口唇颜色,置入喉罩时位置务必确切,且术中维持足够的麻醉深度,术毕前不要过早停药,以避免患儿体动造成喉罩移位,影响呼吸道管理。

3. MH 是一种亚临床肌肉代谢异常疾病,临床上极为罕见,该病术前评估困难,在行肌肉活检确诊前疑似患儿病情往往迅速进展、恶化,因此根据临床表现高度怀疑 MH 时应首先积极对症处理。

第二节　上睑下垂手术的麻醉

病例一　气管插管上睑下垂手术的麻醉

一般情况

患儿,女,7 个月,体重 10kg。因"生后左眼小"入院。查体一般情况好。视力检查:不合作。上睑位置:右眼上睑位置基本正常;左眼上睑遮盖全部瞳孔。睑裂宽度、提上睑肌肌力、额肌力、眉睑距:双眼均不合作。Bell 征:右眼(+),左眼(+)。双眼下睑睫毛倒向眼球。既往史、家族史无特殊。辅助检查:未见明显异常。

入院后诊为左眼上睑下垂,双眼下睑内翻倒睫。常规术前准备,拟全麻下行"左眼上睑下垂矫正术 + 左眼下睑内翻倒睫矫正术"。

麻醉过程

入室体温 36.4℃，SpO_2 100%，RR25 次/分，HR 120 次/分，BP 89/54mmHg。麻醉诱导：面罩吸氧，静脉缓慢注射阿托品 0.1mg，芬太尼 20μg，丙泊酚 20mg，罗库溴铵 2.5mg，患儿肌张力降低，自主呼吸消失，手控通气顺利后，置入带囊 3.5mm（ID）气管导管，插管深度（距门齿）12cm。手控通气胸廓起伏好，$P_{ET}CO_2$ 波形满意，听诊双肺呼吸音对称，固定导管。麻醉维持：容量控制通气模式，V_T 90ml、RR20 次/分，恒速泵入丙泊酚 100mg/h，瑞芬太尼 200μg/h。适当调节呼吸机参数维持 $P_{ET}CO_2$ 35~45mmHg。术毕前 10 分钟停用丙泊酚及瑞芬太尼。手术时间 65 分钟，麻醉时间 85 分钟，出血 1ml，术中输入糖盐钾溶液 100ml。术毕 2 分钟患儿出现呛咳、肢体自主运动后，松套囊拔除气管导管。术毕 10 分钟患儿哭闹有力，呼吸空气 3 分钟 SpO_2 >99%，送返病房。术后无恶心呕吐，无剧烈躁动，术后 7 天出院。

病例二 原发性癫痫患儿上睑下垂手术的麻醉

一般情况

患儿，女，7 岁，体重 24.2kg。因"生后右眼小"入院。体格检查正常。患儿"原发性癫痫"病史 2 年，规律服用抗癫痫药物治疗，症状控制可，近 1 年无明显发作。目前停用各种抗癫痫药物半年，智力发育等同同龄儿。辅助检查：肝功、生化检查未见明显异常。

入院后诊为右眼上睑下垂，拟全身麻醉下行右眼额肌悬吊术。

麻醉过程

入室测体温 37℃，SpO_2 100%，RR20 次/分，HR93 次/分，BP90/54mmHg。麻醉诱导：面罩吸氧，静脉缓慢注射芬太尼 50μg，丙泊酚 75mg，罗库溴铵 15mg，戊乙奎醚 0.3mg，地塞米松 5mg。待患儿肌张力降低，自主呼吸消失，手控通气顺利后，置入 5.0mm（ID）带囊气管导管，插管深度（距门齿）15cm。手控通气胸廓起伏好，$P_{ET}CO_2$ 波形满意，听诊双肺呼吸音对称，妥善固定导管。麻醉维持:容量控制通气模式,V_T 200~240ml、RR 20 次/分,恒速泵入丙泊酚 250mg/h,瑞芬太尼 500μg/h,连接术后静脉镇痛泵:芬太尼 500μg + 昂丹司琼 2.5mg + 生理盐水 100ml,2ml/h 匀速泵入。适当调节呼吸机参数维持 $P_{ET}CO_2$ 35~45mmHg。持续监测 SpO_2、HR 及 BP。术中生命体征平稳,术毕前 10 分钟丙泊酚及瑞芬太尼输注速度减半,术毕前 3 分钟停用丙泊酚及瑞芬太尼。手术时间 50 分钟,麻醉时间 60 分钟,出血 1ml,术中输入糖盐钾溶液 200ml。术毕 2 分钟患儿出现自主体动,呼之睁眼,自主呼吸好,拔除气管导管,吸空气 3 分钟 SPO_2 >98%,能回答姓名、年龄等简单问题,送返病房。术后患儿恢复顺利,一周出院。

讨论

上睑下垂指上睑的提上睑肌和 Müller 平滑肌的功能不全或丧失,导致上睑部分或全部下垂。轻者不遮盖瞳孔,但影响外观。重者部分或全部遮盖瞳孔,影响视功能。本病病因可分为先天性或获得性,儿童多为前者,主要是由于动眼神经核或提上睑肌发育不良造成的,为常染色体显性遗传。

小儿眼科的手术操作范围较局限,动作精细,眼球感觉灵敏。患儿头部的位置有时需依手术要求而定,不一定是维持正常通气的最理想位置,头部周围由手术医师占据,麻醉医师不易接近,对患儿的观察和处理均受到限制。上睑下垂手术时间相对长,麻醉中应充分镇静、镇痛,并保持患儿眼球固定于正中位置不动,以方便手术操作。普通眼科手术中液体丢失及失血均较少,如病例一这种年龄偏小的患儿,术中补液可适当控制。眼科手术中眼心反射较为常见,该反射所导致窦性心动过缓的程度与手术操作有一定关系,粗暴、持续牵拉会引起更强的心动过缓,首次刺激引起的眼心反射最明显,若同时存在低氧或高碳酸血症则眼心反射更易发生。儿童迷走神经张力更高,更易发生眼心反射。如果患儿出现明显的 HR 及 BP 下降(大于基础值25%)或心律改变,首先应暂停手术操作,停止刺激性操作,2~5 分钟内患儿 HR 多可恢复,如无改善可静脉注射阿托品 0.01mg/kg,观察 HR 增快后再重新开始手术。术中维持适当的麻醉深度，及时与操作者沟通，手术操作轻柔可有效的防止迷走神经反射出现。上睑下垂术中眼心反射发生较少，而斜视手术较多，说明迷走神经反射与手术操作关系密切，麻醉医师应根据手术不同而维持术中相应的麻醉深度。

儿童眼科手术由于手术过程中患儿面部被无菌敷料遮盖，不利于观察，因此采用气管插管或喉罩方法时要妥善固定，并紧密连接呼吸回路靠近患儿的一端，以免导管或喉罩移位、管路脱开等情况不能被及时发现。我院上睑下垂手术的麻醉多采用气管插管或喉罩麻醉方法，麻醉维持有全凭静脉、全凭吸入或静吸复合等多种方法。气管插管作为常用的全身麻醉方式已广泛应用于儿童手术麻醉中，术中对气道的保护确切，选用带套囊的气管导管可以防止眼部分泌物及血液等流入气道。喉罩作为一种介于面罩和气管插管之间的通气道也被越来越多地用于眼科手术中。与气管插管相比，喉罩对咽喉、气管黏膜的刺激较小，且在置入与拔出时对眼内压的影响也较小。

上睑下垂手术中要用粗针在下眼睑中部缝合一针做牵拉线固定于额部，此步骤由于用针较粗，因此相对刺激较强，且多在手术最后操作，病例一患儿由于要加做倒睫矫正术，所以可在上睑下垂手术完成后再停药减浅麻醉。但常规手术时，若提前减小药量，则缝合下睑时麻醉深度已变浅，患儿会出现体动、呛咳等，影响手术操作，若应用喉罩，还有可能导致喉罩移位，给麻醉管理带来不便，更危险的是剧烈体动增加手术器械误伤的可能，应绝对避免手术结束前患儿体动。病例二患儿合并原发性癫痫，则更要注意在整个手术过程中保持足够的麻醉深度，以免缝合时的强烈刺激诱发患儿癫痫发作。但若手术完成后停药则可能延长拔管或出室时间，可以在停用静脉麻醉药后，吸入 1% 七氟烷维持相应麻醉深度。

病例二癫痫患儿行非癫痫手术，术前麻醉医师应对癫痫疾病、患儿病史、治疗情况、药物的使用及目前病情全面了解及正确评估，选择正确的麻醉方法及麻醉药品。癫痫是一种由多病因引起、以大脑神经元异常的超同步化放电为基础、以突发性、暂时性、发作性症候为主要临床特征的慢性脑功能障碍综合征,也是儿童神经系统的常见疾病。我国每年的儿童癫痫(不含热性惊厥)发病率为 0.15%,小儿癫痫大多数发生于学龄前期,婴幼儿期是癫痫发病的第一个高峰期,可分为全身性发作和部分性发作。

癫痫患儿术前要了解其用药情况,对行为认知有异常的患儿,则要怀疑有癫痫的可能。如果患儿近日有癫痫大发作或持续状态,非急诊手术原则上应在病情稳定后再行手术治疗。长期服药的患儿,如果行抗癫痫手术,为不影响癫痫性发作的阈值,保证术中电生理检查的顺利进行,癫痫药用至手术前一天的晚上,手术当天早晨不服药;若行非癫痫手术,建议手术当天禁食不禁药,我院曾遇到一例癫痫小发作(点头发作)患儿欲行斜颈矫正术,术前患儿癫痫控制可,但手术当天未服药,术后家长即发现患儿点头发作较前增加。术前禁食时间过长可能会诱发癫痫发作。抗癫痫药多为肝酶促进剂,术前应注意评估患儿的肝脏功能;癫痫患儿对氟烷等吸入麻醉药的摄取增强,代谢则显著减慢,有可能损伤肝功能,应注意保护,本例患儿麻醉诱导及维持均未使用吸入性麻醉药物。

全身麻醉是首选,此方法可避免术中癫痫的发作,也便于气道管理。对于年龄较大、能够合作、发作已基本控制的患儿,在术前用药及术中提供充分镇静的前提下可依手术部位及方式选用神经阻滞麻醉,但眼科手术该方法应用受限。这里需要注意的是,局麻药的毒性也会诱发癫痫大发作。有关麻醉药物与癫痫的关系,许多同行都做了大量的研究工作,但研究对象多为成人,且并未得到统一结论,总结起来,大部分的麻醉药物都有致癫痫和抗癫痫的双重作用,具体的作用与药物剂量及使用时间有关。阿片类药物剂量较大时(芬太尼 $>10\mu g/kg$,阿芬太尼 $>50\mu g/kg$),可以通过结合阿片类及非阿片类受体增加 EEG 的峰值,诱发癫痫活动,这对于癫痫手术来说较为有利,但同时也提醒我们,行非癫痫手术的患儿则应慎重应用。镇静类的药物如丙泊酚具有抗惊厥的作用,但 Soriano 报道,镇静剂量的丙泊酚不会影响患儿 EEG 上的癫痫样活动。有关依托咪酯的应用,我们缺乏相关经验。许多医院将氯胺酮作为儿童麻醉的常用药物。在临床工作当中,对非癫痫患儿应用氯胺酮时我们可观察到肌阵挛和癫痫样发作的肢体活动,但表皮电极监测的 EEG 上并未体现出氯胺酮与癫痫活动的关系。曾有人报道,在已有癫痫症状的患儿当中,氯胺酮可激发癫痫灶活动。更进一步的研究发现,小剂量氯胺酮仅能引起皮质下的癫痫活动(难以在头皮 EEG 上监测到),若要引起皮质或临床上的癫痫发作,则需要更大剂量。本院气管插管或喉罩全身麻醉当中较少应用氯胺酮。药物剂量不同时,卤族挥发性麻醉药物对脑电活动的抑制作用也不同,且抑制的程度因药物种类而异。七氟烷具有致癫痫及抗癫痫的双重作用,药效可能与药物浓度有关。

对于癫痫患儿而言,防止术后清醒时癫痫发作是我们关注的重点。手术即将结束时不要过早减药以免患儿在术毕前提早清醒,感受到手术刺激。关于术后镇痛方面,有研究资料发现,在新生儿出生时,皮肤感受伤害的神经末梢、周围神经与脊髓背角之间的交通支、中枢神经系统的髓鞘已经发育完全,婴儿存在精细的感觉传导通路。小儿对疼痛能够产生明显的应激反应,引起肾上腺皮质激素、儿茶酚胺及胰高血糖素升高,手术时血糖、乳酸盐、丙酮酸及酮体的含量也会增加,而完善的麻醉镇痛可以减轻上述反应。我们主张对 6 个月以上的患儿在保障术后安全的前提下,给予适当镇痛。上睑下垂术后患儿会有一定痛感,而病例二中的患儿更应重视术后充分镇痛,避免术后的疼痛刺激诱发癫痫发作。具体应用时采用术后静脉镇痛的方法,且诱导后立即接泵;清醒时密切关注患儿情况,一旦出现癫痫发作,立即予镇静处理,有条件的话转入 ICU 继续监护。

点评

1. 上睑下垂是小儿眼科的常见手术,患儿年龄相对较小,围麻醉期首先需要关注静脉输液通路及呼吸道的情况。

2. 上睑下垂术后患儿有一定痛感,有条件情况下可给予术后镇痛处理。

3. 癫痫患儿行非癫痫手术治疗在临床中并不少见,术前要求患儿癫痫症状控制稳定,术中维持足够的麻醉深度。

第三节 眼科门诊手术的麻醉

病例一 幼儿视网膜母细胞瘤眼底检查手术的麻醉

一般情况

患儿,男,2 岁 10 个月,体重 12kg。因"视网膜母细胞瘤,左侧眼球摘除术后",入院行眼底检查。查体一般情况可,左眼眼球摘除术后所见,右侧瞳孔直径约 3mm,对光反射灵敏,右眼球运动不受限。既往史、家族史:患儿入院前三个月因"左眼瞳孔黄白反光 4 天"于外院行眼球摘除术,术后眼球病理切片确诊为视网膜母细胞瘤,术后化疗 3 次。辅助检查:眼眶 CT 平扫 + 强化:左眼球占位性病变,符合视网膜母细胞瘤 CT 表现。眼彩超:左眼眼内占位。病理诊断:视网膜母细胞瘤——未分化型。拟全麻下行"眼底检查术"。

麻醉过程

患儿术前麻醉常规准备。入室体温 36.9℃,SpO$_2$ 100%,RR24 次/分,HR122 次/分,BP 85/51mmHg。麻醉诱导:鼻导管吸氧,氧气流量 1L/min,静脉缓慢注射阿托品 0.1mg,氯胺酮 10mg,丙泊酚 30mg,患儿自主呼吸平稳,SpO$_2$100%,即可开始眼底检查。检查时间 12 分钟,患儿无体动,未追加麻醉药。麻醉时间 20 分钟,术中输入糖盐钾液 30ml。术毕患儿转入 PACU 观察,10 分钟后患儿自主睁眼、哭闹,呼吸空气 3 分钟 SpO$_2$ >99%,送返病房。术后患儿在病房监护 2 小时,办理出院。

病例二 肺含铁血黄素沉着症患儿睑板腺囊肿切除术的麻醉

一般情况

患儿,女,5 岁,20kg。主诉"发现双侧眼睑肿物 8 个月"入院。

一般情况可,心肺腹部查体未见明显异常。专科检查:双眼睑上缘可见数个红色突起,无破溃。既往史、家族史:两年前患儿因"间断发热、咳嗽2个月,加重3天"入院,入院后,呼吸浅促,NCPAP辅助下SpO_2维持在94%~100%。WBC升高,Hb进行性下降,胸部X线提示:两肺散在斑片状致密影,两肺广泛间实质浸润。诊为特发性肺含铁血黄素沉着症,肺出血。入院对症、支持治疗后症状缓解出院,服用激素(甲泼尼龙片)继续治疗,目前激素已基本减停,无呼吸道症状。辅助检查:未见明显异常。

入院后诊为双眼霰粒肿,肺含铁血黄素沉着症。术前请呼吸内科会诊肺部情况:认为病情控制好,肺功能未受影响。拟全身麻醉下行霰粒肿切除术。

麻醉过程

入室情况:体温36.6℃,SpO_2 100%,RR 19次/分,P97次/分,BP88/50mmHg,术前适量补液。麻醉诱导:面罩吸氧,静脉缓慢注射阿托品0.2mg,芬太尼$20\mu g$,丙泊酚70mg,瑞芬太尼$40\mu g$。待患儿自主呼吸消失,下颌松弛,置入2.0喉罩。手控通气胸廓起伏好,$P_{ET}CO_2$波形满意,听诊双肺呼吸音对称,固定喉罩。麻醉维持:容量控制通气模式,V_T 200ml、RR18次/分,恒速泵入丙泊酚200mg/h,瑞芬太尼$400\mu g/h$。适当调节呼吸机参数维持$P_{ET}CO_2$ 35~45mmHg。术中持续监测患儿生命体征SpO_2、HR及BP。术中切除双侧眼睑霰粒肿,并行眼睑成形术。术毕前3分钟停用丙泊酚及瑞芬太尼。静脉泵入手术时间15分钟,麻醉时间25分钟,出血1ml,术中输入糖盐钾溶液50ml。术毕2分钟患儿自主呼吸恢复,不耐受喉罩通气,即刻拔除喉罩,患儿自主呼吸良好,呼吸空气SpO_2 >98%。5分钟后呼之睁眼,送返病房。术毕观察2小时,患儿出院。

讨论

视网膜母细胞瘤是儿童最常见的原发性眼内恶性肿瘤,发病率约为1:14 000~1:20 000。该病的平均诊断年龄为12(双侧)~24个月(单侧),90%发生于3岁以前。对于局限于视网膜内的早期小肿瘤采用激光或冷冻治疗,但多数病例需行眼球摘除手术,术后还要接受化疗。患儿需要多次行眼底检查,并根据检查结果决定是否同时行冷冻或激光治疗。由于单纯眼底检查或检查＋治疗的时间通常都比较短,因此常被安排为日间手术。

　　眼底检查及治疗对患儿的刺激较小,术中麻醉时不需要很强的镇痛,只要达到镇静即可,采用基础麻醉时患儿肩部下方常规放置肩垫,保证呼吸道通畅。给药后及术中追加药物后注意观察患儿腹式呼吸情况。氯胺酮镇痛良好,保留自主呼吸及保护性的咽部反射,并且能拮抗眼心反射,比较适用于儿童短小眼科手术的麻醉。但其升高眼内压、增加分泌物等作用又使得麻醉医师存在一些顾虑,而且氯胺酮可以增加眼外肌的张力,升高眼内压,还会引起眼球震颤、复视和交感神经张力增加,在眼内压测量中不宜应用。在病例一中,我们将该药与丙泊酚联合应用,适当减少氯胺酮的用量,既能够满足手术需要的麻醉深度,又减少了氯胺酮的副作用及术后患儿的苏醒时间。初始剂量氯胺酮 1mg/kg,丙泊酚 2～3mg/kg,术中如麻醉减浅可追加丙泊酚 1mg/（kg·次）。为加强眼科短小手术中患儿气道的保护也可以采用喉罩麻醉的方法。林娜等对七氟烷喉罩吸入和氯胺酮静脉注射两种方法用于非住院眼科患儿进行了比较,结果发现:喉罩组患儿 PACU 的停留时间明显短于氯胺酮组;术后患儿兴奋躁动及恶心呕吐的发生率,两组无明显差异。

　　有关眼科短小手术、检查的麻醉方法,国外同行也进行了一些研究:Romain 等采用经鼻导管 N_2O 与氧气 1:1 混合吸入的镇痛方法应用于早产儿（出生体重低于 1500g,孕周小于 30 周）眼底检查,结果发现上述方法耐受性好,无副作用,但与对照组（氧气与氮气 1:1 混合）相比,检查过程中患儿的疼痛评分没有明显降低。Pun 等对 679 名行内眼或外眼手术的儿童给予氯胺酮静脉麻醉,未出现麻醉并发症,偶有术后躁动发生,均在术后一天内缓解。关于氯胺酮对眼内压的影响,有些眼科医师可能会提出疑问,Isabel 等研究了咪达唑仑对眼内压的影响,36 名行眼压测量的儿童（平

均年龄 3.5 +/－1.3 岁,体重 ≤ 20kg,任何时间点都能配合检查)
分别于用药前、口服咪达唑仑(作为术前用药)后 15 分钟、30 分
钟、静脉诱导后 5 分钟、15 分钟测量眼内压,结果发现:口服咪达
唑仑对儿童眼内压无明显影响,静脉诱导时眼内压有明显下降,因
此认为口服咪达唑仑镇静的方法可以被安全、有效地应用于眼压
测量过程中。

虽然眼底检查及治疗的过程较为简单,但值得注意的是,由于
化疗与眼底检查交替进行,患儿行眼底检查前可能刚完成化疗疗
程,因此在术前评估时我们要了解患儿是否存在严重贫血及 PLT
降低,肝肾功能有无受损,ECG 有无心肌受损的表现等,化疗患儿
抵抗力低,易发生呼吸道感染。这些都要求麻醉医师应对患儿有
全面了解,选择适当的麻醉方法。

在国外的儿科手术中,门诊手术是重要的组成部分,一项对瑞
典医疗机构的调查显示:儿童门诊手术约占全部儿科手术量的
46%,对于 1~6 岁的门诊患儿全部机构均使用抗焦虑类的术前药
物,而在 7~16 岁的年龄段,也有 60% 的医院使用术前药物,所有
6 岁以上的患儿及 50% 的 1~6 岁患儿采用静脉诱导,并且诱导时
要求家长必须在场。93% 的医疗机构使用泰诺等非甾体类抗炎药
物进行术后镇痛,镇痛药物可以单独使用或与吗啡的拮抗药物联
合应用。42% 的医院将镇痛药作为出院带药,可于术后 1~3 天使
用,术后随访时最多主诉是"疼痛"。在术前用药及术后随访方面
我们还有许多工作要做。

睑板腺囊肿又称霰粒肿,是睑板腺发生的一种无菌、慢性肉芽
肿性炎症。由于囊内含有的睑板腺分泌物及浸润的炎症细胞阻塞
了睑板腺出口,造成腺体的分泌物潴留在睑板内,刺激周围的组
织。本病若在青少年或成年期发生,保守治疗不能消退的情况下,
可局部麻醉下行手术治疗,但若在婴幼儿或学龄前期发病,较难取
得患儿的配合,手术时则需要行全身麻醉。霰粒肿手术多为日间
手术,术毕清醒后办理出院手续。

麻醉方法的选择:眼科手术刺激强度相对较小,但大部分手术

当中,患儿头面部均被无菌敷料覆盖,若手术时间较长时,采用基础麻醉的方法,不易观察患儿呼吸及保护呼吸道,且反复多次静脉给药(丙泊酚、氯胺酮)会延长患儿术后的苏醒及离院时间。因此,我们可以根据具体手术情况选择基础麻醉、喉罩或气管插管全身麻醉的方法。

　　喉罩与气管插管的选择可根据个人习惯,病例二诱导方法同样可完成气管插管操作,但无肌松药诱导,插管时有些患儿可出现呛咳反应,可能是药物的快速分布降低丙泊酚和瑞芬太尼的有效血液浓度,插管前适当追加丙泊酚 1mg/kg 及瑞芬太尼 0.5μg/kg 可避免呛咳出现。另外,入室时先给予少量丙泊酚(1~2mg/kg)及芬太尼(1μg/kg)适当镇静,保留患儿自主呼吸并予面罩吸氧,随后连接监护设备,待各项准备完成后,芬太尼开始起效,且有之前的丙泊酚为基础,再静脉注射阿托品、丙泊酚(2~3mg/kg)及瑞芬太尼(2μg/kg),可以达到更理想的麻醉深度,插管时呛咳较少,喉罩置入也更容易。这一方法尤其适用于年龄较小、入室明显哭闹不能配合的患儿。霰粒肿手术时间多在 30 分钟以内,术中对肌松要求不高,但一定防止术中患儿体动,以防手术器械伤及眼部组织,所以术中镇痛要充分。患儿术后经过短暂监护观察后即办理出院手续,诱导及术中只要维持足够的麻醉深度,可不应用肌松药物。

　　在术毕何时拔除喉罩方面,我们进行了相关研究,蔡晶晶等应用 BIS 值作为客观指导,对 TIVA 下喉罩拔除的时机做了比较,结果发现与 BIS>70 组相比,BIS<60 时拔除喉罩气道并发症发生率更低,不易发生缺氧且不会明显延长术毕患儿的出室时间。由于诱导时芬太尼用量较小,未应用肌松剂,手术时间短,且丙泊酚、瑞芬太尼均为快速代谢药物,即使术毕时停药时间短、患儿自主呼吸未恢复,也可先拔除喉罩行面罩通气,患儿自主呼吸很快即可恢复。

　　霰粒肿手术简短,但麻醉术前评估时,不能放松警惕,一旦这些看似简单的病例发生特殊情况,患儿家长会更难接受,容易出现纠纷。病例二中，患儿既往史较特殊，属于罕见合并疾病，该病变累及肺脏，且长期应用激素治疗，若疾病进展到晚期，可严重影响肺功能，因此为患儿实施麻醉前我们请相关科室会诊，协助判断患儿病情，了解呼吸状况，谨慎评价麻醉风险。

特发性肺含铁血黄素沉着症简称 IPH，是一种铁代谢异常疾病，发病原因不明，特点是肺泡毛细血管反复出血、肺间质大量含铁血黄素沉着，最近的研究发现，该病的发病机制中，免疫因素起着至关重要的作用。临床上可有咳嗽、咯血、面色苍白、贫血等多种表现，根据临床病程可将 IPH 分为 4 期：急性肺出血期、肺出血静止期、慢性期急性发作、慢性迁延后遗症期。治疗方面首选药物是肾上腺皮质激素，症状缓解后激素逐渐减量，维持 1~2 年。若激素疗效不佳，可选用免疫抑制剂。该病缓解期和急性期可交替出现，反复发作可致进行性肺纤维化，肺功能不全。肺动脉高压和肺心病是 IPH 后遗症期的并发症，治疗困难，预后较差。过去曾认为平均生存期为 2.5 年，但长期接受正规治疗的患儿有望延长生存期至 5~10 年。

病例二患儿无明显呼吸道症状、化验无贫血、胸部 X 线大致正常，判断其处于 IPH 的缓解期，且此前仅有一次急性发作，病变对肺功能未造成明显损伤，因此认为无全身麻醉的绝对禁忌。但若患儿就诊时有咳嗽、贫血等症状，则应行胸部 X 线、肺功能检查等了解肺部病变情况；若病程较长，反复发作，还应行胸腹部 B 超、超声心动图检查等明确有无肺心病等晚期表现。无论是 IPH 或是其他长期应用激素的疾病，我们在术前评估时都需要注意激素的用量，本患儿激素已减至极少量，因此未对术前激素应用做特殊要求；但对于其他激素用量较大或处于减量阶段但未减至很小量的患儿，我们要特别注意术前不要停用激素，因为此时患儿自身皮质功能处于抑制状态，若突然停用外源性激素，可引起肾上腺皮质功能危象，威胁患儿生命安全。

点评

1. 眼科门诊短小手术量大、时间短，基础麻醉诱导快、经济，但清醒时间长,麻醉深度较浅,呼吸道不易管理。气管插管、喉罩全身麻醉术后清醒快,术中麻醉深度适当,适合大多数患儿的麻醉。

2. 眼部手术由于在眼部周围操作,术中绝对不可出现患儿体动,以免伤及眼球。

参 考 文 献

1. 惠延年.眼科学.第5版.北京:人民卫生出版社,2002.
2. 孟庆云,柳顺锁.小儿麻醉学.北京:人民卫生出版社,1997.
3. 李彩霞,沈霞,陈莲华.喉罩通气在小儿斜视矫正术中的应用.临床麻醉学杂志,2010,26(4):307-309.
4. 陈丽丽,王芳,张建敏.小儿斜视手术七氟烷麻醉拔除喉罩的最佳脑电双频指数.临床麻醉学杂志,2011,27(7):682-683.
5. 蔡晶晶,吕红,张建敏.BIS监测不同麻醉深度下小儿喉罩拔除的比较.临床小儿外科杂志,2011,10(6):482-485.
6. 王颖林,郭向阳,罗爱伦.我国大陆恶性高热病例的分析.中华麻醉学杂志,2006,26(2):107-109.
7. 李京生,田肇隆,王天龙.小儿癫痫与麻醉.北京医学,2010,32(8):655-659.
8. 葛伟,孙若鹏.特发性肺含铁血黄素沉着症研究进展.临床儿科杂志,2007,25(3):232-235.
9. Ben Abraham R,Adnet P,Glauber V,et al. Malignant hyperthermia. Postgrad Med J,1998,74(867):11-17.
10. Larach MG,Localio AR,Allen GC,et al. A clinical grading scale to predict malignant hyperthermia susceptibility. Anesthesiology,1994,80(4):771-779.
11. Soriano SG,Eldredge EA,Wang FK,et al. The effect of propofol on intraoperative electrocorticography and cortical stimulation during awake craniotomies in children. Paediatr Anaesth,2000,10:29-34.
12. Romain M,Nabeel A,John C,et al. Nitrous oxide analgesia during retinopathy screening:a randomised controlled trial. Archives of Disease in Childhood Fetal & Neonatal Edition,2012,97(2):F83-F87.
13. Pun MS,Thakur J,Poudyal G. Ketamine anaesthesia for paediatric ophthalmol-

ogy surgery. Br J Ophthalmol,2003,87:535-537.

14. Isabel OV,Christopher P,Justine R,et al. The effects of midazolam on intraocular pressure in children during examination under sedation. British Journal of Ophthalmology,2011,95(8):1102-1105.

15. Segerdahl M,Warren SM,Rawal N,et al. Children in day surgery: clinical practice and routines. The results from a nation-wide survey. Acta Anaesthesiologica Scandinavica,2008,52(6):821-828.

第十一章　普外科手术的麻醉

第一节　肝胆囊性疾病手术的麻醉

病例一　胆总管囊肿的麻醉

一般情况

患儿,女,2岁,11kg。以"间歇性上腹痛20天,伴黄疸"收入院。查体:生命体征平稳,皮肤、巩膜轻度黄染,右上腹肋缘下可扪及一3cm×4cm大小肿物,肿物表面平滑,呈球状囊性感。血常规:WBC6.30×10^9/L;RBC3.61×10^{12}/L;Hb126g/L;PLT330×10^9/L。血生化:TP60.1g/L;白蛋白33.5g/L;球蛋白26.6g/L;结合胆红素10.70μmol/L;余大致正常。腹部B超提示胆总管呈囊性扩张状,大小为4cm×6cm,CT扫描提示胆总管囊肿。患儿入院后采取抗炎治疗,一周后病情逐渐稳定,体温正常,黄疸消退。准备在全麻加硬膜外阻滞下行空肠间置代胆道手术。

麻醉过程

患儿入室后,常规监测。静脉给予γ-羟丁酸钠1g、地西泮(安定)5mg、阿托品0.1mg及芬太尼15μg,完成气管插管,连接简易呼吸囊(用橡胶手套制成的呼吸回路,类似T型管装置),患儿自主呼吸平稳。于侧卧位在T_{11-12}椎体间行硬膜外穿刺,穿刺成功后单次注入0.25%布比卡因和0.75%利多卡因的混合液6ml。术中追加半量γ-羟丁酸钠及安定维持麻醉,必要时给予芬太尼10μg加深麻醉。手术历时210分钟,术中麻醉平稳,术后1小时拔除气管导管。

病例二　肝内胆管囊性扩张病的麻醉

一般情况

患儿,男,9 岁,19.6kg。主因"间断便血、呕血 5 年余"入院。查体:体温 37.6℃,P128 次/分,BP90/50mmHg,RR26 次/分。神清,精神反应可,面色苍黄,双侧睑结膜及口唇黏膜苍白,呼吸急促,未见鼻扇及三凹征,双肺呼吸音粗,未闻及干湿啰音。心律齐,心音有力,心前区可闻及 2～3/6 级吹风样杂音,腹部膨隆,可见腹壁静脉曲张,肝肋下约 4.5cm 可触及,脾肋下约 8cm 可触及,移动性浊音阳性。腹部 B 超提示肝肋下 3.5cm,实质回声粗糙不均匀,内见条索状回声,肝内胆管呈串珠样扩张,尤以肝右后叶改变最明显,印象:婴儿型多囊肾,肝纤维化,肝 Caroli's 病;大量腹水。上腹部 CT 及 MR 均提示肝 Caroli's 病;脾大;门脉高压。血常规:WBC1.30 × 10^9/L;RBC1.61 × 10^{12}/L;Hb46g/L;PLT30 × 10^9/L。血生化:TP40.1g/L;白蛋白 23.5g/L;球蛋白 16.6g/L;尿素 9.83mmol/L;总胆固醇 1.74mmol/L;余大致正常。凝血功能检查 PT22.2 秒;FIB1.05g/L;APTT52.7 秒。血氨 79μmol/L。诊断为:肝 Caroli's 病;门脉高压;脾功能亢进;消化道出血;食管胃底静脉曲张;心肌损害;低白蛋白血症。入院后予奥美拉唑静点抑酸,维生素及能量合剂静点营养支持及保护重要脏器治疗。入院第五天出现便血,经积极治疗后第十天停止。患儿脾功能亢进症状明显,准备在全麻下行脾切除手术。

麻醉过程

入室后,监测脉搏 SpO_2、ECG 及 BP。经静脉给予丙泊酚 60mg、舒芬太尼 10μg、罗库溴铵 10mg 诱导,插入 6.0mm(ID)的气管导管,超声引导下穿刺左桡动脉及右颈内静脉置管,CVP 为 12cmH₂O,术中给予3% 七氟烷维持麻醉。开腹见腹腔内有少量的清亮腹水,肝脏巨大、质硬、灰褐色,脾脏大小约 22cm × 14cm × 10cm。手术经过顺利,切除巨大脾。手术 1.5 小时,术中出血 50ml,给予万汶 250ml,林格液 300ml。术中动脉血气结果显示

pH7. 433；$PCO_2$36. 5mmHg；$PO_2$215mmHg；HCT22% 。术后送入麻醉后恢复室，患儿 1 小时后完全清醒,生命体征平稳。

讨论

儿童肝胆囊性疾病包括先天性胆管扩张症和先天性肝内胆管扩张症,先天性胆管扩张症又称为胆总管囊肿,其病变主要是胆总管的一部分呈囊性或梭形扩张,有时可伴有肝内胆管扩张。因胆道远端梗阻,患儿常表现为右上腹痛,食欲缺乏,间歇出现黄疸。患儿病情反复发作,影响肝脏、胰腺功能及生长发育。因此,胆总管囊肿一经明确诊断,建议早期手术。随着外科及麻醉监护等技术的发展,婴儿期手术已较为普遍。胆总管囊肿手术操作复杂,要切除胆囊和胆总管,应用空肠代替胆道。目前手术方法有开腹手术及采用腹腔镜手术。先天性肝内胆管扩张症是由法国学者 Jaequc caroli 首先描述的,亦被称为 Caroli's 病。主要发生在儿童或青少年,临床症状常不典型,以肝内胆管扩张和胆汁淤积所致的肝内小胆管炎症及结石形成为特点,单纯型者临床表现为食欲缺乏、体重减轻、经常反复发作的右上腹痛、发热。反复胆道感染形成肝内胆管结石,进一步加重了肝内胆管的梗阻,有的最终导致胆汁性肝硬化。若以门静脉周围纤维化型为主,临床主要表现为门静脉高压、脾肿大及上消化道出血。可见,胆总管囊肿的患儿由于早期发现和积极治疗,患儿基本情况稳定。而对于肝 Caroli's 病,病变发生在肝内小胆管、病变范围广泛,早期诊断、治疗困难。严重者出现门静脉高压、脾肿大、食管静脉曲张出血时,脾切除术或断流术,只能暂缓病情的进展。当然此时手术,给患儿带来了极大的麻醉风险。

在临床实践中,如何评估肝功能? 目前常用的评价方法有静态检验和动态检验。静态检验包括反映分泌的胆红素,反映胆汁淤积的碱性磷酸酶、谷氨酰转肽酶,反映肝细胞完整性的转氨酶,反映合成的白蛋白、凝血因子等指标。动态检验反映肝脏对药物代谢能力,包括咖啡因清除试验等。对需行外科手术治疗的晚期肝病患儿,肝功能的综合评价指标有(Child-Turcotte-Pugh) CTP 分级和终末期肝病模型评分。CTP 分级采用的常用指标为白蛋白、腹水、肝性脑病、胆红素、凝血酶原时间,将肝硬化患儿分为 A、B、C 组。每位患儿的五项分值相加为总分,5～6 分为 A 级,7～9 分为 B 级,10～15 分为 C 级,CTP 分级被广泛应用于肝硬化患儿的描述性研究和临床治疗中。病例二患儿静态试验室检验中多项指标明显异常。CTP 分级指标中存在有:白蛋白降低、腹水、凝血酶原时间延长,但其肝硬化病变等级没有达到 CTP 的任何一级。

绝大部分先天性胆总管囊肿的患儿,术前病情平稳,经过术前积极抗生素治疗,肝功能大致正常。麻醉用药和麻醉方法没有禁忌,可选用全身麻醉或椎管内阻滞复合全麻。病例一的患儿采用了保留自主呼吸的慢诱导气管插管加单次硬膜外阻滞的麻醉方法,90 年代初,受麻醉药和麻醉设备落后的条件限制,多采用这种方法。

肝病患儿麻醉前应充分准备,给予高蛋白、高糖和低脂肪饮食,有利于肝细胞再生,增加血浆蛋白,高糖可增加肝糖原储备,有利于肝脏保护。术前补充维生素 B 对营养代谢有重要作用;维生素 C 有利于肝糖原合成并保护酶系统、促进肝细胞再生、解毒和抗自由基作用。维生素 K_1 是肝细胞产生凝血因子的原料。合并贫血及低蛋白血症者,可输新鲜全血、血浆或白蛋白。合并腹水曾利尿或多次放腹水治疗者应注意钾、钠的补充。麻醉前或麻醉中输入含有三磷酸腺苷、辅酶 A、胰岛素、氯化钾及葡萄糖复合液可增加肝糖原储备。类似于病例一患儿,肝胆疾患只引起轻微的肝功能受累,患儿不会继发其他脏器功能障碍。严重肝功能不全对呼吸系统、心血管系统、肾功能、凝血系统、代谢及中枢神经系统产生影响。如病例二患儿,病变以门静脉周围纤维化型为主,这些病理变化引起肝脏动静脉短路增加以及外周血管严重缺氧,合并严重的贫血,心血管系统会表现为高动力循环状态。其特点是患儿虽然 BP 正常、但常有心动过速、心脏指数增加、SVR 下降、氧摄取率降低。值得注意的是,处于高动力状态下的肝病患儿,心功能测定是在 SVR 降低的情况下进行的,EF 低于 0.6 就能反映心功能不全。心功能不全显著增加手术和麻醉的危险性。贫血(HCT < 0.28)会增加高危手术患儿的术后心肌缺血和心脏事件的发生率。此患儿术前输注悬浮 RBC 1U 用来纠正贫血,使患儿 HCT 数值有所提高,提高了患儿的安全性。严重的肝病患儿,机体合成凝血因子功能受损,门脉高压继发胃底食管静脉曲张引起消化道出血,患儿出现脾功能亢进,此次就是在全身麻醉下行脾切除术。

肝功能不全患儿麻醉方法以气管内插管,静吸复合麻醉为首选。在保证充分氧合、维持血流动力学稳定的情况下,尽可能选择对肝脏毒性小,主要在肝外降解的药物。麻醉诱导用药视患儿情况而定,一般选用丙泊酚或咪达唑仑、芬太尼或舒芬太尼和维库溴铵。要注意用药剂量和注药速度,以维持 BP 和 HR 的稳定为前提。维持以吸入药为主,异氟烷对肝动脉血流自动调节影响小,能保持肝脏氧供需之间的较好平衡,在体内代谢低,对肝脏几乎无毒性作用。七氟烷在维持肝动脉血流、肝氧输送和氧输送-消耗比方面与异氟烷相当,甚至优于异氟烷。手术中的监测十分重要,麻醉医师必须根据各种监测数据及检验结果及时调控患儿的生理功能状态及内环境的稳定。监测项目应包括连续动脉压、CVP,此类患儿凝血功能明显异常,我院使用便携式超声仪辅助深静脉穿刺置管,降低了相关并发症。便携式血液分析仪能够监测血中钾、钠、氯、钙、血糖、pH、PO_2、PCO_2、血细胞比容及 Hb,2 分钟内即能报告结果,既方便又实用。脾切除麻醉手术处理的难度主要取决于脾周围粘连的严重程度,在游离、搬动脾脏及结扎脾蒂等操作时,有发生意外大出血的可能,应提前做好大量输血输液的准备。麻醉过程中应密切观察出血和渗血情况,及时输血以维持有效循环血量。渗血较多,应输 48 小时内的新鲜血,以补充凝血因子和 PLT,同时及时应用止血药物。麻醉中可能造成肝功能损害的各种因素均应避免,低 BP、二氧化碳蓄积及大剂量血管收缩药物的应用,均可使肝血管收缩、肝血流降低而导致肝细胞缺氧损害。肝脏耗氧量较大,约占全身耗氧量 1/3,而肝血流 2/3 是由低氧的门脉血供应,麻醉中如发生缺氧则很易造成肝损害。静脉麻醉用药受到肝功能不全的影响,代谢分解率降低。同时,肝硬化患儿因细胞外液增加,麻醉药如肌松药的分布容积增大,麻醉中常需增大剂量才能达到满意效果。术中大量静脉麻醉药使用,延长了麻醉后恢复的时间,增加了围麻醉期的风险。

大部分患有慢性肝硬化的患儿,其循环动力学变化特征是高排低阻,同时有门脉高压,使门脉系毛细血管床的滤过压增加,加之存在一定程度的肝功能不全,合并存在低蛋白血症,血浆胶体渗透压降低,另外,肝功能不全时,对体内醛固酮和抗利尿激素的代谢降解作用降低,使二者在体内含量增多,引起水、钠潴留。如果术中输液过量,可能会加重机体各脏器的水肿。术中监测 CVP、尿量等,量出为入,必要时给予利尿剂。同时,术中适当增加胶体液的输注比例。

点评

肝胆囊性疾病患儿,肝功能与病变程度密切相关,术前访视患儿时要详细,术中麻醉才能有的放矢。

第二节　梅克尔憩室手术的麻醉

病例一　梅克尔憩室切除术的麻醉

一般情况

患儿,男,1 岁,体重 10kg。主诉:呕吐、腹痛、不排气不排便 4 天。以"肠梗阻"入院。体格检查: BP100/65mmHg;P160 次/分;RR24 次/分;体温 37.4℃。腹稍彭隆,未见胃肠型及蠕动波,脐周压痛及反跳痛。血常规:WBC10.53×10⁹/L,中性粒细胞 48.4%,CRP<8mg/L。血生化:K⁺ 5.52mmol/L, Na⁺ 130.28mmol/L, Cl⁻ 97.2mmol/L,渗透压 269.09mOSM/L,肌酐 19.23μmol/L。ECG、胸片未见明显异常。B 超:小肠梗阻,脐部腹腔内一囊性结构,不除外梅克尔憩室所致,腹水。入院后予抗炎、补液等对症治疗。于

入院后第 2 天全麻下行剖腹探查术。

麻醉过程

入室时患儿生命体征平稳,麻醉诱导给予芬太尼 25μg、罗库溴铵 5mg 及丙泊酚 30mg,置入 4.0mm(ID)气管导管。开放颈外静脉,过程顺利。术中给予 3% 七氟烷吸入及 0.3μg/(kg·min)瑞芬太尼泵入维持麻醉。术中经腹腔放出淡黄色清亮渗液 200ml,切除梅克尔憩室并行肠切除吻合术。手术进行 3 个小时,予 0.9% NaCl 液 90ml,万汶液 100ml,糖盐钾液 100ml。术后诊断为:梅克尔憩室、继发肠梗阻。术后应用芬太尼 10μg/(kg·24h)静脉镇痛。

病例二　梅克尔憩室术中药物过敏

一般情况

患儿,女,1 岁 6 个月,10kg。间断便血 2 周入院。以黑便为主要表现,无呕血。于外院查 Hb 最低 35g/L,给予输血 2 次。既往体健,否认食物药物过敏史。查体:神清,精神反应可,呼吸平稳,面色略苍黄,皮肤未见出血点、瘀点瘀斑,双肺呼吸音清,心音有力,律齐,腹软,肝脾未见肿大,移动性浊音阴性,肠鸣音 6~7 次/分。血常规:WBC8.18 × 10⁹/L,中性粒细胞 40.8%,Hb95g/L,PLT278 ×10⁹/L。便潜血阳性。入院后腹部 B 超提示梅克尔憩室,核素扫描亦支持此诊断。入院后未便血,于入院后第 5 天在全麻下行剖腹探查术。

麻醉过程

经静脉给予丙泊酚 30mg 后,患儿安睡。监测脉搏 $SpO_2$98%,HR110 次/分,BP95/67mmHg,RR20 次/分。继续给予芬太尼 30μg、维库溴铵 1mg,立止血 1U 静注。辅助通气过程中,发现 HR 逐渐增快达 205 次/分,气道阻力增高,BP 迅速降至 48/30mmHg。患儿面色晦暗,全身皮肤广泛"猩红热样"红色皮疹。此时 SpO_2 降至 85%,气管插管,手控通气,静脉给予肾上腺素 0.1mg 两次,地塞米松 10mg。患儿病情趋于稳定,HR 降至 178 次/分,BP 升高至

118/82mmHg，SpO_2恢复正常，给予定容通气模式，此时气道压力降为22cmH_2O。观察生命体征稳定20分钟后手术开始，术中切除病变肠管，行肠切除吻合术。术中给予3%七氟烷维持麻醉。急请皮肤科会诊，考虑术中病情变化是立止血过敏所致。

讨论

梅克尔憩室又称回肠远端憩室，是常见消化道畸形。当发生炎症、坏死穿孔、肠梗阻和出血等并发症时，引起外科急腹症而就诊。半数以上在3岁以下婴幼儿发生症状，一旦发生症状就很严重，多需手术治疗。并发症中以小肠梗阻（30%）、急性消化道出血（40%）和急性憩室炎（20%）为主：①憩室所致肠梗阻主要为低位，且多为绞窄性。由梅克尔憩室所致低位肠梗阻主要表现有：阵发性哭闹或腹痛，伴恶心、呕吐，甚者发热、腹痛后排便、排气减少或停止排便、排气，伴有肠套叠者，可出现果酱样血便，腹部触及腊肠型肿块，伴脐周压疼。如果伴有肠扭转或绞窄肠梗阻者，病情急剧恶化，有明显水肿及电解质紊乱，重者出现休克及腹膜炎；②憩室溃疡出血，多见于婴幼儿，一般无前驱症状及呕吐等胃肠道症状，一般为突然出现无痛性全血便，大量便血，伴或不伴有腹痛，起初为黑紫色或黑褐色血便，混有粪质；大量出血时血便为暗红色或鲜红色，一昼夜内可有3~5次，可持续2~3天。患儿很快出现面色苍白、口渴、烦躁不安、精神萎靡、脉细速无力、四肢凉、尿少等失血性休克表现。但此时腹部体征极少，偶有轻压痛。多数患儿在经过输血及其他支持疗法保守治疗后，便血可以暂时停止，但经过一些时间又重复出血。如出血不止，小儿则出现贫血现象；③憩室炎或穿孔，急性憩室炎，临床表现与急性阑尾炎难以鉴别，疾病开始即出现右下腹疼，一般为持续性腹痛，无转移性右下腹痛病史，常常伴有腹泻或伴有便血，在憩室炎并发穿孔时引起腹膜炎，此时患儿可有剧烈腹痛，呕吐、发烧、WBC增高，腹部有明显腹膜刺激体征，可出现气腹，全腹压痛，腹肌紧张明显。

对于梅克尔憩室患儿，术前应充分评估并发症。术前准备包括以下几点：在治疗梅克尔憩室并发症时，多因肠梗阻和溃疡出血引起水及电解质紊乱和血容量减少,憩室炎或穿孔引起腹膜炎,可致严重感染,因此术前因患儿病情而异,做好充分的术前准备,以保证患儿以最佳状态接受手术治疗,切除憩室以获得良好的治疗效果。①溃疡出血伴休克者:迅速纠正失血性休克,补充足够血容量,使 Hb 恢复到 9g 以上,收缩压达到 10.7kPa(80mmHg)以上,使患儿有足够的血容量,降低麻醉引起缺血缺氧的风险;②憩室致肠梗阻:绞窄性肠梗阻的患儿,血气分析可以明确水及电解质是否失衡,及时纠正。严重者给予血浆或全血治疗。有高热和中毒症状者,应给予物理降温及人工冬眠合剂。同时应用广谱抗生素;③憩室炎或穿孔:患儿可有剧烈腹痛,呕吐、发烧、WBC 增高,腹部有明显腹膜刺激体征,可出现气腹,全腹压痛,腹肌紧张明显。麻醉前应控制患儿的感染中毒症状,预防感染中毒性休克。

麻醉方法通常采用气管插管全身麻醉,静脉和(或)吸入维持麻醉。当梅克尔憩室患儿出现并发症,病情危重,血流动力学不稳定。术中采用有创动脉测压,不仅可以了解患儿的循环状态,而且可以通过血气分析维持内环境的稳定。病例一患儿,手术中放腹水时要注意患儿循环功能的改变。当循环功能不稳定时,腹腔内压力突然下降,会引起循环虚脱。此患儿手术进行 30 分钟时腹腔放出淡黄色清亮渗液 200ml,未出现明显的 BP 波动,HR 维持在150 次/分左右。

病例二患儿,在麻醉诱导时,出现了药物引起的变态反应。药物引起的变态反应指药物引起的病理学免疫反应,包括免疫学中的四型变态反应,抗原刺激引起的免疫应答导致组织损伤或功能紊乱称为变态反应。变态反应按发生机制可分为 4 型,其中,I 型变态反应也称过敏反应,反应类型、性质和严重程度与药物原有效应和剂量无关。药物本身、药物的代谢产物、制剂中的杂质或辅剂均可成为变态原。药物变态反应的特点是:过敏体质容易发生;首次用药很少发生;已致敏者其过敏性可能消退,多数可能保持终生;结构相似的药物可有交叉过敏反应。变态反应的表现各药不同,因人而异,形式多样,严重程度不一。此患儿的过敏反应表现为快速出现的全身反应,不仅有皮疹,而且有血管神经性水肿、哮喘样症状及循环虚脱等表现。防治变态反应及其引起的过敏性休克的主要用药为肾上腺素,肾上腺素激动心脏的 β_1 受体,使心肌收缩力增强、HR 加快、BP 升高;激动支气管平滑肌的 β_2 受体,使之舒张,从而缓解哮喘;激动支气管黏膜血管的 α 受体,使之收缩,从而降低毛细血管的通透性、消除黏膜水肿等。麻醉中的过敏反应具有以下特点:病变隐蔽、进展迅速,有时不易作出正确诊断。从麻醉技术来讲,现代麻醉用药中很少会给患儿带来严重的过敏反应,麻醉医师不用担心肌松药物引起的组胺释放问题,而手术中辅助用药及辅助手术用材料已经成为造成麻醉危险的重要隐患。麻醉医师要时刻提高警惕,保持清醒的头脑,从复杂的病情变化中,找出问题的根源。

点评

1. 梅克尔憩室患儿出现并发症,要做好充分的术前准备。
2. 警惕麻醉中过敏反应,及时发现、及时处理。

第三节 先天性胆道闭锁手术的麻醉

病例一 先天性胆道闭锁麻醉

一般情况

患儿,女,2 个月,体重 5.3kg。主诉:皮肤、巩膜黄染 50 天,大便颜色变浅约 20 天。体格检查:BP80/40mmHg;P130 次/分;RR26 次/分;体温 36.8℃。全身皮肤及巩膜黄染。腹部稍膨隆,未见腹壁静脉曲张,无胃肠型及蠕动波,无压痛、反跳痛及肌紧张。未及明显包块。肝肋下约 4cm,剑突下 2cm,质稍韧,边锐。脾肋下约 2cm,质中。叩诊鼓音,移动性浊音阴性,肠鸣音约 3 次/分。其余无特殊。血常规示:RBC3.17 × 10^{12}/L,Hb102g/L,HCT29.5%,中性粒细胞占 32.7%。尿常规、病毒、凝血等常规检查均未见明显异常。血生化:白蛋白定量 52.4g/L,球蛋白定量

14.2g/L,碱性磷酸酶 515U/L,AST599U/L,ALT171U/L,γ-谷氨酰转肽酶 255U/L,总胆红素 219.8μmol/L,结合胆红素 110.6μmol/L,非结合胆红素 109.20umol/L,血清总胆汁酸 96.7μmol/L。ECG、胸片未见明显异常。B 超:胆道闭锁,继发肝大,回声增粗,脾大,少量腹水。肝门区见肿大淋巴结,大者 1.5cm×1.0cm。右肾盂充盈。诊断为:先天性胆道闭锁。入院后肝胆核素显像未见胆汁排泄征象。准备择期行手术治疗。

麻醉过程

入室时脉搏 SpO₂98%,BP80/40mmHg,HR130 次/分。麻醉诱导给予 6L/min 氧气流量,8% 七氟烷吸入诱导,置入 3.5mm(ID)带囊气管导管。后行桡动脉和颈外静脉穿刺置管,过程顺利。麻醉维持用 2L/min 氧气流量,3% 七氟烷吸入维持麻醉。BP 波动在 65~80/30~40mmHg,HR 基本维持在 130 次/分。关腹操作时,静脉给予芬太尼 10μg。手术历时 3 个小时,术中予糖盐钾液体 130ml,万汶 20ml。行 Kasai 手术顺利,术毕 15 分钟患儿清醒,拔除气管导管。术后病理诊断为:肝外胆道闭锁及早期胆汁性肝硬化并慢性胆囊炎。

病例二　麻醉恢复期高碳酸血症的处理

一般情况

患儿,男,2 个月,6.5kg。全身皮肤巩膜黄染 2 个月余入院。查体:全身皮肤巩膜黄染,腹平坦,未见胃肠型及蠕动波,无腹壁静脉曲张,触诊未及明显包块,肝脾肋下未及。血常规示:WBC19.5×10⁹/L,RBC3.98×10¹²/L,Hb100g/L。血生化:碱性磷酸酶 1330U/L,AST998U/L,ALT613U/L,总胆红素 245.4μmol/L,结合胆红素 169.9μmol/L,非结合胆红素 135.5μmol/L。ECG、胸片未见明显异常。B 超:肝内胆管无扩张,胆道萎瘪,大小约 1.6cm×0.4cm,内腔模糊。诊断为:先天性胆道闭锁。入院后准备择期行手术治疗。

麻醉过程

患儿入室后监测生命体征平稳,静脉给予丙泊酚 15mg,芬太尼 10μg,罗库溴铵 2mg 静脉诱导,直接喉镜下只能见到声门下缘,反复插管三次后成功。继续给予 3% 七氟烷维持麻醉,开放颈外静脉后,手术开始,手术历时 3.5 小时。术后吸痰刺激有反应、拔除气管导管,送入麻醉后恢复室观察。患儿入恢复室后,轻度呼吸困难,三凹征存在。脉搏 SpO_2 降至 85%,给予托下颌、面罩纯氧通气后,SpO_2 升至 97%。停止托下颌,吸氧下仍感其呼吸困难,继续托下颌、纯氧吸入治疗。30 分钟后,主麻医师看患儿,患儿仍为昏睡状。给予深刺激后,患儿麻醉水平没有减低,急查静脉血气:pH7.09;PCO_2 82.8mmHg。患儿存在二氧化碳潴留引起的呼吸性酸中毒表现。给予罗库溴铵 1mg,Tosight 可视喉镜下重新插入 3.5mm(ID)带囊气管导管,并行机械通气,设置 V_T 为 60ml,RR 为 30 次/分,I:E = 1:2。1 小时后患儿完全清醒,拔除气管导管后送回病房。

讨论

先天性胆道闭锁是新生儿期一种严重黄疸性疾病,是肝内外胆管出现阻塞并可导致淤胆性肝硬化而最终发生肝功能衰竭的疾患。在出生后这一疾病通常进行性加重。一般将胆道闭锁分为肝内和肝外两型。肝内型者可见到小肝管排列不整齐、狭窄或闭锁。肝外型者为任何部位肝管或胆总管狭窄闭锁或完全缺如。胆道闭锁的典型病例,婴儿为足月产,在生后 1~2 周时往往被家长和医师视作正常婴儿,大多数并无异常,粪便色泽正常,黄疸一般在生后 2~3 周逐渐显露,粪便变成棕黄、淡黄米色,以后成为无胆汁的陶土样灰白色。肝脏显著增大,并逐渐硬化,晚期可出现腹水。由于肝胆功能受损,使脂肪代谢、胆红素代谢、蛋白质代谢及维生素 K 吸收不良,出现低蛋白血症、凝血功能障碍、血清结合胆红素明显增加。确立诊断后应及时手术,重建胆道,最好在出生后 6~8 周进行手术,一般超过生后 3 个月就可能形成胆汁瘀滞性肝硬化,影响患儿术后康复。术前准备的主要目的是改善患儿全身状况、纠正凝血障碍、预防感染和防止术中发生低氧血症和低 BP。术前3 天应肌内注射维生素 K，补充葡萄糖和维生素 B、C、D。如有贫血，应及时输血。为防止术后感染，开始抗生素治疗；纠正电解质紊乱和酸碱失衡。

　　麻醉药及麻醉方法的选择以不加重肝脏负担为原则。麻醉方法可选用全身麻醉或椎管内阻滞复合全麻。经验丰富的麻醉医师可以选用快诱导气管插管法。但多数先天性胆道闭锁患儿月龄小、体质差，并存肝脏功能不良，对缺氧的耐受力差，宜采用保留自主呼吸的慢诱导气管插管法。可给予高流量的新鲜气流、大剂量的七氟烷吸入诱导，如同病例一中麻醉诱导方式。吸入麻醉剂中，七氟烷在维持肝动脉血流、肝氧输送和氧输送-消耗比方面与异氟烷相当甚至优于异氟烷，是已知吸入麻醉药中实施肝功能障碍患儿麻醉时较为理想的麻醉用药。肝损害患儿易发生药物蓄积，应尽量减少静脉麻醉药用量。术中要保持液路畅通，本组患儿术前常规开放颈外静脉通路。先天性胆道闭锁的患儿，月龄小、手术时间长，术中注意患儿保温，低温会降低药物的代谢率。

　　呼吸系统并发症是 PACU 的常见问题，高达 7% 以上的患儿在PACU 时需要某些类型的上呼吸道支持。虽然脉搏 SpO_2 能够很好地反映动脉血氧饱和情况，但接受氧疗的患儿当通气不足出现SaO_2 下降时已经是病变的晚期。高碳酸血症的生理学表现多种多样，围术期易被周围环境的改变所掩盖，造成严重的危害。由于PACU 患儿已经拔除气管导管，通常不再监测呼末二氧化碳，因而需要医师从患儿的临床数据中及早怀疑和诊断高碳酸血症。PACU 患儿有多个原因发生高碳酸血症。首先，他们通常都使用了抑制呼吸驱动的药物，会经常出现低通气。其次，由于患儿刚从麻醉中苏醒，他们的基础代谢率增加，使二氧化碳产生增加。其他的原因包括腹腔镜手术中二氧化碳气腹的影响，患儿气道解剖异常会造成气道梗阻，会造成通气障碍。病例二患儿，拔管后出现上气道梗阻引起低通气，造成二氧化碳潴留。

点评

1. 术中要注意保护现有的肝脏功能,避免危害肝功能的因素。通常吸入麻醉剂要优于静脉麻醉药物。

2. 术后苏醒延迟时,要除外高碳酸血症发生。

参 考 文 献

1. 李大珍,石远,舒仕瑜. 婴儿先天性胆道闭锁的麻醉方法探讨. 重庆医科大学学报,2007,2:38-40.

2. 王炫. 小儿胆道闭锁对麻醉药物代谢影响的研究进展. 临床小儿外科杂志,2011,10(2):139-141.

3. Moan AS. The evaluation of liver dysfunction:when to suspect portal hypertention. JAAPA,2009,22(4):38-42.

4. Poordad FF,Sigal SH,Brown RS. Pathophysiologic basis for the medical management of portal hypertention. Expert Opin Pharmacother,2009,10(3):453-467.

第十二章 门诊手术和手术室外的麻醉

　　手术室外患儿麻醉的一般问题:①环境特点,造成手术室外麻醉困难的因素很多,最常见的问题是空间有限,麻醉医师难以靠近患儿,造成重大的安全隐患。操作间的大小及设计,血管造影仪器、C 臂透视仪、激光设备等占据空间妨碍麻醉医师接近患儿。麻醉前做好充分的准备,麻醉期间要尽可能接近患儿。这些场所常远离手术室,与不熟悉麻醉的辅助人员合作,发生紧急情况或麻醉仪器故障时会给麻醉医师带来不便。另外,这些场所可能缺乏中心气体供应,吸引器及废气排放系统。放射操作时射线增加,在患儿身边应穿射线防护衣。血管造影、CT、MRI 检查和放疗操作期间,麻醉医师不能与患儿同处一室,需通过观察窗或闭路电视观察患儿和麻醉监护设备。在暗室操作,必须有适当的灯光观察患儿皮肤颜色、呼吸运动、麻醉机和监护仪、钢瓶内气体等情况。监护仪必须考虑用电安全和导线隔离情况、电源输出和接地情况;②造影剂及不良反应,血管造影及放射学检查常使用造影剂增强扫描,造影剂的作用是提高组织的相对密度,是由含碘的阴离子结合各种不同的阳离子而成的盐,碘以其高密度低毒性,是大多数造影剂的基本成分。多数造影剂是高渗性的,较新的低渗性非离子造影剂,血管内注射产生严重并发症的几率可降至 1/100 000。造影剂轻度反应有恶心、呕吐,超过 1/5 的轻度反应是严重反应的前驱症状。常见的中重度反应包括低 BP、荨麻疹、支气管痉挛。高张性造影剂可影响血管内容量和渗透压,引起血流动力学变化。造影检查时出现渗透性利尿,低血容量和氮质血症的患儿应适当补液,肾功能障碍者应特别留意尿管并观察一小时以上。造影剂也影响心血管系统,造成心律紊乱和心肌缺血,尤其在原有心脏疾患的患儿发生率高。不良反应还包括 RBC 凝聚、与其他药物竞争蛋白结合位点、干扰补体和凝血系统、透过血-脑脊液屏障引起抽搐、引起肺水肿和心搏骤停以及作用于下丘脑引起寒战、发热等,这些均为造影剂的毒性反应。最严重的特异性反应包括低 BP、心动过速或者心律紊乱,是急性毒性反应的最早体征,过敏性休克和呼吸道水肿是最严重的表现,可以在造影剂应用后即刻发生,也可在几小时后出现,并迅速发展为气道梗阻和支气管痉挛,影响氧合和通气,可致死亡。造影剂反应可引起低 BP,使患儿意识丧失,有癫痫病史的患儿可发生惊厥,亦可发生腹泻和其他胃肠道反应。肾衰也是造影剂并发症之一,尤其是有肾脏病史的患儿。

第一节　无痛肠镜麻醉

病例一　胃镜检查及治疗麻醉

一般情况

患儿,男,3 岁,13kg。腹胀腹痛半月伴恶心呕吐。体格检查:一般情况可,精神好,神志清,BP87/50mmHg,HR100 次/分,RR22 次/分,体温 36.5℃。腹软,微胀,未及明显包块。既往体健,近期有多次食用柿饼史。腹部 B 超:胃内积气,区域内可见强回声团符合胃石影像,未见肠梗阻征象。诊断为胃石症,准备在全身麻醉下行胃镜下取石术。

麻醉过程

入室后生命体征平稳,面罩吸氧,监测 BP、HR 和经皮脉搏 SpO_2。静脉麻醉诱导应用芬太尼 25μg,丙泊酚 40mg,罗库溴铵 5mg,加压给氧,气管插管 4mm(ID),插入深度 14cm,牢固固定气管导管于一侧口角。采用定压模式行机械通气,设定峰压为 15cmH$_2$O,RR 为 20 次/分。麻醉维持给予瑞芬太尼 0.2μg/(kg·

min)，丙泊酚 6mg/（kg·h）。经口放入开口器，经开口器向下放置胃镜至胃，可见褐绿色，椭圆形大小约 4cm×3cm 游离团块，胃镜下取石顺利，手术历时 1 小时。麻醉后恢复顺利，待患儿清醒后拔除气管导管。

病例二　结肠镜检查的麻醉

一般情况

患儿，女，7 岁，24kg。因腹泻、大便失禁七年入院。入院查体一般情况可，营养状况良好，精神可，神志清，BP92/50mmHg，HR90次/分，RR18 次/分，体温 36.7℃。化验检查未见明显异常。慢性起病。行全麻下结肠镜检术。

麻醉过程

入室后吸氧，常规监测 HR、BP、经皮脉搏 SpO_2，静脉给予阿托品 0.15mg，iv。麻醉诱导给予利多卡因 25mg，丙泊酚 70mg，芬太尼 50μg，瑞芬太尼 25μg，置入 2.5 喉罩。设置压力通气模式。麻醉维持应用丙泊酚和瑞芬太尼。结肠镜检查历时 20 分钟，镜检未见明显异常。麻醉后恢复平稳，患儿不耐受喉罩通气道时拔除，送恢复室。

讨论

手术室外麻醉主要指在手术室以外场所接受手术，诊断性检查或治疗性操作所实施的麻醉。随着现代医疗技术的提高，各种诊断性检查和治疗性操作的不断增加，其中不少检查和操作具有痛苦和危险性，要求检查期间严格监测，解除患儿痛苦，预防和紧急处理各种意外问题。随着临床工作不断深入，麻醉医师的工作需求日益增加，手术室外麻醉受到越来越多的临床麻醉工作者的关注。诊断性检查和介入治疗的种类和复杂程度不断增加，特殊的设备常有专门的操作环境，麻醉医师到这些场所进行麻醉的机会增多，而不同的环境带来的限制，能为麻醉提供的保障也各有不同，增加了麻醉管理的难度。但无论手术室内或手术室外，麻醉的基本原则是相同的，即确保患儿生命安全、舒适和为检查操作提供方便。

手术室外患儿麻醉的管理,虽然大多数检查操作的疼痛都比较轻微或无痛,但可能有不适的感觉,多数成人不用镇静药物可耐受检查。小儿即使行无痛性、诊断性检查或治疗,也常难以配合,需要镇静或麻醉。考虑到镇静药物可能对幼儿呼吸功能的影响,以及镇静药的作用时间在小儿较难预料,副作用发生的机会也相对多一些。全麻不仅可以使患儿安静舒适,配合检查,且可以保证检查时间任意延长,故全麻多用于小儿。

(1)麻醉前准备:麻醉前除了对患儿的一般情况和病情了解外,手术室外麻醉还必须对麻醉环境和场所、相应的检查操作过程和可能出现的问题有所了解,包括患儿所需体位、是否应用造影剂、麻醉机和监护仪有无足够空间摆放,操作期间麻醉医师可否留在操作间,适当的灯光以便观察患儿、麻醉机、监护仪,一旦发生不良情况如气道梗阻、环路脱开、钢瓶内气体耗尽等情况能及时发现,对可能发生的各种意外都要有充分的准备。为保证麻醉的顺利和安全性,手术室外麻醉的基本条件和设备应包括:①供氧源;②吸引器;③废气排放系统;④必要的麻醉装备、药物和监护仪器;⑤电源接头;⑥照明;⑦足够的空间;⑧急救设备;⑨联络通讯设备。但由于各种检查或治疗场所环境的不同,这些麻醉的基本条件有时存在一定差异。

(2)麻醉处理原则:如何选择镇静和全身麻醉。镇静可分为清醒镇静和深度镇静,清醒镇静是患儿轻度的意识障碍,对外界刺激能产生反应,维持气道通畅和保护性反射。深度镇静则是可控性较深程度的抑制患儿的神志,患儿可能难以唤醒,对外界刺激反应性差。但可能失去气道保护性反射,有时难以维持气道通畅,也可能发生呼吸抑制或呼吸暂停等生理变化。目前没有一种药物或剂量适用于所有患儿,单纯镇静可能只适用于一部分患儿,小儿常用的镇静药物有水合氯醛、丙泊酚等。对于较长时间的检查或操作,全身麻醉的并发症低于多数镇静方法。静脉、吸入或静吸复合全麻,对于防止患儿操作期间体动很有效。若需疼痛刺激,可辅以阿片类镇痛药物,肌肉松弛药物一般较少应用,若需保持患儿绝对安静不动或保证气管导管留置期间无呛咳反射,则需要应用适量肌肉松弛药,但也以短效肌松药为宜。全身麻醉期间要保证患儿的氧合,气道管理可选用面罩,喉罩或气管内插管。

(3)麻醉期监测:无论全麻或者镇静,都需要对患儿的氧合、通气、循环进行持续的监测和评估。在麻醉的全程过程中,始终有麻醉医师在场。连续心电监测和 SpO_2 监测,每隔 5 分钟测 BP,全麻时监测 $P_{ET}CO_2$,小儿监测体温也很重要。在某些情况下,如 MRI 或体外照射放疗期间,一些基本的监测可能无法正常应用,根据观察患儿胸廓运动、观察储气囊活动幅度以及肤色(口唇颜色)进行判断,识别发绀非常重要。

(4)麻醉后恢复:麻醉或镇静后患儿的管理与其他手术一样,患儿应该在 PACU 苏醒,不能在走廊简单的留观。患儿必须情况稳定才能转运。

消化道内窥镜技术已成为儿科胃肠学检查不可或缺的手段,在消化道疾病的诊断和治疗中,起着重要的作用,而小儿胃肠镜检查麻醉是手术室外麻醉的重要组成部分。年龄小的患儿通常不能配合检查,全身麻醉或镇静为这部分患儿实施胃肠镜检查提供便利,减轻家长的心理负担,使这种检查手段更为广泛应用。

胃镜检查术前禁食至少 6 小时,在空腹时进行检查,否则胃内存有食物影响观察而且提高了麻醉后呕吐、反流误吸的风险性。如患儿有胃排空延迟或幽门梗阻,禁食时间应延长。如果已做钡餐检查,钡剂可依附于胃肠黏膜下,特别是溃疡部位,使纤维胃镜诊断发生困难,故必须在钡餐检查后至少三天再做胃镜检查。检查前询问患儿是否有松动牙齿,以防牙齿松动脱落发生气道阻塞甚至窒息。

胃镜检查操作刺激不大,但小儿检查不合作,再加上小儿的自身生理特点,如消化道管腔较小,蠕动较快,咽喉部敏感、易出现强烈的恶心、呕吐等,通常要实施全身麻醉。气管插管可以维持气道通畅,避免麻醉药物引起的呼吸抑制。处于青春期的患儿,其生理功能与成人类似,胃镜检查可选择麻醉下镇静,配合咽喉部表面麻醉。不用阿片类药物,单纯使用丙泊酚需要 3mg/kg 的诱导剂量。对于体弱、有呼吸系统疾病、胃镜下治疗性操作或年龄小患儿,麻醉药物对患儿呼吸功能产生影响,要选择全身麻醉(气管内插管)以确保患儿的安全。

　　通常认为结肠镜检查刺激强于胃镜,可以在丙泊酚静脉维持的基础上使用小剂量阿片类药物以维持麻醉镇静。但由于结肠镜检查时产生的疼痛刺激不一致,为了使患儿制动便于检查,通常实施全身麻醉。由于不存在外科操作对气道通畅的干扰,一般无需气管插管,选择喉罩辅助通气即可。丙泊酚具有起效快、镇静时患儿感到舒适、镇静深度容易控制、停药后能快速、彻底清醒的特征在无痛胃肠镜检查的应用中,也取得良好效果。同时丙泊酚也存在推注过快易产生心动过缓及低 BP、短暂的呼吸抑制、注射痛等不良反应及镇痛作用很弱的不足。因此临床工作中尝试在丙泊酚麻醉时加入不同的辅助药,利用其协同作用,尽量减轻丙泊酚的副作用,达到更好的麻醉效果。芬太尼为强效阿片类镇痛药,小剂量的应用对呼吸循环影响轻微,与丙泊酚联合可增强镇痛作用而减少丙泊酚的用量。咪唑安定半衰期短,有明显的镇静、顺行性遗忘作用,小剂量应用时对呼吸循环的影响也很小,与丙泊酚联合应用也可以增强镇静作用而相应减少丙泊酚的用量。丙泊酚复合小剂量的芬太尼用于小儿的胃镜检查安全、有效,可以减少丙泊酚的用量、缩短检查时间、麻醉苏醒快,无明显的不良反应。加用咪唑安定后丙泊酚的诱导剂量和总用量有所减少,但清醒时间却延长,这与咪唑安定的镇静催眠作用有关。

　　我院就 BIS 监测技术在儿童结肠镜检查中的应用做过一些研究,围术期 EEG 频率随麻醉加深或变浅呈顺序变化,与麻醉药浓度呈函数关系,被用来反映麻醉深度。大量的临床研究表明,在丙泊酚、咪哒唑仑、七氟烷、异氟烷麻醉下,BIS 与警觉/镇静评分(OAA/S)有较好的相关性,能迅速反映大脑皮质功能状态及麻醉药的效应,是评估意识形态、镇静深度的最为敏感、准确的客观指标,得到的信息较95%频谱边界频率(SEF)更为充分和准确。尤其在丙泊酚诱导催眠时,可以精确预测镇静深度。Denman等在不同的麻醉药物及麻醉方法下记录了0～12岁的小儿的诱导前、术中及苏醒时的BIS值分别为94.12、42.39、83.51,与成年人BIS值(分别为94.12、44.90、80.19)无显著性差异,不同年龄组的小儿之间也无明显不同。Bannister等对于202位0～18岁小儿的随机研究表明:在手术中控制BIS维持在40(或45)～60,最后15分钟维持在60～70可以有效减少麻醉药的使用量。结肠镜检查的刺激较浅,仅在入镜及镜子通过脾曲时刺激重一些。研究表明单独使用丙泊酚麻醉,完全可以满足镇静要求。手术后清醒较快,无不良反应。本研究中使用BIS监测镇静深度,结果显示麻醉诱导最低有效剂量为3mg/kg。麻醉维持的剂量范围是8～10mg/(kg·h),最低有效剂量为8mg/(kg·h)。研究证明儿童结肠镜检查术中使用BIS监测脑电活动可以预测麻醉的镇静深度,同时在判断麻醉苏醒方面有重要的指导意义。丙泊酚持续静脉输入行儿童结肠镜检查是一种安全程度高、操作简便的麻醉方法。

点评

1. 胃镜操作对小儿呼吸通路影响,可引起气管导管打折、移位甚至脱出。

2. 全麻方式及药物的选择因患儿年龄、操作部位、时间、刺激性等因素综合决定。

3. 术后监测,操作后患儿恶心呕吐几率增加,谨防呕吐、反流误吸可能。彻底清醒,且无操作并发症及麻醉并发症,转归病房。

第二节　肠套叠气灌肠的麻醉

病例　肠套叠气灌肠的麻醉

一般情况

患儿,男,10个月,9kg。因呕吐、哭闹6小时伴果酱样血便就诊。腹部平片提示肠套叠。无麻醉下灌肠未复位。入院查体一般情况可，精神好，神志清，BP82/48mmHg，HR110 次/分，RR24 次/分，体温 37℃。右上腹可触及一包块。余化验检查未见明显异常。以急性肠套叠入院，准备在全身麻醉下行气灌肠。

麻醉过程

术前访视患儿，评估其一般情况以及禁食时间、是否胃肠减压、近期是否合并呼吸道感染、既往病史等。向患儿家属说明放射科气灌肠麻醉的风险性并签署知情同意书。麻醉方式选择静脉全麻。患儿仰卧于操作台，予鼻导管吸氧，负压吸引管抽吸胃管并置于患儿身旁。给患儿连接便携式 SpO_2 仪，$SpO_2$99％。静脉予阿托品 0.1mg、丙泊酚 30mg，患儿安睡，垫肩垫，患儿头部后仰偏向一侧，保持呼吸通畅，将气囊肛管（Foley 管）置入直肠内，患儿家属固定患儿体位。麻醉医师可以透过视窗观察患儿呼吸幅度，当患儿长时间屏气、呼吸困难或体动明显时要暂停操作进行处理。X 线透视下可见患儿右上腹杯口状包块影，气灌肠压力达到 10kPa 时复位。操作历时 8 分钟，SpO_2维持正常，未再追加丙泊酚药量。检查结束，刺激患儿有体动反应，吸氧监护下送回病房。

讨论

肠套叠指部分肠管及其肠系膜套入邻近肠腔所致的一种病变，是婴幼儿时期常见的急腹症之一。是 3 个月至 6 岁期间引起肠梗阻的最常见原因，其80% 患儿在 2 岁以内，男性发病率高于女性，发病季节与胃肠道病毒感染流行一致，以春秋季多见。常伴发于中耳炎、胃肠炎和上呼吸道感染。肠套叠多为顺行性套叠，与肠蠕动方向相一致，套入部随着肠蠕动不断继续前进，该段肠管及其肠系膜也一并套入鞘内，颈部束紧不能自动退出，由于鞘层肠管持续痉挛，致使套入部肠管发生循环障碍，初期静脉回流受阻，组织充血水肿，静脉曲张。黏液细胞大量分泌黏液，进入肠腔内，与血液及粪质混合成果酱样胶冻状排出。肠壁水肿，静脉回流障碍加重，使动脉受累，供血不足，致使肠壁坏死并出现全身中毒症状，严重者可并发肠穿孔和腹膜炎。

患儿早期一般情况尚好,体温正常,无全身中毒症状。随着病程延长,病情加重,并发肠坏死或腹膜炎时,全身情况恶化,会有严重脱水、高热、嗜睡、昏迷及休克中毒症状。腹部 B 超以及 X 线腹部平片均可辅助确诊肠套叠。急性肠套叠是一种危及生命的急症,一旦确诊需立即进行处理。治疗可分为非手术治疗法,包括:①B 超监测下水压灌肠;②空气灌肠;③钡剂灌肠复位三种。我院临床上以气灌肠多见。不适合气灌肠复位的患儿有病史大于48 小时,或虽时间不长但病情严重、疑有肠坏死或肠穿孔者,小肠套叠以及患儿合并严重呼吸循环系统疾病。

我院气灌肠麻醉的历史经历了以下几个阶段:①开放式吸入麻醉,开放吸入麻醉是最原始的麻醉方式,是利用面罩,以挥发性液体的麻醉剂,如乙醚或甲氧氟烷,滴在金属网口罩上依靠其挥发性能及患儿呼出气体与室温促其加速挥发成气体后吸入肺内,再到体内产生麻醉效能。此开放法对患儿呼吸及循环功能影响较小,但麻醉中气道分泌物较多,有诱发气道痉挛和梗阻的危险,同时带来环境污染、影响工作人员健康。随着现代麻醉的发展,此麻醉方式已被淘汰;②硬膜外麻醉,基础麻醉复合单次硬膜外阻滞曾经是被我院使用的麻醉方式。基础麻醉给予氯胺酮 2mg/kg 和咪唑安定 0.1mg/kg 静脉推注,单次硬膜外阻滞选用利布合剂,应用于小儿腹部操作,既可达到保持自主呼吸,又可使腹肌充分松弛,尤其对需要加强呼吸管理的患儿效果更佳,有利于操作中呼吸和循环功能的维护。另外,在我们的临床实践中发现硬膜外阻滞可以提高小儿肠套叠气灌肠的复位率。1991 年北京儿童医院共有381 例肠套叠患儿,有 95.5% 在硬膜外麻醉下行气灌肠复位。硬膜外穿刺作为一种有创操作,现在在临床实践中逐渐减少,特别是儿童麻醉中;③氯胺酮静脉麻醉,是一种具有深度镇痛,且对呼吸和循环系统影响较轻的临床常用的静脉全麻药,曾是小儿常用的麻醉药物之一。但其有恶心、呕吐、致幻觉、谵妄等不良反应,应用大剂量氯胺酮可引起苏醒延迟和术后产生精神症状等不良反应,通常联合使用咪唑安定来减少氯胺酮的用量并减少它的副作用。

随着新型静脉麻醉药的研发,氯胺酮在儿童临床麻醉中的地位已经明显下降;④丙泊酚静脉麻醉,是目前儿童手术室外麻醉的常用方法和常用药物。丙泊酚是一种新型有效安全的静脉麻醉药,作用迅速,清除半衰期较短,反复用药无蓄积作用,苏醒迅速而安全,无兴奋现象,具有一定的镇吐作用,无镇痛效果、注射时有明显的注射痛。在气灌肠麻醉中,其良好的镇静催眠作用,能消除患儿的恐惧和焦虑心理,常规剂量的丙泊酚用于小儿保留自主呼吸的深度镇静是安全有效的,首次静脉注射 2 ~ 3mg/kg,维持单次静脉 1 ~ 2mg/kg,控制静推速度。同时必须清醒认识并注意到该药物的不良反应和麻醉下操作的并发症。因为丙泊酚对心血管有负性肌力、负性传导、负性变时作用,对外周血管有直接扩张作用,导致 BP 下降,HR 减慢,极少数可出现房室传导阻滞。其对呼吸系统也有一定的抑制作用,表现为 RR 减慢、低氧血症、呼吸暂停和 SpO_2 下降。虽然丙泊酚对心血管系统和呼吸系统有抑制作用,但多为一过性,一般认为与药物剂量和注射药物速度有关,大多数均无需特殊处理,5 分钟内可恢复正常,但对于在检查中如发生心动过缓时,可静脉注射阿托品 0.1 ~ 0.2mg,能拮抗丙泊酚的心脏抑制作用,迅速恢复 HR,是一种快速有效的治疗方法。麻醉过程中如出现呼吸抑或 SpO_2 < 90% 时,应立即停止操作及麻醉用药,托起患儿下颌保持呼吸道通畅,必要时予以吸痰及面罩加压吸氧,待患儿呼吸平稳、SpO_2 恢复正常范围后方可继续进行相关检查。

气灌肠复位在放射科进行,通常麻醉环境和抢救条件不及手术室,观察患儿需要在另一房间透过视窗进行,当气灌肠的压力不断增加时,患儿的 RR 和 HR 会增加,要严密注视患儿的呼吸方式,膈肌的活动度,将患儿头部偏向一侧,防止误吸。复位成功后,还要继续观察患儿的生命体征,直到患儿清醒为止方可离开放射科,气灌肠成功的患儿需要口服碳末来确定肠管复位并防止远期的肠穿孔。

点评

1. 手术室外麻醉环境和设备条件对麻醉安全性至关重要。

要准备好气管导管、抢救药物、空针管以防压力过大引起的肠穿孔。

2. 气灌肠选用不插管的全身麻醉,给气道管理造成一定困难。随着压力的增加,腹压增加,膈肌上抬,会影响患儿的呼吸幅度和频率。也会进一步影响患儿的循环功能。

3. 根据患儿的病史以及操作时间长短选择麻醉方法和药物。

4. 复位后要继续观察患儿的生命体征,情况绝对稳定后才能离开放射科。

第三节　先天性斜疝与鞘膜积液手术的麻醉

病例一　鞘膜积液麻醉

一般情况

患儿,男,1岁7个月,12kg。发现阴囊肿物1个月。体格检查:一般情况可,神清,精神反应好。BP84/45mmHg,HR100次/分,RR22次/分,体温36.7℃,阴囊肿物透光试验阳性。化验检查未见明显异常。诊断:鞘膜积液,拟行鞘状突高位结扎术。

麻醉过程

术前访视患儿,说明麻醉的风险性并签署知情同意书。麻醉方式选择静脉复合全麻(非气管插管)。入室后行常规监测,SpO_2、BP、ECG。面罩吸氧2L/min,静脉给予阿托品0.1mg,氯胺酮25mg,丙泊酚30mg。切皮前予瑞芬太尼5μg,手术操作中,HR是麻醉深浅的直观指标。结扎鞘突时,HR增快,予瑞芬太尼5μg,丙泊酚15mg,保持自主呼吸。手术历时15分钟,术中密切观测呼吸幅度和SpO_2。麻醉后转送患儿至麻醉后恢复室继续吸氧监测。待患儿Aldrete评分达标后出室。院内留观两小时。

病例二　先天性斜疝麻醉

一般情况

患儿,男,2 岁,14kg。主诉:阴囊内可还纳包块,哭闹加重一年余。体格检查:一般情况可,精神好,神志清,BP86/47mmHg,HR110 次/分,RR 吸 24 次/分,体温 37℃。化验检查未见明显异常。诊断:右侧腹股沟斜疝,行疝囊高位结扎术。

麻醉过程

麻醉方式选择静脉全麻(非插管)。入室后监测生命体征,SpO_2、BP、ECG。面罩吸氧,SpO_2 100%,予阿托品 0.1mg,氯胺酮 35mg,丙泊酚 40mg,患儿安睡,垫肩垫,头后仰,观察患儿呼吸,无呼吸动作,SpO_2 降至 70%,面罩加压给氧恢复正常。查患儿呼吸恢复,幅度反常,三凹征明显,SpO_2 进行性下降,患儿口腔分泌物较多,再次托下颌面罩加压给氧,略改善,但气道阻力高。停止辅助通气,患儿自主呼吸不能维持 SpO_2,予长托宁 0.2mg,丙泊酚 20mg,瑞芬太尼 30μg,吸除口腔分泌物,行气管插管 4mm(ID),机械通气。术中丙泊酚 80mg/h 和瑞芬太尼 250μg/h 泵入维持麻醉,术中生命体征平稳。手术历时 15 分钟。追问患儿病史,家长诉患儿一周内上呼吸道感染,平时睡眠打鼾。

讨论

日间手术是患儿在一个工作日内完成手术、手术后观察和办理出院,患儿不在医院过夜。随着外科技术和麻醉的迅速发展,许多手术能达到创伤小、出血少、恢复快,能在日间手术的条件下进行,随着麻醉技术的进步、设备的更新,作用迅速、时效短、恢复快、不良反应小、便于调控的新麻醉药和麻醉辅助药在临床应用,使原来在住院条件下才能应用进行的手术扩大应用到日间手术完成。日间手术有很多优点,不受医院病床的限制,缩短患儿手术时间,手术时间安排灵活,减少院内交叉感染的机会,使呼吸道并发症和切口感染率降低。

日间手术应选择创伤小、对生理影响小、术后不会发生严重并发症、患儿病情不复杂、ASA 分级 I ～ II 级,手术时间在 1 小时以内。随着手术技术、麻醉技术、疼痛治疗、术后并发症预防处理水平的提高,越来越多的医疗机构向着一日治疗模式转变。门诊术前访视由于与患儿接触时间短,门诊手术量增加,使术前访视时间更感不足,对病情做出正确评估困难较大。因此在门诊手术确定后可将麻醉前访视内容和麻醉知情同意书以表格形式告知患儿家属。

日间手术麻醉管理包括几个方面:

1. 麻醉方法选择　应遵循"简化技术、风险最小化"原则:①局部麻醉:局部麻醉最安全、有效,除特殊原因外均应作基本麻醉技术应用于小儿日间手术中;②外周神经阻滞:神经阻滞一般首选单次注射技术,其中最有效的是阴茎阻滞、髂腹股沟神经-髂腹下神经阻滞。由于不同体表标记情况,成功率往往不令人满意;③骶麻:骶麻曾广泛应用于小儿日间手术,但其往往需复合基础麻醉,随着全身麻醉的发展,在日间手术中逐步被取代;④全身麻醉:日间手术最主要麻醉方式,静脉全麻,吸入全麻,喉罩全麻,全麻插管,具体麻醉方式以手术部位,类型,手术时长短等因素多项评估选择。全麻时意识丧失,维持气道通畅是十分关键的问题,短小手术可选择静脉全麻,保持患儿自主呼吸,例如斜疝、鞘膜积液;对于手术时间略长,可选择喉罩全麻或全麻插管以确保气道管理。气管插管刺激性强,麻醉维持所需药物量大,术后苏醒期长且可能出现气道并发症,因此仅用于急诊或特殊手术如胃镜检查术,头颈部手术。喉罩在简短,保留自主呼吸的手术中应用,使其在日间手术中作为有效的气道管理手段。

2. 门诊手术麻醉　用药要求起效快、时效短、不良反应少。丙泊酚作用迅速,时效短,苏醒快、清醒质量好且术后恶心、呕吐发生率低,是临床最常用的静脉麻醉药。吸入麻醉药有摄入和排出迅速,易调节麻醉深度,苏醒快等特点,也常用于门诊手术。镇痛药中芬太尼和瑞芬太尼以其时效短而广泛用于门诊手术。

3. 麻醉后并发症的预防　麻醉后并发症包括:①恶心呕吐:

阿片类药物的使用或消化道操作检查等因素都有可能增加术后恶心、呕吐的发生率,术后密切监测,防止反流误吸的发生;②认知和行为改变:日间手术患儿麻醉恢复期可能出现精神紊乱,表现为嗜睡、意识模糊、甚至人身攻击、极强的定向力障碍,少数患儿兴奋,部分可出现其他情感波动包括不自主哭泣,尤其使用氯胺酮者;③意外损伤:最常见的损伤包括口腔、咽、喉损伤,神经干、丛损伤,可能因此造成降低患儿满意度,患儿入院治疗等后果;④术后疼痛,门诊手术由于手术创伤小,术中应用局部切口浸润麻醉,术后无需采取特殊处理。

4. 麻醉恢复 麻醉恢复是一个过程,应该在恢复室继续严密监测,监测 BP、呼吸、脉搏 SpO_2、意识状态及肢体活动。全麻后患儿恢复保护性反射和运动能力,Aldrete 评分达到或超过 8 分时,就达到了离开麻醉后恢复室的标准。

以上病例中可以看出,我院日间手术静脉全麻常用药有氯胺酮,单一氯胺酮静脉麻醉,用量较大,术中可控性较差,患儿呼吸管理较困难,难以及时复苏。虽然氯胺酮镇痛作用强,但对呼吸循环系统的拟交感作用可使 HR 增快、BP 升高,麻醉苏醒期患儿有较多精神症状。其特有的镇痛效应往往掩盖其复杂的副作用,体内代谢慢、苏醒延迟、增高肌张力、术后躁动及恶心、呕吐发生率高,小儿短小手术要求苏醒尽量快,增加了术毕苏醒前副作用发生的危险性。同时氯胺酮又会引起唾液腺和支气管黏液腺分泌增多,如不能及时吸出就会堵塞气道不宜呼吸道管理,甚至分泌物刺激喉头可诱发喉痉挛,引起严重缺氧。丙泊酚作为辅助氯胺酮的常用药物,它镇静、催眠作用迅速,具有麻醉诱导起效快、苏醒迅速且功能恢复完善,术后恶心、呕吐发生率低等优点。可有效减少氯胺酮应用过程中出现的不良反应。长托宁为一新型选择性抗胆碱药物,能与 M、N 型胆碱受体结合,主要选择作用于 M1、M3 受体,而对 M2 受体的作用较弱或不明显,对 HR 的影响轻微,静注长托宁 0.01mg/kg 后,可较好地抑制呼吸道腺体的分泌功能,稳定患儿 BP、HR,作用较阿托品强而持久,对小儿手术极为有利。瑞芬太尼是新的超短效阿片受体激动药,作用于 u 受体,主要经血液和组织中非特异性酯酶水解代谢,不依赖肝肾功能。突出优点是作用时间短、起效快、静脉注射 1 分钟即迅速到达血脑,消除快,半衰期 3 ~ 5 分钟。长时间应用蓄积少和恢复迅速,镇痛作用强及可控性好、无组胺释放等优点,是一种较为理想的麻醉性镇痛药。但镇静效果差;虽不抑制心肌收缩力,但可引起心动过缓;存在剂量相关性呼吸抑制。

我院日间手术大多选择小剂量瑞芬太尼 0.5 ~ 1μg/kg、丙泊酚 1 ~ 2mg/kg、氯胺酮 2mg/kg 复合麻醉,以单次追加丙泊酚、瑞芬太尼为主。利用药物间的镇静、镇痛的协同作用,增强麻醉效果。氯胺酮可减轻丙泊酚、瑞芬太尼对心血管的抑制作用,丙泊酚可有效避免氯胺酮的术中体动的发生和精神症状,但丙泊酚和瑞芬太尼对循环和呼吸均有抑制作用,但这往往和用药速度和剂量相关。复合使用可发挥协同作用,减少各自用量与不良反应,并使患儿血流动力学稳定,有利于保持呼吸道通畅,降低舌后坠的发生率,且患儿苏醒快、质量好,是 TIVA 理想的搭配方法,值得推广。

小儿日间手术呼吸道管理是重中之重,小儿解剖特点和生理特点的特殊性,决定着小儿麻醉中呼吸道管理的重要性和特殊性,而日间手术中,呼吸系统的意外成为了"小手术"中可能危及生命的"大事件":①呼吸道感染,上呼吸道感染是小儿常见疾病,一年可多次发生,上呼吸道感染患儿围术期呼吸道并发症发生率显著高于无呼吸道感染的患儿。上呼吸道感染后 1 ~ 2 周呼吸道应激反应增加,术前上呼吸道感染急性期内(1 周以内)的患儿的术后呼吸道并发症显著高于愈合期的患儿(感染超过一周);感染一周以内的患儿的术后 SpO_2 < 90%、再次插管的发生率高于无感染的患儿;术前上呼吸道感染的患儿术后肺部感染发生率也明显高于无感染患儿。日间手术中合并呼吸道感染可能造成麻醉中呼吸道梗阻(分泌物增多、喉痉挛)等严重并发症,术前有上呼吸道感染者,日间手术应暂缓进行;②呼吸道梗阻,由于小儿舌大、颈短、呼吸道管径较小、腺体分泌旺盛及呼吸储备差,很容易发生急性呼吸

道梗阻及呼吸抑制。而麻醉后下颌松弛,舌后坠,呼吸道分泌物增多,为预防呼吸道梗阻,应选择苏醒快的全麻药,使患儿尽早苏醒,发生舌后坠倾向的,应放置口咽通气道辅助。对于平时睡眠打鼾的患儿,要请五官科会诊,除外气道的解剖及病理生理疾患,存在腺样体肥大的患儿不易行日间手术;③反流误吸是最危险的并发症,麻醉期间的呕吐、误吸是小儿麻醉期内死亡的常见原因,主要发生在诱导期及恢复期。静脉复合麻醉,胃内容物反流误吸是常见的严重并发症之一,其死亡率高达30% ~40%。在禁食饮6小时后,如患儿既往无消化道病史,在术中术毕出现严重反流误吸并不多见,胃内容物反流至呼吸道造成误吸的原因:正常胃排空时间为6~8小时,小儿胃排空更快,禁食饮6小时后胃内几乎没有潴留物,静脉复合麻醉后可造成胃动力降低而胃内胃液胃酸等内容物反流;另一危险因素是患儿家属隐瞒进食饮的情况,而这一点也是较常见的反流误吸的安全隐患,进食后刺激胃酸分泌,而酸性的胃酸和食物残渣在麻醉后发生反流误吸。

静脉短效药物全麻下的门诊手术,术中的镇痛效果到手术结束时已经消失,而术后呕吐又限制了患儿口服镇痛药的使用,术后镇痛,应用局麻药行手术切口浸润是一种方法。髂腹股沟神经-髂腹下神经联合阻滞是一种简单易行的腹股沟区神经阻滞方法,我院在门诊手术患儿,应用此种方法作为术后镇痛,观察其疗效。静脉全麻后于患侧髂前上棘内侧1~1.5cm处行髂腹股沟神经-髂腹下神经联合阻滞,用药为0.25%布比卡因5~10ml(最高剂量为2mg/kg),从阻滞完成到获得最大镇痛效果至少需15分钟,这与手术历时基本相当,因此术前完成阻滞更有效力,通过疼痛评估,镇痛满意的患儿达到93.33%,说明术前髂腹股沟神经-髂腹下神经联合阻滞是一种操作简单、效果良好、副作用少的小儿门诊腹股沟疝手术的术后镇痛方法。

点评

1. 重视术前访视,向患儿家属交代麻醉风险非常重要。
2. 日间手术麻醉用药应选择起效快、时效短,过程平稳,麻醉后苏醒快,不良反应少的药物。

3. 无论选择何种麻醉方式,确保气道管理的绝对安全。

第四节 介入手术的麻醉

病例一 PDA封堵术的麻醉

一般情况

患儿男,4岁,15.5kg。生后6个月因上呼吸道感染查体发现心脏畸形,行超声心动检查提示先天性心脏病,卵圆孔未闭、PDA。出生后无反复肺炎、心衰史,哭闹时无明显青紫,运动后无明显呼吸急促。患儿智力发育较同龄儿稍差,心前区偏左稍隆起,叩诊心界无增大,心音有力、律齐,可闻及明显杂音,P$_2$亢进不明显。BP86/53mmHg,SpO$_2$100%。其余化验检查未见明显异常。诊断为先天性心脏病,PDA。拟行介入治疗PDA封堵术。

麻醉过程

入室后监测生命体征,体温36.9℃,HR145次/分,RR20次/分,BP84/46mmHg,SpO$_2$99%,面罩吸氧,予长托宁0.2mg,氯胺酮45mg,丙泊酚30mg,患儿意识消失,保留自主呼吸,麻醉维持以丙泊酚5mg/(kg·h),术中取右股动脉穿刺,降主动脉造影、封堵器栓堵,位置可,降主动脉无梗阻,未见残余分流。手术时间25分钟,麻醉时间35分钟,术中出血1ml,补液50ml。术中生命体征平稳,送返病房。

病例二 肺动脉瓣狭窄的麻醉

一般情况

患儿,男,5岁,17kg。发现心脏杂音4天入院,查体心前区偏左稍隆起,叩诊心界无增大,无明显震颤,心音有力,律齐,胸骨左缘2/3肋间可闻及收缩期2/6级杂音,无传导,P$_2$亢进。BP116/68mmHg,SpO$_2$约98%~100%,四肢无水肿,杵状指不明显。心脏超声示先天性心脏病:肺动脉瓣及瓣上狭窄(中度)。患儿一般情况可,其余化验检查未见明显异常。诊断为肺动脉瓣狭窄,拟行肺动脉瓣扩张成形术。

麻醉过程

患儿入室体温 36.5℃, HR132 次/分, RR20 次/分, BP98/59mmHg, SpO_2 98%, 麻醉诱导静脉推注阿托品 0.1mg, 丙泊酚 50mg, 芬太尼 35μg, 罗库溴铵 7.5mg, 患儿睫毛反射消失、无体动后, 置入有囊 5.0mm(ID)气管导管, 插管深度 15cm。听诊双肺呼吸音对称。麻醉维持给予丙泊酚 6mg/(kg·h)静脉维持麻醉, 机械通气 V_T 170ml, RR 20 次/分, I:E=1:1.5。连续监测生命体征, 手术取股静脉穿刺送入鞘, 导管未经异常通道, 导管至右心室测压为 62/8(28) mmHg, 主动脉压为 94/53(70) mmHg, 右心室造影见右心室腔不小, 右心室内粗大肌束, 右心室流出道未见明显狭窄, 造影剂通过肺动脉瓣口时形成喷射征, 用肺动脉球囊扩张器扩张肺动脉瓣 1 次后, 腰窝消失, 测肺动脉至右心室连续压力下降, 28/15(20)~46/8(20) mmHg, 主动脉压力 98/54(72) mmHg。术中有期前收缩, 移动导管后很快消失。手术时间 35 分钟, 麻醉时间 45 分钟, 出血 1ml, 术中补充 100ml 糖盐钾溶液, 术毕停药, 患儿反射恢复, 自主呼吸恢复, V_T 及 RR 可, 脱氧 3 分钟 SpO_2 >97%, 拔除气管导管, 患儿有自主体动, 呼之睁眼, SpO_2 维持好, 送返病房。

讨论

随着诊断技术和介入治疗技术的不断提高, 心导管介入治疗儿童先天性心脏病在临床上的应用越来越广泛, 部分先天性心脏病患儿可通过介入封堵术治疗, 消除体外循环带来的不良反应, 明显缩短住院时间, 逐步为先天性心脏病患儿及家长所接受, 成为治疗先天性心脏病的首选方法和常用方法, 避免了开胸手术对患儿造成的巨大损伤和危险。但由于先天性心脏病患儿循环机能相对较差, 麻醉耐受能力低下, 而且行介入手术时, 左、右心导管插入时可产生剧烈疼痛, 另外心导管对心脏的刺激性等因素, 均可导致患儿发生血流动力学的改变, 术中会出现呼吸抑制或躁动不安的表现,介入封堵术手术操作精细,要求麻醉过程平稳、安全,患儿保持安静,对麻醉药物的镇痛效果及安全性提出了更高的要求,并需麻醉医师了解心导管介入的操作步骤和可能带来的血流动力学的紊乱,对因麻醉和操作引起的并发症要做出迅速反应,以保证患儿生命安全和手术顺利进行。介入手术治疗虽然创伤小,在行股动、静脉穿刺建立左右心导管时产生的疼痛易引起患儿不合作。为取得患儿的合作和操作顺利,在心导管术前及过程中都需要一定的镇静药物或施行全身麻醉。对于某些患儿病情复杂,其手术操作难度也相应的增大,术中还需要行心脏彩色超声心动图协助封堵伞定位,需要维持较深的麻醉。尤其在封堵的过程中,即使患儿轻微的活动也可能造成封堵器堵塞位置不佳或气体进入等严重后果,因此,先天性心脏病介入治疗对术中麻醉管理要求甚高,麻醉应达到安全、无痛、镇静、抑制牵拉反应、生命体征平稳。

单纯 PDA 由于其左向右分流所致心脏容量增加的血流动力学改变和 PDA 患儿终生有动脉内膜炎的风险,应予以有效治疗其分流。介入适应证为直径≥2mm 的单纯 PDA,血流动力学监测无器质性肺动脉高压;PDA 外科结扎术后仍有残余分流。ASD 适应证为继发孔型 ASD 边缘与冠状窦、房室瓣、右上肺静脉、上下腔静脉口的距离应大于 5mm,这是保证安全有效堵塞 ASD 的前提。其术后并发症有可能存在残余分流、房性期前收缩或传导阻滞,但在即刻并发症中要特别注意空气栓塞和心房穿孔的致命性。单纯 VSD 为先天性心脏缺损中最常见的,其适应证为膜周型 VSD,年龄通常超过 3 岁,对心脏有血流动力学影响,但无器质性肺动脉高压的单纯 VSD,缺损上缘距主动脉瓣≥1.5mm,无主动脉右冠瓣或无冠瓣脱垂;肌型 VSD,对心脏有血流动力学影响,通常≥5mm,因其介入治疗的繁琐性,并发症也需特别注意:瓣膜关闭不全,由于VSD 位置邻近三尖瓣和主动脉瓣,因此在封堵器植入后可能影响邻近瓣膜而造成瓣膜反流,特别是三尖瓣隔瓣后和距主动脉右冠瓣或无冠瓣很近的 VSD;残余分流;心律失常,室性期前收缩或室性心动过速,大多发生导管在心室内操作过程,在探查 VSD 或导管、导丝通过 VSD 时有可能刺激左右束支易发生束支传导阻滞，但大多为一过性改变，停止即可恢复。

先天性肺动脉狭窄是右心室流出道梗阻的疾病，是较为常见的先天性疾病，为了防止右心室流出道梗阻进一步加重、右心室进行性肥厚及继发性的右心功能衰竭，需要对轻度以上的右心室流出道梗阻的患儿进行治疗，经皮球囊肺动脉成形术及血管内支架技术成为目前治疗单纯右心室流出道梗阻的首选方法。最常见的是肺动脉瓣狭窄，心排血量正常时肺动脉与右心室的压力差 ≥6.6kPa，是先天性肺动脉瓣狭窄球囊扩张术的绝对适应证，而典型的肺动脉瓣狭窄，ECG 显示右心室增大，造影示肺动脉扩张、射流征存在，跨动脉瓣压差 4.67 ~ 6.67kPa 为介入治疗的相对适应证。肺动脉瓣狭窄中、重度宜早做手术，这样有利于患儿右心功能恢复。该手术虽为安全有效的非开胸治疗方法，但仍有 5% 左右的并发症发生率，多见于新生儿、小婴儿及重症病例。并发症主要为球囊加压扩张时一过性的 BP 下降，甚至短暂的意识丧失；心律失常包括心动过缓、传导阻滞、期前收缩及心动过速等；血管损伤；三尖瓣腱索损伤致三尖瓣关闭不全；心脏穿孔及心脏填塞等。

先天性心脏病患儿由于心脏解剖异常合并有不同程度的循环功能障碍，手术麻醉的耐受能力差，在大血管和心脏内进行手术操作，可能会引起心律、HR 的改变甚至导致严重心律失常等并发症发生，如频发室性期前收缩、持续性室性心动过速、房室传导阻滞等，这主要是由于导管触碰心室壁或造影剂对心脏的刺激引起，术中应严密观察心电变化，一旦发现心律失常应提醒手术医师暂停手术操作或退出导管，多可好转，如无效果应及时给予药物治疗或直流电复律。小儿体内氧储备低于成年人，对低氧的耐受时间较短，如术中出现呼吸抑制、呼吸道梗阻或氧供不足，很快就会出现 SpO_2 下降、HR 减慢及心律失常等，因此麻醉中应加强呼吸管理，术中持续面罩吸氧，保持呼吸道通畅，麻醉深度适合，如 SpO_2 下降应及时行面罩加压给氧，必要时行气管插管。导管室应备好麻醉机、吸引器、除颤仪、气管插管设备和各种急救药品，所有药品准备同开放心脏手术麻醉,抢救器具和药品做到随手可用。

心导管麻醉前要掌握心脏病的病理生理改变,其次早期要充分给氧,保持呼吸道通畅,防止反流误吸,充分镇静,如有必要可考虑提前插管全身麻醉。术中的血容量补充有多种必要性,麻醉后的低 BP 是其中之一,发绀型患儿术前禁食水时间过长,血液呈高凝状态可能发生术后血栓形成的严重并发症,血液稀释可在一定程度上预防血栓形成的发生。与呼吸因素相关的并发症,大多可通过恰当的处理迅速得到纠正。心血管因素引起的次要并发症术前大多可预测,通过精心的术前及术中准备,可得到一定的防治。介入手术中呼吸因素及心血管因素的并发症,往往发病凶险、急剧,术中需快速有效处理甚至紧急抢救。对发病率、病死率等介入术中的高危风险性事件的评估,对于复杂性先天性心脏病、年龄低于 1 岁、发绀型心脏病行右心导管球囊扩张术者,应及早选择气管插管全身麻醉。对于历时时间短,血流影响小的操作,例如单纯 PDA 封堵术可选择非插管静脉全麻。介入手术有其特殊的风险,介入麻醉术中急性事件的发生率较其他手术高,提示麻醉医师在小儿介入术中的作用不应仅仅表现在术中出现心肺复苏时,还应加强对术中各种并发症的认识,规范小儿介入手术麻醉方法的选择,这些都是减少术中并发症、降低病死率的关键。

小儿心脏介入麻醉中最常见的并发症为呼吸抑制、心律失常、BP 下降等,并可继发的影响循环功能的稳定性。严重时需行气管内插管全麻。此外,对心导管操作可能引起的并发症如心律失常、BP 下降等呼吸和血流动力学的改变,要及时发现,麻醉医师应配合心导管医师积极处理,保证患儿安全渡过手术期。麻醉期间应注意及时补液与补充糖分,补充能量,因小儿代谢旺盛,氧耗和能量消耗相对较大,而储备能力较差,氧和能量的不足更易发生血流动力学改变。小儿体重轻,总血容量低,介入手术操作中的出血量,术者和麻醉者应该引起重视,必要时输血。对于未行气管内插管的介入先天性心脏病封堵术患儿,要备好气管内插管的器械和药物,为防止小儿麻醉中出现舌后坠,应将头侧向一边并托起下颌保证呼吸道通畅,必要时气管内插管保证呼吸道通畅,术中静脉追加麻醉药物时要注意麻醉药物的量和注入速度,做好循环和呼吸的监测,及时发现问题,及时处理,术毕入住监护室观察数小时。对于出现特别严重并发症的患儿,要求麻醉医师及心导管医师做好随时转运患儿进入手术室的准备,防患于未然。

　　回顾各种介入类型术中危险事件发生情况,球囊扩张术和心导管检查造影术的发生率远高于 PDA、ASD、VSD 封堵术的发生率,同时也高于总的介入手术发生率。原因可能为右心导管球囊扩张治疗易发生持续的右心室流出道痉挛而导致严重缺氧发生及注入造影剂对心室壁的刺激有关,严重者需心肺复苏。而危险事件的发生与患儿心肺代偿功能、储备功能成绝对正相关。先天性心脏病右向左分流患儿由于长期缺氧,多处于酸中毒状态,当缺氧发作时更加重酸中毒。一旦出现顽固性缺氧,导致严重酸中毒,应立即面罩加压给氧并纠正酸中毒,纠正缺氧、酸中毒无效后,可行急诊手术。对于严重发绀的患儿,术前注意补充血容量、稀释血液并纠正酸中毒,这对预防缺氧发作有一定作用。但不宜过度补充碱性药物,除非 pH 低于 7.30。如果血 pH 高于 7.35,代谢性碱中毒,氧离曲线左移,不利于组织氧的供给,此种乳酸性酸中毒不能简单依靠补碱性药物纠正,还应努力纠正缺氧。另外,术中注意麻醉深度,麻醉过浅易诱发右心室流出道痉挛,麻醉过深易使外周血管阻力降低导致右向左分流增加。

　　心内分流对麻醉药物摄取的影响,对于左向右分流型先天性心脏病患儿,在静脉麻醉诱导时,由于血液在到达大脑前已被分流部分稀释,麻醉药物浓度降低,对麻醉诱导的影响程度取决于分流量的多少,麻醉诱导时增加剂量并快速注射可减轻或消除左向右分流的影响,但增大麻醉药物剂量也可加重对心肌抑制的程度,心脏功能差的患儿,麻醉诱导时更应注意。但是,右向左分流却使静脉麻醉诱导的速度明显加快,因部分麻醉药物在静脉血不经过肺循环,直接分流到体循环进入大脑,右向左分流患儿进行麻醉诱导时,应特别注意外周血管扩张和心排出量的降低,外周血管扩张使分流增加,心排出量下降和供氧不足使患儿发绀加重,出现代谢性酸中毒后又抑制心肌。肺动脉闭锁或肺动脉瓣狭窄、重症法洛四联征、三尖瓣闭锁等肺血流少的患儿,体肺循环间交通是维持肺血流的重要通路,而肺血流量则有赖于维持一定的 SVR,BP 下降时体、肺循环间压力差减少,肺动脉血流会进一步减少。PaO_2 降低和酸中毒的出现加重了缺氧性肺血管收缩,反过来使缺氧进一步加重。无论何种类型的心脏病变,其心脏功能均已受到不同程度的损害,心导管检查、介入伞堵和麻醉都可能加重患儿的血流动力学紊乱,增加发生意外的风险。因此加强对术中各种高危因素的认知,可以降低术中危险因素的发生。

心包填塞被认为是心脏介入操作中最严重的并发症之一,多发生于 ASD 封堵术,主要由于组织脆弱的左心耳损伤所致,麻醉者应严密监测术中病情变化,如出现 BP 下降、HR 加快、脉压变小,应考虑心包填塞的可能,一旦发现应及早气管插管并予以处理填塞。

心律失常是先天性心脏病介入治疗中最常见的并发症,大多为一过性,主要类型有快速心律失常及房室传导阻滞,快速心律失常主要是由于术中导管或导丝等刺激心脏所致,若为肺高压、心功能不全导致右心房增大引起的室上速,可选择洋地黄(地高辛或西地兰),剂量为饱和量的 1/3 ~ 1/2,此外可选用心律平静脉注射 1mg/kg。频发室性期前收缩、持续性室性心动过速选用 2% 利多卡因静脉注射 1mg/kg,5 ~ 10 分钟后重复应用,必要时静脉滴注 15 ~ 50μg/(kg·min)维持,出现心室颤动时立即除颤治疗,窦性心动过缓时,予吸氧,阿托品 0.02 ~ 0.03mg/kg 静脉推注。心律失常是 VSD 封堵术的常见并发症。VSD 封堵术,导管经过室间隔时反复出现一过性Ⅲ°房室传导阻滞,Ⅱ°以上房室传导阻滞,使用异丙肾上腺素静脉注射,0.1μg/(kg·min)以提高心室率。

对于支气管痉挛,药物过敏是其中的原因之一,但不是唯一的原因,操作引起肺血管痉挛、肺动脉高压危象也可导致气道痉挛,查体双肺满布哮鸣音,加压给氧,给予糖皮质激素,应立刻插入气管导管。此种并发症较凶险、急剧,术中需紧急抢救,很可能较快心搏骤停,应积极早期处理。介入手术中喉痉挛、严重呼吸抑制、呼吸机管道及机械故障、术中用药过量导致低 BP、术前用药引发缺氧均与麻醉因素密切相关,镇静药物的应用应充分考虑到药物对患儿的体、肺血管阻力的影响,防止缺氧加重、诱发肺血管痉挛、BP 下降。

　　总的来说心导管室的设计较少关注到麻醉工作的需要,例如:空间、灯光、设备、通道和人员配备等各方面不能为麻醉提供如手术室那样的优良环境。因此,在实施麻醉前,必须确保各种装备完好无缺,并与心内科医师密切沟通,必须熟悉手术的操作步骤及可能出现的种种意外情况,并将各种急救设备及药品放在身边,以便随时应用,以提高麻醉安全性。先天性心脏病介入封堵术的麻醉管理关键在于呼吸管理,术中应保持呼吸道通畅,减少呼吸抑制的发生。氯胺酮、丙泊酚联合用药非插管 TIVA 是小儿心脏介入治疗中并发症少,安全有效的麻醉选择。

　　自开展心导管介入治疗以来,从单纯氯胺酮到复合麻醉,现在普遍采用丙泊酚复合小剂量芬太尼或氯胺酮 TIVA 和气管内插管全身麻醉,均达到了满意的麻醉效果,术前 30 分钟肌注鲁米那 4 ~ 6mg/kg 能产生有效的镇静和抗焦虑作用,阿托品 0.01 ~ 0.02mg/kg 以防止氯胺酮引起的呼吸道分泌物增加,起效快且安全。丙泊酚是一种新型快速短效的全麻药,其临床特点是起效快、持续时间短、苏醒迅速而平稳,不良反应少。丙泊酚可引起收缩压、舒张压和平均动脉压下降,其程度取决于剂量和输注速度,尚与年龄、ASA 分级、过度肥胖和其他药物联合使用有关。丙泊酚对 HR 的影响不明显,倾向于使 HR 减慢,代谢迅速,用于小儿麻醉提供了快速的麻醉诱导,苏醒迅速,且不产生心肺参数的实质性变化。氯胺酮作用时间较长,在术中能提供良好的镇静及镇痛作用,但可使苏醒恢复期延长及出现苏醒期谵妄,且麻醉后完全苏醒时间的长短与氯胺酮的用量有关,具有明显的药物蓄积作用,术前镇静药使患儿入室后安静合作,避免患儿哭闹引起的口咽分泌物增多及加重心脏负担。此类手术麻醉要求在保证患儿循环呼吸系统稳定的同时维持足够的麻醉深度,避免患儿的体动影响手术操作。丙泊酚不引起肌肉不自主运动、咳嗽及嗝逆,有较好的麻醉可控性,苏醒期较低的并发症发生率,使其成为非手术室环境下的麻醉选择。丙泊酚术后恶心、呕吐发生率低,有研究表明,丙泊酚对呼吸功能有一定抑制作用,这一抑制作用不明显,可能与泵入药物速度与浓度有关。丙泊酚用于小儿麻醉可提供快速麻醉诱导,而不需气管插管,且不产生心肺参数的实质性变化,是比较理想的用于心导管介入治疗的麻醉药物。

丙泊酚复合氯胺酮持续静脉输注全身麻醉用于小儿先天性心脏病介入治疗,麻醉效果满意,可控性好,不需气管插管,呼吸抑制轻微,无明显不良反应,对于手术时间短,操作刺激小、并发症少的检查是一种较好的麻醉方法。而对于复杂的介入治疗,全麻插管仍是首选麻醉方式。小儿先天性心脏病介入封堵术的麻醉管理关键在于呼吸管理,术中应保持呼吸道通畅,减少呼吸抑制的发生,麻醉医师还应做好充分准备,应对患儿突发的失代偿情况进行处理,来保证麻醉和手术的进行。麻醉医师可适当离开放射室进行远距离观察以减少 X 线辐射的危害。

点评

1. 先天性心脏病患儿由于血流动力学的改变,常合并有不同程度的循环机能障碍,手术和麻醉耐受能力差,麻醉医师须评估患儿心肺功能及了解心导管介入的操作步骤和可能带来的血流动力学的紊乱。

2. 麻醉方式的选择取决于患儿一般情况、心肺功能及介入操作方式。

3. 小儿心脏介入麻醉中最常见的并发症为呼吸抑制、心律失常、血压下降等,并可继发的影响循环功能的稳定性。加强对术中各种高危因素的认知,可以降低术中危险因素的发生。

第五节　MRI 检查的麻醉

病例一　水合氯醛用于 MRI 检查

一般情况

患儿,女,1 岁 4 个月,体重 10kg。间断咳嗽、喘息 10 个月,伴抽搐 2 次入院。体温 38.5℃,RR22 次/分,P136 次/分。营养发育中等,神清,精神反应可。急性热面容,咽红,扁桃体Ⅱ°,双肺呼吸音粗,可闻及干湿啰音。心音有力,律齐。腹部未见异常。血常规:WBC6.45 × 10^9/L;中性粒细胞占 52%,淋巴细胞占 42%;RBC3.97 × 10^{12}/L;Hb115g/L;PLT272 × 10^9/L。胸片:双肺纹理增多、粗乱,双中下肺野可见散在斑片状阴影。心影不大,两膈面光滑,肋膈角清锐。诊断:支气管肺炎,抽搐原因待查。经抗感染治疗 2 周后,呼吸道症状明显好转,抽搐未再发生。复查胸片:双下肺斑片状阴影较前明显吸收。EEG:药物诱导睡眠中,各导联可见少量峰波及 12～14Hz 睡眠纺锤波。各导联未见明显异常波。正常小儿 EEG。准备在镇静下行头颅 MRI 检查。

麻醉过程

患儿被安排在上午检查,检查前禁食水 4 小时。嘱家属晨起时较平常提前唤醒患儿。于检查前半小时在准备室灌肠给药,具体步骤如下:让患儿侧卧、背对操作者,嘱家长在患儿的头侧,安慰患儿并固定其躯体。助手轻按患儿的下肢,操作者先用湿巾清洁患儿肛周皮肤,把涂有润滑剂、长约 10cm 的肛管放入肛门内 5cm,先注入生理盐水 2ml,停顿片刻后匀速注入 10% 水合氯醛 7ml 及 3ml 盐水的混合液,停顿 1 分钟后撤出肛管。嘱患儿妈妈平抱患儿,观察患儿的精神状态及有无药物自肛门排出。20 余分钟后患儿渐渐停止哭闹入睡,检查要在患儿深睡眠后进行。此患儿头颅 MRI 检查时间为半小时,检查过程中未出现身体活动,呼吸平稳。患儿灌肠用药 1.5 小时后清醒,未见药物不良反应。

病例二　丙泊酚麻醉下行 MRI 检查

一般情况

患儿,男,4 个月,6kg。主诉:发现心脏杂音 4 天入院。查体:体温 37℃,RR28 次/分,P130 次/分,BP84/46mmHg。一般状态可,口唇未见发绀,眼睑无水肿,双肺呼吸音粗,未闻及啰音。胸骨左缘第 3~4 肋间可闻及粗糙收缩期杂音,P_2 亢进。腹部未见异常,肌力、肌张力未见异常。既往史:否认家族及遗传病史。彩色超声心动图:室间隔膜周累及窦部较大回声脱失 13.8mm,主肺动脉及左右分支内径明显增宽,其分叉处与降主动脉之间可见一宽约 2.9mm 的异常通道。诊断:先天性心脏病,VSD(膜周部),PDA,肺动脉高压(中度以上)。准备在麻醉镇静下行心脏 MRI 检查。

麻醉过程

禁食禁水 4 小时,在麻醉准备室连接常规监测,SpO_2 95%,RR22 次/分,P138 次/分,BP90/56mmHg。经静脉给予 1% 利多卡因 5mg,丙泊酚 20mg。患儿入睡后,呼吸规律,未见鼻扇、打鼾和三凹征等呼吸困难的表现,生命体征平稳。抱入 MRI 扫描室后,经鼻导管吸入氧气,流量为 3L/min。患儿腹部安置呼吸感知装置,麻醉医师可以看到患儿的呼吸波。麻醉医师通常站于患儿头侧,观察患儿的呼吸情况,颜面肤色。患儿的留置针连接静脉,用延长管放在麻醉医师手边,在患儿有轻微的肢体活动时就要给予半量的麻醉药。本患儿在检查进行到 20 分钟时追加一次丙泊酚 10mg,整个检查 1 小时。检查结束后患儿马上苏醒。

讨论

MRI 技术是磁共振在医学领域的应用。人体内含有非常丰富的水,不同的组织,水的含量也各不相同。MRI 技术就是通过识别水分子中氢原子信号的分布来探测人体内部结构的技术。MRI 仪会在垂直于主磁场方向提供两个相互垂直的梯度磁场,这样在人体内磁场的分布就会随着空间位置的变化而变化,每一个位置都会有一个强度不同、方向不同的磁场,这样,位于人体不同部位的氢原子就会对不同的射频场信号产生反应,通过记录这一反应,并加以计算处理,可以获得水分子在空间中分布的信息,从而获得人体内部结构的图像。MRI 技术是一种非介入探测技术,相对于 X 线透视技术和放射造影技术,MRI 对人体没有辐射影响,相对于超声探测技术,MRI 更加清晰,能够显示更多细节,此外相对于其他成像技术,MRI 不仅仅能够显示有形的实体病变,而且还能够对脑、心、肝等功能改变性疾病进行判定。由于原理的不同,CT 对软组织成像的对比度不高,MRI 对软组织成像的对比度大大高于 CT。这使得 MRI 特别适用于脑组织成像。由 MRI 磁场直接引起的生物学不良反应并不存在,但 MRI 必须的强磁场有可能产生多种严重危险。MRI 舱内最显著的影响就是磁场对相关物品的影响。对植入型生物器材及其他铁磁性成分的排斥引起相关危险。为接受 MRI 检查的患儿提供镇静或麻醉存在以下几个方面的问题:①操作者不易接近和直接观察患儿,特别是对患儿头部进行检查时;②需要完全排除铁磁性物品;③强磁场和 RF 电流改变导致监测设备受干扰或发生故障,通常的麻醉机和监护仪在舱内无法使用;④急救人员可以进入舱内,但活动受到限制。有些制造商生产了 MRI 相容性麻醉机。各种呼吸回路已成功被用于 MRI 舱,可以用 MRI 相容性呼吸机支持呼吸。由于 MRI 扫描过程中不易接近患儿的呼吸道、磁孔的限制和扫描中巨大的噪声的影响,评估患儿受到限制,因此不建议给予较深的镇静/镇痛。MRI 不需要特殊的麻醉技术,MRI 检查亦不是非常痛苦,固用药方案趋向于中度镇静。应用的药物种类繁多,如肌注鲁米那或安定等。从药理作用和副作用分析,安定具有镇静、解除患儿紧张、恐惧不安作用,也比较安全。因安定肌内注射后吸收慢而不规则。安定脂溶性高,静脉注射后能迅速进入脑组织,随后重新分布到脂肪等组织,脑内浓度很快下降,因此中枢作用出现快,消失也快,静脉注射后几分钟内患儿很快入睡,作用持续时间较短,检查完后患儿很快清醒。但要注意静脉注射安定时速度不要过快,否则,可抑制呼吸和心血管系统功能。

心血管磁共振成像(CMR)即心脏 MRI,是一种评估心血管系统功能与结构的非侵入式医学成像技术。它运用 MRI 基本原理,针对心血管系统成像的特殊困难,优化现有的 MRI 技术,使其具有临床价值。优化序列设计的重点主要在心电门控和快速成像技术两方面。结合这些不同的技术,组成的方案就能对心血管系统中的主要功能、形态和结构等进行评估。MRI 速度比较慢,容易产生移动伪影。由于呼吸和心跳运动的影响,早期 MRI 不能对心脏进行成像。随后,技术的发展利用心电门控、快速成像技术和屏气等方法,解决了呼吸和心跳引起的成像困难。近期,CMR 技术渐趋成熟和复杂。目前,CMR 技术已可以为心脏作电影成像,也可以无创性地为心肌定性,辨别它正常与否(例如,CMR 可以分辨心肌的脂肪浸润、水肿、铁含量、急性心肌梗塞或纤维化)。先天性心脏病是儿童出生缺陷类型中最常见的一类,准确的诊断对正确的治疗计划至关重要。CMR 可以不使用 X 线和不侵入人体,并且提供关于先天性心脏病机理的全面信息。它很少被当做唯一的先天性心脏病检测手段,通常与其他技术一起结合使用。一般来说,选用 CMR 作临床检查是基于以下几个理由:①当超声心动图不能提供足够的诊断信息;②替代有风险的心导管术,包括运用 X 线技术产生的辐射;③提供 CMR 特有的心血管信息,例如血流速度和识别心脏肿瘤;④当临床评估和其他诊断测试结果不一致时,例如,CMR 在以下病例的诊断中起很大的作用:TOF、TGA、COA、单心室、异常的肺静脉、心脏 ASD,马方综合征、血管环、冠状动脉起源异常及心脏肿瘤等。

运用 CMR 检查儿童,通常持续 30～60 分钟。为了避免图像模糊,患儿在测试时必须保持不动,一般来说,大多数 7 岁或以上的儿童可以很好的跟医师合作。如果患儿不合作,可以通过其他的方式确保检查成功,例如经过适当的安全检查,父母可以进入 MRI 扫描仪的房间,陪伴患儿完成检查;一些中心会通过让患儿听音乐和看电影来减少他们的焦虑和提高合作度;如果患儿不合作,就必须使用全身麻醉或镇静药物;对于非常年幼的婴儿,可以在他们熟睡的时候进行检测。

除通常考虑的在手术室外场所实施麻醉外,在需要使用非磁性设备的磁场区域工作时,麻醉医师也必须做好对这些患儿的复苏准备。装有植入性设备和部件的患儿需要进行评估,以确保MRI 的相容性和安全性。一般来说,心脏起搏器、植入式除颤器以及动脉瘤夹是 MRI 的禁忌证。其他如弹簧圈、支架、手术夹可造成干扰和成像伪影。对于年幼、不合作的儿童则需要镇静或全身麻醉。可以输注丙泊酚实施全身静脉麻醉,患儿无需建立人工气道,恢复迅速。一系列吸入麻醉药、右旋美托咪啶、氯胺酮和咪达唑仑等也可用于实施麻醉。对于需要屏气或者有气道受累可能的患儿,可能需要采取气管插管全身麻醉和正压通气。不论选择何种技术,通常需要连续监测 HR、脉搏 SpO_2、$P_{ET}CO_2$、无创 BP 和体温。患儿需吸氧直至从麻醉中完全恢复。在血流动力学异常的情况下,患儿需从 MRI 扫描仪中转移至可安全使用复苏设备的环境中。随着核磁兼容性导管和设备的发展,MRI 将成为减少射线暴露的有用工具,对于需要多次介入治疗的先天性心脏病患儿尤其如此。先天性心脏病患儿接受非心脏手术包括麻醉镇静检查时,麻醉管理要综合考虑患儿的先天性心脏病基础病变、心肺系统发育情况和病变程度等。对于先天性心脏病患儿,术前评估和术中管理同样重要。慢性缺氧可以发生在所有先天性心脏病患儿的身上,与急性缺氧不同,慢性缺氧能影响全身各个重要脏器的功能。慢性缺氧的患儿会出现心力衰竭、肺部疾患和心律失常。慢性缺氧使机体发生一系列代偿变化,HR 轻度增快,RBC 增多是最重要的代偿机制,可以使机体在心排血量不变的情况下携带更多的氧到周围组织。慢性缺氧也会延缓中枢神经系统的发育。术前评估除了静息状态时的缺氧程度,还应包括严重发绀的病史、近期缺氧程度的改变等。一般而言,HCT 与缺氧的严重程度直接相关,除非患儿有贫血或失血。如果患儿有活动后或哭闹后发绀加重的病史,应该预防性口服给药,吸氧治疗可以提高血氧浓度、改善临床症状。肺血少患儿的麻醉诱导和维持要注意避免缺氧、维持足够的液体量是前提。保证充足的有效循环血量;维持一定的体循环BP;尽可能地降低 PVR 和避免机体耗氧量增加是关键。心血管疾病患儿特别依赖呼吸功能,因为肺的情况直接影响气体交换和呼吸动力。急性肺疾患可以直接影响心血管功能。先天性心脏病患儿可能合并有呼吸道发育的异常。肺血增多的婴幼儿往往伴有继发于容量负荷增加的出血性心力衰竭。有大或小气道梗阻时会导致气道阻力增加和肺顺应性降低。这些患儿容易发生急性肺血管收缩。强刺激(气管插管后、吸痰时)之后会因为麻醉深度不够或机械通气不足而发生急性肺血管收缩,进而导致危及生命的 PVR 升高,甚至猝死。肺血少患儿的麻醉管理重点应放在防止和避免肺血进一步减少方面。对于心力储备受限的患儿应警惕心力衰竭的发生,心脏负荷增加会导致心力衰竭,压力和容量负荷的增加是心脏做功增加的常见原因,心脏做功增加会使心肌收缩力下降。麻醉期间发生的心功能不全通常表现为脉搏 SpO_2 下降、体循环低BP、心音减弱、尿量减少和代谢性酸中毒。限制患儿的补液量,应用强心药物以增加心肌收缩力。心律失常可以导致患儿血液动力学恶化、甚至难以维持。麻醉医师应该认识到进行性发展的心律失常非常危险,了解并掌握常见的心律失常的类型、治疗方法以及药物的副作用。

有学者针对儿童 MRI 检查镇静用药进行了对比研究,从 593例病例中随机抽取 120 例进行观察比较,分成三组。M 组为咪达唑仑 0.1~0.15mg/kg 肌内注射,共 40 例;S 组为硫喷妥钠 15~20mg/kg 肌内注射,共 40 例;P 组为哌替啶-氟哌啶-异丙嗪(PFY)混合液(6ml),取 0.06ml/kg 肌内注射,共 40 例。比较三组给药后的 BP、HR、舌后坠及苏醒时间。认为咪达唑仑的睡眠起效迅速,苏醒期短,镇静有效时间 20~40 分钟,比较符合用于小儿 MRI 检查的麻醉要求。小剂量咪达唑仑肌内注射,只有轻度 HR 增快,SVR 和平均动脉压轻度下降,对心肌收缩力无明显影响;该药还有良好的抗焦虑和顺行性遗忘作用。此外,MRI 扫描仪工作时的噪音达 90 分贝以上,由此可引起神经、内分泌及心血管系生理改变,刺激垂体-肾上腺轴致下丘脑释放促肾上腺皮质激素(ACTH),肾上腺皮质、髓质释放肾上腺素和去甲肾上腺素,导致周围血管收缩,血糖、BP 升高。小剂量咪达唑仑即可使患儿对 MRI 检查中的不愉快经历不产生任何回忆,且检查后苏醒也较快,基本能够做到患儿尽早离院的要求,是小儿 MRI 检查良好的全麻药选择。水合氯醛镇静方法历史悠久,疗效确切。3 岁以下患儿的效果比较满意。水合氯醛镇静的特点是维持时间较长、镇静效果强。MRI 检查时间长短不一、噪声大,儿童特别是婴幼儿心存恐惧,清醒状态下不能配合,要完成扫描需要患儿在整个扫描过程中都保持安静。我院常用的镇静方法为水合氯醛灌肠和口服。它主要抑制脑干网状结构上行激活系统,引起近似于生理性睡眠。现已被广泛应用于手术前和睡眠 EEG 检查等,可镇静和解除焦虑直至深睡眠,使相应的处理过程比较安全和平稳。小儿常用量:催眠,一次按体重 50mg/kg 或按体表面积 $1.5g/m^2$,睡前服用,一次最大限量为 1g 服用。灌肠与口服剂量相当。此药的不良反应有:①对胃黏膜有刺激,易引起恶心、呕吐;②大剂量能抑制心肌收缩力,缩短心肌不应期,并抑制延髓的呼吸及血管运动中枢;③对肝、肾有损害作用;④偶有发生过敏性皮疹,荨麻疹;⑤长期服用,可产生依赖性及耐受性,突然停药可引起神经质、幻觉、烦躁、异常兴奋、瞻妄、震颤等严重撤药综合征。它禁用于肝、肾、心脏功能严重障碍者及间歇性血卟啉病患儿。因对它的敏感性个体差异较大,剂量上应注意个体化。注意胃炎及溃疡患儿不宜口服,直肠炎和结肠炎的患儿不宜灌肠给药。

　　选择口服水合氯醛镇静,文献报道成功率不一。检查前减少进食和睡眠,镇静成功率有一定提高。口服苦味药物患儿不易配合,灌肠给药通常无需患儿配合,用药效果更加明确。有时灌肠后,直肠会反应性收缩把药物排出。可以根据排泄药物的情况,酌情再次给予一半或全量水合氯醛灌肠。

点评

1. 水合氯醛作为 MRI 检查镇静用药,使用方便、安全。常规剂量时副作用很少、检查成功率较高。

2. 通常的给药方式为口服及灌肠。口服用药要空腹禁食,这样有利于药物的吸收。在服药困难的患儿通过直肠给药是一种较好的途径。注意禁食和灌肠用药前排便,选择灌肠管非常重要,质地要柔软。

3. 丙泊酚静脉镇静可以提高 MRI 检查的成功率,但相对于水合氯醛来讲,呼吸道通畅要保证。

参 考 文 献

1. 王芳,岳云. 区域神经阻滞对腹股沟疝手术患儿的术后镇痛效果. 中华麻醉学杂志,2006,10(26):957-958.

2. 霍良红,张建敏,王芳. BIS 监测技术在儿童结肠镜检查中的应用. 中国内镜杂志 2008,14(1):36-37.

3. Denman W, Rosow D, Ezbicki K, et al. Correlation of bispectral index (BIS) with end-tidal Sevoflurane concentrations in infants and children. Anesth Analg, 2000,90:872-877.

4. Bannister CF, Brosius KK, Sigl JC, et al. The effect of bispectral index monitoring on anesthetic use and recovery in children anesthetized with sevoflurane in nitrous oxide. Anesth Analg,2001,92(4):805-807.

5. Ecoffey C, Dubousset AM, Samii K. Lumber and thoracic epidural anesthesia for urologic and upper abdominal surgery in infants and children. Anesthesiology,1986,65(1):87-90.

6. Ross AK, Davis PJ, Dear Gd GL, et al. Pharm acokinetics of surgery or diagnostic procedure. Anesth Analg,2001,93(6):1393-1401.

7. Marsh DF, Hodkinson B. Remifentanil in paediatric anaesthetic practice[J]. Anaesthesia,2009,64(3):301-308.

8. Kwak HJ, Kim JY, Kim YB, et al. The optimum bolus dose of remifentanil to facilitate laryngealmask airway insertion with a single standard dose of propofol at induction in children. Anaesthesia,2008,63 (9):954-958.

9. Hughes JM, Nolan AM. Total intravenous anesthesia in greyhounds:pharmacoki-

net ics of propofol and fentany-l a prel iminary study. Vet Surg,1999,28(6):
513-524.

10. Masters LT,Perrine K,Devinsky O,et al. Wada testing in pediatric patients by
    use of propofol anesthesia[J]. AJNR,2000,21(7):1302-1305.

11. Singh A,G irotra S,M ehta Y,et al. Total intravenous anesthesia with ketamine
    for pediatric interventional cardiac procedures. J Cardiothorac Vasc Anesth,
    2000,14 (1):36-39.

12. Gayatr i P,Sunee l PR,S inha PK,et al. Evaluation of propofol- ketamine an-
    esthesia for children undergoing cardiac catheterization procedures [J]. J In-
    terv Cardiol,2007,20(2):158-163.

13. Booth P,Redin gt on AN,Shin ebourn EA,et al. Early complicat ions of int er-
    ventional balloon catheterizat ion in infants and children. Br heart J,1991,65
    (2):109-112.